皮肤年轻化的美学方法

Illustrated Guide to Chemical Peels
Basics | Indications | Uses

化学剥脱术图谱

基础|适应证|使用

主编 〔美〕马克·G. 鲁宾(Mark G. Rubin)
〔德〕南娜·Y. 许雷尔(Nanna Y. Schürer)
〔德〕路易加德·G. 维斯特(Luitgard G. Wiest)
〔英〕乌利亚纳·古特(Uliana Gout)

主译 吴 艳 周展超 李大铁

主审 项蕾红

北京科学技术出版社

图书在版编目（CIP）数据

化学剥脱术图谱/（美）马克·G.鲁宾（Mark G. Rubin）等主编；吴艳，周展超，李大铁译
.—北京：北京科学技术出版社，2022.3
书名原文：Illustrated Guide to Chemical Peels
ISBN 978-7-5714-1610-2

Ⅰ.①化… Ⅱ.①马… ②吴… ③周… ④李… Ⅲ.①皮肤—美容术—指南 Ⅳ.①R622-62
②R751-62

中国版本图书馆 CIP 数据核字（2021）第 245837 号

Illustrated Guide to Chemical Peels
Basics | Indications | Uses
ISBN 978-1-85097-252-5

著作权合同登记号：图字 01-2021-6991

本书说明

医学与其他科学一样，要不断发展。研究和临床经验拓宽了我们的知识基础，特别是在治疗方式方面。本书的作者、编辑和出版社可以保证书中提到的用药剂量或给药方法与出版时可获得的信息一致。

然而，出版社不能保证与剥脱有关的表格、用药剂量说明和给药方法的细节信息的准确性。请所有读者仔细检查所用产品的说明书，如有必要，请咨询制造商/经销商，以确定其中所提供的剂量建议或禁忌证的细节与本书提供的信息是否存在差异。这种检查对于罕见的适应证、治疗区域、较少使用或最近推出的产品尤为重要。所有药物剂量或给药方法的使用风险由使用者自己承担。

策划编辑：张　田　宋玉涛
责任编辑：苏　畅
责任校对：贾　荣
责任印制：李　茗
封面设计：蔡丽丽
版式设计：崔刚工作室
出 版 人：曾庆宇
出版发行：北京科学技术出版社
社　　址：北京西直门南大街 16 号
邮政编码：100035
电话传真：0086-10-66135495（总编室）
　　　　　0086-10-66113227（发行部）
电子信箱：bjkj@bjkjpress.com
网　　址：www.bkydw.cn
经　　销：新华书店
印　　刷：北京捷迅佳彩印刷有限公司
开　　本：889 mm×1194 mm　1/16
字　　数：377 千字
印　　张：17.25
版　　次：2022 年 3 月第 1 版
印　　次：2022 年 3 月第 1 次印刷
ISBN 978-7-5714-1610-2

定　　价：268.00 元

译者名单

主译 吴　艳　周展超　李大铁

主审 项蕾红

译者 （以汉语拼音为序）

何笛瑜（北京安加医疗美容诊所）
黄小风（北京安加医疗美容诊所）
简　丹（中南大学湘雅医院）
李大铁（云南华美美莱美容医院）
栾　琪（西安栾术医疗美容诊所）
齐显龙（西安齐显龙医疗美容诊所）
孙　楠（北京市中关村医院）
田艳丽（北京安加医疗美容诊所）
王　竞（深圳鹏程医院）
王师平（西安画美医疗美容医院）
吴　艳（北京大学第一医院）
闫　言（中国医学科学院整形外科医院）
尹　锐（陆军军医大学西南医院）
仲少敏（北京大学第一医院）
周展超（南京展超医疗美容诊所）

主审者序

化学剥脱术，可谓“大浪淘沙，经典永存”之典范，它是一种古老而传统的皮肤美容及治疗方法。随着剥脱技术的不断进步，化学剥脱剂的种类也越来越丰富，同时临床应用也越来越广泛，为角化性疾病、色素性疾病、皮脂腺相关疾病和皮肤光老化等提供了有力的辅助治疗方案。

闻悉吴艳教授主译《化学剥脱术图谱》(*Illustrated Guide to Chemical Peels*)非常高兴。首先，该书的作者之一，国际化学剥脱协会主席 Uliana Gout 博士是我的好朋友。她非常敬业，每年都在英国组织化学剥脱术的培训和学术交流。其次，中译本的出版为国内的同行们提供了有益的参考和学习资料，有利于化学剥脱疗法在亚洲人群中的应用。色素性疾病是亚洲人常见的皮肤病(如黄褐斑)，这些不均匀分布于面部的色斑犹如第二种“皱纹”，是光老化最常见的表现，化学剥脱使用的 α-羟基酸(果酸)疗法可提供有效的治疗。

从 2003 年我第一次接触果酸——在美国新泽西州参加了果酸疗法的专项培训，聆听了果酸疗法的创始人美国宾夕法尼亚大学皮肤科教授 Eugene van Scott 和药学家 Ruey Yu 博士的演讲，到后来自己学习操作和在临床上应用，并在国内积极推广。十多年过去了，从开始大家对果酸疗法有疑虑到现在医师和患者对果酸疗法疗效的认可，化学剥脱术由于其确切的疗效和安全性受到了人们的青睐。近 5 年来，在美国美容整形外科协会(American Society for Aesthetic Plastic Surgery，ASAPS)每年发布的微创美容治疗方法排行榜上，化学剥脱术一直排名前三位。

感谢吴艳教授等 15 位皮肤科医师的辛勤付出！这本实战型工具书为相关专业临床医师提供了实用的教程。

祝贺《化学剥脱术图谱》中文版顺利出版！

复旦大学附属华山医院皮肤科　项蕾红

2021 年 8 月 25 日

译者序一

化学剥脱术又称化学换肤术或化学焕肤术，是一种历史悠久的皮肤美容及治疗方法，一直活跃在医疗美容领域。2020 年，美国美容整形外科协会（ASAPS）发布的报告显示，在 2019 年微创美容方法排行榜上，化学剥脱术依旧位列前三名之内。近年来，化学剥脱剂的发展也非常迅速，从 α-羟基酸（果酸）、水杨酸到复合酸，给医师带来了更多的选择，也为患者个性化治疗方案的设计提供了更多可能，而且随着化学剥脱术的安全性进一步提高，可以将其和其他医学美容方法进行联合使用，以起到协同作用。

正是因为化学剥脱术的持续兴盛，所以在国际上成立了专门的学术组织——国际化学剥脱协会（International Peeling Society，IPS）。我第一次接触本书就是通过 IPS 的 Uliana Gout 博士，她热情洋溢的演讲让我对化学剥脱术在医疗美容方面的应用前景有了更深入的认识。《化学剥脱术图谱》（*Illustrated Guide to Chemical Peels*）是一本非常实用、图文并茂的工具书，可以帮助广大相关专业医师更好地应用这项技术。

本书由 IPS 的 4 位专家共同编写，总结了几十年来国际上关于化学剥脱治疗的文献和编者自己的治疗经验，内容涵盖了化学剥脱治疗的全部流程和关键要素，包括术前评估、剥脱剂和适应证的选择、具体的治疗方案和术后皮肤的护理要点。本书的撰写模式也非常新颖，以案例形式，从患者的诉求、存在的皮肤问题，一直到给出的综合解决方案娓娓道来，是难得一见的实战型工具书。

我们团队的 15 位皮肤科医师夜以继日，历经 7 个月的翻译和校对，本书终于可以跟读者见面了。这是一部关于化学剥脱理论和实操的指南，我希望它能为国内从事医学美容的同道们了解和实施化学剥脱提供参考。在此书的翻译和校对过程中，一定还存在着许多不足之处，敬请读者批评并指正。

北京大学第一医院皮肤科　吴　艳

2021 年 6 月 9 日

译者序二

随着社会的不断发展进步，尤其是医疗美容的兴起，各种医美新技术层出不穷。在众多的医疗美容技术中，有的技术如昙花一现经不住实践的检验，很快淡出人们的视线；有的技术经久不衰，历久弥新。化学剥脱术属于后者，它最早见于古埃及的医学记录中，那时的古埃及人会在含有乳酸的酸奶中洗澡，以使皮肤光滑。而光滑、肤色均匀、没有皱纹的皮肤是不同肤色人群公认的理想皮肤。正是这种审美共识使得化学剥脱术越来越受欢迎。经历了几个世纪的发展后，今天，化学剥脱术已经发展成为一种快速、安全、有效的门诊皮肤治疗方法，其中很多产品甚至可以居家使用。

化学剥脱术是利用各类化学制剂（一般指酚类和酸类物质）进行治疗的一种皮肤治疗技术。由于化学制剂对皮肤的穿透、剥脱作用，在皮肤表面形成一种"可控"的角质层剥脱或凝固，从而在部分表皮或真皮形成一种"可控"的损伤、剥落，最终刺激、启动表皮和真皮的再生和重塑，以治疗或改善皮肤的外观和质地。

化学剥脱术（chemical peel）有很多同义词，包括化学磨蚀术（chemabrasion）、化学去角质术（chemexfoliation/chemical exfoliation）、化学面部提升术（chemical face lifting）、化学外科（chemosurgery）、剥脱治疗（dermapeeling）、面部年轻化（facial rejuvenation）和皮表外科（surface surgery）。在我国，化学剥脱术还被赋予了更加俗语化的名称——酸疗（刷酸）、化学换肤术或化学焕肤术等。

化学剥脱术的历史可追溯到古埃及，传说埃及艳后（Cleopatra）会将酸腐的牛奶（乳酸）涂在脸上，而波利尼西亚（Polynesian）妇女则将甘蔗提取物（乙醇酸）涂在皮肤上以达到抗衰老的目的，这可能是化学剥脱术的最早记录。现代的化学剥脱术则可追溯到19世纪苯酚的发现。苯酚是在1834年由德国化学家F. F. Runge首次报道的。1860年，奥地利皮肤科医生F. von Hebra将苯酚描述为化学剥脱剂。1882年，德国皮肤科医生Paul G. Unna在Hebra医生的影响下，开始使用水杨酸进行化学剥脱治疗，同年他与Beiersdorf合作开发了一种将苯酚和水杨酸混合在一起的剥脱膏。进入20世纪后，化学剥脱术开始步入快速发展道路，尤其是Jessner液和AHA配方等，开创了一个新纪元，成为现代皮肤科，尤其是医疗美容的经典治疗项目，经久不衰。经过一个多世纪的发展，化学剥脱的概念和技术已逐渐成熟和完善，在近30余年里得到了突飞猛进的发展。

然而，看上去简洁安全的化学剥脱术并非简单的刷酸游戏，要在保障治疗对象安全的前提下发挥有效性，需要医师对皮肤的生理学、解剖学、皮肤病学，以及化学剥脱剂的特性、治疗技术、皮肤反应等有充分的了解。

《化学剥脱术图谱》（*Illustrated Guide to Chemical Peels*）是由国际化学剥脱协会（International Peeling Society，IPS）的4位专家共同编写，其中包括美国著名的皮肤美容科医生Mark G. Rubin博士、德国奥斯纳布吕克大学皮肤病学系教授Nanna Y. Schürer博士、德国著名的中深层化学剥脱专家Luitgard G. Wiest博士，以及IPS的Uliana Gout博士。本书从基础理论知识出发，总结了几十年来国际上关于化学剥脱的治疗方案和编者自己的治疗经验，系统讲述了化学剥脱治疗的全部流程和关键要素，包括术前皮肤状态和治疗期望评估、不同剥脱剂配方及操作方法、不同适应证的治疗方案及案例，以及术后皮肤的护理要点。

本书共12章，是一本以临床治疗方案为主、配有高清图片及治疗指南的化学剥脱技术专业书籍，这也是以专家共识的方式联合推出的关于化学剥脱治疗的行业规范和标准，旨在引导从业人员专业化，推动全球化学剥脱专业的发展。

为促进中国化学剥脱基础知识的普及和临床治疗技术的交流，北京大学第一医院皮肤科吴艳教授组织全国15位知名皮肤科医师，历经长达7个月的翻译和校对，完成本书的中文版。这本书是一部关于化学剥脱术理论和实操的医学专著，适用于所有想要学习化学剥脱术的初学者和医美从业者。我将本书推荐给皮肤科、医学美容科和整形外科的医生阅读和参考。

医学博士、教授、主任医师　周展超

2021年6月9日

原著前言

化学剥脱术用于皮肤年轻化治疗已有几千年历史，但直到20世纪才成为科学研究的焦点；之后，成为全球公认的皮肤年轻化和某些皮肤疾病的门诊治疗方式。自20世纪90年代初开始，在欧洲，激光技术凭借相关的宣传推广和患者对于其疗效的过高预期，取代了化学剥脱术。然而，随着时间的推移，长期的临床治疗效果显示，深层化学剥脱对于皮肤年轻化治疗仍具有无法取代的作用。目前，深层苯酚剥脱仍被认为是皮肤重塑的“金标准”疗法，其效果也是其他剥脱方法追求的标准。

本书从基础知识开始，为想要掌握成功的化学剥脱技术的读者提供必要的理论和实践知识，无论是对浅层、中层还是深层剥脱均有详细讲解。本书可以为想要学习化学剥脱术的医师和想要学习化学剥脱知识的专业人员提供帮助。化学剥脱的制剂、配方、治疗技术和皮肤的个体差异是剥脱技术的可变因素。这些变量使其具有较强的复杂性，可能会使其初看起来比其他的皮肤年轻化方法更难。然而，这些变化的参数很容易通过学习来掌握，医师能够针对患者的情况提供最佳的个性化治疗方案。

中层、深层化学剥脱是皮肤年轻化的高效治疗方法，已经使许多患者获益。然而要掌握“化学剥脱的艺术”，则需要彻底理解这种治疗方式的所有关键知识与步骤，以便能够根据患者的需求进行“量身定制”。从选择合适的患者和适应证，到如何使用不同的剥脱剂及如何与多种护肤技术结合，这些知识在本书中都有详细介绍，以供参考与学习。

由于化学剥脱术的应用规模较小且在媒体宣传非常有限，这种使皮肤年轻化的治疗手段与激光技术相比，在欧洲的医疗美容领域并没有得到应有的认可。但是在其他国家，如美国，它的作用则要突出得多。根据美国美容整形外科协会（American Society for Aesthetic Plastic Surgery，ASAPS）的数据，在2012年，化学剥脱术是排名前五位的非侵入性皮肤年轻化方法之一。

我们要感谢我们的同道，因为他们对化学剥脱术坚定不移地探索，扩展了我们对化学剥脱的理论基础知识及其具体应用和临床效果的认识。他们的研究成果和经验可以在本书附录的参考文献或其他文献中看到。

本书结合了国际知名专家和作者几十年的临床经验。选定的案例照片真实地展示了这种治疗方法的有效性和长期效果。我们也要把这种令人赞叹的治疗效果归功于患者对化学剥脱的治疗技术和效果的认可。他们的满意为我们持续研究化学剥脱治疗的各个步骤并对其进行不断改进提供了动力。

我们希望这本书能获得读者的认可，以推动传承了几个世纪的化学剥脱术更加广泛地应用于面部年轻化的诊疗。

目录

引　言

最早关于化学剥脱术的记载可以追溯到大约3600年前；在过去的5个世纪里，化学剥脱术有了很大的发展；现在已经在世界上的大多数美容机构中常规应用。

化学剥脱术的历史概况	
公元前16世纪	古埃及的莎草纸中记录了用于皮肤年轻化的角质溶解液
1882年	德国皮肤科医生 Paul G. Unna 使用水杨酸、三氯乙酸、间苯二酚和苯酚治疗瘢痕和痤疮
1903—1952年	George Miller MacKee 用苯酚治疗面部瘢痕，并发表文章阐述了他的治疗技术
1942年	J. J. Eller 和 S. Wolff 描述了苯酚和间苯二酚软膏联合二氧化碳（冷冻疗法）剥脱进行皮肤年轻化治疗的效果
1946年	Joseph C. Urkov 发明了水杨酸剥脱，并使用封闭法来加强其效果
1961年	在迈阿密召开的佛罗里达州皮肤科医生协会会议上，Thomas J. Baker 和 Howard L. Gordon 报告了苯酚治疗方法，并描述了一种含有葡聚糖醇、巴豆醇和水的改良性苯酚剥脱液，后来被称为 Baker-Gordon 配方
1960—1970年	Adolph Brown 和 Martha Brown，以及 Thomas J. Baker 和 Howard L. Gordon 评估了苯酚剥脱的组织学效应。Baker-Gordon 配方剥脱法被公认为一种成熟的化学剥脱技术
1962年	Samuel Ayres 在研究中比较了三氯乙酸剥脱和苯酚剥脱的效果
20世纪70年代	三氯乙酸剥脱复兴
1974年	Eugene van Scott 和 Ruey Yu 发表了α-羟基酸对皮肤鱼鳞病的影响，奠定了羟基乙酸剥脱的基石
1982年	Samuel J. Stegman 对几种不同的剥脱剂的组织学效应进行了比较研究
1985年	在长期的组织学研究中，Albert M. Kligman 及 Thomas J. Baker 和 Howard L. Gordon 证明了面部苯酚剥脱的持久效果
1989年	Harold J. Brody 和 Chenault W. Hailey，以及 Gary D. Monheit 描述了通过联合剥脱实现中等深度剥脱的效果

化学剥脱的效果是基于医源性皮肤损伤及其刺激的再生机制。伤口愈合机制始于表皮，在真皮进行更深层的治疗后，会使组织更新，从而改善皮肤的临床外观。使用不同的剥脱剂配方和不同的操作技术，可以使剥脱的效果适应患者的个性化需求。

化学剥脱治疗不仅包括由医生操作的单次或重复多次的剥脱过程，还包括患者根据医生的建议进行的在剥脱前后的准备工作和后续的皮肤护理。一个成功的化学剥脱治疗需要医生有足够的化学剥脱和皮肤科的基础知识，以及对每一种情况的高度洞察力和同理心。

化学剥脱治疗成功的主要标准可概括为以下 6 个原则（“6P”原则）。

- **实践经验**(Practical experience)：化学剥脱不是一种可以标准化的方法；相反，它是一种根据患者的需要和皮肤特征而不断调整的技术。
- **预防并发症**(Prevention of complications)：通过遵循治疗的关键基本规则，可以将不良反应的发生风险降到最低。
- **剥脱剂**(Peeling agent)：掌握化学性质和作用机制的基本知识是进行化学剥脱的前提。
- **诊疗计划**(Plan)：对于化学剥脱的诊疗进行合理的规划是一件复杂的事，需要考虑各种各样的因素。
- **患者**(Patient)：患者的皮肤状况和依从性是决定化学剥脱治疗是否合适以及选择剥脱术类型的关键因素。患者通过化学剥脱治疗前后对比来认可取得的效果。
- **过程**(Procedure)：剥脱的过程最终决定了其效果。它需要医生对所需的皮肤化学剥脱后的临床反应有准确的认识，同时还需要医生有高水平的操作技能。

（黄小凤　**译**　田艳丽　**审**）

1 皮肤科基础知识

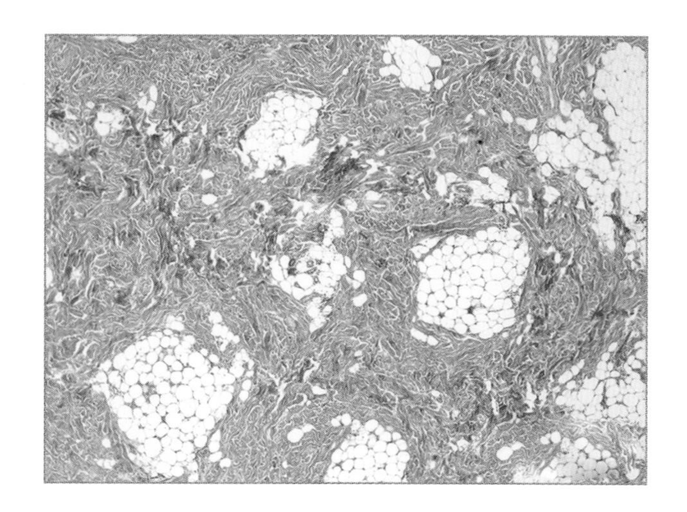

化学剥脱术是通过在皮肤上使用化学剥脱剂，可控性地破坏皮肤的表皮和真皮结构，从而在受损的皮肤层中启动再生机制，进而全面改善皮肤外观，提升皮肤功能的一种治疗技术。由于影响因素（详见引言中的"6P"原则）的不同，化学剥脱的作用深度及损伤的结构不同，所以其产生的效果也不同。

目前，对化学剥脱的作用已经有很多临床和组织学的研究，然而生物化学和分子生物学的研究却很少。本章将介绍与化学剥脱有关的皮肤科基础知识和可能的作用机制，包括皮肤的结构与功能、皮肤屏障再生及创面修复机制。同时也会详细介绍化学剥脱术的主要适应证——皮肤老化。

1.1 皮肤的结构和功能

作为身体隔绝外环境的保护层，皮肤具有重要的屏障、调节体温、物质代谢以及维持水平衡等功能。皮肤内的感觉细胞可感知体内外各种刺激，并将其传导至中枢神经系统引起相应的神经反射。要实现如此复杂的功能需要高度分化的结构及复杂的相互作用，而皮肤具有的特化的分层结构是实现这种交互作用的必备条件（图 1.1）。

皮肤分为表皮、真皮和皮下组织 3 层。表皮是来源于外胚层的复层扁平上皮，其主要细胞是

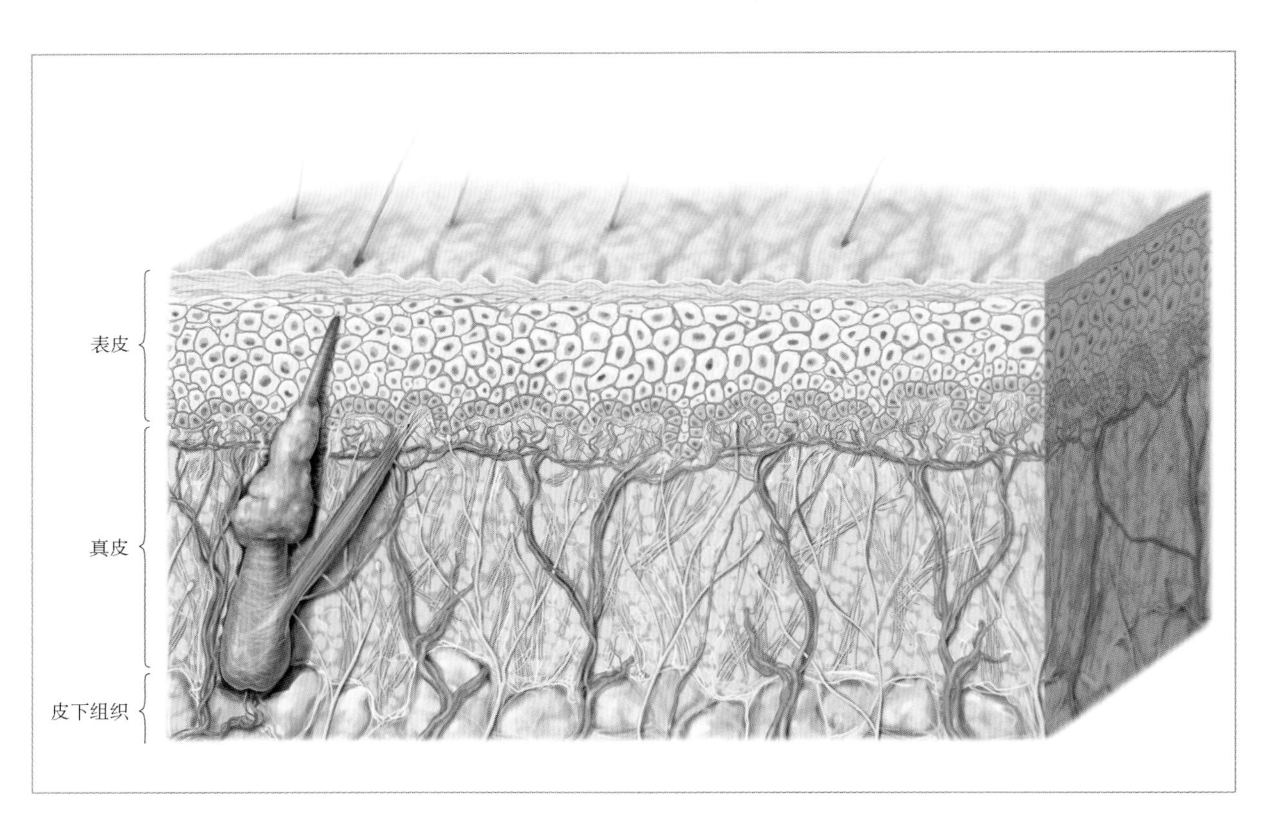

图 1.1 皮肤的结构示意图

角质形成细胞(95%)。角质形成细胞在角化过程中不断地分化和成熟,形成对皮肤具有保护功能的屏障。表皮的基底细胞中除了角质形成细胞还有黑素细胞、梅克尔细胞,以及在皮肤免疫系统中发挥重要作用的朗格汉斯细胞。毛根、皮脂腺及汗腺等皮肤附属器起源于表皮基底层,分布于真皮深层。真皮由来源于中胚层的结缔组织构成,通过基底膜带与表皮相连,具有指状突起的表皮突能加强真皮表皮之间的连接。真皮由细胞、纤维及基质组成,含有血管、淋巴管及神经末梢,其细胞成分为纤维细胞、成纤维细胞及少量免疫细胞,分布于无定形基质中。皮下组织由疏松结缔组织和大血管组成,它的主要功能是缓冲机械刺激。

1.1.1 表皮

表皮是一种典型的不断自我更新的组织。

角质形成细胞经过 2～3 周的分化后,形成无核的角质细胞,并于 2 周左右脱落。根据角质形成细胞发展各阶段的不同特征,将表皮分成 5 层,每一层均对表皮的屏障保护功能起着独特的作用(图 1.2)。

表皮的结构

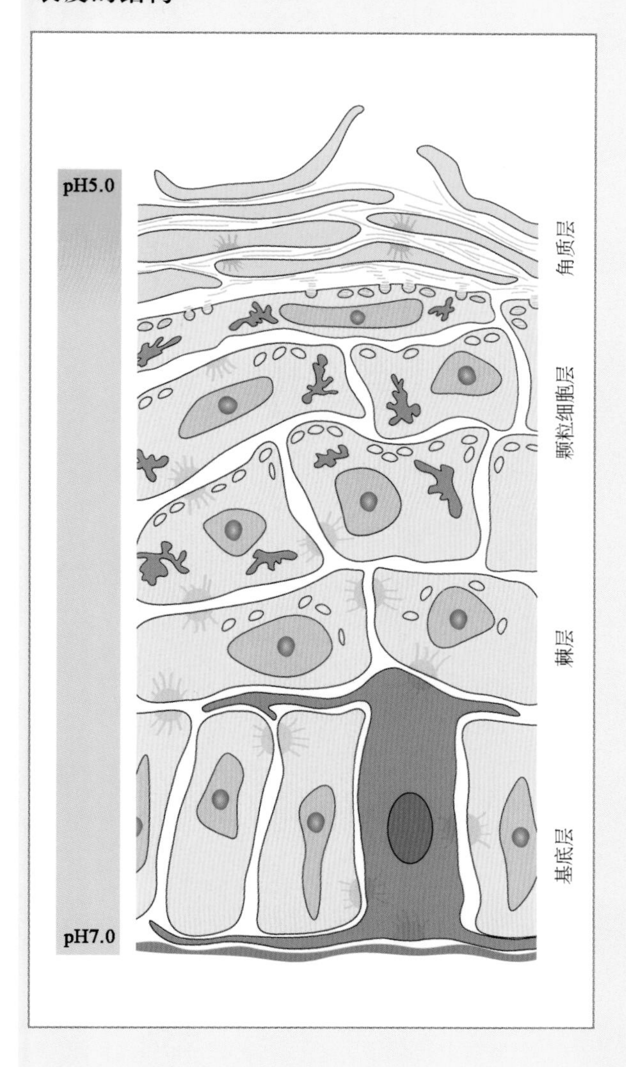

图 1.2 表皮的示意图结构

基底层仅为一层柱状或立方状的基底细胞,基底细胞有细胞核,处于未分化状态,具有生长分裂能力。基底细胞层的黑素细胞含有细胞内色素储存库——黑素小体,每个黑素细胞借助自身胞质形成的树枝状突起与约 30 个角质形成细胞相连形成表皮黑素单位,向它们输送黑素颗粒,以保护皮肤免受紫外线损伤。基底层通过半桥粒与基底膜带连接,基底层与真皮及血管系统(真-表皮交界)相连。

基底层上方为棘层,由多层多角形细胞组成,这些细胞渐成扁平状,核亦变小。棘细胞(spine cells 或者 prickle cells),特指角质形成细胞这个分化阶段的细胞形态。这些细胞的分裂能力下降,而合成速率提高,合成的角蛋白和脂质等合成产物存储于细胞中,导致胞质体积和细胞器增加。棘层细胞间主要靠桥粒连接,细胞之间含有免疫活性朗格汉斯细胞。朗格汉斯细胞像黑素细胞一样具有树突状分支,这样使得它能与任何进入表皮的物质快速结合,捕获这些物质后进行加工形成肽片段并呈现在细胞表面发挥抗原呈递作用。

颗粒细胞层中,角质形成细胞的代谢异常活跃。细胞核固缩,并表现出明显的扁平化,胞质内含强嗜碱性透明角质颗粒,故又称颗粒层。颗粒层上部细胞内的"板层颗粒"向细胞间隙释放磷脂类物质,使邻近的细胞间黏合不易分离,并形成防水屏障,使体表水分不易渗出,也阻止体内水分外渗。

角质形成细胞在颗粒层及角质层交界处分化,通过酶促反应形成六边形的角质细胞。在其终末阶段,角质形成细胞主要由透明角质颗粒组成,并形成不溶性的坚韧外膜——角质化细胞套膜。

角质层通过细胞间脂质进一步抵御外界刺激,细胞间脂质由细胞板层小体的修饰成分在角质层和颗粒层之间以出胞作用释放到角质层的细胞间隙(图 1.3)。

在角质层内,相邻细胞间靠角化桥粒稳固连接。而角质层表层细胞的角化桥粒则被蛋白水解酶降解,参与脱屑过程。角质层常分为下方的结合层和表面的分离层

表皮的功能

表皮的物理屏障功能主要依赖于角质层(角质形成细胞分化的终点)。在生理条件下,表皮角质层的性质是由其角质物(角蛋白丝、无定形物质)的量,以及细胞间渗透屏障(脂质胶结物)的形成而决定的。见图 1.3。

角质结合层构建完整皮肤屏障的过程及角质分离层的脱屑过程均与酶的活性有关,而该活性具有 pH 依赖性。表皮脂质水解酶(β 葡糖脑苷脂酶和酸性鞘磷脂酶)的最适 pH 约为 5.0,而磷脂酶 A_1、磷脂酶 A_2 以及丝氨酸蛋白酶的最适 pH 均高于 7.0。所有这些酶都在表皮屏障功能中发挥重要作用,其生理活性受上述表皮 pH 梯度的变化和颗粒层-角质层交界的酸性膜间室("微区")的调节。影响角质层 pH 的因素会改变这些酶的活性,进而损害整个表皮的结构和功能。在某些种类的外用皮肤护理产品(如去污剂)中的碱性物质,可以中和表皮的酸性环境而增加皮肤表面的 pH,对皮肤角质形成细胞的分化产生不利影响,进而影响屏障的完整性。见图 1.4～1.9。

注意事项

在行浅层化学剥脱时,我们希望不要引起表皮 pH 梯度的生理学改变(见第 2 章)。因此,使用 pH<2.0 的溶液会导致角质层 pH 急剧降低,从而破坏表皮结构。但是,在行化学剥脱后采用一些辅助修复的方法可以使表皮的 pH 恢复正常。业已证明,在行化学剥脱前后几个月使用 pH 为 4.0±1.0 的皮肤护理产品(医用护肤品),不仅可以促进表皮屏障再生,还能加强酶的活性,使 pH 处于 4.5±0.5 的最佳范围内(Blaak et al,2011)。有研究证实,使用医用护肤品还能提高合成屏障脂质及调控脱屑的酶的活性(Hachem et al,2010)。

表皮的功能

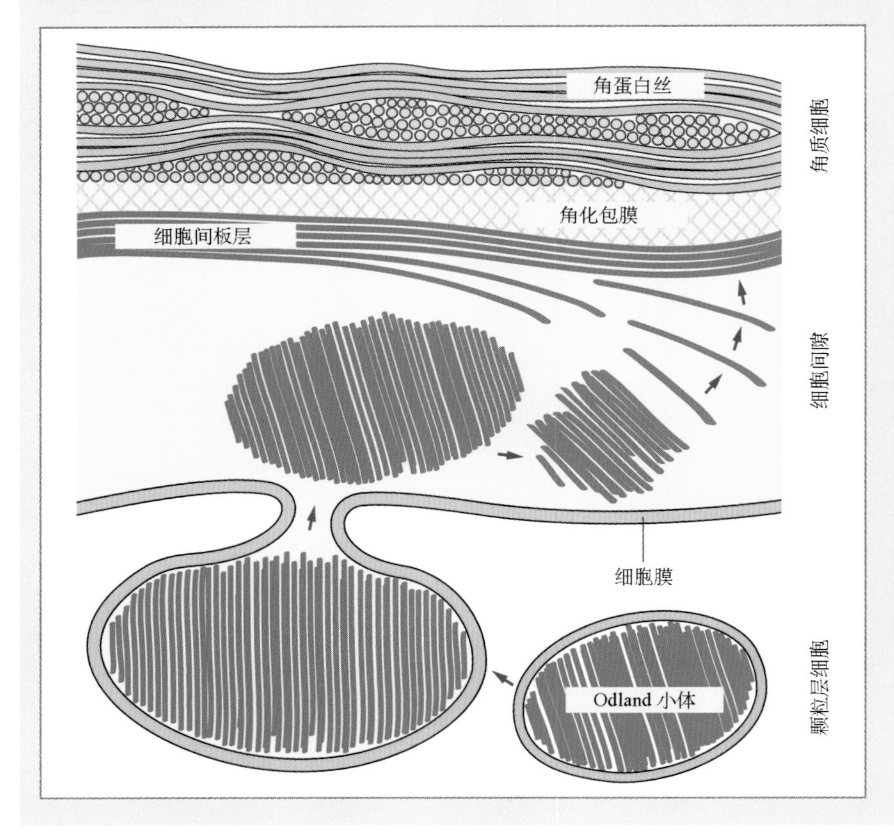

图 1.3 **板层小体的出胞过程和脂质胶结物的形成**

角质化的角质形成细胞具有由特殊蛋白质和脂质组成的独特坚韧外膜——角质化包膜。脂质包膜与内被蛋白等共价结合包绕在蛋白包膜的外侧,与板层脂质形成犬齿交错的紧密连接。同时释放酶促进神经酰胺的细胞外形成,神经酰胺具有长链烷基,可与游离脂肪酸及胆固醇构成长链的脂质板层小体。脂质板层小体通过直接与脂质和角质化包膜连接,嵌入角质细胞间,形成一个半透膜屏障,这种屏障不仅能防止体内水分的流失,还能阻止化学物质等有害物质的侵入

表皮的组织学

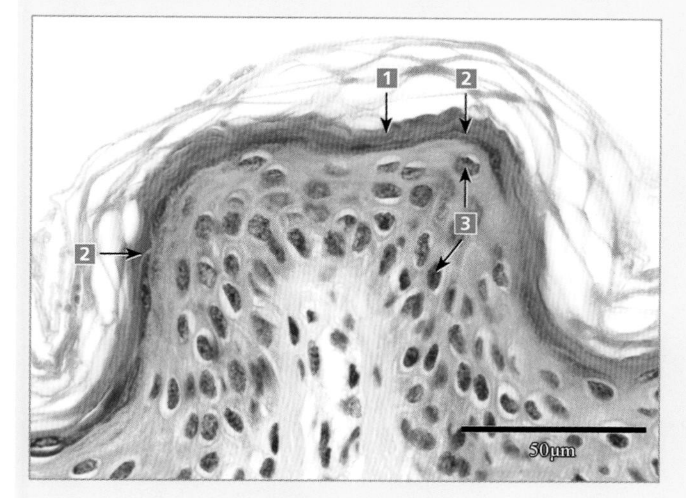

图 1.4　**表皮具有光滑、网篮状的角质层（HE 染色，60×，由 Uwe Paasch 供图）**

网篮状的角质层（1）的特点是光滑无鳞屑。紧临其下的是透明层（2）。角质形成细胞（3）在 26～42 天内成熟，在此期间其逐渐失去细胞核

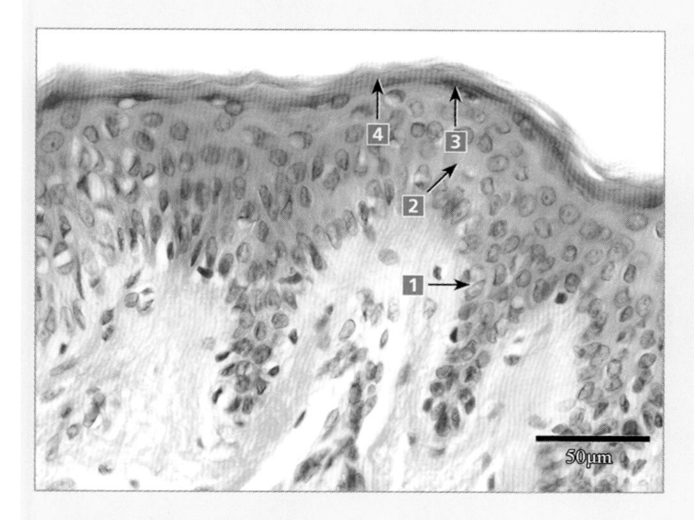

图 1.5　**角质形成细胞的多层结构（HE 染色，60×，由 Uwe Paasch 供图）**

角质形成细胞共有 4 层。基底层（1）位于表皮的最底层，为一层立方形细胞，与基底膜带以半桥粒连接。其伸入真皮并与真皮乳头镶嵌组成真表皮交界处。在生理条件下，表皮突表现出规则的延伸。基底层上方是由多层多角形鳞状上皮细胞组成的棘层（2），再往上是颗粒层（3），位于最上方的是角质层（4）

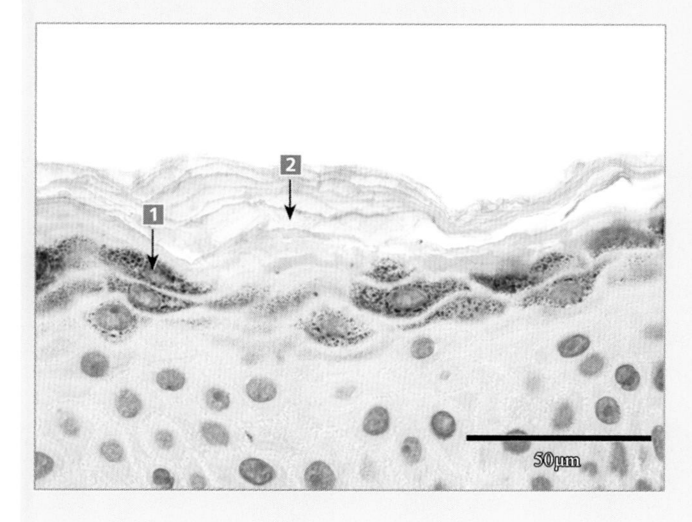

图 1.6　**颗粒层（Hemalaun 染色，100×，由 Uwe Paasch 供图）**

不同部位的颗粒层（1）的厚度有所不同，其中的颗粒是构成角质层的角蛋白丝（2）的前体结构

表皮组织学

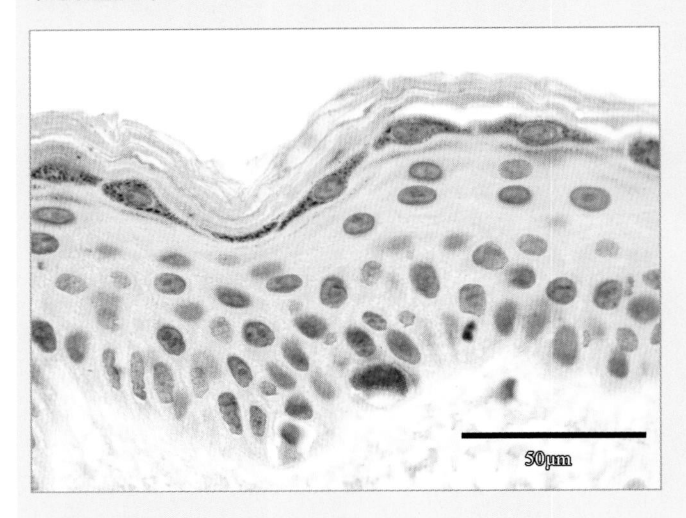

图 1.7 **表皮基底层的黑素细胞(S100 染色,100×,黑素细胞标记为红色,由 Uwe Paasch 供图)**

黑素细胞位于基底层细胞之间,通过产生黑色素并将其提供给邻近的角质形成细胞而起到重要的防晒作用。1 个黑素细胞与约 30 个角质形成细胞相连

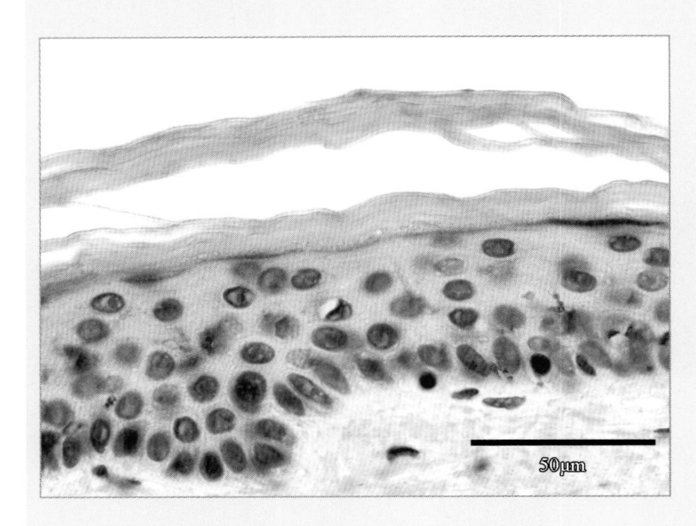

图 1.8 **表皮中的树突状朗格汉斯细胞(S100/Hemalaun 染色,100×,由 Uwe Paasch 供图)**

朗格汉斯细胞散在分布于基底层上方,其数量与黑素细胞大致相等,具有呈递抗原的作用。图中角质层的剥离是染色时人为造成

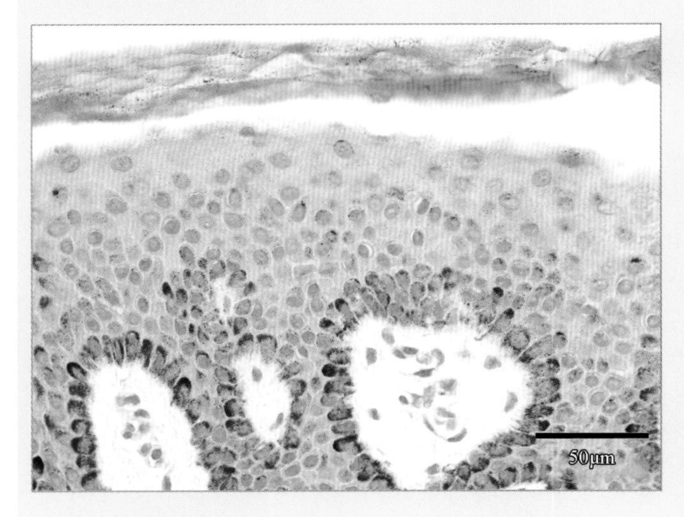

图 1.9 **深色皮肤的表皮染色(Masson-Fontana 染色,60×,由 Uwe Paasch 供图)**

浅色皮肤基底的角质形成细胞间有色素,同时,深色皮肤的表皮上层亦发现有色素

1.1.2 真皮

真皮是由细胞成分(成纤维细胞和纤维细胞，以及独立的免疫细胞)和细胞外基质(extracellular matrix，ECM)组成的弹性结缔组织。除胶原蛋白和弹性蛋白等结构蛋白外，细胞外基质还包含糖蛋白和多糖等。成纤维细胞负责细胞外基质的合成。真皮的其他成分包括毛细血管、动静脉系统、淋巴管以及感觉细胞和神经细胞。见图1.10～1.13。

真皮结构

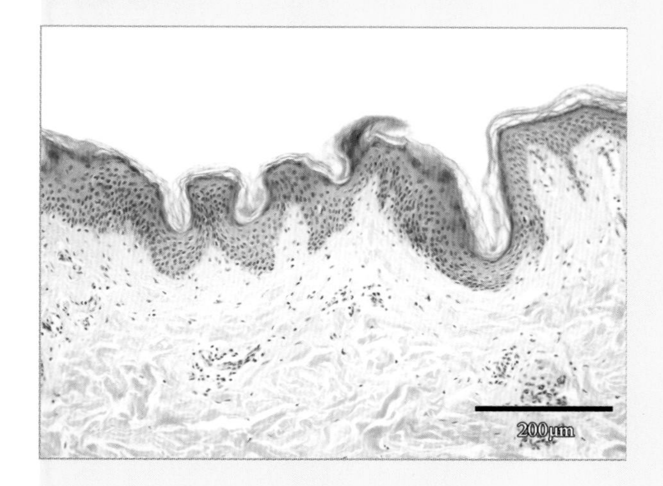

图 1.10 **真皮的组织学结构(HE 染色，60×，由 Uwe Paasch 供图)**

真皮位于基底膜下方，由外向内分为乳头层和网状层。真皮-表皮连接将真皮与表皮分开。

乳头层较薄，由胶原纤维(Ⅰ型和Ⅲ型)和弹性纤维组成，周围有大量的基质包绕。真皮与表皮的营养成分及代谢产物等物质交换由真皮-表皮连接处完成。

除弹性纤维外，网状层还含有粗大的Ⅰ型胶原纤维、深层的血管丛、神经和基质。成纤维细胞是真皮的特征性细胞，其对于皮肤的结构及合成胶原和弹性蛋白的前体至关重要，这些前体被释放到细胞外基质中。同时成纤维细胞还产生合成和降解真皮组织的各种酶[如基质金属蛋白酶(matrix metalloproteinases，MMP)]。真皮内还包括少量的组织细胞、肥大细胞和淋巴细胞

真皮的功能

真皮大部分由胶原构成(Ⅰ型胶原纤维占皮肤干重的50%～80%，Ⅲ型胶原纤维占皮肤干重的10%～15%)，胶原维持皮肤的稳定性。弹性纤维(占皮肤干重的2%)对皮肤的弹力和张力起到重要作用。

真皮乳头层和网状层的结构蛋白包埋在无定形基质中。构成基质的多糖、糖胺聚糖和蛋白多糖能结合1000倍于自身体积的水，皮肤的光滑度取决于这种结合水的能力，这些特性(结合水的能力、稳定性和弹性)是决定皮肤外观的关键因素。

注意事项

通过组织学检查(Kligman et al，1985；见第2章)我们发现，中深层化学剥脱能引起平行于皮肤表面的真皮胶原束含量增加，在瘢痕激光治疗中我们也能看见相同的组织学改变。胶原束的增多可能是皱纹减轻的重要原因。我们进一步发现，真皮结缔组织的重塑需要活跃的真皮细胞及酶共同参与的伤口愈合反应。因此，真皮层的生理学功能对中深层化学剥脱的临床疗效至关重要。

真皮组织学

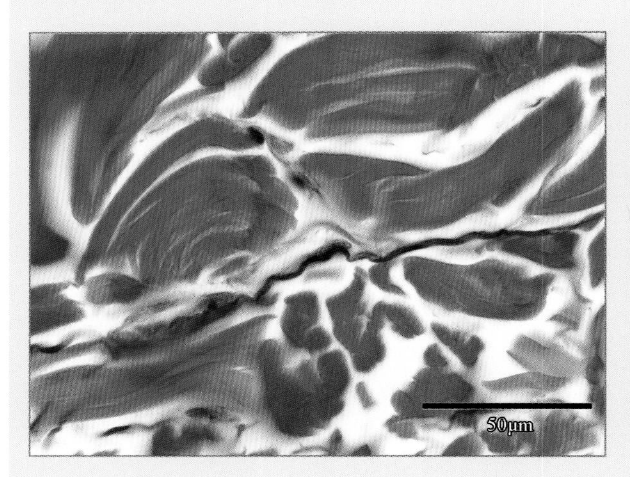

图 1.11　**真皮的网状纤维(Elastica-van Gieson 染色,100×,由 Uwe Paasch 供图)**

真皮组织主要由胶原纤维(红色)和弹性纤维(棕黑色)构成,胶原纤维(占干重的 70%)与弹性纤维(占干重的 2%)相互交织成网,一起维持皮肤的弹性。基质填充于纤维之间,主要成分是透明质酸

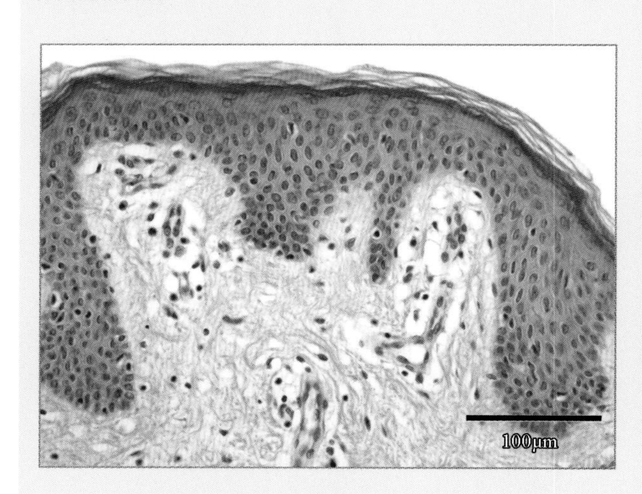

图 1.12　**真皮乳头的血管(HE 染色,40×,由 Uwe Paasch 供图)**

皮肤的上下血管丛中可见小动脉和小静脉,位于乳头下的血管丛负责真皮乳头、毛囊和外泌汗腺的血供

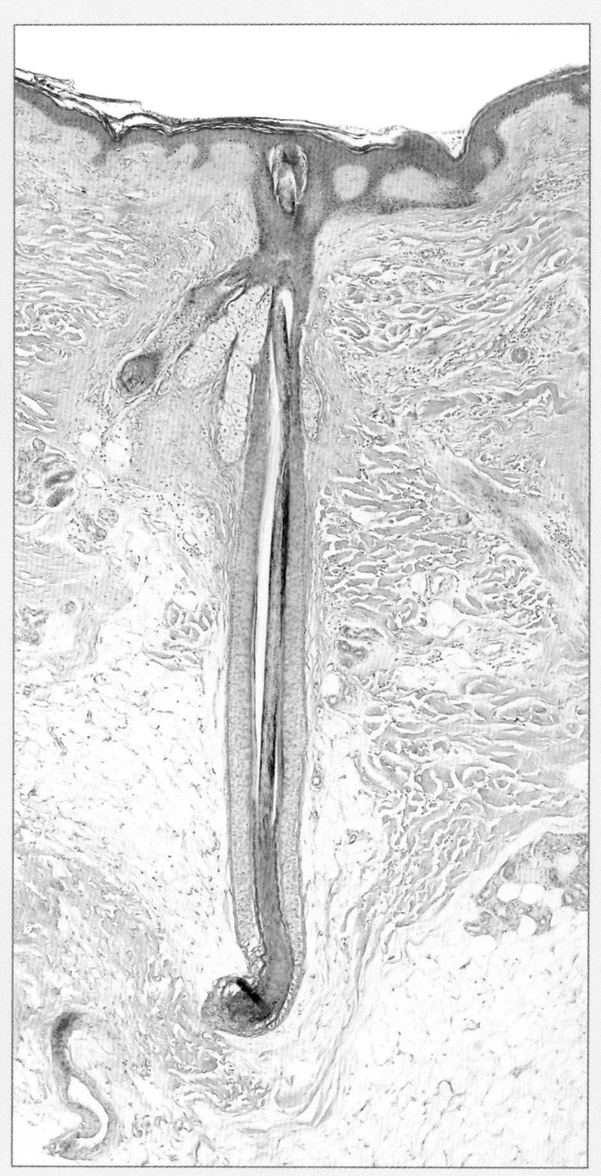

图 1.13　**毛囊(HE 染色,4×,由 Uwe Paasch 供图)**

毛干位于表皮内陷形成的毛囊中。毛囊起源于基底角质形成细胞,被外毛根鞘和内毛根鞘环绕,并分为 3 个部分:漏斗部、峡部和近端的球部。外毛根鞘与上皮生发层相延续,而内毛根鞘的细胞逐渐角质化。毛发器官的存在对于行中深度化学剥脱后的再上皮化至关重要

1.1.3 皮下组织

皮下组织的结构

皮下组织位于真皮下方，其内部被肌筋膜所束缚。皮下组织由脂肪组成，脂肪通过结缔组织膜附着在真皮、骨膜和腱膜上。脂肪分为小叶，脂肪小叶由脂肪细胞组成。血管和神经从脂肪小叶间的结缔组织膜中穿过，并延伸到真皮。环层小体是特殊的受体，其位于皮下组织中，可感受和传导压力。见图 1.14。

皮下组织的功能

皮下脂肪的厚度随年龄、性别及营养而变化，主要功能有能量储备、机械缓冲以及隔热。从美学上讲，适量的皮下组织有助于展现曲线美。

皮下组织的组织学

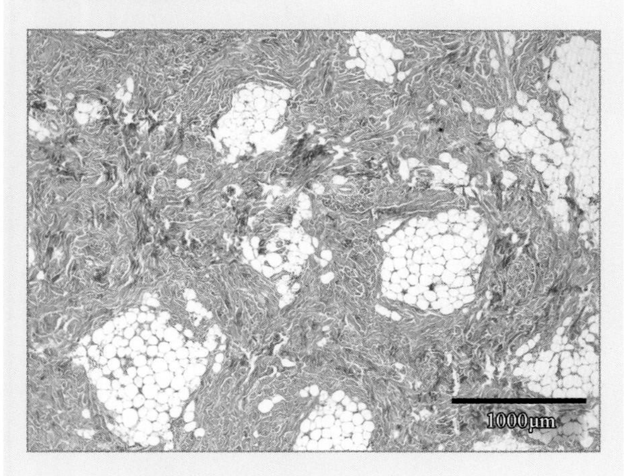

图 1.14 **皮下组织染色(HE 染色，4×，由 Uwe Paasch 供图)**

皮下脂肪位于真皮网状层下方，在横切面中，可以看到它通过结缔组织膜锚定于真皮中

1.2 皮肤老化

皮肤的状态和外观在人的一生中持续发生改变，这些改变取决于多种因素，包括遗传易感性和破坏性的环境因素(如紫外线、污染物、香烟烟雾等)的作用。因为持久性和可见性，与年龄相关的皮肤老化更加引人注目。因此，各种抗衰老的治疗技术(如化学剥脱术等)在美容医学中起着重要的作用。

1.2.1 皮肤老化的外观

皮肤老化的特征性表现为皱纹、干燥、弹性降低，有时表现为皮肤易损性、皮肤萎缩和色素异常，良恶性肿瘤的发病率亦增加。皮肤老化的另一个特征性表现为与年龄相符的皮肤容量及肤质的下降，头发稀少、花白，同时皮脂腺和汗腺的分泌减少导致皮肤干燥，常伴瘙痒。见图 1.15。

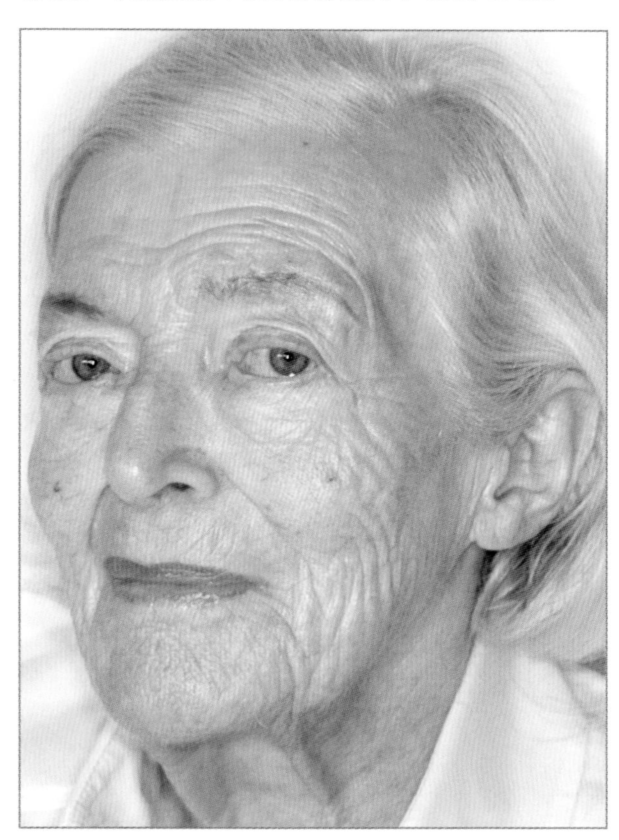

图 1.15 **重度皮肤老化的外观**

1.2.2 皮肤类型和衰老

Fitzpatrick 皮肤分型中肤色较浅的皮肤容量会随着年龄的增长而减少，这是由于真皮和皮下组织之间生成与降解的稳态平衡发生了改变，即降解增多。由于皮肤的紧实性及弹性降低，老年人易形成轻度创伤，常表现为血肿和血铁蛋白沉积(老年性紫癜)。由于皮下脂肪及结缔组织膜的

减少，皮肤失去了内部支撑力和容量，加之重力的作用，皮肤表面逐渐形成皱纹。此外，色素减少使皮肤具有银色光泽，而局灶性色素过度沉着形成日光性雀斑样痣。见图 1.16～1.19。

浅色皮肤女性皮肤老化的临床特征

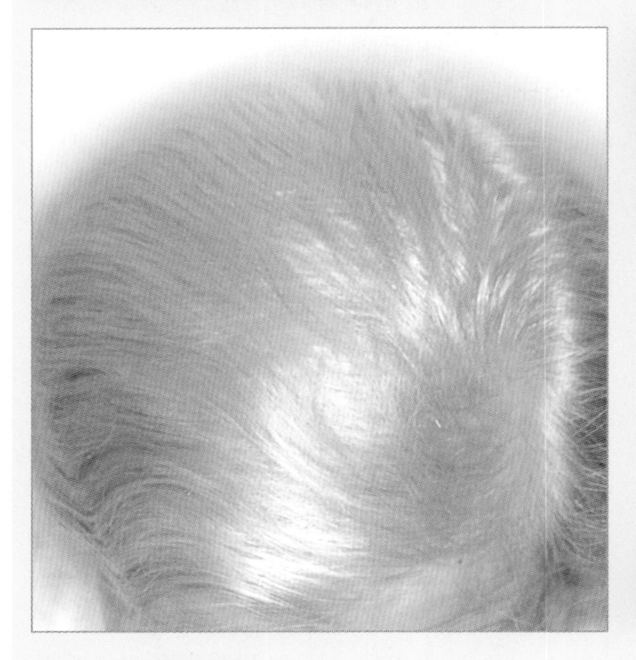

图 1.16　头发花白、稀少

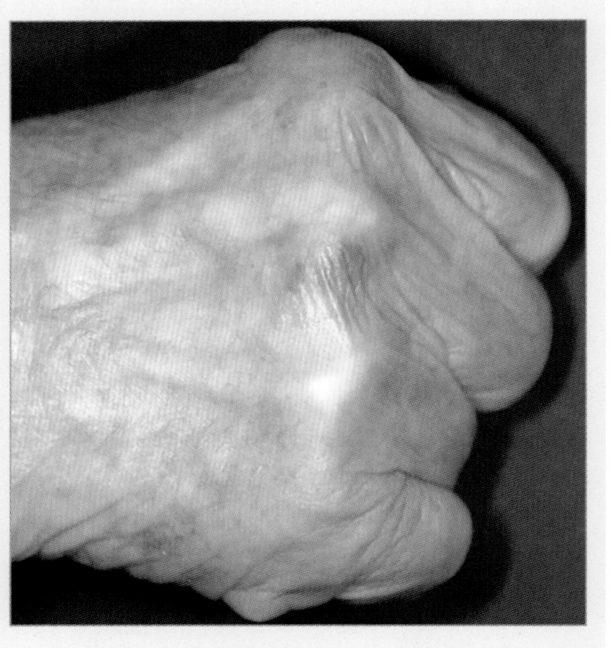

图 1.17　老年羊皮纸样皮肤，日光性雀斑样痣，三、四指节间的皮下瘀斑

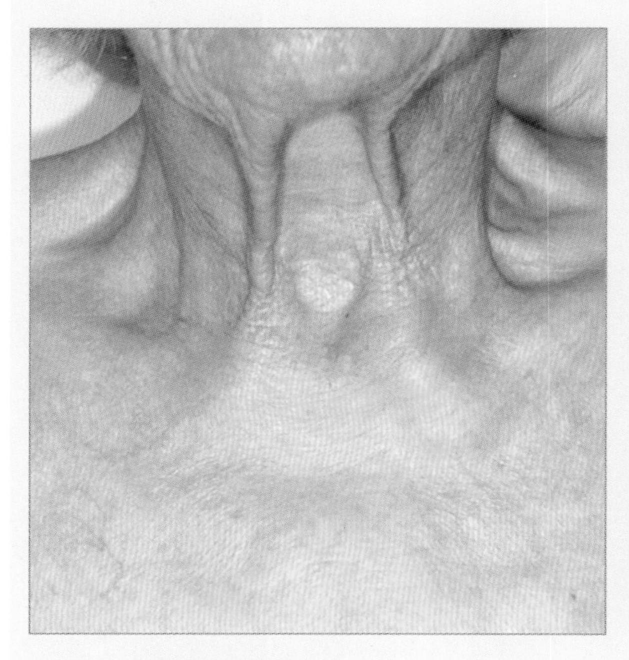

图 1.18　老化萎缩皮肤的银色外观

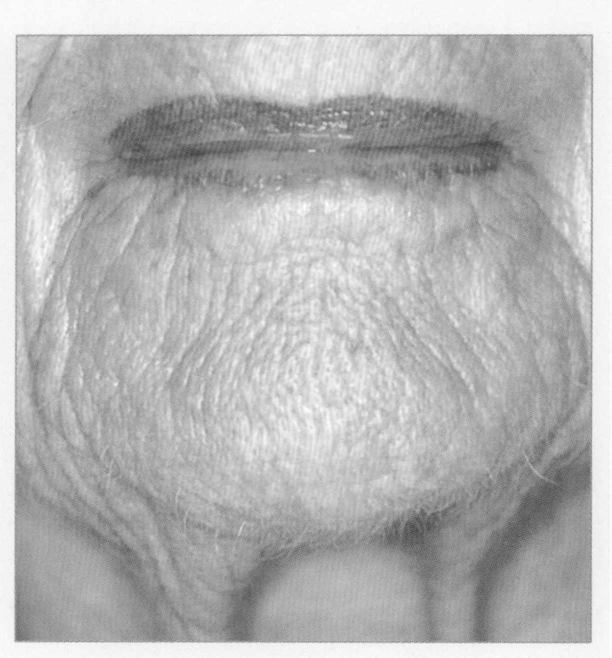

图 1.19　弹性组织变性

不同种族之间皮肤老化的临床表现各不相同。Fitzpatrick 皮肤分型中浅色皮肤类型的人群中年时便逐渐出现皱纹。而皮肤老化时，所有种族的人都会出现不希望看到的日光性雀斑样痣。随年龄增长逐渐出现的色素沉着在 Fitzpatrick 皮肤分型Ⅴ型、Ⅵ型的人群中最常见。

皮肤随年龄增长而发生的变化与肤色深浅无明显相关性。然而有研究发现，皮肤老化的差异不仅与色素沉着（较深的色素对紫外线损伤有更强的保护作用）有关，还和基因决定的 DNA 修复能力（Shekar et al，2005）有关。

Fitzpatrick 皮肤分型肤色较浅的人群随着年龄的增长皮肤会逐渐变薄及敏感，而肤色较深的人群皮肤会逐渐增厚（角化过度）。总而言之，肤色较浅的人群的主诉多与皱纹和线条轮廓有关，而肤色较深的人群主要寻求关于色素变化的治疗（图 1.20、1.21）。

深色皮肤女性皮肤老化的临床特征

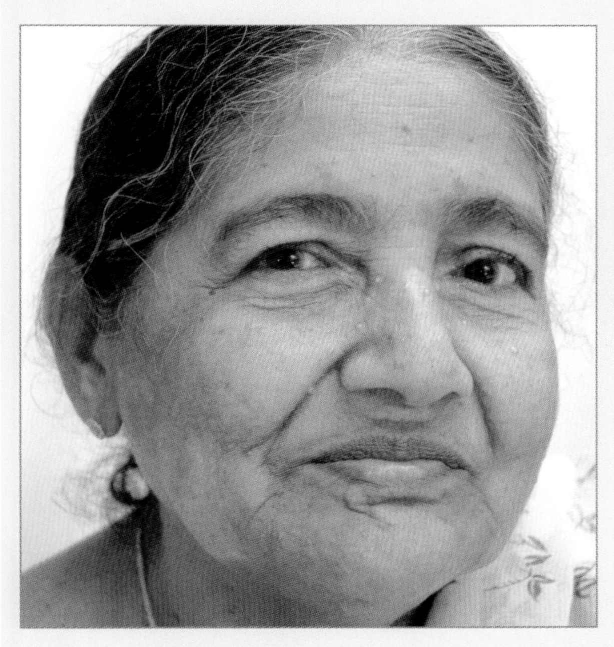

图 1.20 Fitzpatrick 皮肤分型Ⅳ型，79 岁，下眼睑色素沉着，额头及眉间可见皱纹，鼻唇沟深纹，口周无皱纹，头发灰白

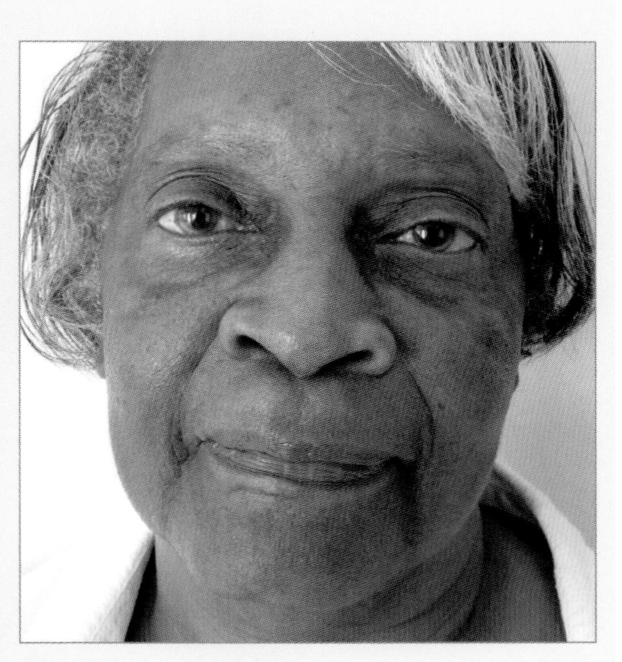

图 1.21 Fitzpatrick 皮肤分型Ⅴ型，73 岁，几乎无皱纹，头发灰白，眶周、面颊部和颏部有明显的色素沉着

1.2.3 外源性皮肤老化

皮肤作为人体最外层的器官，长期暴露于有害的环境中。尽管它具有再生能力，但并不具备对辐射、污染物、化学品、吸烟、酗酒、压力和营养不良等有害因素的长期防护能力。在所有不良因素中，需特别强调紫外线的影响，其照射对表皮和真皮可产生严重的后果（如光化损伤）。长期日晒的皮肤均会发生改变，UVB（波长 280～320nm）主要被表皮细胞吸收，并最终损坏蛋白质、脂质和核酸。老年高加索人表皮中黑素细胞的数量也是减少的，而缺乏色素保护会增加形成癌前病变的风险。紫外线影响角质层的功能，进而导致皮肤增厚（如日光角化病），这样可保护组织免受进一步的紫外线辐射，从而弥补色素减少所降低的保护作用。见图 1.22。

外源性皮肤老化

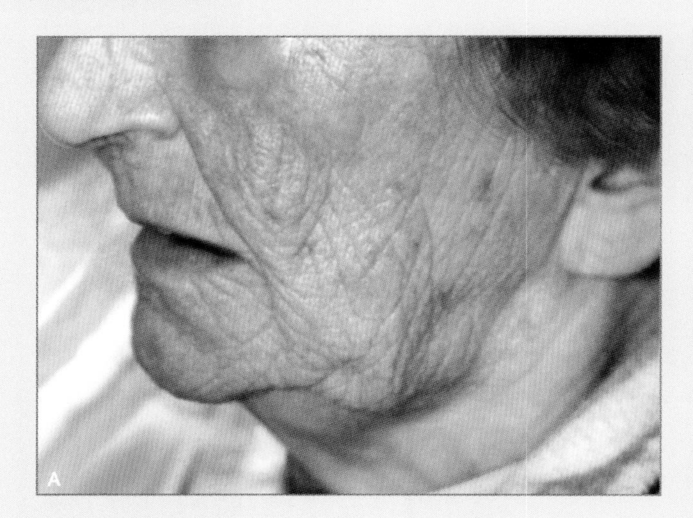

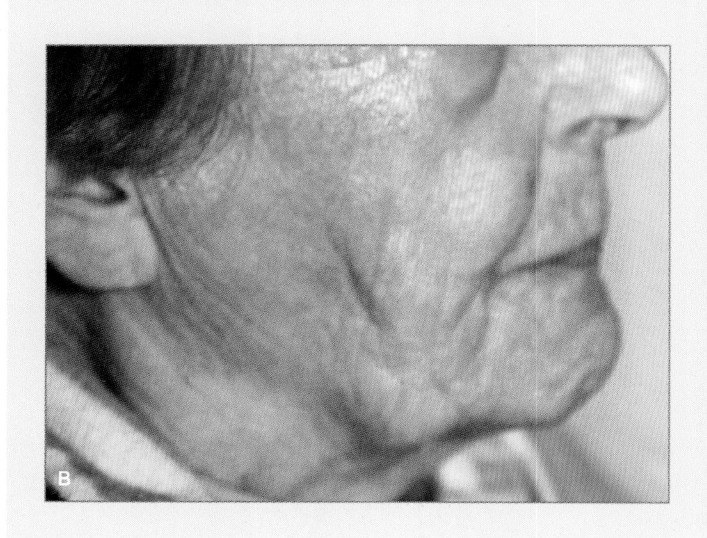

图 1.22　**女出租车司机的面部**

A. 正面及左侧面长期接受从车窗射入的阳光（紫外线）照射（职业暴露）后，面部皮肤老化的特征；B. 阳光照射较左侧面部少的右侧面部皮肤老化的特征

紫外线照射不仅会减少黑素细胞的数量，还会影响其合成。黑色素合成紊乱会产生斑片状色素沉着。如果黑素细胞过于活跃，多余的黑色素就会排入下层的真皮，并储存在噬黑素细胞中。

UVA（波长 320～400nm）能穿透到真皮层，并通过产生活性氧（ROS）而破坏基因组和线粒体 DNA。由于 DNA 的修复能力也会随着年龄的增长而降低，因此损伤会累积并导致细胞活性失调。潜在的后果不仅包括皮肤弹性的降低，还包括易发生癌前病变和良恶性肿瘤。见图 1.23～1.28。

外源性皮肤老化的临床特征

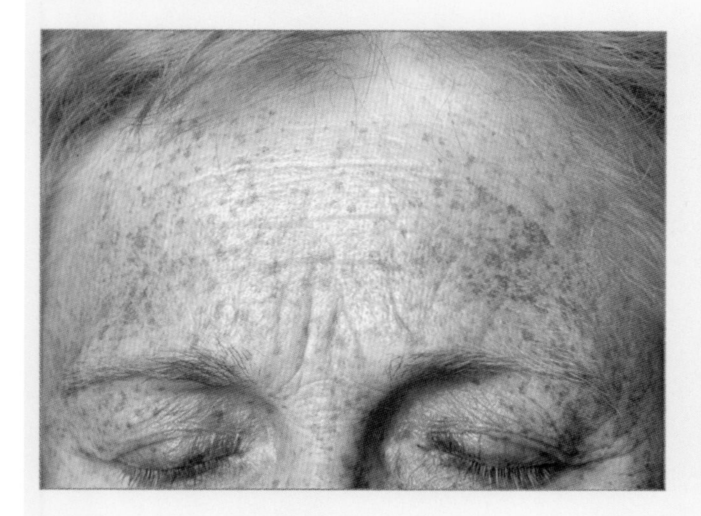

图 1.23 Fitzpatrick 皮肤分型Ⅰ型皮肤雀斑和日光雀斑样痣的临床表现

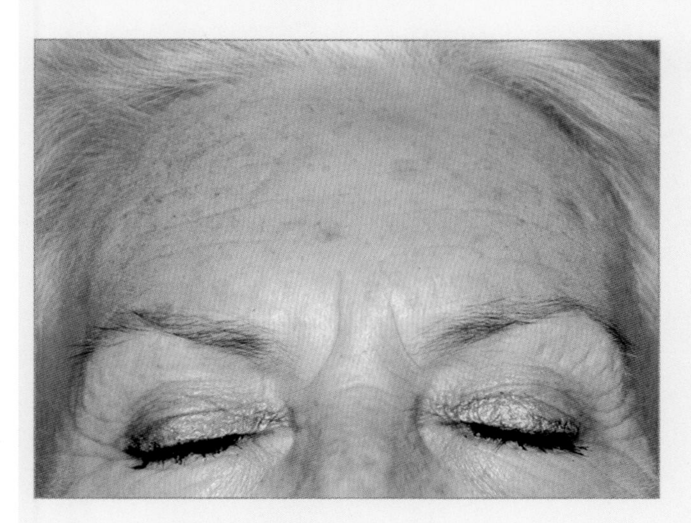

图 1.24 Fitzpatrick 皮肤分型Ⅱ型皮肤与紫外线相关的老年雀斑样痣的临床表现

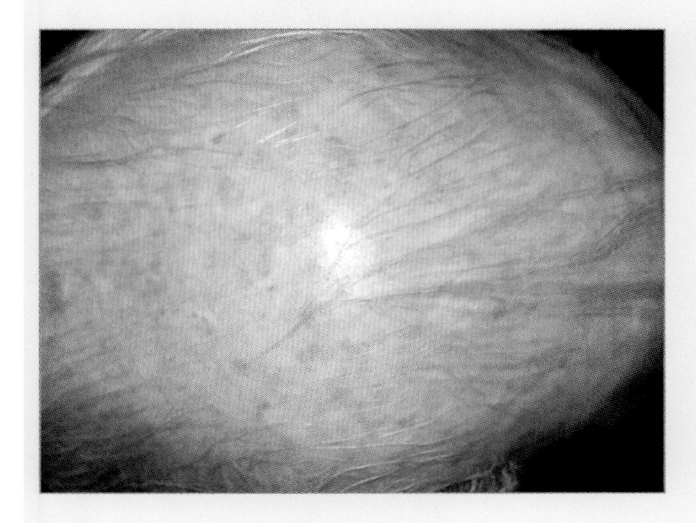

图 1.25 皮肤异色病，表现为色素沉着及色素脱失、多发性日光角化病

外源性皮肤老化的临床特征

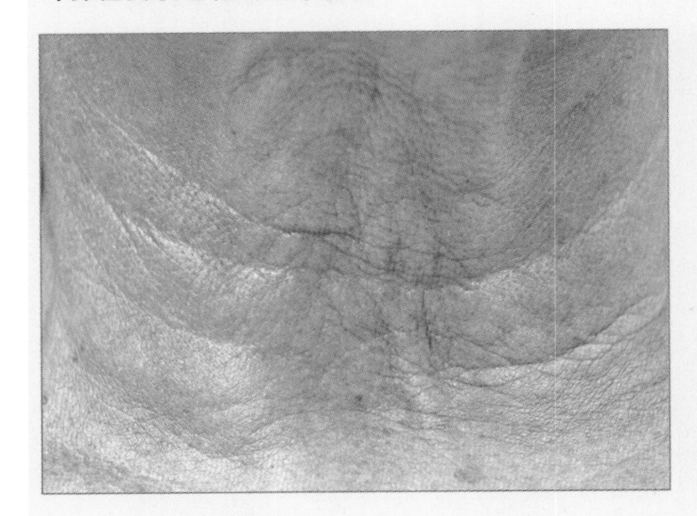

图 1.26　颈部日光性弹性组织变性

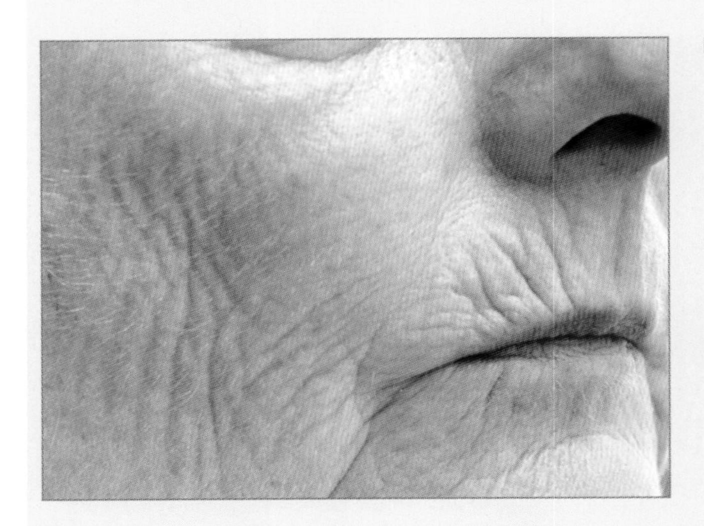

图 1.27　口周深纹

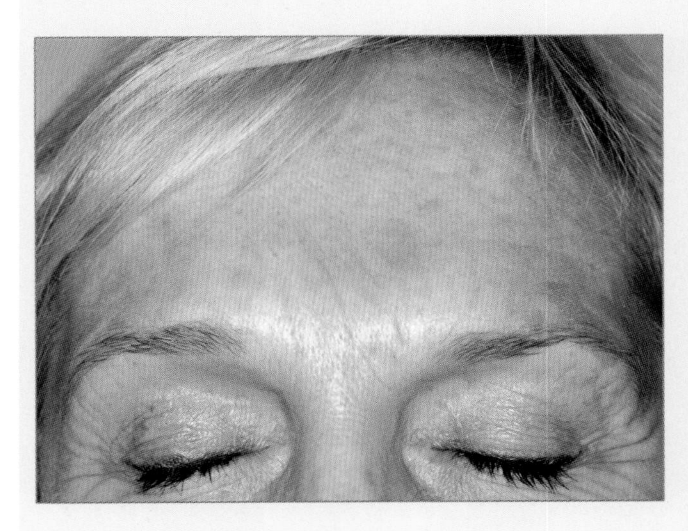

图 1.28　老年雀斑样痣和浅层脂溢性角化，Fitzpatrick 皮肤分型Ⅱ型

紫外线引起的真皮层光化性弹性组织变性主要归因于 UVA。UVA 能刺激 MMP，从而破坏真皮胶原网。胶原纤维的减少意味着附着其上的成纤维细胞失去了组织牵引力，也失去了活性；同时其结构重排导致微小瘢痕形成。无定形物质逐渐取代弹性纤维，真皮基质失去了水合能力。因此，外源性老化的皮肤不仅失去了紧致和弹性，还失去了光滑度。血管损伤常表现为血管壁的通透性增加及血管扩张。此外，毛细血管扩张会变得越来越常见。见图 1.29～1.33。

外源性皮肤老化的组织学

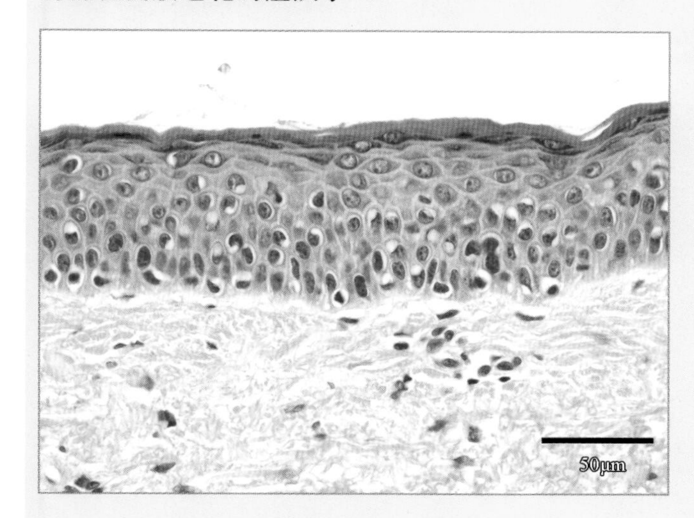

图 1.29　**表皮突萎缩消失（HE 染色，由 Uwe Paasch 供图）**

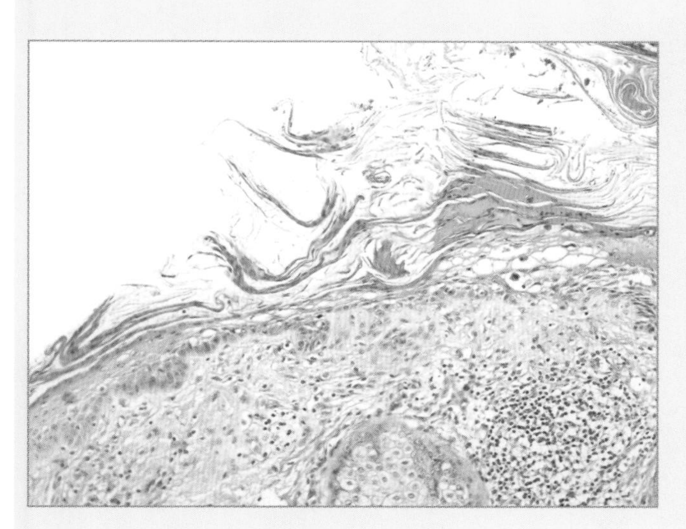

图 1.30　**日光性角化（HE 染色，由 Uwe Paasch 供图）**

外源性皮肤老化的组织学

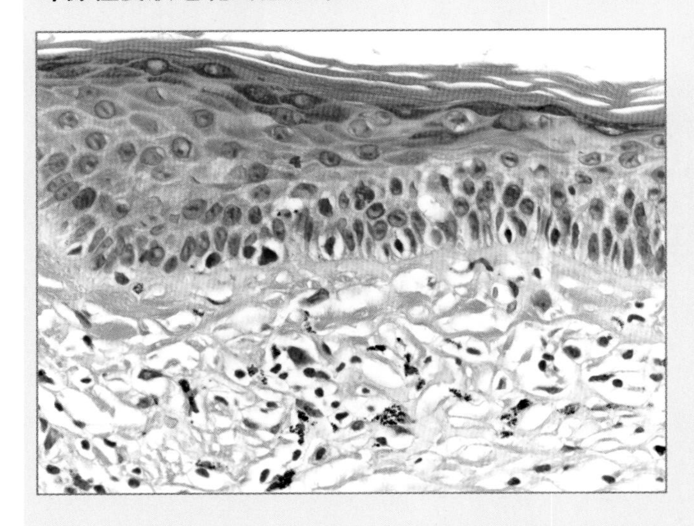

图 1.31 色素排入真皮层(色素失禁)和噬黑素细胞(Masson-Fontana 染色,由 Uwe Paasch 供图)

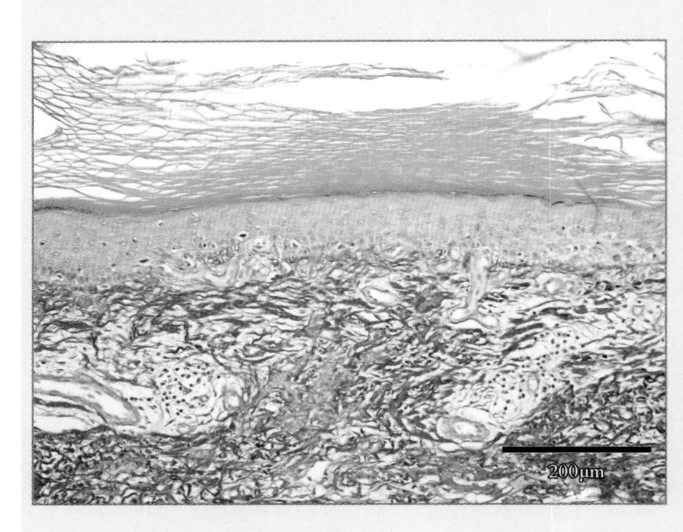

图 1.32 弹性组织变性(Elastica-van Gieson 染色,由 Uwe Paasch 供图)

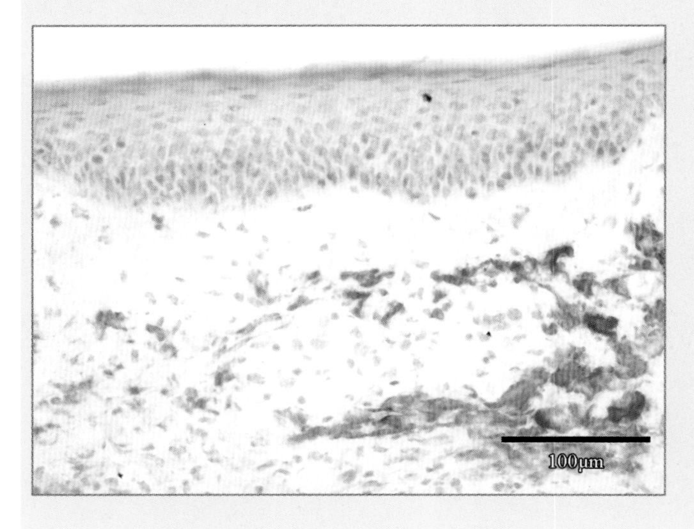

图 1.33 弹性组织变性(免疫组织化学染色,抗弹性蛋白,由 Uwe Paasch 供图)

1.2.4 内源性皮肤老化

除了外源性老化,皮肤还会经历非环境影响的老化过程。内源性皮肤老化同样会影响整个皮肤的状况。决定内源性皮肤老化程度的关键因素包括遗传倾向、性激素的活性等。年龄相关激素水平的降低加速了细胞的萎缩。随着年龄的增长,皮肤细胞的数量逐渐减少,同时其功能也逐渐丧失。在此过程中,皮肤的附属器也发生了改变,表现为头发稀疏、色素减少等,皮脂腺和汗腺活性降低导致老年干燥症,并伴有瘙痒(老年瘙痒)(图 1.34)。

1.3 皮肤的损伤和再生

皮肤损伤后能启动愈合程序,其目的在于恢复皮肤的原始状态。受损及无功能的皮肤组织会被分解并被完整的结构取代,这种再生可以改善皮肤外观。因此,医学美容治疗需要损伤表皮和(或)真皮组织。我们根据损伤部位将愈合机制分为表皮再生和真皮创伤愈合(图 1.35、1.36)。

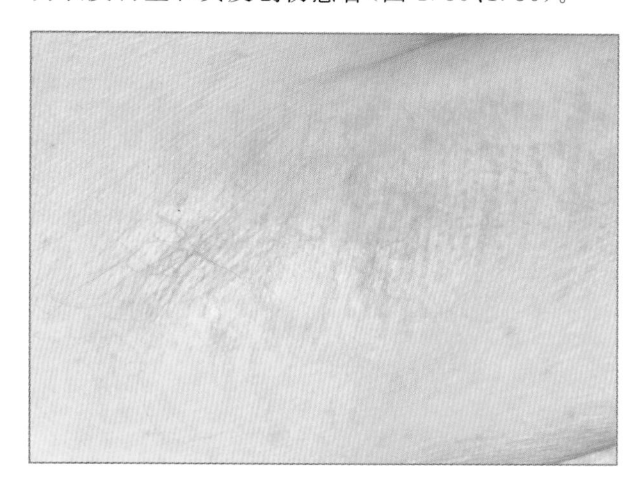

图 1.34 **内源性皮肤老化,左腋下非紫外线暴露部位。Fitzpatrick 皮肤分型Ⅰ、Ⅱ型老化皮肤呈现羊皮纸样外观,更像卷烟纸**

皮肤的再生

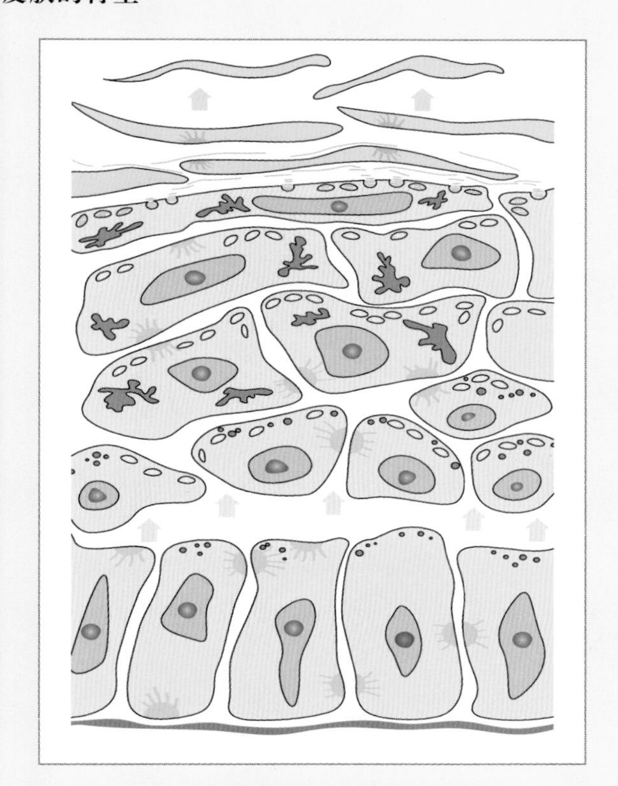

图 1.35 **皮肤浅表损伤后的表皮再生机制示意图**

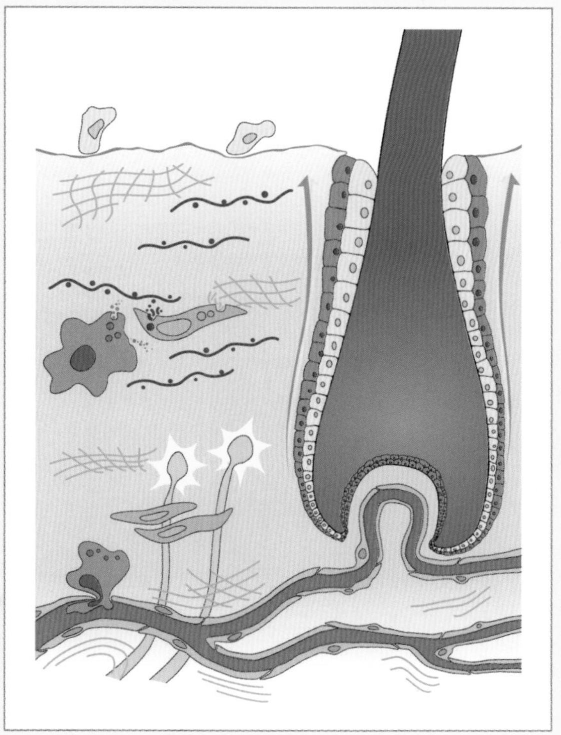

图 1.36 **表皮被完全破坏并部分累及真皮组织的炎症反应**

1.3.1 表皮再生

基底层的角质形成细胞通过提高分裂、合成的速度对细胞和细胞间质的损伤做出反应，同时可伴随脱屑的过程（图 1.35）。该过程调控了角质形成细胞从基底层向上的分化周期；参与构建半渗透性角质层的角蛋白和脂质足量合成，并恢复细胞间的连接，从而形成致密的角质层屏障。

注意事项

浅表剥脱可诱导表皮再生，改善表皮的不良状态。浅色皮肤类型人群的浅表剥脱不良反应少见，而深色皮肤类型的人群浅表剥脱时应注意色素沉着的风险（见第 5 章）。

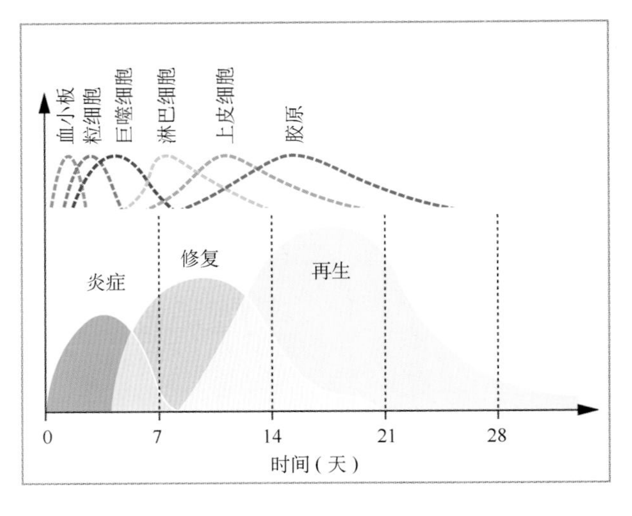

图 1.37 **创伤愈合阶段**

炎症过程中，免疫细胞首先迁移到伤口，分泌信使物质并破坏受损结构。数日后，成纤维细胞重新上皮化，真皮结缔组织重新修复合成。上皮化完成不超过 2 周，而真皮重建和结缔纤维组织重塑可能需要数月

1.3.2 皮肤创伤愈合

皮肤创伤愈合分为 3 个阶段。

阶段 1：炎症阶段（<1 周）。

阶段 2：修复阶段（1 周至数周）。

阶段 3：再生阶段（数周至数月）。

皮肤的创伤愈合过程取决于损伤的程度及个体因素。皮肤组织受到广泛损伤后首先发生炎症反应（炎症阶段），炎性介质（细胞因子、趋化因子、前列腺素）吸引巨噬细胞、白细胞和成纤维细胞聚集。扩张的血管能使血管周围组织浸润（图 1.35）。敏感的神经末梢对皮肤的疼痛和刺激（瘙痒）的敏感性可有短暂性增加。

随后是修复阶段，真皮中受损的组织在 MMP 和巨噬细胞的参与下发生损伤，同时进行再上皮化（始于毛囊上皮）。表皮更新的时间取决于损伤的程度和面积，可能需要数天到数周。

皮肤结缔组织的重塑阶段可能需要几个月（图 1.37）。在炎症阶段，成纤维细胞负责细胞外基质的合成。随后，胶原蛋白和弹性蛋白在含水基质中重塑并形成稳定且富有弹性的纤维网。

在皮肤重度损伤的情况下，创伤无法完全愈合，会形成瘢痕、瘢痕疙瘩及色素沉着等。皮脂腺含量多的区域，其毛囊延伸至皮下组织，再生能力强于皮脂腺含量少的区域。种族也是影响皮肤再生能力的一个重要因素。深色皮肤（Fitzpatrick 皮肤分型中的Ⅴ型和Ⅵ型）中的成纤维细胞大多是多核细胞，且细胞体积大，一定的刺激便会导致胶原蛋白过度增生，而细胞外基质的降解则较低。因此，与 Fitzpatrick 皮肤分型中较浅肤色的人群相比，Fitzpatrick 皮肤分型Ⅴ型和Ⅵ型皮肤人群受伤后形成瘢痕的可能性是其 2～19 倍（Taylor，2002；Taylor et al，2002）。

注意事项

中深层化学剥脱会损伤表皮和真皮，行化学剥脱后的临床表现及修复的分子机制与创伤愈合的 3 个阶段相符。美容效果是通过表皮和真皮的修复过程来实现的，表皮再生在短时间内即可完成，而嫩肤效果则在胶原合成（阶段 3）后（即数月后）才能逐渐显现。

警告

深层剥脱可能会发生并发症，需要制定详尽的治疗方案来避免并发症的发生。有效且快速的上皮再生是无并发症愈合的前提，这意味着剥脱的深度不能超过毛囊的深度，还需要保留相当程度完整的网状层并且不能损伤皮下组织，方可给免疫细胞和成纤维细胞提供足够的愈合条件。由于炎症反应，治疗后会立刻出现典型的临床反应，如红斑、渗出、脱屑、水肿、瘙痒和疼痛。在愈合阶段也可能发生感染，应采取适当的预防措施（见第7章），并根据愈合的临床特征制订后续治疗方案。

1.3.3 瘢痕

瘢痕是真皮损伤后伤口愈合的最终产物。伤口快速愈合时，首先形成纤维蛋白凝块，而后被过渡组织取代，最终新合成的胶原纤维组织平行排列，不能形成网状结构。结果导致瘢痕部位的皮肤丧失原有的生理结构和质地，皮脂腺、汗腺及色素完全缺失，造成功能和美学的损害。见图1.38、1.39。

注意事项

进行深层剥脱时，必须避免深层组织的大面积破坏。否则，尽管罕见，还是可能形成如Ⅲ度烧伤一样的大面积瘢痕。

瘢痕的组织学特征

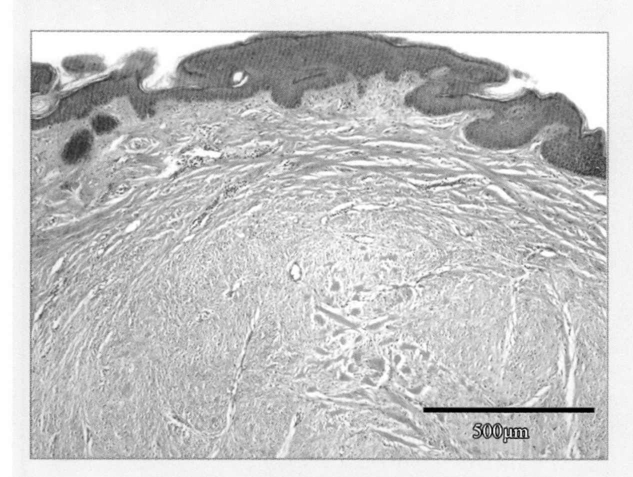

图1.38 瘢痕处皮肤的乳头状纤维呈平行排列，而非网状结构（HE染色，10×，由Uwe Paasch供图）

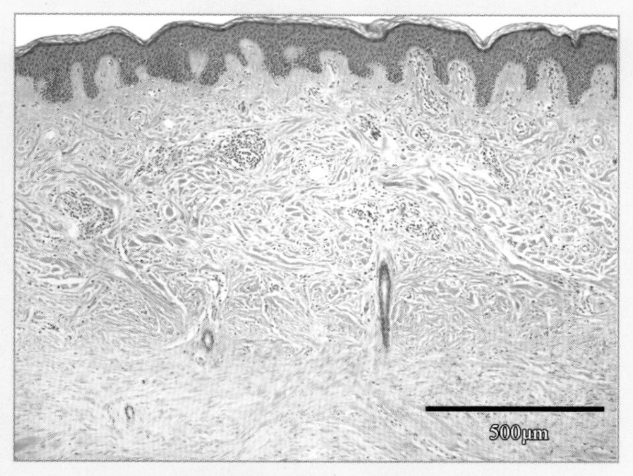

图1.39 肥厚性瘢痕的病理性乳突层高度增加，瘢痕皮肤处无附属器（HE染色，10×，由Uwe Paasch供图）

1.3.4 炎症后色素沉着

色素异常是由于黑素细胞活性紊乱所致，表现为黑色素缺乏（色素减少）和增加（色素沉着），大多是因为紫外线照射引起的慢性炎症损害。炎性介质刺激基底细胞，同时也作用于黑素细胞，而过度活跃的黑素细胞可导致炎症后色素沉着。见图 1.40、1.41。

注意事项

为预防炎性色素沉着，中深层化学剥脱后可使用抑制黑色素合成和黑素细胞活动的辅助性局部外用药。根据临床经验，笔者建议治疗后使用这些药物至少 6 个月以上，并常规使用防晒系数高的防晒霜（SPF 50 UVA 和 UVB）。

皮肤色素沉着的组织病理学

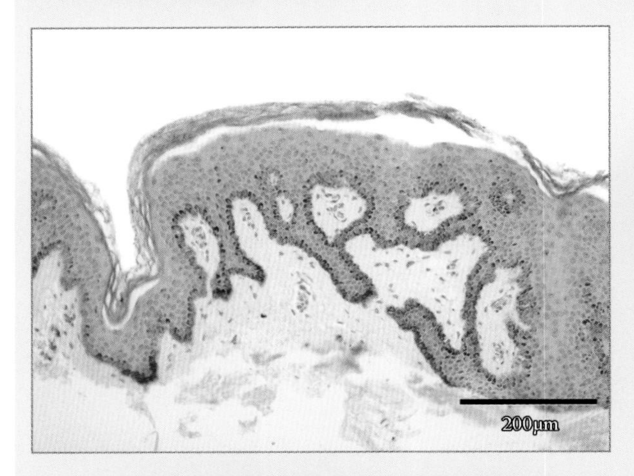

图 1.40 正常肤色的皮肤黑素细胞保护基底层角质形成细胞免受紫外线伤害，真皮层无色素（黑色素染色，20×，由 Uwe Paasch 供图）

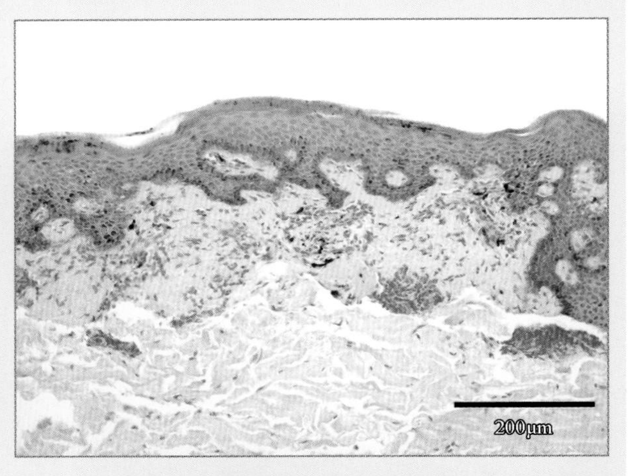

图 1.41 炎症可导致基底层黑素细胞过度活跃。大量的黑素细胞进入真皮，并由噬黑素细胞储存。表皮和真皮均有黑色素引起的明显的色素转移（黑色素染色，20×，由 Uwe Paasch 供图）

（李大铁 译 仲少敏 校）

2 化学剥脱

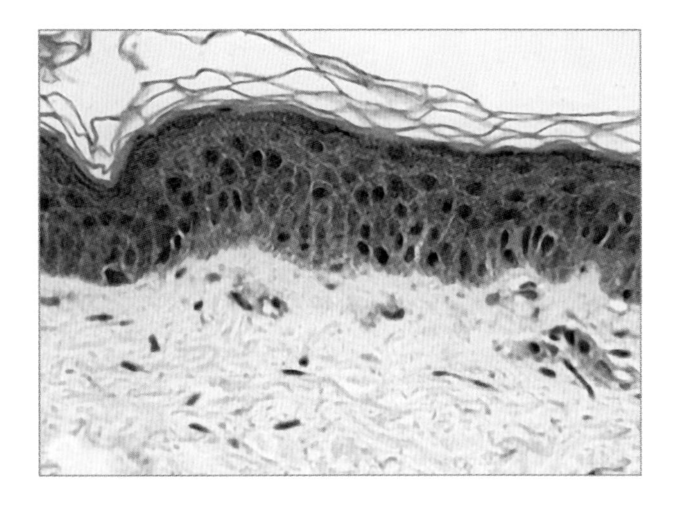

2.1 作用机制

化学剥脱剂破坏皮肤的表皮和(或)真皮,刺激表皮再生、真皮重建。此外,在剥脱治疗中使用局部医用护肤品或外用药物可更好地刺激皮肤再生。这样不仅能重新恢复原有的皮肤结构,也能够通过改善皮肤外观来达到美容的目的。

化学剥脱剂渗透到皮肤哪层,以及皮肤结构受到何种影响,在很大程度上取决于剥脱剂的使用方法及其活性物质的化学性质。因此,全面了解所用剥脱剂的化学性质和生化反应,对于全面掌握这种治疗方式及其适应证至关重要。

治疗的基本概念需要明确:除了化学剥脱本身的作用外,了解行剥脱前局部辅助治疗和预剥脱治疗的作用也是很重要的。

本章首先讲解化学剥脱的基本作用机制,然后详细讨论用于化学剥脱的活性物质。

注意事项

迄今为止,尚无有关化学剥脱的体内或人体研究。但是,可以基于皮肤组织学和生理学,以及用于剥脱的活性物质的化学性质做出有根据的假设。这里介绍的理论为经验性理论,尚未经证实。

2.1.1 化学剥脱的临床效果

化学剥脱的作用如下。

- 化学作用:介导的破坏作用。
- 美容作用:能够达到潜在的渗透深度(破坏程度)以及引发相应的再生过程。
- 皮肤即刻反应:在患者皮肤表面(终点)产生损伤的外在表现。

化学剥脱的作用效果主要取决于剥脱剂的渗透水平和深度,以及随之而来的皮肤重建。剥脱剂可以穿透多深(即造成多大的损害)取决于其活性物质的化学特性、组成成分、使用方法和患者的皮肤类型。虽然对于化学剥脱剂的认识有限,但是对于化学剥脱治疗的临床效果已达成共识。

注意事项

化学剥脱治疗对患者皮肤的实际作用效果是很难预测的,其疗效总是与个体皮肤情况和操作技术相关。因此,除了掌握剥脱的实践技能和理论基础知识外,还需根据患者的病情和皮肤类型进行个体化治疗。化学剥脱术通常也被称为"化学剥脱的艺术"。

根据上述描述,剥脱剂可以渗透到不同的深度。根据渗透深度将化学剥脱分为浅层剥脱、中层剥脱、深层剥脱 3 种,此分类常用于化学剥脱的治疗选择。

- 浅层剥脱:剥脱剂主要渗透至表皮层。
- 中层剥脱:剥脱剂可达真皮乳头层上部,能够实现真皮重塑。
- 深层剥脱:剥脱剂可达真皮网状层中部,能够实现广泛、长期的真皮重塑。

每种剥脱剂最开始时都能作用于表皮,因而作用非常表浅,这意味着,根据使用目的和使用方式的不同,中层或深层剥脱剂也可以用于浅层剥脱。相反的情况只在有限的范围内适用。起初的临床表现和预期目的是选择剥脱方法的关键前提。在美容作用方面,剥脱治疗的两个主要目的是表皮的剥脱和再生,或者是真皮的重新合成,尤其是细胞外基质(ECM),见表 2.1。

浅层剥脱的表皮剥脱与再生

具有浅层剥脱作用的物质(α-羟基酸、丙酮酸、水杨酸)具有微创作用。它们均是酸类物质,能引起角质层 pH 的变化,也可修饰蛋白质,还能降低细胞间黏附性和酶活性,因此可以解释化学剥脱后表皮脱落的效果。

行剥脱带来的表皮修复过程见第 1 章。基底层角质形成细胞的增殖和分化增加,但并不改变皮肤结构。表皮屏障被破坏后，紧接着就是表皮再生。

剥脱治疗后，在两次治疗期间可使用外用制剂，可以协助表皮的 pH 梯度恢复。这样做是为了优化生理性酶活性和表皮快速高效再生的条件。

表 2.1 化学剥脱的作用和效果

作用	活性物质	化学反应和效应	皮肤作用	美容效果
表皮剥脱与再生	浅表作用[α-羟基酸(alpha hydroxy acid, AHA)、水杨酸(sa-li-cylic acid, SA)、丙酮酸(pyruvic ac-id, PA)、Jessner 液、三氯乙酸(tri-chloroacetic acid, TCA)]	• 皮肤表面 pH 降低 • 影响角质层 pH 梯度 • 影响酶活性 • 角质溶解(SA) • 蛋白变性(TCA)	• 分解细胞-细胞和细胞-基质的粘连 • 角质溶解至表皮溶解 • 抑制合成速度和破坏皮肤屏障功能 • 降低角质形成细胞的增殖和脱屑 • 表皮剥脱 • 恢复完整的角质层，使其正常角化，并恢复屏障完整性	• 促进不典型细胞分解(早期的表皮肿瘤)和改善色素改变(雀斑、皮肤异色病) • 建立致密、光滑发亮的表皮
真皮结缔组织合成和真表皮再生	中层到深层作用	• 蛋白变性，导致表皮和真皮细胞坏死 • 破坏细胞膜(苯酚和间苯二酚) • ECM 凝固	**表皮** • 剥脱和再生 **真皮** • 构建和重建各种结构性成分 • 促进炎症反应和伤口愈合 • 免疫反应	**表皮** • 剥脱和再生 **真皮** • 形成瘢痕组织 • 恢复紧致、有弹性的皮肤结构 • 促进皮肤外观的年轻化

一旦重建完成，表皮就会显示出健康的功能和致密的角质层。正如多项组织学研究显示(Ditre et al, 1996; Imayama et al, 2000; El-Domyati et al, 2004)，虽然角质层在行浅层剥脱后会变薄，但由于有效再生，它也变得更加致密(图 2.1)。在理想情况下，还能恢复并优化其屏障完整性。

浅层剥脱临床表现的原理示意图

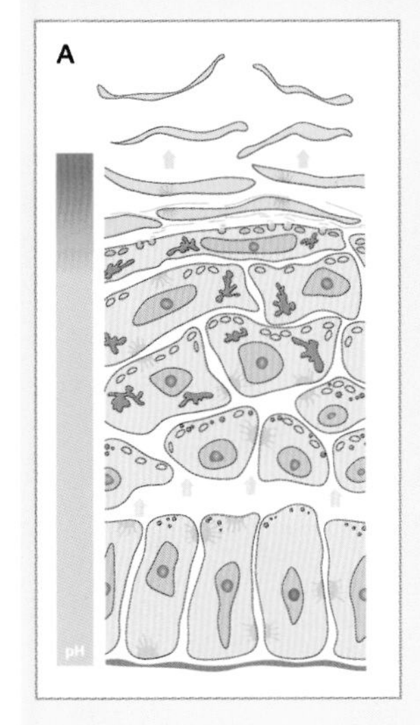

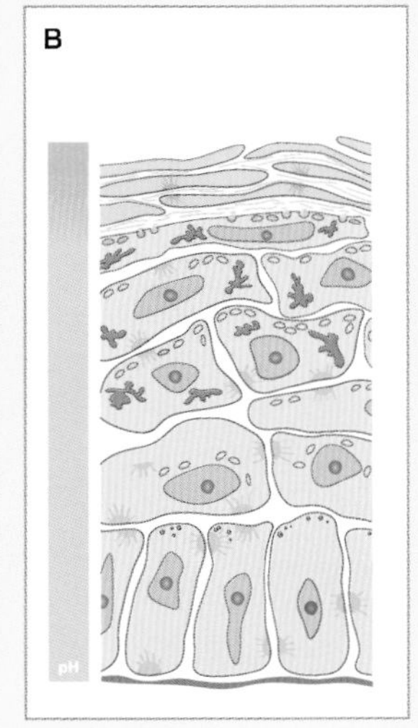

图 2.1 浅层剥脱作用(以 AHA 为例)示意图

由于剥脱剂成分的酸性(pH<2)，高浓度配方会损害角质层 pH 梯度，因此也会破坏蛋白结构。浅层剥脱的临床表现提示角质细胞桥粒的结构改变破坏了角质层和颗粒层之间的粘连，进而促进剥脱(A)。同时，pH 的改变可能会损害细胞间的酶，这些酶负责产生脂质胶结物和调节脱屑，从而产生剥脱效应，经过多次重复治疗后就能改善皮肤结构达到美容效果。SA 具有直接溶解角质的化学特性。

角质层 pH 梯度可以在剥脱后得到恢复(B)。起到辅助作用的局部外用制剂的 pH 为 4.0±1.0，为角质层的酶提供了最合适的 pH，该酶负责合成脂质屏障以及粘连和剥脱之间的正常平衡(请注意：在角质层内部，pH 并不等于所用外用制剂的 pH)，因此提高了表皮再生效率。一旦再上皮化结束，角质层将变得更加致密和光滑，定期重复治疗可增强临床效果浅层剥脱的剥脱和重建效应可以用于改善皮肤表皮老化，如日光角化病、非典型细胞增生以及色素沉着。对皮肤外观年轻化的愿望是重复进行浅层剥脱的最佳适应证。此外，表皮的剥脱效应可以暂时去除表皮异常角化，适用于治疗角化过度引起的皮肤病（如痤疮和鱼鳞病）。见图 2.2～2.4。

浅层剥脱后的组织学表现

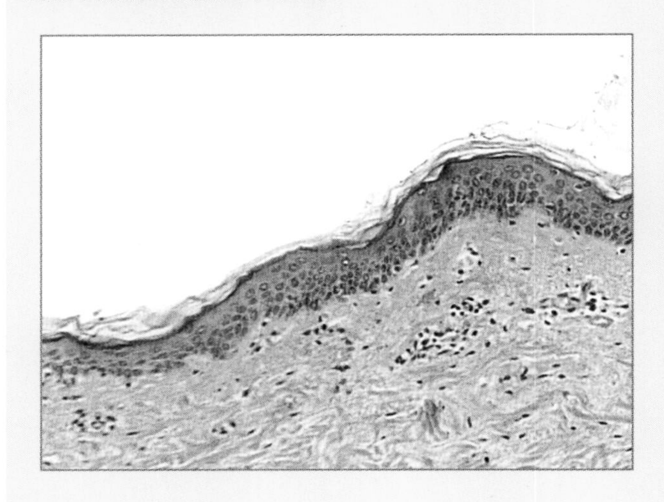

图 2.2 用没有中和的 70% AHA 剥脱 10 分钟后（HE 染色，10×，由 Peter Kind 供图）

在急性期（涂抹后 5～10 分钟），70% AHA 既不破坏角质层，也不破坏表皮。界面性皮炎和真皮浅层散在淋巴细胞与 70%AHA 的即刻反应无关，但与之前反复行 AHA 剥脱和皮下填充注射后的轻度炎症有关

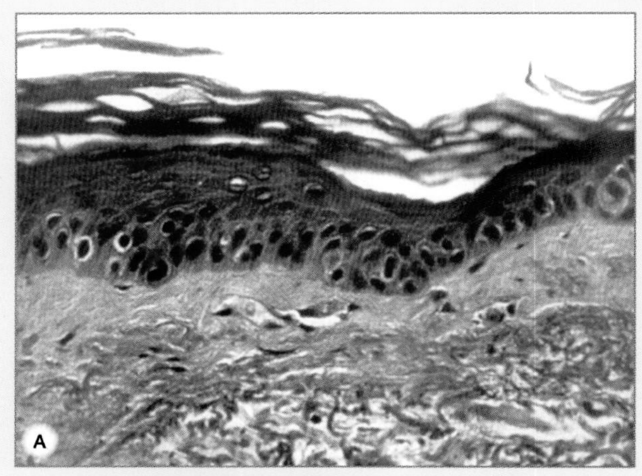

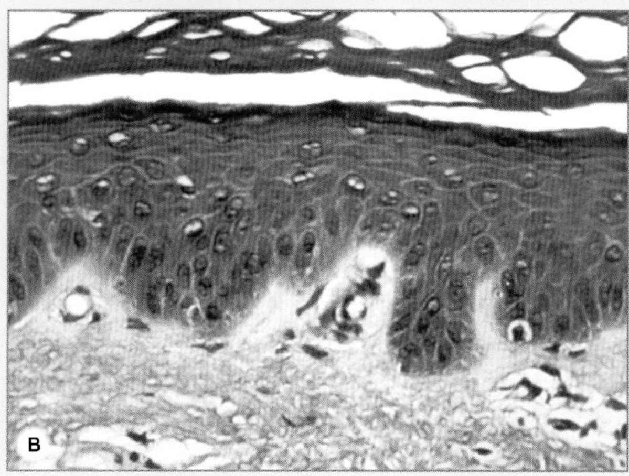

图 2.3 AHA 剥脱的长期效应（由 NeoStrata®，IFC 德国国际皮肤病研究所供图）

用乙醇酸剥脱 6 个月后的前臂皮肤组织（HE 染色，400×）。未经治疗的前臂皮肤组织（A）与经 6 个月乙醇酸治疗的前臂皮肤组织（B）比较显示：长期局部使用 pH 为 3.8 的制剂进行反复表皮剥脱，表皮普遍增厚，基底细胞出现轻微不典型性，角化正常，网状层呈波浪状改变

乳酸剥脱的组织学表现

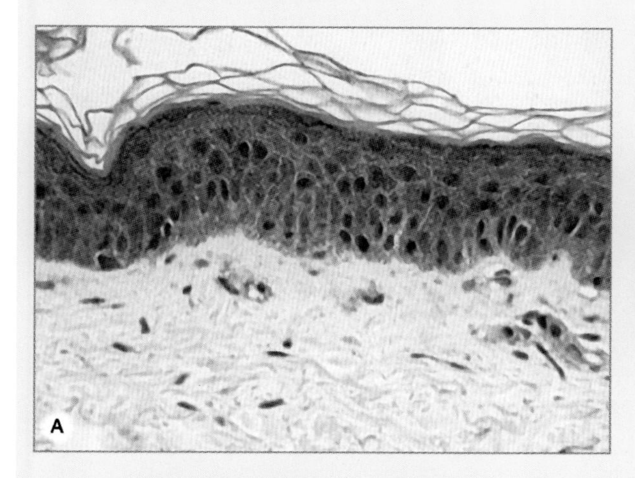

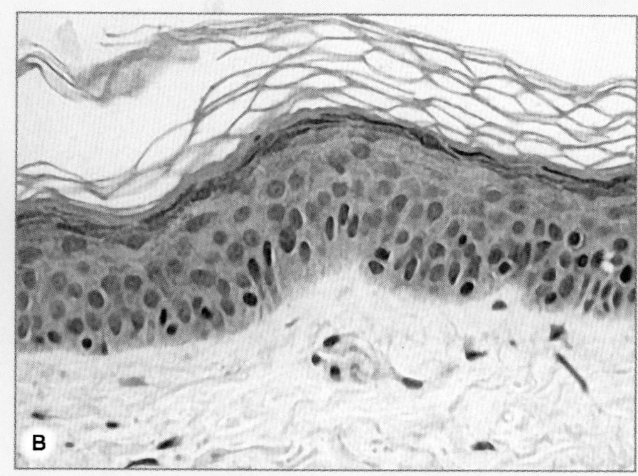

图 2.4 乳酸浅层剥脱治疗前和治疗后的作用(由 NeoStrata®,IFC 德国国际皮肤病研究所供图)

用特异性的单克隆抗 MMP-9 抗体进行免疫组织化学染色,比较 MMP-9 在未经处理的皮肤(A)和用乳酸(8%)处理的皮肤(B)中的表达情况。结果显示,治疗区域(B)中的角质形成细胞的染色相对较弱(棕色),表明 MMP-9 的表达减少

真皮中、深部结缔组织再生

中层到深层的剥脱是侵入性的医学治疗。凝固性的活性物质明显的临床效应可以使所有的细胞内外的结构发生变性。在这个过程中,蛋白质结构完全被破坏,在某些情况下可以导致细胞坏死。一些物质(间苯二酚和苯酚)直接破坏细胞膜,通过选择性渗透破坏细胞膜而导致细胞死亡。与以表皮作用为主的剥脱不同,中层到深层剥脱不仅能渗透还能破坏表皮的渗透性屏障。这些破坏性的影响可能一直延伸到真皮层的网状层。根据皮肤剥脱后的临床观察,我们可以假设,中层到深层剥脱可以启动伤口愈合的级联反应,伴随着炎症反应,可导致真皮结缔组织的重组。通过重建真皮组织结构,中层到深层剥脱可以治疗年龄相关性皮肤损害,包括弹性组织变性和深在的痤疮瘢痕。相对于其他剥脱治疗方法(如激光治疗),化学剥脱显示出明显的优势,特别是在长期影响方面。对患者而言,使用深层化学剥脱优于采用激光进行表面剥脱,其具体原因尚待探讨。专家们认为,长期效果的差异在于深层剥脱治疗激活了特殊的创伤愈合过程,但是仍然需要深入研究。见图 2.5~2.9。

中层到深层剥脱的临床表现和组织病理学表现

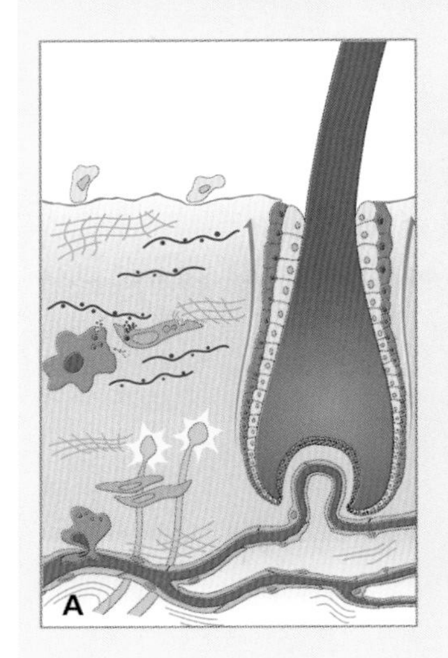

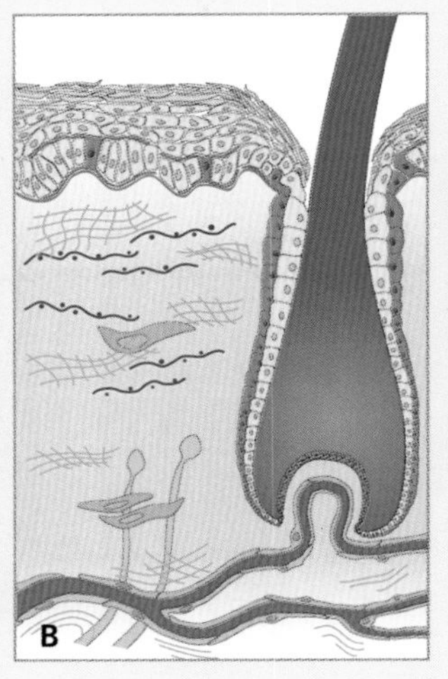

图 2.5　**中层到深层剥脱可能作用的模式图**

中层到深层的化学剥脱可以使蛋白凝固(酶和结构蛋白)。临床上,创伤愈合分为 3 个阶段。其他文献中关于创伤愈合的研究证实,组织边界细胞(tissue-bound cell)能被激活,免疫细胞被募集(A)。首先,MMP 的表达启动了损伤组织的分解进程,同时激活纤维母细胞合成新的 ECM。再上皮化的启动甚至早于结缔组织合成,开始于毛囊中的表皮组织,估计可持续数天。而胶原新生合成完成需要数月(B)。胶原和弹性纤维的数量增加,真皮有更加完善的结构,水结合力更强。这些均解释了中层到深层剥脱治疗的美容效果和长期的年轻化作用

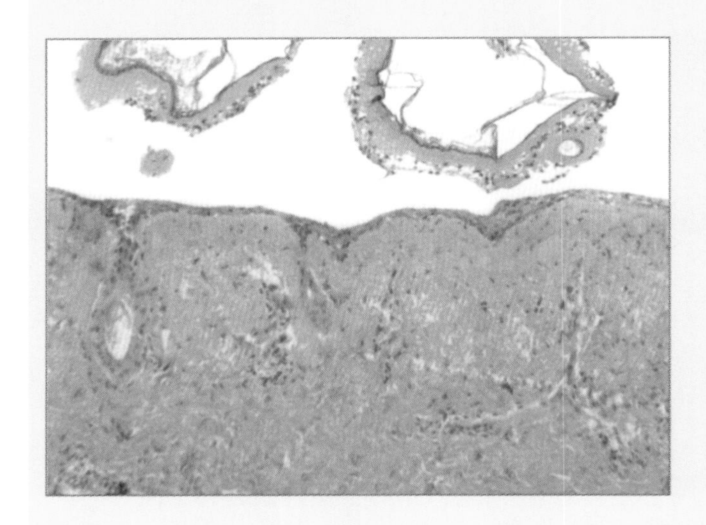

图 2.6　**用 35%TCA 进行中层剥脱后 48 小时。表皮呈均质化,部分脱落(HE 染色,由 Wihelm Stolz 供图)**

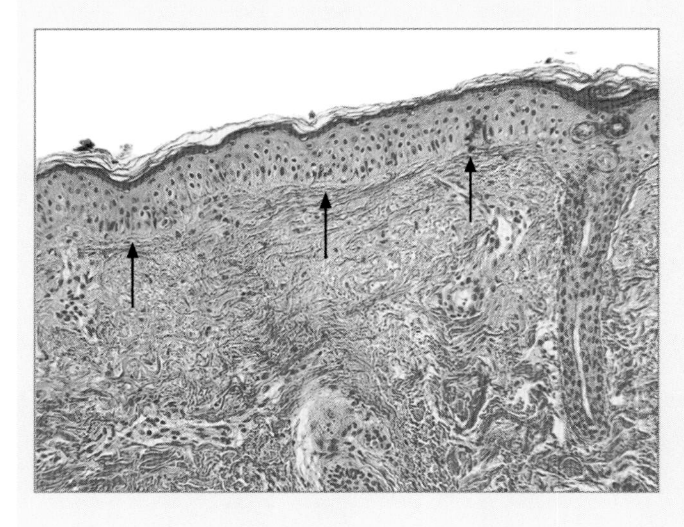

图 2.7　**中层剥脱后 5 个月(使用 Jessner 溶液和 35%TCA)。表皮下方可见明显的胶原纤维增生(箭头所指)(HE 染色,由 Wihelm Stolz 供图)**

深层剥脱的临床表现和组织学表现

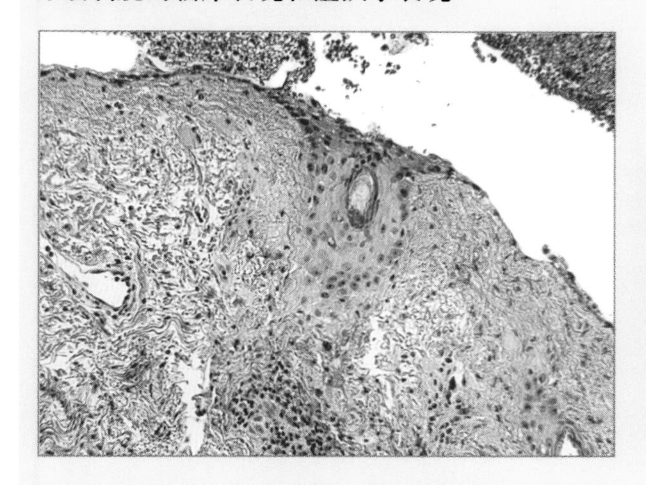

图 2.8 使用 Baker-Gordon 配方进行深层苯酚剥脱后第 6 天。表皮基底层以上脱落，真皮上部淋巴细胞、嗜酸性粒细胞浸润（HE 染色，由 Wihelm Stolz 供图）

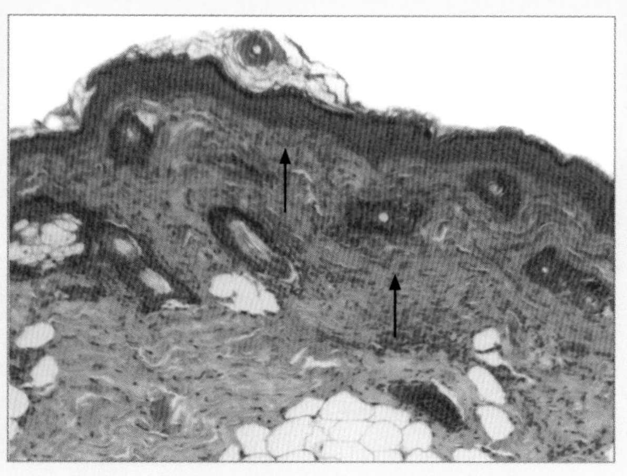

图 2.9 使用 Baker-Gordon 配方进行深层苯酚剥脱 3 个月后。表皮下真皮乳头层和网状层（箭头所指）有明显的胶原纤维增生，弹性纤维向下移位（HE 染色，由 Wihelm Stolz 供图）

实践小窍门

对于真皮剥脱，有必要确保再上皮化可以从毛囊内向毛囊外正常发生，并且组织边缘的成纤维细胞能再募集并新合成胶原。**因此，化学剥脱剂的渗透不应超过网状层。**当治疗区域皮脂腺较少时，需要特别小心，因为这里的再上皮化较缓慢。中层到深层剥脱前后的局部处理与浅层剥脱不同，后者用于支持表皮再生和剥落，如低浓度的维甲酸、AHA 或 SA。然而，在中层到深层剥脱前后进行局部处理要保证快速和正常的创伤修复且没有色素改变或者瘢痕形成。为此，用于美白的高浓度抗坏血酸、维甲酸或者对苯二酚是可以使用的。在大多数国家，采用这些制剂进行局部治疗需要处方。

剥脱程度和临床终点

如果进行化学剥脱，当剥脱剂渗入皮肤时，皮肤外观会发生变化。临床反应是特异的，允许操作者通过观察皮肤表面来判断剥脱深度。由于长期的美容效果与剥脱深度显著相关，临床表现（终点）为医生终止操作提供了一个重要提示。因此，医疗从业者应该知道所使用的化学剥脱剂产生的预期终点反应，并以此作为其剥脱停止的指示，这是非常重要的。然而，某些终点表现不仅取决于剥脱剂成分及其渗透深度，还取决于应用技术和特定的皮肤类型。

注意事项

传统上，累及表皮的剥脱被称为浅层剥脱，累及真皮乳头层的剥脱被称为中层剥脱，最后能到达真皮网状层的剥脱被称为深层剥脱。但是在实践中，所谓的浅层剥脱、中层剥脱、深层剥脱 3 种剥脱都可以达到不同的深度。为了更准确地描述一次剥脱可以达到的特定深度，作者将其进行了 5 级（A～E）分类。

综上所述，剥脱治疗可以根据预期的穿透深度或预期终点反应进行分类。与皮肤深度相关的传统分类将剥脱分为浅层剥脱、中层剥脱、深层剥脱3种，而对于预期的临床效果，进一步的深入分类是有用的。因此，作者将剥脱分为A～E级，以明确应用剥脱剂时想要达到的精确渗透深度（图2.10、2.11）。此外，关于预期的皮肤反应，结霜和无霜之间有根本的区别。

无霜剥脱（如AHA、SA和PA）在使用时不会导致皮肤变白，这一反应也被称为冻霜或结霜［注意：不要将白色沉淀物（使用SA）与白霜混为一谈！］。无霜剥脱一般可达到A～B级，主要用于浅层剥脱，使表皮再生。高浓度的AHA（70%）和SA（30%）配方也达到真皮乳头层（C级），因此被认为是中层剥脱（Ditre et al，1996；Imayama et al，2000；Isoda et al，2001）。

引起结霜的药剂（如Jessner液中的TCA、苯酚和间苯二酚），由于其可以渗透到真皮深层（D～E级），因此其能够实现真皮重塑和长期的临床效果，但这取决于特定的配方和应用的技术。结霜的穿透深度可以通过其表现形式来测量，只要治疗过程中不停止，结霜的程度可以随着强度的增加而增加。在这点上，可以根据特定的终点反应对剥脱进行进一步分类。目前国际分类中区分中层到深层剥脱推荐采用Rubin的结霜Ⅰ～Ⅲ度的描述。中层结霜剥脱剂是可以达到真皮乳头层的（伴有Ⅱ～Ⅲ度结霜的C级或D级剥脱），典型的成分是TCA（浓度25%～35%）。深层结霜剥脱剂可以达到真皮网状层（E级，含有E级的苯酚结霜）。最适合于深层剥脱并可达到长期年轻化的活性物质就是酚。具有高浓度TCA（50%）的配方常常会被用于深层剥脱，需要注意的是，它容易引起瘢痕形成或者色素异常，尤其是TCA（50%）较苯酚更容易出现。

对于非结霜的剥脱，尽管没有通用的结霜分类系统，但是这一类剥脱也能导致特定的皮肤反应（表2.2），从而能够评估剥脱剂在皮肤中的穿透深度和临床效果。

注意事项

本书中使用的不同的皮肤剥脱分类系统主要是针对特定的治疗目标。

剥脱深度分类：浅层、中层、深层。

按Schürer和Wiest剥脱等级分类：A～E级可以把剥脱深度进行进一步的分类。

终点反应分类：无霜/结霜。

按Rubin对（TCA）结霜程度的分类：Ⅰ～Ⅲ度。

按Baker-Gordon配方苯酚剥脱后结霜程度：E级酚结霜。

警告

虽然分类在治疗过程中提供了有用的指导，但对于个别情况可能无法提前预测。皮肤对化学剥脱剂的反应取决于个人的皮肤情况、剥脱前的处理和剥脱技术。在剥脱治疗过程中，操作者需要对不良反应做出处理，以确保治疗取得成功。

剥脱程度分级

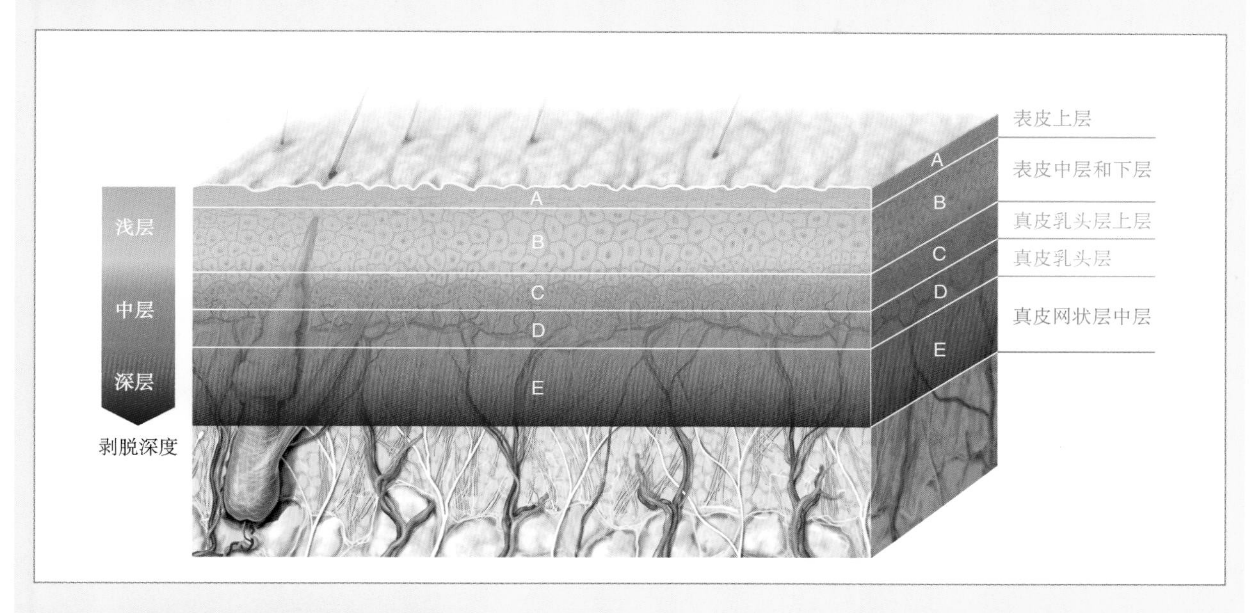

图 2.10 根据 Schürer 和 Wiest 进行 5 级分类

为了进一步对剥脱深度进行分级(浅层、中层、深层),作者开发了一种与预期的损伤级别(治疗目标)相关的新的分类系统。A 级为浅层剥脱,仅作用到角质层下方。B 级为浅层剥脱,可渗透到表皮,但保持表皮基底层的完整。C 级剥脱,在某种程度上是介于浅层和中层剥脱之间,最大限度地到达了表皮基底层以下,可以起到溶解表皮的作用。只要不损伤真皮组织层,就可被认为是一种浅层剥脱,因此其临床作用仅仅是促进表皮再生。C 级剥脱也可以作用到真皮乳头的浅层,因此也被认作是(轻度)中层剥脱,但其临床效果与 D 级剥脱不能相比,后者可以造成真皮乳头层中部和深部的损害。深层 E 级剥脱可达真皮网状中层

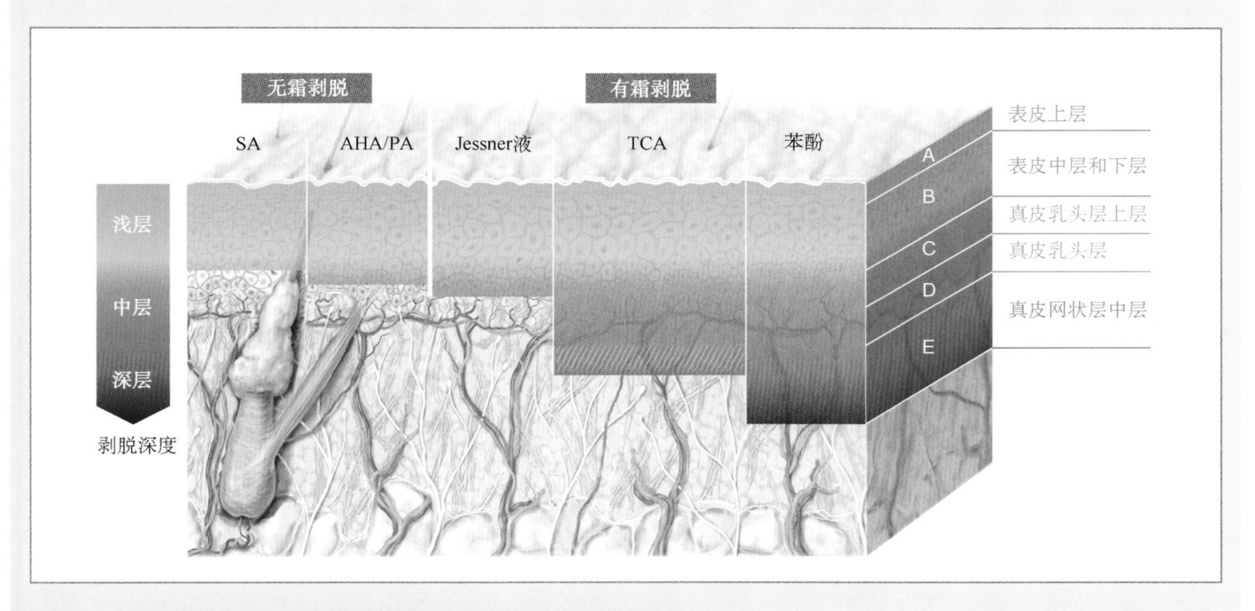

图 2.11 根据作者的分类,将化学剥脱中的经典剥脱剂进行剥脱等级分类

表 2.2 剥脱剂的临床终点反应和其分类、分级

剥脱剂	终点反应	表现	深度(等级)
AHA	红斑		浅层(A~B级)
	水疱		浅中层(B~C级)
SA	伴有 SA 结晶沉淀的红斑	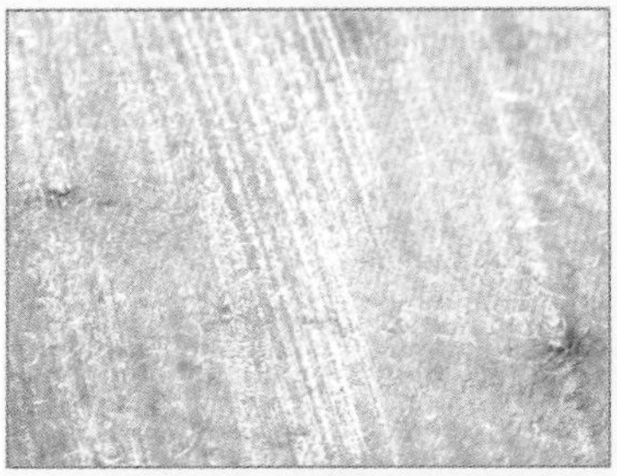	浅层(A~B级)
Jessner 液	红斑基底(由 AHA 和 SA 引起)上的斑点结霜(由间苯二酚引起);Jessner 液的结霜的外观可能有很大不同	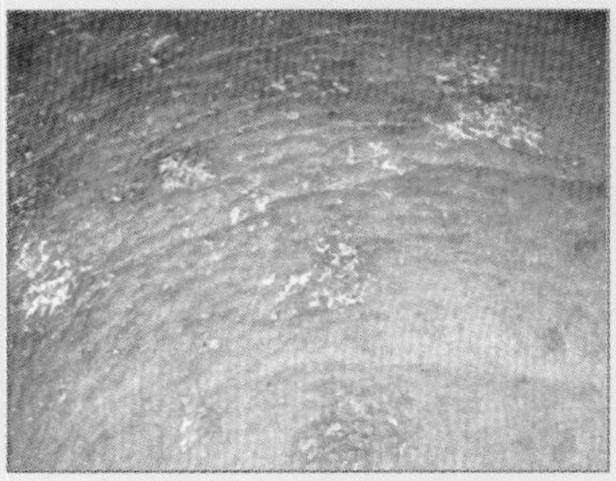	浅中层(B~C级)
15% TCA	透明霜(Ⅰ度)	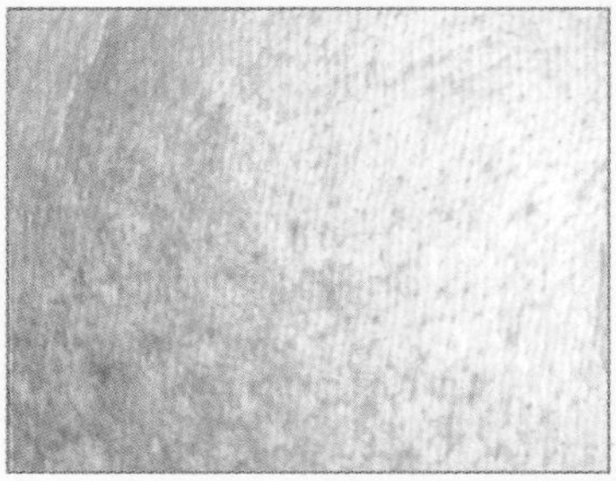	浅中层(B~C级)

（续表）

剥脱剂	终点反应	表现	深度（等级）
25%TCA	紧凑、细小的结霜（Ⅱ度）		中层（C～D级）
35%TCA	紧凑的瓷器状的结霜（Ⅲ度）		中层（D级）
苯酚（Baker-Gordon 配方）	浅橙色皮肤上浅灰色的结霜（E级苯酚结霜）		深层（E级）

注：关于"终点反应"的这些描述是作者用来说明治疗过程中所产生的皮肤反应，这些分类的级别和程度只是用于辅助评估，并不能取代个体化的、差异化的评估。本书第8章更详细地介绍了经典剥脱过程和之后的终点反应。

2.1.2 清洁

为确保活性物质能按需穿透皮肤各层，皮肤表面需要脱脂。这就需要了解脱脂的相关内容，并确保在剥脱之前使用正确的清洗剂。

可选用清洁剂（肥皂）和有机溶剂（乙醇、丙酮）。含有清洁剂的水溶液是碱性的（pH 8～10），可以使角质层膨胀，使皮肤表面温和脱脂，并最低程度地破坏最上层的细胞层。之后剥脱剂能够更好地穿透经过预处理的角质层，并且可以作用得更均匀，特别是亲水性的溶液。乙醇和丙酮，特别是丙酮，通过溶解皮脂腺和角质层中的油脂来使皮肤表面脱脂。使用在丙酮中浸泡过的棉签，不仅可以去除皮肤表面的脂质，还可以去除脱屑的角质形成细胞。所需清洁的强度取决于剥脱液的化学成分、患者肤质和治疗目标。

2.1.3 剥脱前后的效果

在剥脱前后必须进行辅助性外用药物治疗（表2.3）。患者在进行化学剥脱前后，应根据患者的个人需求，使用相应的制剂来支持剥脱治疗。根据剥脱的深度和皮肤的状况，辅助性治疗所使用的外用药物在剥脱前和剥脱后可供患者使用较长时间。外用药物的定期和规范使用是决定浅层、中层、深层3种剥脱成败的因素之一。这不是一种普通的家庭美容护理措施，而是一种特殊的改善皮肤老化的医学治疗方法。

虽然辅助性外用药物治疗对于所有的化学剥脱都是必要的，并且通常其作用机制适用于微创（浅层）和侵入性（中层到深层）方法，但区别两种不同的治疗方式仍然是必要的。

- 重复的浅层剥脱的辅助性治疗，常需要数年，其可支持表皮再生（如低浓度的 AHA、SA 和维甲酸，见表 2.4）。配方中大多数都是非处方药（OTC）产品，不需要处方。
- 中层或深层剥脱使用的辅助性治疗外用药物在许多国家都是处方药。适用于剥脱术后的特定配方药物，适合皮肤创伤修复。

剥脱前后的处理目标

化学剥脱的辅助性外用药物治疗的预期效果，一方面是加速再生，另一方面是防止色素沉着（表 2.3）。

表 2.3 化学剥脱前后作为辅助性外用药物治疗的活性物质及使用目的和作用方式

使用目的	作用方式	活性物质
表皮剥脱	细胞外 • 改变 pH 梯度 • 修饰酶活性 • 角质层溶解	AHA 和 SA
	细胞内 • 角质层分化和角化 • 诱导有丝分裂	类维生素 A/维甲酸
美白	细胞内 • 抑制酪氨酸酶 • 黑素小体的降解 • 抑制黑素小体向角质形成细胞中转移	对苯二酚、曲酸、芸香酚、抗坏血酸、壬二酸、熊果苷、甘草和植物提取物

局部反复的表层剥脱治疗的目的是刺激增殖速度和改变细胞分化，通过长期采用表层剥脱治疗获得潜在的美容效果。pH 为 4.0±1.0 的低浓度 AHA 或 SA 溶液在剥脱前、剥脱后和剥脱治疗中同时使用，可破坏某些表皮酶的最适 pH，而有利于其他的表皮酶。

这会刺激表皮剥脱和修复，维甲酸也作用于细胞分化过程。预期的临床效果与细胞的黏附性降低、剥脱增加有关，同时与基底层细胞的生长速度增加一致。每天使用正确的外用药物可以加速皮肤屏障完整性的恢复和维持浅层剥脱的长期效果。

如果为 Fitzpatrick 皮肤分型中Ⅲ型或更高分型的患者进行浅层剥脱，则辅助性外用药物治疗还应包括脱色剂（如 2%～4%对苯二酚）。（警告：请注意使用国家监管范围内的相关制剂）

中层到深层剥脱的辅助外用药物治疗

中层到深层剥脱前、后局部治疗的目的分别是术前准备和治疗后护理。除了可加速皮肤创伤愈合修复和再上皮化，还可以防止炎症后色素沉着。

对苯二酚可以抑制黑素细胞中的酪氨酸酶活性，从而抑制黑色素的合成。曲酸、芸香酚、抗坏血酸衍生物、壬二酸、熊果苷、甘草和一些植物提取物也有类似的效果，但作用非常微弱。含有这些化合物的化妆品，主要用于浅层剥脱的辅助性治疗。去角质和角质溶解物质，如 AHA、SA 和（或）维甲酸，可促进美白成分转运到基底细胞层，具有去角质和美白效果，可以用于预防色素沉着。因此，其常被深色皮肤类型患者术前和术后使用，并可用于所有采用化学剥脱治疗皮肤异色病的患者。

对于中层到深层剥脱，一般不建议在剥脱后进行抗炎治疗。这是由于糖皮质激素在抑制炎症的同时，也抑制细胞因子的表达，而这些细胞因子可以启动真皮组织的修复。如果有必要系统使用抗病毒药物，或者局部使用抗生素，可以参阅本书第 7 章。

2.2 活性物质

本节介绍了化学剥脱剂中经典的活性物质，以及治疗前后使用的外用药物。具体有关其化学性质和潜在的临床效果，以及如何才能更好地使用，在下面有详细介绍。

2.2.1 剥脱剂

需要全面了解化学剥脱剂和辅助性外用药物治疗中化学物质的种类、作用机制，特别是它们的溶解度。对于浅层的 AHA 剥脱，配方的 pH 也非常重要。基质的溶解度决定了其是否可以在水或有机溶剂中使用，从而决定了其穿透皮肤屏障的速度。亲脂性的物质能够很容易穿透角质层中的脂质屏障，甚至不需要预先使用清洁剂去除油脂。

注意事项

这里讨论的用于化学剥脱的试剂，操作者需要了解它们的化学特性及其监管情况，后者在不同的国家可能有所不同。除了伦理方面的考虑以外，还需要全面了解应用时单独配方中可能存在的相关风险。当使用亲脂性配方时，特别是深层苯酚剥脱，有系统性吸收导致生命危险的不良反应，需要谨慎对待并通过严密的设计和治疗时的深思熟虑来预防不良反应的发生(见第 7 章)。

表 2.4 标准的剥脱试剂

试剂	结霜/无霜	主要用途	25℃的 pK_s	溶解度(亲水性/亲脂性)
乙醇酸(AHA 型)	无霜	浅层剥脱	3.83	亲水性
乳酸(AHA 型)	无霜	浅层剥脱	3.90	亲水性
丙酮酸(PA)	无霜	浅层剥脱	2.49	亲水性
柠檬酸(AHA 型)	无霜	浅层剥脱	3.13	亲水性
水杨酸(SA，一种 β-羟基酸)	无霜(注意：SA 会有白色沉淀，不要误认为是结霜)	浅层剥脱	2.75	亲脂性
三氯乙酸(TCA)	结霜	浅层到中层剥脱	0.65	亲水性
苯酚	结霜	中层到深层剥脱	9.99	亲脂性
间苯二酚	结霜	Jessner 液的成分，浅层到中层剥脱	9.48	亲脂性

α-羟基酸(AHA)

化学结构和功能特性

AHA 是在其羧基(—COOH)中间有羟基的碳酸。最初，AHA 是从水果中分离出来的，现在仍被称为果酸。这一类酸包括以下几种。

- 乙醇酸。
- 杏仁酸。
- 乳酸。
- 柠檬酸。
- 酒石酸。

就剥脱而言，乙醇酸(glycolic acid，GA)是这组酸中最重要的。采用高浓度 GA 进行化学剥脱配方于 1992 年获得专利(专利号 5385938)。它是 AHA 的最简单形式，结构式为 $HOCH_2-COOH$。见表 2.5。

AHA 是相对较弱的酸(见表 2.4 中 pK_s 的值)，室温下呈液态集合体，在水中比在乙醇中更容易溶解。

表 2.5 GA 的结构和性质

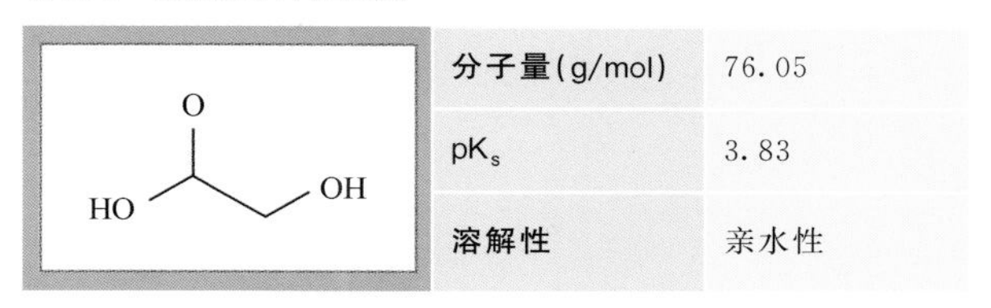

分子量(g/mol)	76.05
pK_s	3.83
溶解性	亲水性

疗效和不良反应

AHA 通过调节表皮的 pH 梯度，刺激表皮剥落和表皮再生。20%～70%的游离酸通常用于剥脱，其会导致最上层角质层的脱落，最终影响整个表皮溶解。GA 是浅层剥脱中最常用的活性物质。人类皮肤活检的相关研究证实，当 AHA 作为长期治疗方案使用时，能刺激表皮中黏多糖和真皮乳头胶原的合成。在小鼠的相关研究中，GA 诱导角质形成细胞释放白细胞介素-1α(IL-1α)，并呈浓度依赖性，IL-1α 可促进成纤维细胞的 MMP-1 的合成；在金属蛋白酶分泌后，肽酶可引起真皮基质的初始降解和随后的再生。

临床效果不是由 AHA 的强度（如 pK_s 值、酸解离常数）决定的，而是由配方中的 pH 决定的，它根据活性物质的浓度以及它们是（部分）中和还是缓冲进行调整（见第 3 章）。

当进行工业规模化生产时，不再从植物（如甘蔗）中提取 AHA，而是采用化学合成的方法（如将乙醇酸从氯乙酸中分离出来）。

提示

AHA 潜在的皮肤作用

- 降低皮肤表面的 pH。
- 降低角质形成细胞的黏附力。
- 恢复致密的角质层。
- 使网状嵴正常化。
- 诱导细胞增殖（颗粒层明显）。
- 减少细胞异型性。
- 增加表皮和真皮中的黏多糖。

操作时应注意

在水溶液、凝胶或水包油乳状液中使用的亲水性 AHA 对油性皮肤的渗透性很差。因此，仔细去除油脂是使用亲水性 AHA 取得良好剥脱效果的关键前提。因为其溶液几乎不会通过皮肤被吸收，这也意味着 AHA 无系统毒性的风险。

较低浓度的 AHA 也可以在剥脱前后的化妆品中使用。根据欧洲化妆品法规（SCCNFP/0370/00，SCCNFP/0799/04），含有 GA 的产品 pH 不能低于 3.8，含有乳酸的产品 pH 不能低于 5.0。欧盟目前还没有关于化妆品中使用 AHA 的标准化规定。在美国，食品药品监督管理局（FDA）规定了化妆品中的 AHA 浓度（游离酸＜10%）和 pH（＞3.5）。局部使用较高浓度的 AHA 的剥脱治疗是一种仅限处方的治疗方式（FDA/CFSAN，2002）。

多羟基酸，如 *D*-葡萄糖内酯和乳糖酸，在结构上与 AHA 相关，也表现出非常好的皮肤耐受性。这种特性可能是由于多羟基酸相对于 AHA 具有更高的摩尔质量，并更适合作为外用的剥脱辅料使用。许多研究已经证明了多羟基酸可以改善表皮屏障功能（Green et al，2001；Grimes et al，2004；Hachem et al，2009；Hatano et al，2009；Hachem et al，2010），多羟基酸在化妆品中的使用已经获得专利（专利号，5550154）。

注意事项

由于 AHA 主要以游离酸的形式存在于剥脱配方水溶液中，碱性中和剂的使用对于确保剥脱过程的完全可控是必不可少的。当 AHA 与碳酸钠反应时，最终产物包括酸的非活性盐以及水和二氧化碳（$CH_3COOH+NaHCO_3=CH_3COONa+H_2O+CO_2$）。

如果计划用经典配方进行剥脱，需要备好一种合适的中和溶液，如 3.0% 的碳酸氢钠。中和性外用制剂通常包括在市售的剥脱产品系列中。

丙酮酸（PA）

化学结构和功能特性

PA（也称为乙酰甲酸）是酮酸最简单的结构形式，酮酸与 AHA 的不同之处在于酮酸有一个羰基取代了羧基，其盐是丙酮酸。PA 由乙酸形成，是需氧细胞和厌氧细胞常见的代谢中间产物。见表 2.6。

表 2.6 PA 的结构和性质

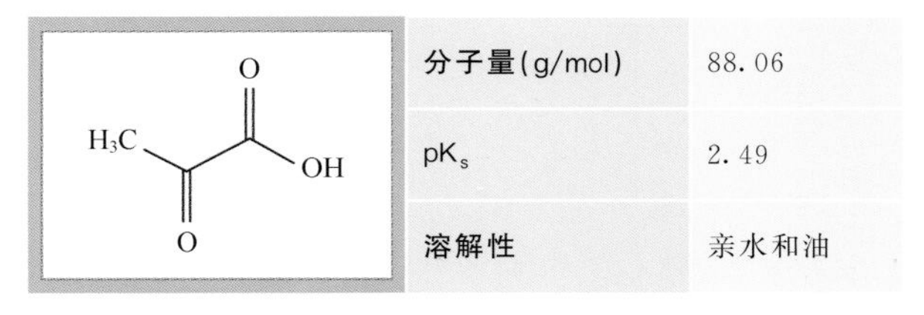

分子量(g/mol)	88.06
pK_s	2.49
溶解性	亲水和油

疗效和不良反应

PA 剥脱的效果类似于 AHA 剥脱。然而，其羰基使 PA 的亲水性降低。因此，含有 PA 的溶液更容易穿透表皮屏障。已有大量研究证明酮酸对表皮和真皮有影响。使用豚鼠模型的研究（Moy et al 1996；Ghersetich et al，2004）可观察到以下变化。

- 表皮最上面的角质层被去除。
- 表皮厚度变薄。
- 真皮-表皮分离。
- 长期效果是使胶原蛋白、弹性纤维以及真皮乳头中的糖蛋白增加。

作为化学剥脱剂，通常使用的 PA 浓度是 40%～70%的游离酸。

操作注意

由 PA 制成的剥脱剂在水溶性介质中也含有游离酸，使用前需要彻底脱脂，并用碱性中和剂进行终止反应。这种酸碱反应产生丙酮酸钠、水和二氧化碳。活性物质通常是指丙酮酸，这一名词在制造业产品信息中比丙酮酸钠更常见，但是在效果上没有差异。

水杨酸(SA)

化学结构和功能特性

SA(也称羟基苯甲酸)是 β-羟基酸的一员。其与 AHA 的不同之处在于羟基的位置，SA 的羟基位于羧基之后的第 2 个碳原子上。与苯酚一样，SA 也有一个亲脂的苯环。该物质是从植物精油中提取的。见表 2.7。

表 2.7　SA 的结构和性质

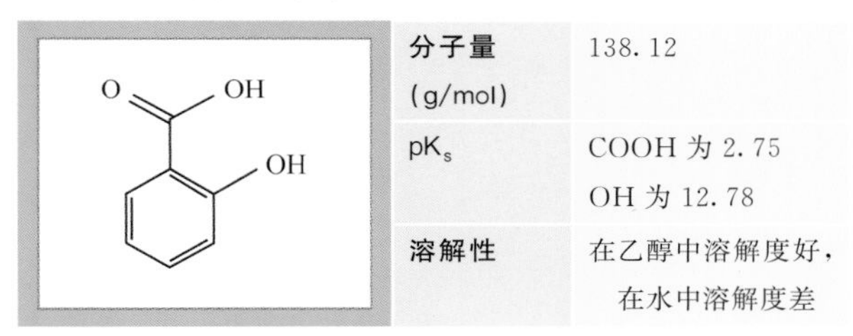

结构	性质	数值
	分子量(g/mol)	138.12
	pK_s	COOH 为 2.75 OH 为 12.78
	溶解性	在乙醇中溶解度好，在水中溶解度差

疗效和不良反应

SA 是一种浅层的化学剥脱剂，通过角质剥脱和角质溶解发挥作用。与 AHA 和 PA 不同的是，SA 不仅是 pH 的变化可以影响其表皮剥脱效果，而且水杨酸酯具有使蛋白质变性的特性，这可能解释了为何 SA 额外具有的使角质溶解的剥脱作用。然而，其潜在的化学作用仍有待阐明。此外，SA 配方的作用强度取决于待剥脱区域的水合程度，当然还取决于剥脱液的具体成分。对于化学剥脱而言，SA 的使用浓度是游离酸浓度为 10%～30%。在较低浓度下，该物质主要具有抗菌作用，并保持角质溶解的特性。这就解释了为什么较低浓度的 SA 也被用于作为化学剥脱辅助性治疗的外用药物中。

SA 的另一个已知用途是作为镇痛剂。在乙酰水杨酸(阿司匹林)中，该化合物不可逆地抑制环氧合酶(COX)，从而抑制前列腺素的合成。由于这种抑制作用，使得阿司匹林具有镇痛、抗炎和抗凝的作用。作为其代谢产物，SA 可逆性地抑制 COX，因此效果较差，但仍有确切的抗炎作用。基于上述机制，通常认为 SA 引起的炎症作用弱于 AHA，但是目前并没有具有可比性的研究证明这一点。到目前为止，抑制 COX 对化学剥脱究竟有哪些意义还没有确切的研究结论。作者认为，重复的 SA 剥脱具有纯粹的表皮效应，可能会导致表皮肿瘤的脱落。在小鼠中，UV 诱导的肿瘤的发展可以被重复使用 SA 剥脱而被抑制，这一点在几项研究中均得到了证实(Kligman et al，1985；Dainichi et al，2003；Dainichi et al，2006)。

操作注意

SA 是亲脂性的，涂抹在有机组织中很容易穿透表皮脂质层。长期超大面积使用可以引发 SA 中毒，特别是屏障破损的皮肤病患者。有案例报道，在使用 SA 治疗其他皮肤病时可以引起代谢性酸中毒和致命性中毒，但是与化学剥脱相关的此类不良反应未见报道。

三氯乙酸(TCA)

化学结构和功能特性

TCA 是一种三氯碳酸，由于其较强的负电性，其酸性比乙酸强得多(pK_s 4.75)，后者是其非氯化类似物。TCA 在化学剥脱中被用作蛋白质沉淀剂。见表 2.8。

表 2.8　TCA 的结构和性质

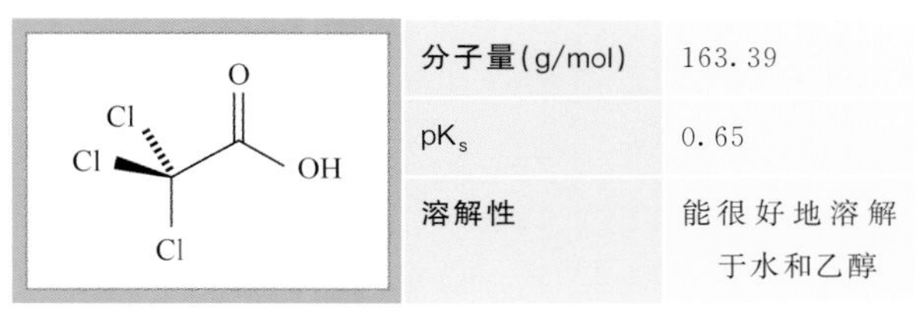

结构	性质	数值
	分子量(g/mol)	163.39
	pK_s	0.65
	溶解性	能很好地溶解于水和乙醇

疗效和不良反应

TCA 在化学剥脱中的作用主要是基于其凝

固蛋白质的能力。根据浓度的不同，TCA 溶液适用于浅层和中层剥脱。与其他皮肤剥脱方法相比，TCA 对肿瘤抑制基因 p53 的影响尚不清楚。在小鼠实验中，使用 AHA、SA 和(或)TCA 可以减少肿瘤形成，并能抑制 p53 阳性异常细胞。在用 CO_2 和 Er：YAG 激光进行皮肤治疗后也发现了类似的情况。但是，强脉冲激光治疗后会导致表皮 p53 表达增加，有可能是由于强脉冲激光诱导 DNA 损伤从而增加了皮肤肿瘤发生的风险。这些结果表明，化学剥脱可以通过去除光损伤的细胞起到预防肿瘤发生的作用(Dainichi et al，2006；El-Domyati et al，2013)。而且有证据表明，用 TCA 行剥脱处理的皮肤区域的朗格汉斯细胞数量减少，从而导致免疫力降低(Sakai et al，2005)。

操作注意

行剥脱之前，应该彻底清洁皮肤去除油脂，因为 TCA 制剂通常是水溶液。经皮吸收后的全身效应和全身毒性目前尚未见报道。浓度 10%以上的 TCA 溶液对单纯表皮剥脱是足够的。根据患者的皮肤状况和使用技巧，浓度超过 35%会得到相对较快的中度剥脱效果，但是可能会导致炎症后色素沉着和瘢痕形成。因此，在治疗皮脂腺较少的部位时，建议 TCA 溶液的最大浓度不要超过 20%～25%，如果需要达到更深层疗效建议采用联合剥脱(见第 3 章)。

35%TCA 溶液的蛋白质变性效果主要取决于使用方法、预处理方式以及皮肤质地。也就是说，如果涂抹器没有被酸污染，涂抹的压力适中，脂溢性皮肤或没有进行脱脂，即使用 35% TCA 溶液也可以进行浅层剥脱。

苯酚

化学结构与功能性质

苯酚是苯的羟基取代衍生物，是一种弱酸。其羟基团赋予该物质更大的负电性，大约是苯的 1000 倍，反应性大约是苯的 1000 倍。通过氧化(也包括肝脏代谢)，苯酚可以转化为具有潜在突变性的高活性代谢物。然而，苯酚已不被归为致癌物(Deprez，2007)。事实上，长期研究表明，苯酚有避免皮肤癌变的作用(Baker，2003；Landau，2005)。见表 2.9。

表 2.9　苯酚的结构和性质

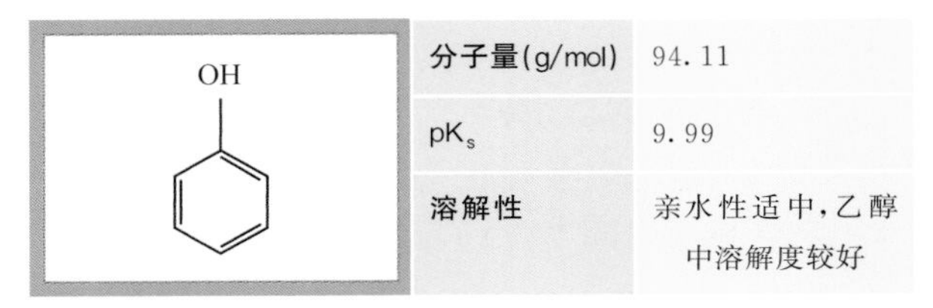

分子量(g/mol)	94.11
pK_s	9.99
溶解性	亲水性适中，乙醇中溶解度较好

疗效和不良反应

作为一种毒素，苯酚可使蛋白质变性，使皮肤中的酶失活，同时也使细胞膜的通透性增加，从而导致细胞死亡。在适当的浓度下，苯酚溶液可以迅速渗透到真皮的网状层，因此非常适合深层剥脱，这也意味着其适用于重度皮肤老化(光老化)、深在的痤疮瘢痕和皮肤癌前病变的治疗。浅层或中层的苯酚剥脱也遵循此原则，如治疗较深肤色患者的黄褐斑。

高浓度的苯酚是有毒的，因此稀释后的溶液具有防腐作用。对于深层剥脱传统配方，Baker 和 Gordon 于 1961 年报道其配方中大约含有 50%的苯酚，1998 年 Stone 报道的配方中含有 60%的苯酚，2000 年 Hetter 报道的配方中含有大约 30%的苯酚。

操作注意

亲脂性的苯酚很容易透过表皮，并可迅速被皮肤吸收。对于健康人，吸收剂量的 25%通过肺部排泄，75%在肝脏结合。结合后的苯酚是无害的，可通过肾脏途径排出。成人苯酚致死剂量为 10～15g；而用于深在的、全脸剥脱的苯酚剂量小于 1g。

注意事项

如果过量使用苯酚和(或)使用速度过快就会引起苯酚中毒。中毒的症状主要表现为心律失常，因此在使用苯酚时需要遵守基本规则，如静脉输液和心脏监测(见第 7 章)。苯酚可在肝脏中代谢，如果血液浓度过高，或者在肝(肾)功能障碍情况下，这些高活性的代谢物可能对心脏、肝脏和肾脏有毒性作用。因此，在进行苯酚剥脱前，需要对患者进行全身检查以确保患者心、肝、肾功能正常(通过实验室检查)。

间苯二酚

化学结构和功能特性

间苯二酚是一种二价苯酚，与苯酚具有相似的化学性质。见表 2.10。

表 2.10 间苯二酚的结构和性质

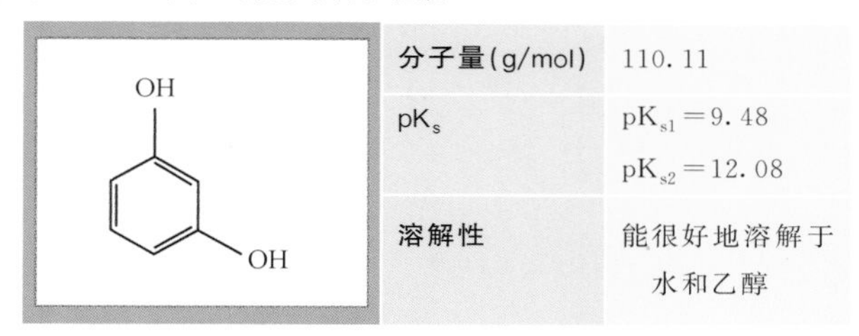

结构	性质	数值
	分子量(g/mol)	110.11
	pK_s	$pK_{s1}=9.48$ $pK_{s2}=12.08$
	溶解性	能很好地溶解于水和乙醇

疗效和副作用

与苯酚一样，低浓度的间苯二酚可用于化学剥脱(如在 Jessner 液配方中)。它具有导致蛋白质凝固和坏死的作用。如果溶解在有机溶剂中，这种亲脂性物质会迅速渗透并被皮肤吸收。

2.2.2 剥脱前后使用的活性物质

因为剥脱类型和患者的个人要求不同，适用于剥脱前和剥脱后辅助治疗的活性物质(表 2.11)可能会有所不同。需要注意的是，这些活性物质是否仅仅是用于表皮再生的辅助性治疗，或者是有医疗作用的处方药。家用护肤品中使用这类物质需符合所在国家的监管标准。对于某些产品的使用，可能需要注意其说明书外的用法。

表 2.11 剥脱前后使用的标准物质

物质	效果	作用模式	溶解性
对苯二酚	美白亮肤	细胞内	亲脂性
曲酸	美白亮肤	细胞内	亲脂性
维生素 C(抗坏血酸)	美白亮肤	细胞内	亲脂性
维甲酸	剥脱和调整细胞分化	细胞内	亲脂性
α-羟基乙酸(AHA)	剥脱和促进表皮再生	细胞外	亲水性
水杨酸(SA)	表皮剥脱、溶解角质，促进表皮再生	细胞外	亲脂性

注意事项

由于浅表剥脱的局部辅助治疗是为了强化表皮剥脱效应而设计的，因此一些用于表皮剥脱的活性物质(如 AHA、SA)在低浓度时也可用于剥脱前后。然而，重要的是需明确家用护肤品中每一种此类物质在不同国家使用时其医疗应用的监管情况。在某些国家，剥脱前后治疗阶段使用的某些物质可能受到非常严格的监管，如对苯二酚。

维甲酸

化学结构和功能特性

类维甲酸是萜烯化合物，与维生素 A(视黄醇)密切相关。维甲酸是类维甲酸的一个亚类(非芳香族维甲酸)，也称为维生素 A 酸、全反式维甲酸。见表 2.12。

维甲酸通常用在护肤品的配方中，用于剥脱前后的治疗。与维甲酸化学结构相似的是它的异构体：异维甲酸和维生素 A 代谢的中间产物，如全反式维甲酸。这些维甲酸的化学类似物可以用于剥脱前后，前提是其已经获得所在国家批准用于家庭治疗。

注意事项

异维甲酸的使用受到 FDA 的严格控制，在美国只允许用于囊肿性痤疮的治疗。但是，在一些欧洲国家，尽管其不是非处方药，仍然常规用于局部和系统的治疗。在说明书之外，它也可以作为剥脱前和剥脱后治疗方案的一部分使用。

表 2.12　维甲酸的结构和性质

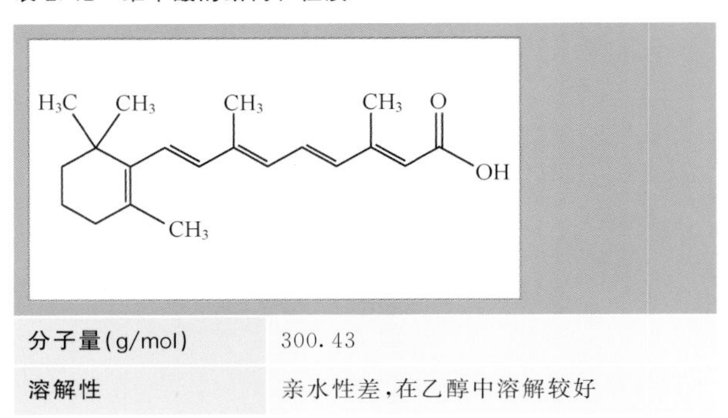

分子量(g/mol)	300.43
溶解性	亲水性差,在乙醇中溶解较好

疗效和不良反应

即使在低浓度的情况下,维甲酸也能产生浅表的剥脱效果。与单独使用乙醇酸或水杨酸比较,使用维甲酸治疗与年龄相关的表皮细胞异型、不典型增生和萎缩会有更明显的效果。维甲酸通常以乙醇溶液、乳膏或凝胶制剂的形式用于剥脱的辅助治疗中。此外,一些人将高浓度维甲酸(1%～3%)作为去角质剂。角化性皮肤病和紫外线诱导的皮肤老化也可以用维甲酸治疗。局部应用维甲酸可以导致红斑、皮肤结痂,以及色素减少或色素沉着,目前还没有观察到全身不良反应或对皮肤的明显损害。

操作注意

维甲酸治疗 6～12 周后角质层厚度减小。若暴露在紫外线下会增加晒伤风险,因此需要采取防晒措施。

对苯二酚

化学结构和功能性质

对苯二酚是由羟基化苯酚形成的。它很容易被氧化成苯醌,这是一种非常不稳定的高活性的化合物,具有细胞破坏和诱导突变的特性。对苯二酚还是一种强还原剂。见表 2.13。

表 2.13　对苯二酚的结构和性质

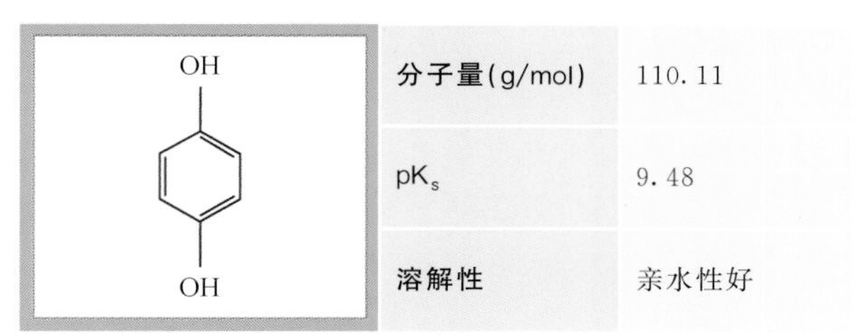

分子量(g/mol)	110.11
pK_s	9.48
溶解性	亲水性好

疗效和不良反应

对苯二酚及其代谢物苯醌(表 2.14)具有皮肤美白作用,这是由于其可以特异性地抑制黑素细胞酪氨酸酶的活性。在此过程中,其会阻止酪氨酸转化为多巴和多巴醌。对苯二酚可特异性作用于黑素细胞,而非角质形成细胞。这可以防止色素沉着,但不会损害表皮的再生能力。特别是与维甲酸联合使用时,对苯二酚可以用于一些浅层和几乎所有中层到深层的剥脱治疗。

表 2.14　1.4-苯醌的结构和性质

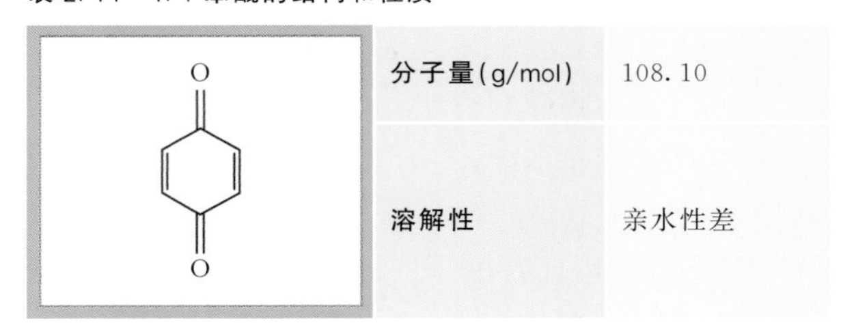

分子量(g/mol)	108.10
溶解性	亲水性差

曲酸

化学结构与功能性质

曲酸(羟基-2-羟甲基-4-吡喃酮)是芳香烃的另一个代表,既是一种强还原剂,又是一种螯合剂。它自然存在于真菌的菌丝体中,特别是米曲霉的菌丝体中,可通过发酵获得。见表 2.15。

表 2.15　曲酸的结构和性质

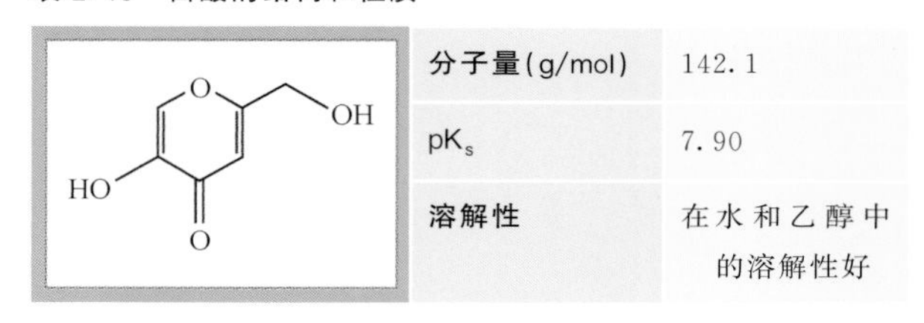

分子量(g/mol)	142.1
pK_s	7.90
溶解性	在水和乙醇中的溶解性好

疗效和不良反应

与对苯二酚一样,曲酸是一种美白剂。它能有效地美白,并已在亚洲和美国广泛应用。在剥脱治疗中使用曲酸,其目的是通过抑制黑素细胞酪氨酸酶来预防过度的色素沉着,常被用作中层到深层和部分浅层剥脱前后的联合治疗方案。

芸香酚、抗坏血酸衍生物和来源于植物的皮肤美白化合物

在皮肤美白剂中可以发现各种各样的植物提取物。其中,包括已成为众所周知的美白产品的含多酚的甘草根或复合提取物(光甘草啶)。在多数情况下,它们通过抑制酪氨酸酶发挥作用。

可以从植物中获得的脱色剂包括以下几种。

- 普通锦葵(*Malva sylvestris*)。
- 薄荷(*Mentha piperita*)。
- 牛膝(*Primula veris*)。
- 羽衣草(*Alchemilla vulgaris*)。
- 婆婆纳(*Veronica officinalis*)。
- 柠檬香蜂草(*Melissa officinalis*)。
- 西洋蓍草(*Achillea millefolium*)。

芸香酚(4-正丁基间苯二酚)可特异性干扰黑色素的合成,并且有不少于2个作用位点,它被命名为酪氨酸酶和TRP1(将5,6-二羟基吲哚-2-碳酸转化成黑色素)抑制剂。一项双盲研究证实,芸香酚对患有广泛性面部黑色素沉着症的女性有确切疗效(Khemis et al,2007)。研究显示,芸香酚对黑色素生成的影响是对苯二酚的100倍,是曲酸的5倍多。

维生素C(抗坏血酸)是一种亲水性抗氧化剂,也有潜在的皮肤美白作用。与对苯二酚等强效美白剂相比,维生素C透过表皮屏障的能力较差。当与棕榈酸结合后,可以增加其亲脂性,并使其能对基底黑素细胞起到破坏作用。抗坏血酸磷酸钠是一种用于化妆品的维生素C衍生物,维生素C及其衍生物能特异性抑制黑色素合成,但不影响现有的色素储存。因此,其起效较慢,但是没有不良反应。对于黄褐斑的治疗,AHA浅层剥脱、维生素C和氧已被证明是有效且安全的治疗方案(Kim,2013)。

实用小贴士

使用美白化合物可以增加皮肤对紫外线的敏感性,因为表皮黑色素的天然保护效果被破坏了。因此,治疗同时的预防措施应包括避免阳光照射并使用强效防晒。

(尹 锐 毛爱迪 **译** 黄小风 **校**)

3 经典化学剥脱剂配方及辅助性护肤品

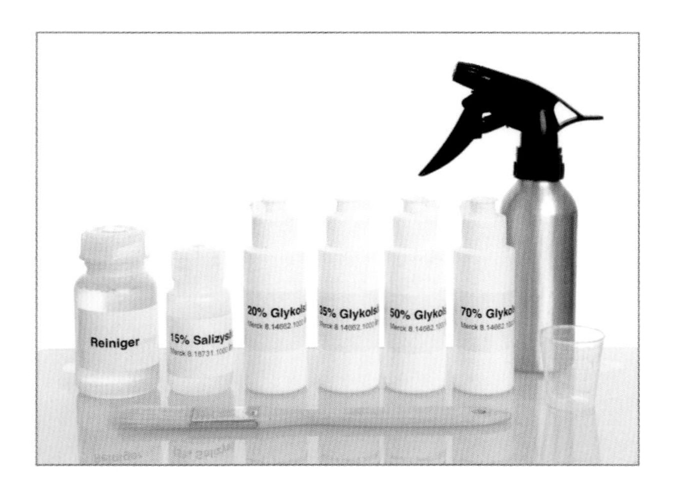

3.1 简介

如果要选择合适的化学剥脱剂，需要对现有的试剂配方有所了解。目前市面上剥脱剂的种类繁多，主要区别在于活性成分、添加成分、溶剂、配比浓度，以及各种成分间不同的组合。不同的配方间并无好坏之分，有时不同的配方可能达到相似的临床效果。

在不同的国家和地区，化学剥脱剂的各种成分来源不同，可以购自药房或者药物供应商，有经验的医生可自行配制。另外还可以直接购买已经配好的商品化配方产品。

在选择合适的剥脱剂之前，首先也是最重要的一点是根据患者的皮肤问题和需求确定剥脱的深度，并在不同的方案中选择效果最好且影响工作时间最短的方案。这需要综合考虑几方面的因素：活性成分及浓度、稀释方法、配方的剂型（溶液、凝胶、泡沫剂）以及涂布的方法。总的来说，要达到“理想”的剥脱效果，医生既要关注患者的诉求，也要结合自身经验和操作习惯来选择适合的方式。

注意事项

作者提醒，对于化学剥脱配方的选择并没有特定的规则。这一章的目的是介绍现有的行业标准以及作者的经验以帮助读者做出正确的选择。

商业化的供应商除了提供已配好的剥脱剂以外，还提供可常用于浅层和中层剥脱治疗前后的家用护理产品。医生可以直接从供应商的实体店或者网站上购买。

如需获取全球化学剥脱制剂供应商的更多信息，可访问国际化学剥脱协会（International Peeling Society，IPS）的官方网站。

经典的定制化学剥脱配方通常是根据每一个患者量身配制的。商品化的配方则不是关注于某一个患者，而是更重视配方的可比性和一致性。常用的定制配方在浅层、中层和深层剥脱的应用已经在多年的临床实践中得到了验证。然而，此类制剂的配制需要从业者有足够的经验及化学背景。因此，此类制剂最好由药剂师配制，医生如果有相关的经验，在当地法规允许的情况下也可自行配制。

在配制的过程中，每一种成分都需要慎重考虑。水杨酸和三氯乙酸是结晶体，配制这种化合物需要用质量百分比（m/m）或者质量浓度（m/V）表示。在文献中TCA液的浓度有很大的差异，最高为7%，这与浓度的表述方法差异有关。例如，Wiest采用质量百分比（m/m），而在美国（如Monheit配方）广泛采用质量浓度（m/V）。但是，AHA因为本身是液体，所以配制溶液的终浓度采用体积比（甘醇酸70%，乳酸85%）表示。

注意事项

对于不同的配方来讲，有4种常用的方法表示不同活性成分的配比浓度：体积百分比（V/V）、质量浓度（m/V），体积浓度（V/m）和质量百分比（m/m）。这里比较重要的一点是如果医生习惯用某种表示方式，应该一直使用这种方法计算，避免混淆出错。另外，如果从不同的供应商购买同一种剥脱剂，应该核实其配方计算方法是否相同，否则可能会有终浓度不一致的情况。

总之，医生应该根据自己的经验和习惯来选择产品，有足够经验的医生可以根据需要调整治疗方法以达到最好的临床效果。对于刚开始从事这项治疗的医生则建议使用商品化的套装，有一些药品厂家还会举办学习班提供培训和操作指导。

不管使用的是购买的还是自制的制剂，最重要的是医生需要对配方的构成、所有活性成分的性质有充分的了解。本章将对此进行介绍。

3.2 α-羟基酸

AHA有很多种(见第2章),其剥脱作用也是多样的。其置换数量取决于以下几点。

- 置换基团。
- 游离酸的浓度。
- 所用溶剂。

高度纯化的乙醇酸(GA)溶于蒸馏水并形成各种不同浓度的酸液,见表3.1。其他的AHA也是同样配制,但是需要计算比例。配制强亲水性的酸需要水溶性的溶剂。为了弱化其酸性,可以用缓冲液将其酸性部分中和,见表3.2。

注意事项

AHA剥脱剂中AHA以游离酸的形式溶解于水,治疗时将溶液涂于皮肤表面。因此需要特定的中和液(表3.3)来终止剥脱过程(中和液详见第7章)。如果使用比文中引用的浓度(1%~3%)更低浓度的碳酸氢钠溶液来中和,在喷雾口形成的细小结晶会更少,这样中和液的用量可以更少。

表3.1 经典的100ml的GA溶液配方

终浓度	成分	剂量	溶解性	pH	目标剥脱深度[1]
20%	70%GA	28.5ml	亲水性	1.6	浅层(A~B级)
	蒸馏水	加至100ml	—		
35%	70%GA	50ml	亲水性	1.3	浅层(A~B级)
	蒸馏水	加至100ml	—		
50%	70%GA	71.4ml	亲水性	1.2	浅层至中层(B~C级)
	蒸馏水	加至100ml	—		
70%	70%GA	100ml	亲水性	0.6	浅层至中层(C级)

注:①贮藏,可在室温下保存。上述含有GA的配方及中和液对光不敏感,至少可保存2年。

②[1] 此处所述的深度等级为目标深度,不是绝对的。每次剥脱的深度也取决于剥脱剂在皮肤表面的作用时间,以及皮肤的厚度和油性。例如,50%乙醇酸剥脱可能达到中层C级剥脱的效果,尤其是对于使用维甲酸的患者。

表3.2 AHA和PA剥脱时使用的中和液配方

成分	剂量	溶解性	pH
碳酸氢钠	1~3g	亲水性	8~10
蒸馏水	加至100ml	—	—

实用小贴士

医生可以自行配制或者购买商品化的剥脱液,但是建议购买信誉好的制药公司的产品,以确保使用高质量的成分。见图3.1。

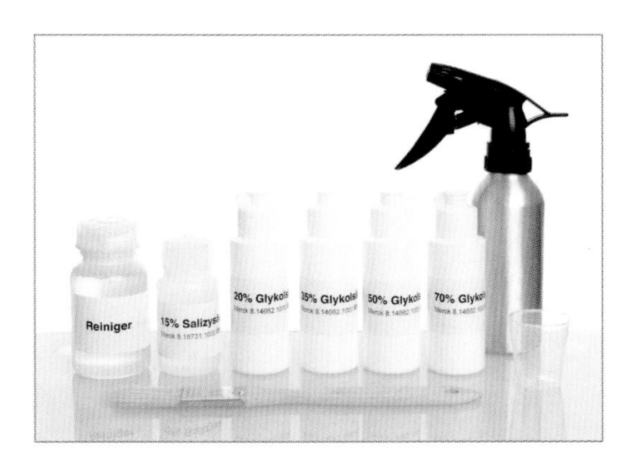

图3.1 定制的不同的浅层剥脱剂(不同的GA和SA溶液)和刷子,AHA剥脱时使用的中和液(右)和治疗前使用的清洁剂

3.3 丙酮酸

这里以50%PA溶液为例，一般40%～70%的浓度适合做浅中层剥脱。含有PA的酸也是通过游离酸发挥作用，因此也需要中和液。见表3.3。

3.4 水杨酸

这里以2种不同浓度的SA乙醇溶液为例；还有其他浓度或者复合制剂（如复合AHA）可以使用。使用SA需要脂溶性溶剂，SA在溶液中不以游离酸的形式存在。见表3.4。

表3.3　经典的PA溶液定制配方

浓度	成分	剂量	溶解性	pH	目标剥脱深度[1]
约50%	PA	50ml	亲水性	0.1	浅层至中层（B～C级）
	蒸馏水	加至100ml	—	—	

注：①丙酮酸的水溶性较AHA弱。因此有人推荐将乙醇和水均匀混合作为溶剂，但这样pH将无法确定。液体丙酮酸的纯度为98%。贮藏，含有丙酮酸的配方容易变色，应冷藏，并应避光密封保存。

②[1] 此处所述的深度等级为目标深度，不是绝对的。每次剥脱的深度还取决于剥脱液在皮肤表面的作用时间，以及皮肤的厚度和油性。

表3.4　经典的SA配方

浓度	成分	剂量	溶解性	目标剥脱深度[1]
10%	SA	10g	亲脂性	浅层（A～B级）
	96%乙醇	加至100g	—	
30%	SA	30g	亲脂性	浅层（B级）
	96%乙醇	加至100g	—	

注：①贮藏，可在室温下保存。含有SA的配方对光不敏感，至少可保存2年。

②[1] 此处所述的深度等级为目标深度，不是绝对的。每次剥脱的深度还取决于剥脱液在皮肤表面的作用时间，以及皮肤的厚度和油性。

3.5 Jessner液

Jessner液由3种作用不同的成分（SA、AHA和间苯二酚）混合而成：AHA（如乳酸）促进表皮松解；SA促进角质松解；间苯二酚引起轻微的蛋白凝固。Jessner液溶解于脂溶性溶剂，不需要中和。见表3.5。

表3.5　经典的Jessner液配方

成分	剂量	溶解性	目标剥脱深度[1]
SA	14g	亲水性	浅层至中层（B～C级）
间苯二酚	14g	亲脂性	
AHA（如乳酸）	85%的溶液16.5ml	亲水性	
96%乙醇	加至100g	—	

注：①贮藏，Jessner液配制后需尽快使用。因其对光敏感且容易氧化，需置于棕色瓶中，避光室温保存。

②[1] 此处所述的深度等级为目标深度，不是绝对的。Jessner液主要用于浅层B级剥脱。同时，Jessner液也能达到中层C～D级的剥脱效果（如在使用糖皮质激素的老年女性中）。反之，30%TCA+Jessner液复合剥脱不一定能达到中层C级的剥脱效果，尤其对于高强度紫外线暴露的外源性光老化患者。

3.6 三氯乙酸

这里列举了2种不同浓度的TCA水溶液(蒸馏水),见表3.6。TCA是水溶性的,其可以采用不同的浓度或者与其他活性成分复方使用。还可作为AHA、PA或者Jessner液等浅层剥脱的后续治疗。

3.7 苯酚

Baker和Gordon在1961年提出了经典的深层苯酚剥脱配方(表3.7),至今仍在世界范围内广泛使用。随着多年的临床应用,Baker-Gordon配方还有几种改良版配方(表3.8)。目前已经有很多种自制和商业化的以苯酚为主要成分的剥脱制剂配方(图3.2)。

表3.6 经典的TCA溶液配方

浓度	成分	剂量	溶解性	目标剥脱深度[1]
25%	TCA	25g	亲水性	浅层至中层(单独使用时B~C级,联合其他剥脱剂使用时C~D级)
	蒸馏水	加至100ml	—	
35%	TCA	35g	亲水性	中层(单独使用时C~D级,联合其他剥脱剂使用时D级
	蒸馏水	加至100ml	—	

注:①以质量浓度(v/m)计算的标准用量。

②贮藏,TCA溶液无光敏性,可在室温下保存至少1年。

③[1] 此处所述的深度等级为目标深度,不是绝对的。例如,30%TCA+Jessner液复合剥脱不一定能达到中层C级下剥脱效果,尤其是对于高强度紫外线暴露的外源性光老化患者。

表3.7 深层苯酚剥脱配方(Baker-Gordon配方)

浓度	剂量	溶解性	目标剥脱深度[1]
88%苯酚USP	3.0ml	亲脂性	深层(E级)
巴豆油	3滴	亲脂性	
蒸馏水	2.0ml	亲水性	
双三氯酚(溶于丙二醇,浓度0.23%)	8滴	亲水性	

注:[1] 此处所述的深度等级为目标深度,不是绝对的。每次剥脱的深度还取决于剥脱液在皮肤表面的作用时间,以及皮肤的厚度和油性。

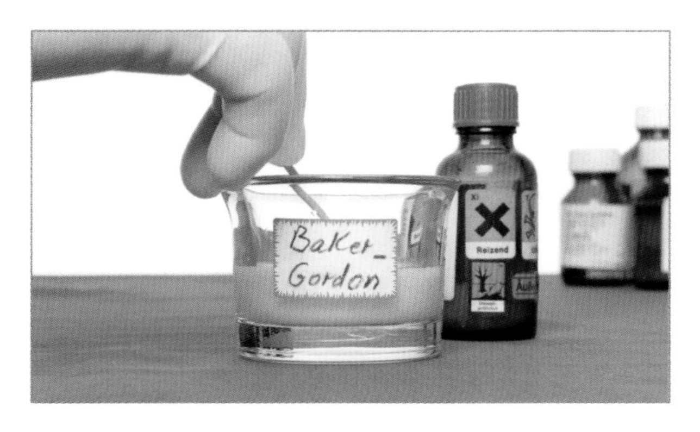

图3.2 定制的Baker-Gordon混合液。含有苯酚的配方通常未经乳化,使用时需不停搅拌

表 3.8　其他经典的含苯酚剥脱剂配方

名称	成分	剂量	溶解性	目标剥脱深度[1]
Hetter 中层轻度剥脱配方	88%苯酚	4.0ml(终浓度 33%)	亲脂性	浅层至中层(B～C 级)
	巴豆油	1 滴(终浓度 0.35%)	亲脂性	
	蒸馏水	6.0ml	亲水性	
	双三氯酚(溶于丙二醇,浓度 0.23%)	16 滴	亲水性	
Hetter 中层重度剥脱配方	88%苯酚	4.0ml(终浓度 33%)	亲脂性	中层(D 级)
	巴豆油	2 滴(终浓度 0.7%)	亲脂性	
	蒸馏水	6.0ml	亲水性	
	双三氯酚(溶于丙二醇,浓度 0.23%)	16 滴	亲水性	
Hetter 重度剥脱配方	88%苯酚	4.0ml(终浓度 33%)	亲脂性	深层(E 级)
	巴豆油	3 滴(终浓度 1.1%)	亲脂性	
	蒸馏水	6.0ml	亲水性	
	双三氯酚(溶于丙二醇,浓度 0.23%)	16 滴	亲水性	
Stone-Venner-Kellson 配方	88%苯酚	60.0ml(终浓度 62.5%)	亲脂性	浅层至深层(B～E 级),取决于使用时长和是否联合 Stone Ⅱ配方
	液体肥皂(Septisol)	10.0ml	亲脂性	
	巴豆油	3 滴(终浓度 0.16%)	亲脂性	
	橄榄油	5ml	亲脂性	
	蒸馏水	8.0ml	亲水性	
Stone(Ⅱ)配方	88%苯酚	159ml(终浓度 60%)	亲脂性	中层至深层(D～E 级),与 Stone-Venner-Kellson 配方相似
	巴豆油	12 滴(终浓度 0.2%)	亲脂性	
	橄榄油	3 滴	亲脂性	
	甘油	4.5ml	亲水性	
	蒸馏水	73.5ml	亲水性	
Venner-Kellson 配方	浓缩煤酚皂溶液	29.57ml(1.0oz)	亲脂性	深层(E 级)
	巴豆油	10 滴(终浓度 0.1%)	亲脂性	
	橄榄油	147.85ml(0.5oz)	亲脂性	
	添加溶化的未定型的苯酚晶体使总量达 236.56ml(8.0oz)(终浓度 62.5%)		亲脂性	
Gradé(Ⅱ)配方	88%苯酚	159ml(终浓度 60%)	亲脂性	深层(E 级)
	巴豆油	12 滴(终浓度 0.2%)	亲脂性	
	橄榄油	3 滴	亲脂性	
	甘油	4.5ml	亲水性	
	蒸馏水	73.5ml	亲水性	

注:①Hetter 和 Stone 的研究表明,巴豆油可增加含苯酚剥脱剂的穿透深度(Hetter,2000;Stone,1998)。Hetter 研制出同样含有33%苯酚,但通过调整巴豆油的含量,可达到浅层、中层、深层不同剥脱深度的配方。

②[1] 此处所述的深度等级为目标深度,不是绝对的。每次剥脱的深度还取决于剥脱液在皮肤表面的作用时间,以及皮肤的厚度和油性。

③1oz=29.57ml。

3.8 联合剥脱

如果两种不同的配方前后使用，称为联合剥脱。这种方法通常是利用两种制剂的协同作用以达到中等程度的剥脱。在大多数情况下，需要在行浅层或者中层剥脱（B～C 级，如 70％GA 或者 Jessner 液）之后使用 TCA 剥脱。对于一些特别有经验的医生，在充分处理过的皮肤表面涂抹 35％TCA 剥脱剂就可以快速均匀地穿透表皮到达乳头层，以提高剥脱效率。

根据笔者的经验，最常联合使用的中层剥脱剂是 Jessner 液和 35％TCA。其他的联用方法详见表 3.9。化学剥脱有很多联合的方式，而 TCA 一定是最后使用，因为其蛋白变性的作用会影响其他剥脱剂与皮肤发生反应，使之无法穿透皮肤产生足够的剥脱作用。见图 3.3。

注意事项

这里提到的联合剥脱与马赛克式拼接剥脱（mosaic peel/patchwork peel）不同。后者指的是在相邻皮肤的不同区域使用不同的剥脱剂。

表 3.9　常见的中层联合剥脱配方

名称	成分	目标剥脱深度[1]	提出者
Monheit 配方（最受欢迎的联合剥脱）	①Jessner 液 ②35％TCA	中层（C 级）	Monheit，1996
Coleman 配方	①70％GA ②中和剂：碳酸氢钠 ③35％TCA	中层（D 级）	Coleman、Futrell，1994
Wiest-Walker 配方	①比例可调的 AHA 和 SA 溶液复合剂 ②中和剂：氢氧化镁 ③35％TCA	中层（C～D 级）	Wiest，2004（Wiest 多年来已在临床研究中证实这种联合剥脱的效果，但至今未发表研究结果）
轻度中层联合剥脱	①70％GA ②中和剂 ③Jessner 液	中层（C～D 级）	Moy（此配方为口口相传的配方）

注：①此表为笔者和国际同行们广泛使用的配方。最受认可的是 Monheit 的联合剥脱，还有其他的临床一直在使用的联合剥脱方法，如化学剥脱术联合激光或者皮肤磨削术。

②[1] 此处所述的深度等级为目标深度，不是绝对的。每次剥脱的深度还取决于剥脱液在皮肤表面的作用时间，以及皮肤的厚度和油性。

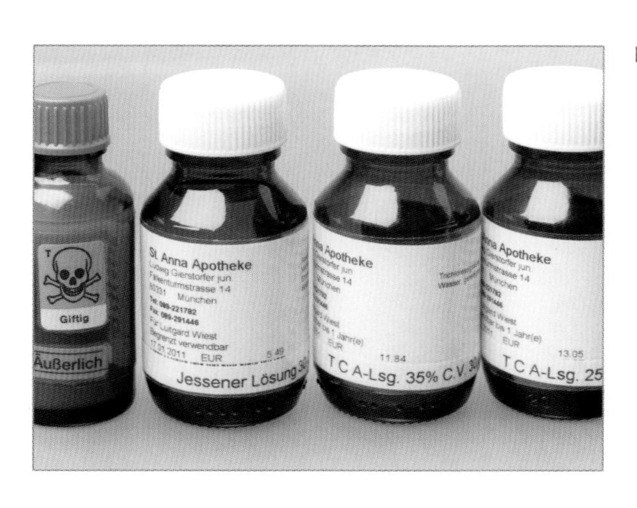

图 3.3　“联合剥脱”是指在一种剥脱配方的基础上直接应用另一种配方的剥脱程序，过程中使用不同剥脱配方（通常不超过 2 种）。最受欢迎的是 Jessner 液（左起第 2 瓶）联合 TCA（如 35％ 或 25％ 的 TCA，图中右侧 2 瓶）。行 Jessner 液＋TCA 联合剥脱时，良好的皮肤脱脂剂（如丙酮，图中左侧第 1 瓶）是做好皮肤清洁所必需的

3.9 化学剥脱前后使用的辅助性护肤品

化学剥脱前后的皮肤护理(也称居家护理)是化学剥脱治疗中不可缺少的一部分,医生可以使用定制配方或者商品化产品。一般生产厂家会在剥脱套装中配有护理产品一起打包出售。下面列举了2种重要的经验配方(表3.10)。

AHA(如乳酸)通常不只在化学剥脱中使用,还会以较低浓度添加在护肤品中,用于剥脱前后的局部辅助性治疗。葡萄糖酸内酯和乳糖酸可以作为外用制剂用于敏感皮肤,因为这一类物质分子量较大,穿透力较弱。对苯二酚是另外一种重要的辅助成分,有减少色素的作用。

表3.10 适合在中层TCA剥脱治疗前后使用的配方

配方1

治疗方向	成分	剂量
治疗前准备	对苯二酚	1.6g
	维甲酸	0.02g
	乳酸	4滴
	亲水软膏	加至50g
后续治疗	对苯二酚	2.5g
	维甲酸	0.02g
	氢化可的松	0.5g
	乳酸	足量,弱酸性(pH=4.0±1)
	亲水软膏	加至50g

配方2

治疗方向	成分	剂量
治疗前后,不含维甲酸	对苯二酚	2g
	乙酸生育酚	2g
	抗坏血酸	2g
	亲水软膏	100g
治疗前后,含维甲酸	对苯二酚	2g
	乙酸生育酚	2g
	抗坏血酸	2g
	维甲酸	0.01g
	亲水软膏	100g

注:根据皮肤类型,对苯二酚的比例可增加至5%,正如在油性皮肤中维甲酸可适当增加。

(仲少敏 **译** 李大铁 **校**)

4 医学摄影和文件

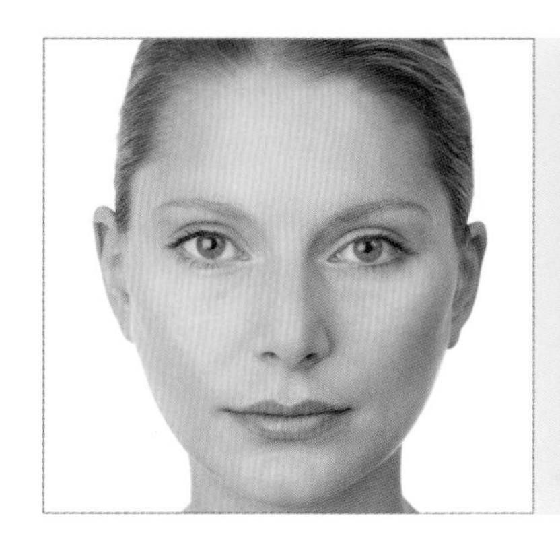
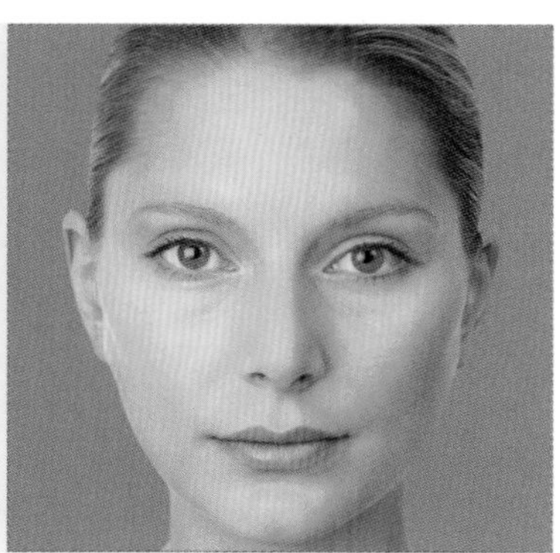

唯一能证实医学美容效果的途径就是好的临床摄影文件。高质量的临床摄影能够记录治疗过程,因而成为化学剥脱治疗中的关键性因素。

治疗的摄影文档不仅在咨询中充当显而易见的表现工具,也可以在长期的治疗过程中促进患者的依从性。高质量的术后临床照片应当属于临床疗效管理的一部分,最后不能不提的也是相当重要的一点是,在出现医疗纠纷的时候它提供了一个安全保障。

本章节主要阐述高质量的摄影在医学美容实践中的基本情况。

4.1 医学摄影的基本要求

专业权威的摄影文件应当遵守以下条件。

- 基线的标准化和实现最佳的可比性。
- 拍摄设备易于使用,并在诊所员工中委托专人进行拍摄。
- 患者的病案归档和录入分析系统。
- 可以在报告和刊物中使用,因此必须确保知情同意文书的可执行性。

4.2 摄影文档的关键因素

4.2.1 照相机类型

可以从以下 3 种数码相机中进行选择:普通数码相机、数码单反相机、桥式相机。见表 4.1。

普通数码相机是全面的仪器,因其小巧,容易使用,集成闪存,非常适合简单的文档任务。

相机选择的"金标准"是附加了可选项的数码单反相机,包括镜头、闪光灯、皮肤镜附件或者镜头滤镜。如果配置得当,数码单反相机能获得最佳的光学影像。

表 4.1 可购买的相机型号

普通数码相机	数码单反相机	桥式相机
优点		
• 容易使用 • 预编图像模式 • 价格经济 • 小巧袖珍	• 提供了宽范围的各种配件(如环形闪光灯) • 简单手动操作 • 高光学性能 • 可以改变镜头 • 特殊的附件(如皮肤镜)	• 小巧袖珍 • 可手动操作
缺点		
• 缺乏宽范围的各种配件 • 使用范围有限 • 手动操作复杂 • 可能无法提供间接闪光灯	• 比较笨重 • 需要摄影学基础知识	• 配件比较昂贵且很难买到 • 镜头不能更换 • 需要摄影学基础知识

桥式相机兼具数码单反相机和普通数码相机的优点，但是不太容易买到。

以上3款如何选择取决于使用者的个人需要。主要的先决条件是所选择的相机必须能够匹配专业的医学美容文档要求。

4.2.2 临床环境

建议使用专门的房间进行拍摄，至少是一个没有阳光直接照射的单独区域。这样可以避免在拍摄时自然光造成的颜色变化，色彩的改变将会导致摄影文件不符合疗效文档记录的要求。

实用小贴士

购买之前，应测试相机是否符合医学摄影文件的要求。在不止一种单色背景下从各种距离以不同焦距来进行试拍。如果结果不具备可重复性，那么相机的内置功能并不符合医学摄影文档的要求。使用相机之前，应该熟悉掌握其性能和操作技巧。

4.2.3 背景

拍摄背景的基本要求是清除与背景无关的物品，比如书本、植物或者无关人员。以医学文档留存为目的对患者进行拍摄，由于后续的照片都要求能够展现治疗前后对比，所以不能在诊所中随意安排某个地方进行拍摄。诊所内需要有固定的场所用来拍摄，场所要求统一的素色背景，如门、墙壁或者屏风，以提供最佳环境。治疗床也需要选择合适的素色背景，以便于头部、手部、手臂、腿部和足部的拍摄。

实用小贴士

理想的背景是素色且统一的。为了防止背景反射闪光灯的光线，应避免使用过于明亮或者耀眼的背景颜色。有些人更喜欢使用标准的灰色或者蓝色的背景去分析评估皮肤的变化。有黑色或者白色背景的明亮诊所环境可提供足够的采光环境，因此并不需要闪光灯。最重要的是要确保整个文件记录期间使用一致的背景。

4.2.4 背景光

每一种光源有不同的色温，在色彩还原上有不同的作用(图4.1、4.2)。室内照明经常来源于多种光源，各种色彩上的不同效果会导致疗程的记录缺乏可靠性。诊所配置中往往有很多混合光源(日光、各种荧光灯，或者其他人造光源)存在，这将使重现临床结果变得很困难。这种劣质的效果使得后期不得不花费更多的时间来处理各种色差。

使用单一明亮的人造光源可以避免不良混合光照的发生。最佳的解决方式是使用专用闪光灯套组；它的好处就是无论是在日光条件下还是在其他多数背景光的情况下，都可以通过拍摄重现临床结果。如果无法使用闪光灯套组，可以尝试使用没有窗户的房间作为专用的拍摄室，至少这样能减少背景光种类。但是，没有窗户的专用摄影室需要一直使用闪光灯和适合的相机装置，因此当使用闪光灯拍摄时医生需要考虑到照片颜色的变化。

4.2.5 拍摄时摄影师的姿势

静止不动和保持正确的姿势是取得符合要求的照片的先决条件。如果没有三脚架，摄影师必须压紧肘关节以保持身体的稳定并紧紧握住相机。

4.2.6 相机的使用

最重要的是确保没有手指或者其他物体覆盖测量仪或者传感器。这样做的目的是保证自动调光和聚焦功能可正常使用，这对获得拍摄最佳效果极其重要。

定期使用专用的清洁剂或者纸巾擦拭镜头和取景器，禁止清洁或者触摸传感器。探测传感器通过其表面来接受数字信息，进而识别相机是否能正常使用。

4.2.7 测量方法

测量影像大小的最简单方法就是利用尺子。从卫生和实用的角度考虑，一次性尺子是最适合的工具，可以用它测量所有想测量的临床特征。

同一主体不同光源的效果

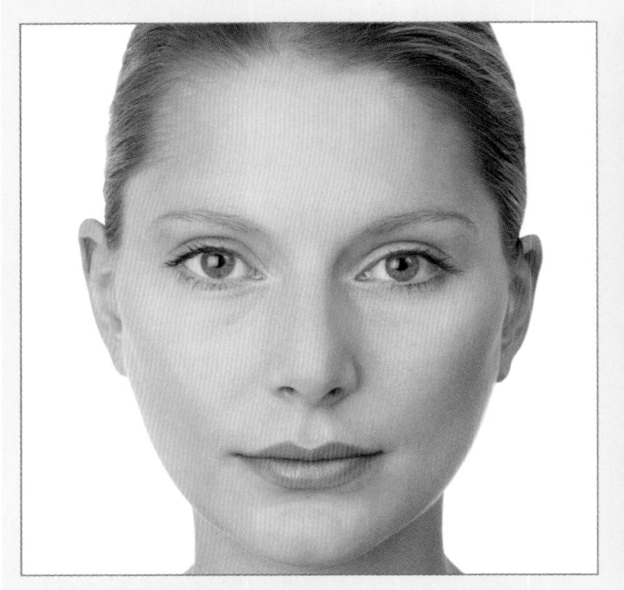

图 4.1　闪光、冷光源手动拍摄，导致色彩失真

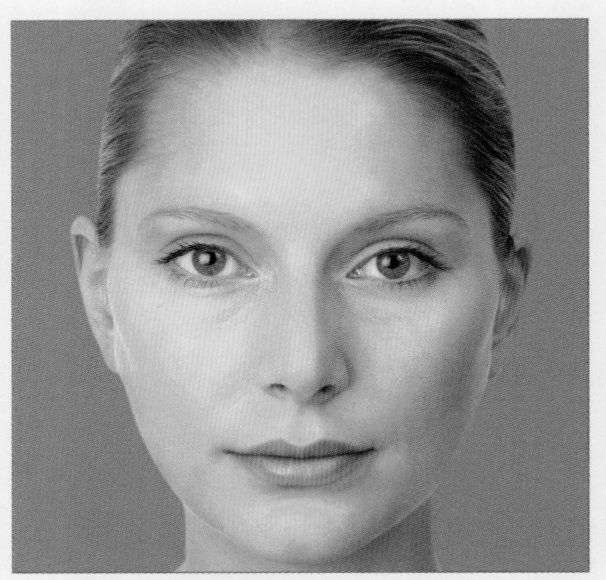

图 4.2　闪光、白炽模式手动拍摄，导致色彩失真

这些尺子通常长 10cm、宽 2cm，具有自粘性，而且可以轻松地用圆珠笔在上面书写。

4.2.8　拍摄距离

拍摄时需要保持一定的距离，以避免图像扭曲或者失焦。在这方面每个焦距都具有优势和劣势。比如，小于 50mm 的广角镜头拍摄的画面容易出现变形，就像通过小型望远镜观察某人一样，对于以文件留档为主要目的而言这样并不可取。

建议从距拍摄对象稍微远一点的距离开始变焦。但是要避免因距离太远而变焦，因为那样容易产生模糊的画面。

4.2.9　相机角度

因为标准的相机只有在平行于图像平面的情况下才能在传感器上或者相机本体上形成清晰的图像，所以相机的位置必须一直平行于拍摄对象。如果相机倾斜或者相对于图像平面倾斜，将会产生模糊的画面。

4.2.10　光线

照明光不能被简单地视为拍摄时打开照明即可。不同类型的相机(甚至是同一类型)都有不同的显示功能，对各种光线的反应也不同。但是相机显示的影像可以提供有用的信息：如果影像太暗了，说明光线太少了；同理当影像特别亮的时候往往提示光线太多了。

有闪光灯的照明具备一定优势，有两种形式：直接或者间接闪光。在直接闪光时，可调反射器直接作用于拍摄对象；而间接闪光时，反射直接作用在巨大的白色表面(如天花板或者房间的墙壁)。闪光从物体表面反射，间接照亮拍摄对象，可以提供一个更柔和的光(影)，并平衡反差。无论使用哪种技术，作为拍摄文件留档的一系列图像必须使用一致的光线。

在调节照明设备时必须考虑以下参数。

- ISO 感光度。
- 镜头光圈。
- 闪光套组的性能。

实用小贴士

在照明配置得当情况下，调到最大的光圈时，ISO 感光度的跨度范围应当在 200～800。采用 1/125 秒或者更快的快门时，曝光时间可以成功减弱背景光。

使用闪光灯时，曝光时间可以减弱绝大多数背景光，但即使如此，快门也不能长于 1/50 秒。

使用直方图可以保证正确的光线照明。直方图是一种表示图像亮度分布的图表，与相机自身显示比较，它可以更好地控制变量因素。直方图的两端分别代表图像的暗区（左侧）和明区（右侧）。纠正光度，平衡影像处于明暗线的中值。根据相机模式，在拍摄前或者拍摄时，可以显示直方图，或者于拍摄后通过重放模式将直方图整合进去。

4.2.11 标准参考图像

系列文档的首次拍摄需要格外地仔细和认真，因为它是接下来一系列图像的参考标准。治疗期间的每一次拍摄都需要与第一次拍摄的参考图像进行对比。见图 4.3～4.5。

使用标准图像作为记录疗程的文档的参照

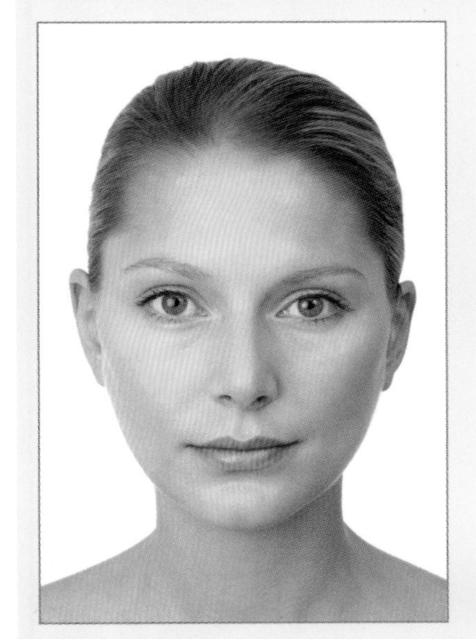

图 4.3 **标准图像**

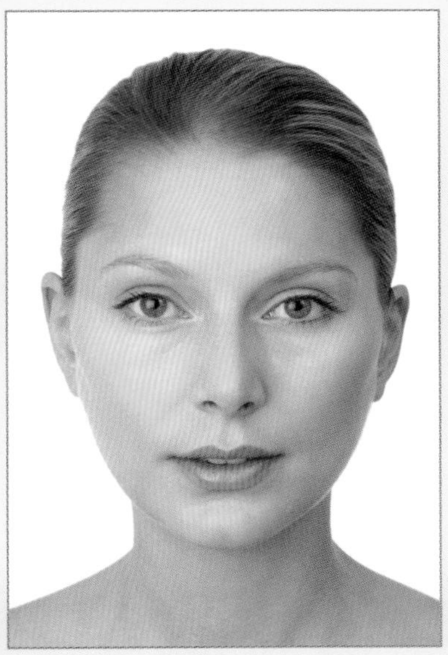

图 4.4 **后续图像 1**

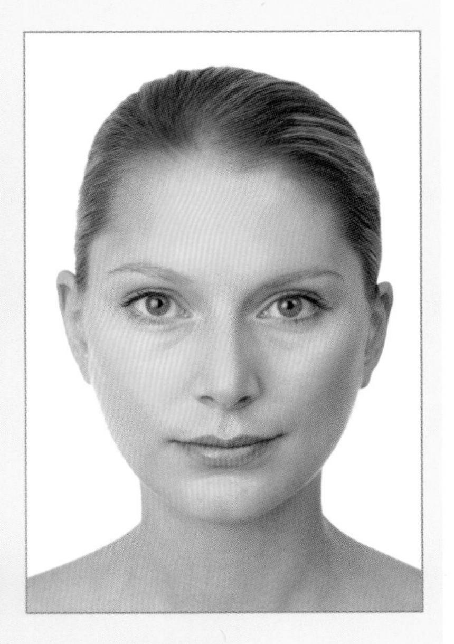

图 4.5 **后续图像 2**

试拍的样本是由使用间接闪光的数码单反相机拍摄；毕竟在权衡利弊后，这是最适合用于记录皮肤学和美容医学文档的相机类型

4.2.12 特写镜头

拍特写镜头之前，最好先拍大体图像再逐渐对准特写区域。当最后一组影像拍完后，如果已经过了一段时间，通常很难回忆起最后拍摄的是哪个部位。整体观的视角有助于为接下来的拍摄找到正确的拍摄区域。

4.2.13 疗程文档

当为疗程中接下来的影像存档进行选择设置时，参考图片往往是最常用的辅助资料。拍摄的参考图片反映了选择的拍摄距离、相机角度、灯光设置和拍摄地点。对于大多数治疗文件来讲，这些标准已经足够了。更高成本的完整解决方案

（相机、三脚架、灯光）适合研究型的文档。采用以上措施，可以保证每次都在同一条件下进行拍摄。

环境状况也需要尽可能一致，尤其是温度的调节。这点非常的重要，因为温度的明显变化会影响皮肤，从而改变临床终点。

4.2.14 患者因素

当进行临床拍摄时患者的皮肤必须是清洁干净的（没有化妆也没有覆盖面霜），应尽量移除被拍摄区域的衣服或者首饰。理想的情况是没有任何分散注意力的物体。其次，就像前面讨论的那样，拍摄时，确保患者感觉舒适的温度十分重要，因为这会影响临床终点和拍摄的图像。最后，建议患者在拍摄时应该一直保持中性表情。头发会影响患者的外观，因此也需要让碎发远离面部。

（王 竞 译 尹 锐 校）

5 临床诊疗过程

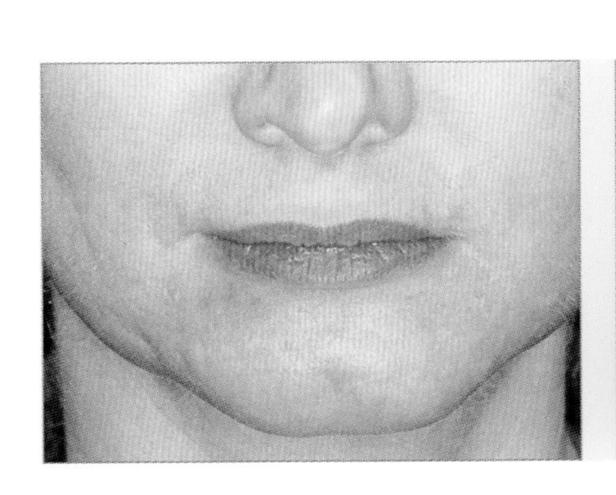

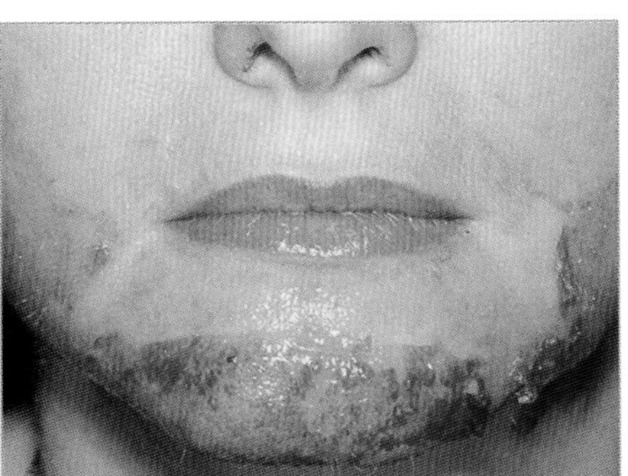

行化学剥脱前的面诊内容包括全面的病史采集、对患者期望值的了解、进行临床检查、根据检查结果制订可行的治疗方案，以及向患者提供治疗方案的相关信息。对于外行来说，术语“peel”或“peeling”的含义需将其置于美容背景下进行理解。与其他热门的医疗美容项目（如A型肉毒毒素除皱术、软组织填充治疗）不同，有年轻化需求的患者一般不会主动收集并了解化学剥脱的相关资料。在面诊期间，医生需要根据特定的美学改善或治疗目的的要求，确定具体且合适的剥脱剂和剥脱方法。此外，医生需要判断，为最大限度地满足患者需求，应选择单一治疗还是联合治疗，有必要对拟进行剥脱治疗的患者及施行治疗的医生进行评估。对于患者而言，评估其性格、情绪稳定性和对治疗的依从性至关重要；对医生而言，评估其是否经过充分培训，是否对所选择的剥脱治疗有丰富经验以确保治疗安全有效也非常重要。

如果选择化学剥脱，则必须对结果进行全面记录，并向患者提供详细的信息和说明（见第12章）。医生应强调剥脱治疗前后及治疗期间辅助性外用药物治疗的重要性，患者不应将其与常规美容护肤混淆。此外，提供给患者的信息还包括治疗所致的停工时间，以及所有与治疗相关的风险因素的真实情况。尤其是进行中层和深层剥脱时，告知停工时间和并发症发生的风险相当重要。在面诊过程中应有伴侣或亲属的参与，这样可以确保患者在行剥脱治疗后最不适的前几天里得到支持和安慰。医生还应定期随访，以确认患者处于治疗后恢复的正常阶段并安抚患者及其亲属。

5.1 明确期望值

初次面诊，重要的是明确患者对外貌或皮肤疾病的关注点。通常，患者会非常清楚自己最关心的是什么以及希望达到的状态，如改善或减少某些细纹、皱纹或痤疮瘢痕。然而，也有部分患者的期望很复杂或是表现出对整体外貌有较多不满意之处，在这种情况下，需要医生和患者进行深入、彻底的讨论，以确保对患者所关注的关键问题有充分了解，并对其进行优先排序。有时候患者认为不美观的地方可能无法清晰地描述出来，或者是医生觉得并不是很影响美观。在这种情况下，有必要与患者进行进一步讨论，了解为何这些地方被特别关注，并在适当的情况下指导其尽可能更全面和整体地评估面部情况。

患者经常会觉得这类讨论比较敏感，因此该阶段不应给予时间压力，面诊医生应具有良好的沟通技巧及灵活的处事能力。表示对患者期望值的理解以及明确治疗后的改善状况是很重要的，因为这恰恰可以反推出该治疗项目的特点。另外，提前向患者说明各治疗项目的适应证及禁忌证也至关重要，这可确保患者明确何种治疗是可行的。同时，有必要对患者的情绪稳定情况进行评估，以判断他们是否适合强度更高的治疗，尤其是当医生考虑是否进行深层剥脱治疗时。

注意事项

对于大多数体验过剥脱治疗的患者来说，他们通常只是熟悉非常浅层的剥脱治疗，并知道其被称为“果酸换肤”。这些酸类产品通常是在美容机构获得的，患者并不会认为在医疗机构中进行的浅层剥脱治疗与他们使用的产品有什么区别。因此，让患者明确在美容机构进行的皮肤美容护理项目与医疗机构进行的化学剥脱项目存在差别是至关重要的。例如，当患者需要进行浅层剥脱治疗时，应使患者了解“果酸治疗”的强度与很多因素相关，包括使用的AHA类型、浓度、是游离酸还是中和型酸以及pH。

医生应从患者的整体外观上找出改善的关键点，确保获得协调美的临床结果也尤为重要。同样，对任何一种治疗项目而言，如果能改善患者的整体外观和形象，且无不良影响，就会获得满意的治疗结果。在这方面医生需对患者进行指导并提出建议。此后，双方可商定确切的治疗方法及必要的辅助治疗，以确定更全面的治疗方案。

5.2 病史和美容史

患者的既往史和美容史主要包括重大疾病、用药情况、过敏史以及医疗美容治疗史，这些对剥脱治疗计划的制订均有重要影响。所有可能影响治疗计划的因素均需记录。患者的用药史尤其重要，因为接受激素替代疗法、使用类固醇类药物或者异维甲酸可能增加治疗后皮肤异常愈合及色素异常的风险。这些因素可能从开始就会影响治疗计划或治疗方案的选择。

了解患者既往美容史的重点是判断患者对既往治疗的满意程度，从而评估患者的期望值。反过来，这将在一定程度上影响医生对治疗项目的选择。如果在询问病史时发现危险因素和(或)禁忌证，则需根据具体情况重新评估和讨论预期效果。在某些情况下，可能不建议患者进行剥脱治疗并应给予其他的替代治疗。浅层剥脱的绝对禁忌证取决于所在国家及厂商制定的指导原则。浅层剥脱治疗并发症很少，原则上禁忌证也很少；中层和深层剥脱通常有更多的禁忌证。浅层、中层和深层剥脱绝对禁忌证的国际共识的制定是 IPS。

无论什么情况，均有必要向患者询问以下内容。

- 既往面部手术史。
- 既往皮肤磨削/激光治疗史。
- 局部和系统维甲酸治疗史。
- 疱疹感染倾向。
- 艾滋病病毒感染。
- 当前是否计划怀孕或母乳喂养。
- 伤口愈合问题(增生性瘢痕和瘢痕疙瘩倾向)。
- 自身免疫性疾病。
- 尼古丁滥用。
- 糖尿病。
- 炎症后色素沉着倾向，如烧伤后。

至于其他医疗美容项目，医生关心的重点应该是其与剥脱治疗的时间间隔，以便确认其他项目不会影响剥脱治疗的效果，不会干扰剥脱剂的渗透层次。例如，治疗间隔较短的脱毛治疗会影响剥脱剂的渗透。因此，记住各治疗的间隔时间至关重要，这可以帮助避免并发症的发生。有必要将增加并发症发生风险的相关因素进行记录。为进行风险管理，关于剥脱治疗与其他医疗美容项目的间隔时间，请参阅本书第 11 章，以了解更多细节。

5.3 皮肤检查

首次面诊时应为患者进行非侵入性皮肤检查，以此评估患者的皮肤类型、老化程度、瘢痕以及光损伤情况。在这一阶段，医生不仅可以了解患者的审美观，还可以获取一些重要的信息。在检查过程中，医生应仔细观察患者皮肤是否存在皮肤肿瘤或癌前病变，即使患者并非以此为面诊的目的。化学剥脱既可获得美学改善也可用于疾病的治疗。例如，中层至深层剥脱可用于治疗日光性损害，其治疗日光角化病可获得良好的效果(Kaminaka et al，2009)。有文献指出，二氧化碳激光治疗日光角化病的效果不如皮肤磨削和(或)深层化学剥脱(Fulton et al，1999)。

皮肤检查应包括以下几个方面。

- 老化程度(Glogau 分型，表 5.1)。
- 肤色(Fitzpatrick 皮肤类型，表 5.2)。
- 附属器密度(皮脂腺的密度，图 5.2)。
- 表皮、真皮和皮下组织的厚度(图 5.3)。
- 皮肤的健康情况。

根据上述标准，在每次剥脱治疗前进行风险-收益评估。此后，至少每年进行一次治疗后的剥脱区域检查。

5.3.1 老化及光老化皮损

皮肤老化程度对剥脱剂的选择具有重要的指导意义，需据此判断剥脱治疗的适应证。其具体情况对治疗效果也会产生影响：与年轻皮肤比较，剥脱剂在老化的、表皮薄的皮肤中渗透更迅速，产生真皮效应更快。然而，某些由于大量紫外线照射导致老化的皮肤会呈现皮革样变，对于这类皮肤来说，浅层剥脱可能改善轻微。

警告

老年患者，特别是吸烟者或糖尿病患者，由于其细胞增生和组织修复能力受到很大损害，因此化学剥脱后的修复过程较慢。

多次浅层剥脱适用于轻度光老化患者，主要表现为细纹(皱纹)和色素沉着。如果定期规律地进行数月剥脱治疗，可以改善毛孔粗大，使皮肤更光滑。重要的是，由于其停工期最短，所以很容易纳入患者的日常生活中。中层至深层剥脱治疗适用于更严重的光损伤。尽管该治疗会因影响患者外观而造成日常活动短暂受限，但会更快获得明显的临床效果。

在评估皮肤老化程度时，Glogau 分型(表 5.1)可能会有所帮助。

5.3.2 皮肤类型及色素沉着

皮肤的色素沉着倾向是制订剥脱治疗方案和选择治疗前后外用药物的重要考量因素。浅色皮肤很少有炎症后色素沉着倾向，适合深层剥脱治疗。然而，肤色更深的皮肤类型的人群有更高的暂时或持久性色素改变的风险，因此，即使是浅层剥脱也需要外用对苯二酚治疗以减少炎症后色素沉着风险。中层和深层剥脱慎用于深肤色皮肤类型的人群，但是原则上由经验丰富的医生进行也是可以的。在亚洲，对 Fitzpatrick 皮肤分型Ⅲ～Ⅳ型的患者进行 TCA 和苯酚剥脱治疗是比较普遍的。欲为深肤色患者进行中层或深层剥脱治疗的医生，需要首先熟悉该疗法在低风险患者(Fitzpatrick 皮肤分型Ⅰ～Ⅱ型)中的使用情况。

表 5.1 根据 Glogau 分型评估皮肤光老化

Glogau 分型	外表	年龄	特点	化妆品使用
Ⅰ型		20～35 岁	面部做表情时出现细小的皱纹	无或少
Ⅱ型		35～50 岁	• 面部做表情时出现皱纹 • 初现色素沉着 • 早期弹性组织变性	少

（续表）

Glogau 分型	外表	年龄	特点	化妆品使用
Ⅲ型		50～60 岁	• 面部做表情的区域出现静态纹 • 明显的色素异常 • 受姿态影响的弹性组织变性 • 毛细血管扩张	经常
Ⅳ型		＞60 岁	• 面部做表情和不做表情的区域均出现静态纹 • 皮肤颜色呈黄灰色 • 日光性黑子 • 毛细血管扩张 • 出现日光性角化，部分可能转化为侵袭性生长 • 明显的弹性组织变性	极少

标准 Fitzpatrick 皮肤分型（表 5.2），其根据潜在的日晒后色素沉着及红斑严重程度进行分类。笔者在本书中会利用该分型说明各种治疗方案与患者皮肤类型的匹配情况。

表 5.2 根据 Fitzpatrick 皮肤分型评估日晒所致皮肤色素沉着及敏感情况

皮肤类型	外表	常居地	日晒红斑风险	日晒黑化风险	适合的剥脱治疗
Ⅰ型		爱尔兰	高	无	浅层至深层
Ⅱ型		北欧地区	高	极少	浅层至深层

（续表）

皮肤类型	外表	常居地	日晒红斑风险	日晒黑化风险	适合的剥脱治疗
Ⅲa 型	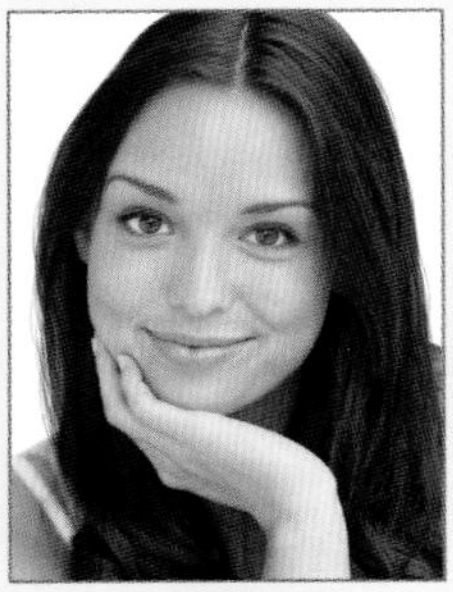	南欧地区	中度到轻微	经常	浅层至深层
Ⅲb 型	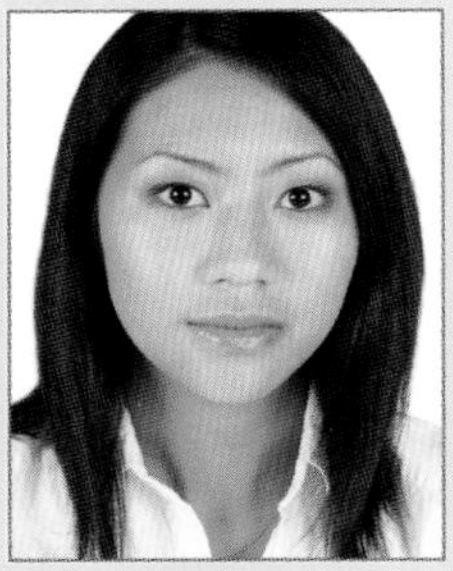	东亚地区	趋于轻微	经常	浅层至深层
Ⅳ型	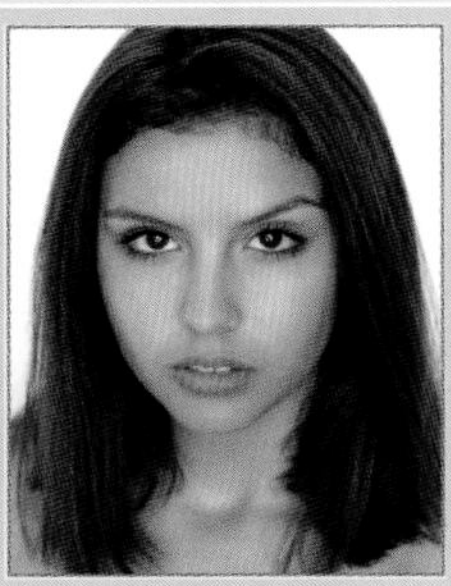	南美洲	轻微	总是	浅层至中层[1]
Ⅴ型	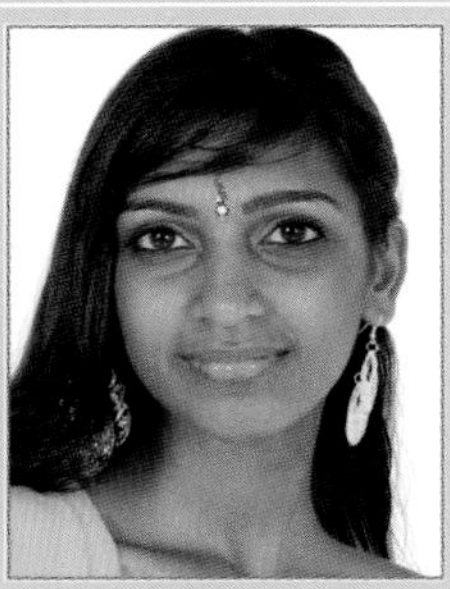	亚洲	无	总是	浅层至中层[1]
Ⅵ型	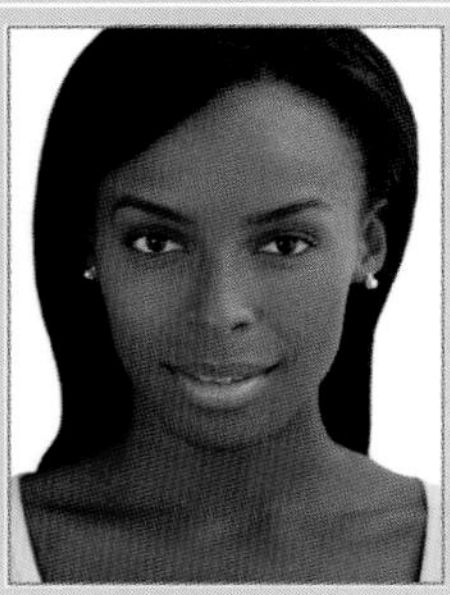	非洲	无	总是	浅层至中层[1]

注：[1] 可以对 Fitzpatrick 皮肤分型Ⅳ～Ⅵ型患者进行深层化学剥脱，但是他们发生显著色素改变的风险很高。因此，笔者建议此类患者的治疗必须由经验丰富的医生进行。

注意事项

在首次检查时 Glogau 分型可作为指导指标。当患者面部各部位衰老情况不一致时，需考虑患者的整体外观情况，各部位的治疗应分开进行。该类患者应推荐采用“马赛克”（或“拼接”）剥脱技术，即在不同的区域使用不同的剥脱治疗，以达到剥脱治疗效果的最大化。重要的是，剥脱治疗均是根据患者的个人需求而制定。

5.3.3 皮肤附属器密度

行剥脱治疗后的表皮再生能力还取决于皮肤附属器的数量，尤其是毛囊皮脂腺（也被称为“毛囊皮脂腺单位”）。其漏斗部由上皮细胞构成并向下延伸至皮下组织。在附属器丰富的区域进行皮肤剥脱治疗，会使更深层的细胞迁移而获得快速的皮肤再生。相反，在低密度毛囊皮脂单位分布区域治疗，就存在较高的愈合延迟或愈合不佳以及瘢痕形成的风险。需要考虑皮脂腺密度在身体不同部位以及不同个体之间的分布差异。因此，医生在进行剥脱治疗前熟悉患者的皮肤结构并相应地调整剥脱深度是至关重要的。

警告

一般来说，背部、胸肩部、前臂和手部区域的附属器密度较低，不应进行深层剥脱（图5.1、5.2）。

注意事项

Fitzpatrick 皮肤分型不能取代医生诊断。作为基本原则，中层至深层剥脱慎用于 Fitzpatrick 皮肤分型Ⅲ型或更高类型的患者，在剥脱前后可能需要使用对苯二酚辅助治疗。然而，皮肤对剥脱治疗的反应并不总是与皮肤类型相对应，这就要求医生需要为临床可能出现的各种状况做好准备，不应一味遵守既定规则，需适当进行调整。

5.3.4 皮肤厚度及质地

化学剥脱必须渗透甚至破坏表皮屏障（即角质层），以确保剥脱可作用到更深的皮肤层次。因此，皮肤最外层的情况对剥脱治疗的效果（尤其是浅层剥脱）具有重要意义。评价表皮屏障质量及角质层完整性的一个测量参数是经皮水流失（trans-epidermal water loss，TEWL）：TEWL越

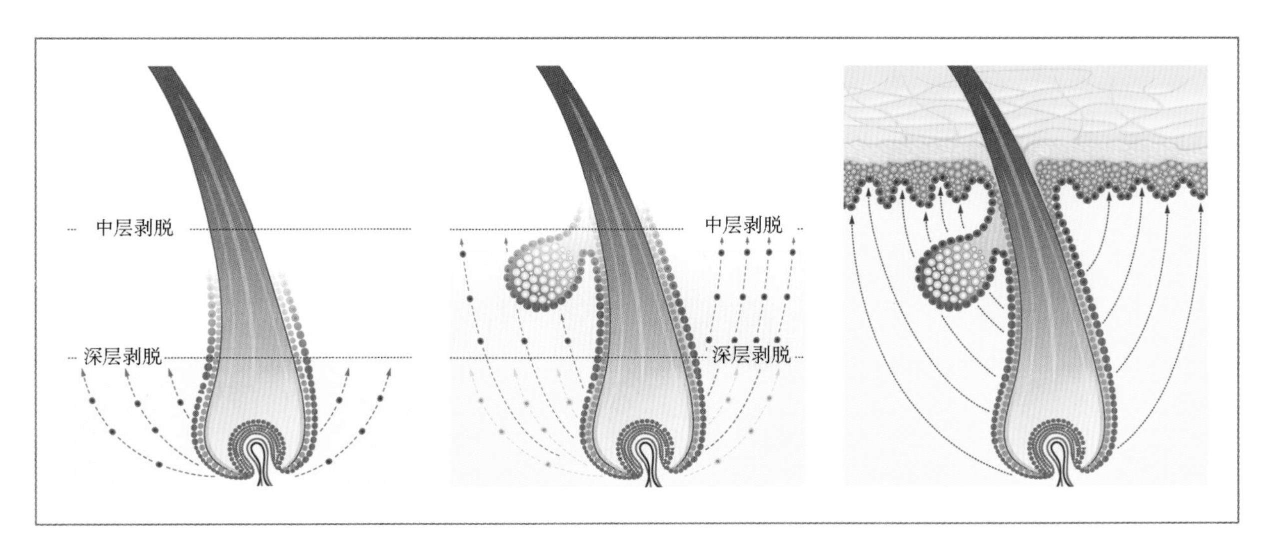

图 5.1 剥脱治疗后真皮重塑示意图。在皮肤附属器密度高的区域，表皮再生是从毛囊漏斗部开始并向外进行。行中层或深层剥脱后，由于“深层细胞迁移”浅层皮肤迅速恢复

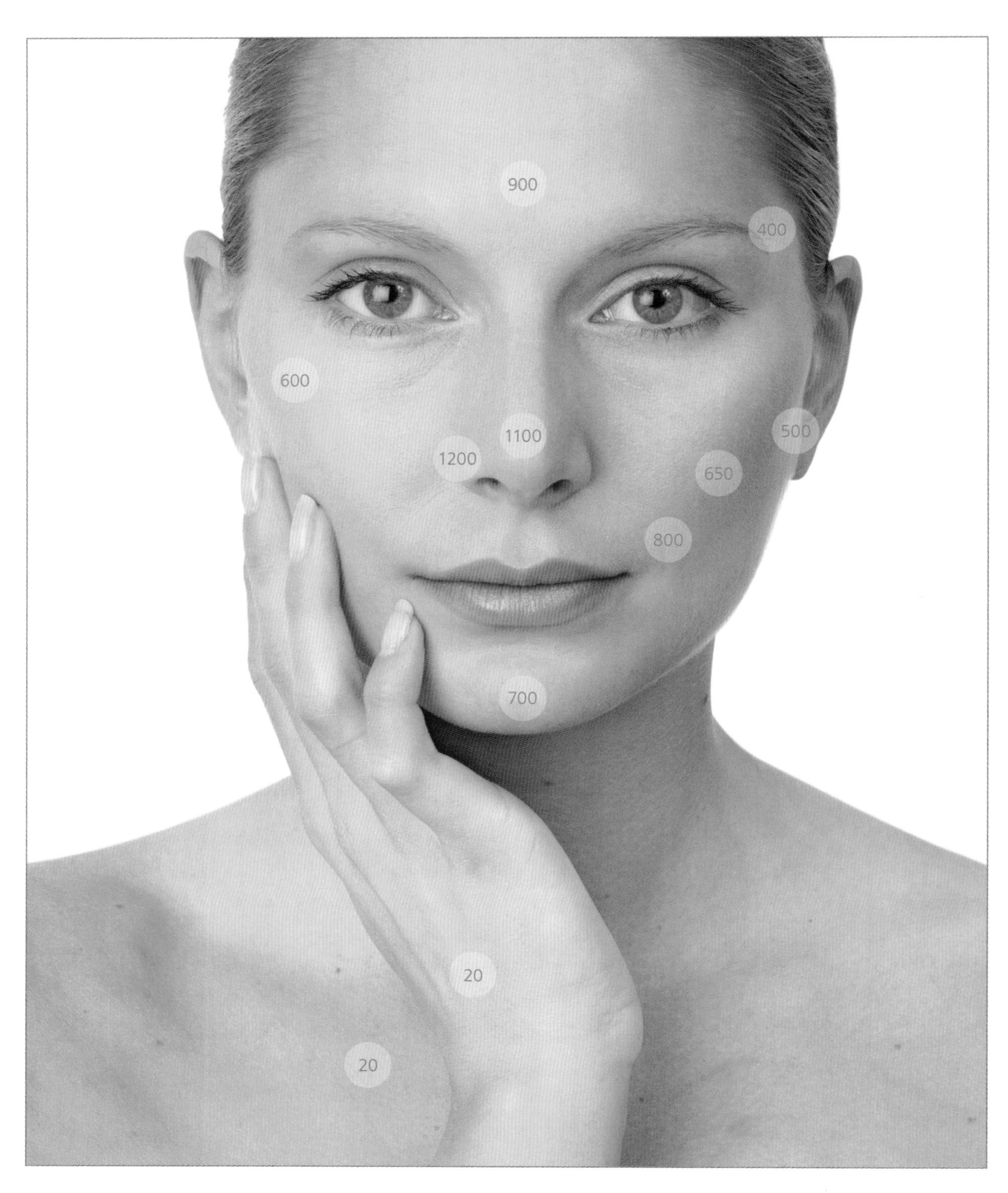

图 5.2 面部、颈部、胸肩部及手背的毛囊(个/cm^2)分布情况。身体不同部位毛囊的分布情况差异较大，前额和鼻子处毛囊密度最高，相比之下，在手背、颈部及胸肩部毛囊密度较低

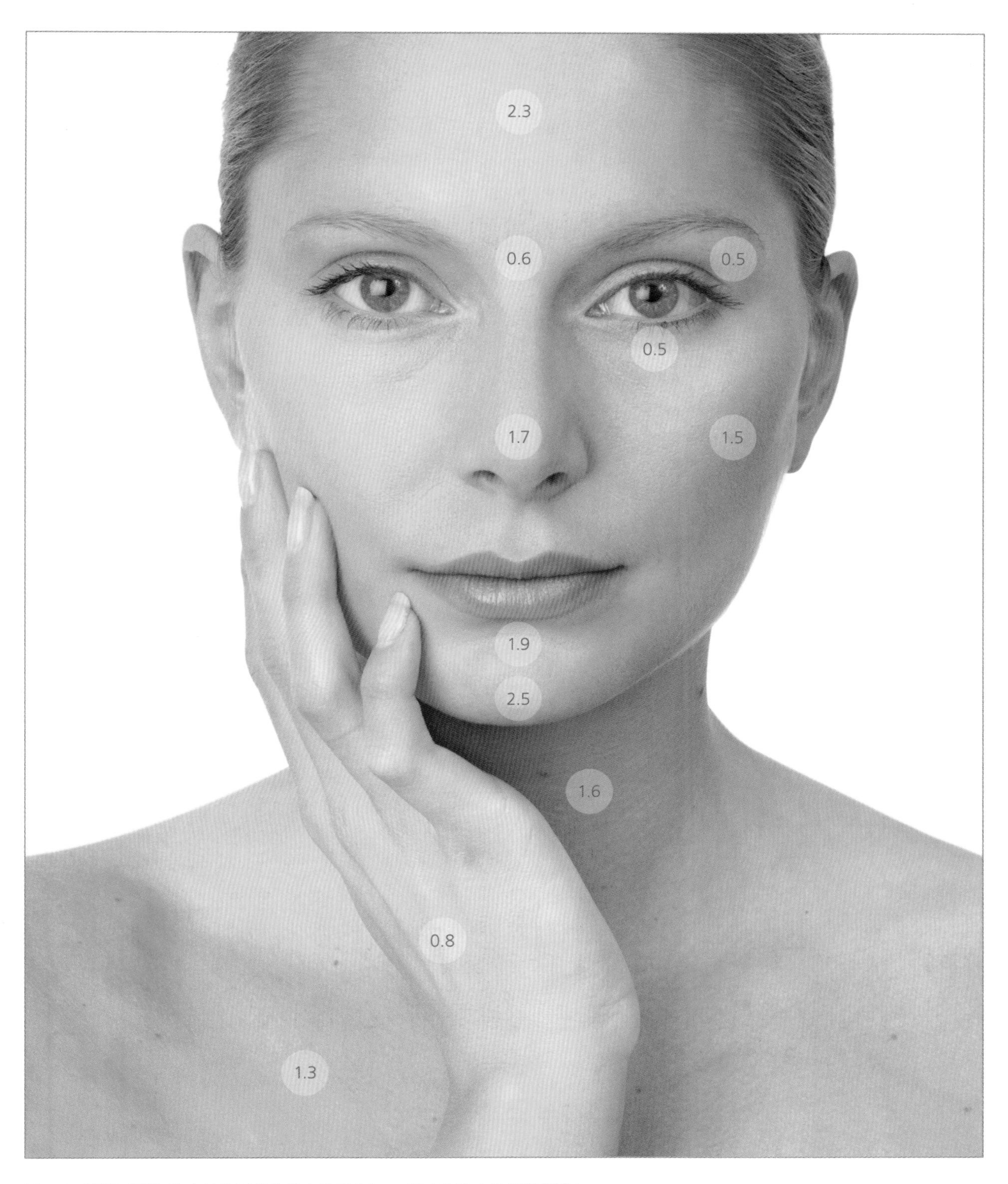

图 5.3 面部、颈部、胸肩以及手背处的皮肤厚度(mm,表皮和真皮的垂直距离)

注意事项

图5.3中提供的是年轻的成年浅色皮肤女性(Fitzpatrick皮肤分型Ⅰ～Ⅱ型)的平均皮肤厚度的数据。这些数值根据年龄、皮肤类型以及紫外线暴露史的不同而有所变化。例如,终身进行光防护的年长女性(Fitzpatrick皮肤分型Ⅰ～Ⅱ型),呈现出薄纸样皮肤;而常年暴露于日光的同年龄女性(Fitzpatrick皮肤分型Ⅱ～Ⅲ型),则呈现为皮革样皮肤。因此,剥脱治疗以及治疗前后的皮肤处理也需进行相应调整。

低,屏障越好(排除汗腺干扰)。TEWL值提示面部不同部位的皮肤屏障功能的情况不同,而这对剥脱治疗也至关重要。TEWL受很多因素影响,如患者的年龄、健康状况以及其他外部因素。然而,与面部其他部位相比,颊部的TEWL值更低,这意味着剥脱剂在这些区域渗透的更慢、更表浅。

除表皮厚度和渗透性外,真皮的组织结构对中层和深层剥脱有重要影响。连接真皮和表皮的真皮乳头层对治疗结果有极大影响。真皮与表皮之间连接得越紧密,真表皮的更新程度越好(图5.3)。手掌和脚掌皮肤要承受高机械压力,所以该区域的真皮乳头层特别致密。

皮下组织结构也是影响因素,因为它会影响治疗后水肿的严重情况。皮肤水肿首先出现在皮下组织较薄的部位(眼睑、耳廓、嘴唇)。剥脱治疗时需注意不同区域毛发的分布情况差异巨大:面部毛囊密度最高的区域是前额和鼻部;相反,手背、颈部和胸肩部毛囊密度相对较低。

5.3.5 痣及皮损的检查

当进行剥脱治疗时,医生在治疗部位遇到痣及皮损时必须小心。与所有医疗美容治疗一样,在剥脱治疗前,对治疗区域进行全面诊断至关重要。这将确保患者的安全,同时也可预测临床结果并确保患者的满意度。

5.4 患者判断

剥脱治疗是否适合患者,取决于患者的生理、心理和某些病理因素。主要的外部因素是皮肤类型:理想的剥脱治疗人选应是浅肤色、蓝眼睛的患者(Fitzpatrick皮肤分型Ⅰ～Ⅱ型)。理想的条件包括健康的皮肤以及最小的日光暴露量。通常,浅层剥脱适合大部分人群,而中层至深层剥脱则需满足一些条件。毕竟,侵入性治疗与炎症过程密切相关,也需要完整的创伤愈合机制。比如,深层苯酚剥脱治疗前需先进行肝脏、肾脏以及心血管系统功能的检查。

首次面诊时,判断患者对美学改善的要求是一时兴起还是深思熟虑的结果很重要。仓促的决定很可能会使患者产生失望和不满情绪,并可能给医生带来麻烦。患者期望值过高也应被仔细考量并进行有效沟通。患者应该知道,即使是进行深层剥脱治疗,去除所有的细纹和皱纹也是极为少见的。此外,使用最深层剥脱治疗无法完全避免产生“分界线”的风险,因而必须采取额外的处理措施。

患者的性格特征也很重要,患者需要能够接受剥脱治疗后可能出现的症状及外观变化。理想的患者是可以接受治疗所需的停工时间,并准备相应的社交调整及工作交接:中层剥脱需要5天左右的时间,深层剥脱需要14天;应接受并进行治疗后护理,即长期坚持避免日晒,并使用防晒产品。通常,剥脱治疗的层次越深,相关治疗挑战越多,选择合适的患者越重要。

进行中层、深层剥脱治疗的患者需满足以下条件。

- 获得充分知情同意。
- 在整个治疗阶段给予充分配合。
- 对治疗和结果有切实期望。
- 充分信任医生并与他们紧密配合。
- 依从性好,能够遵循治疗指导并坚持完成治疗计划。
- 在治疗过程中能保持情绪稳定,治疗得到其亲人的支持。

以下患者,不建议进行剥脱治疗。

- 对治疗有不切实际的期望。
- 追求完美者。
- 犹豫不决者。
- 无客观的、可衡量的美学问题(如无皱纹、瘢痕或色素异常)。

- 明显不配合者。
- 精神状态不稳定或有精神状态不稳定且未经治疗者（如抑郁症、身体畸形）。

需要对精神状态不稳定或有精神状态不稳定且未经治疗的患者进行彻底的交流以确定其是否适合在该时间点进行治疗。存在身体畸形同样应引起关注，这类患者可能已经进行了多次医疗美容治疗，而他们认为这些治疗并未达到其预期，仍在寻找进一步治疗。此类患者需谨慎对待，在这种情况下，进一步的医疗美容治疗通常也无法取得成功，转诊或联系他们的家庭医生或精神科医生可能更加恰当。

对于其行为模式（例如，反复讨论价格者，既往将执业医生告上法庭者）容易给员工带来麻烦的患者也需谨慎对待。对表现出无礼或其他不适宜态度者，拒绝为其进行剥脱治疗更恰当。

注意事项

化学剥脱治疗前的预处理以及治疗后处理对治疗效果也有一定的影响，制订个性化治疗方案及中层、深层剥脱治疗是需要得到患者全面配合的。特别是浅层剥脱，在重复治疗前、中、后进行辅助性外用药物治疗是很有必要的。只有患者规律使用推荐的外用产品，才可获得理想的剥脱治疗效果。

5.5　禁忌证

化学剥脱前需先排查医学或心理相关禁忌证

剥脱剂及外用药物过敏是治疗的绝对禁忌证，必须排除。需要鉴别患者是接触过敏还是IgE介导的过敏反应。以“SA过敏”为例，医生需要分析每个病例，确定病史的可靠性、SA剥脱治疗的必要性以及是否有其他替代治疗。此外，对水果等存在IgE介导的过敏反应的患者，必须与患者进行充分沟通。需要注意的是，并非所有存在口腔接触过敏的患者都不能进行AHA剥脱治疗（花粉过敏者往往对于一系列水果、坚果以及蔬菜存在IgE介导的过敏反应）。

除过敏外，还有一些特定的剥脱治疗相关的相对或绝对禁忌证（表5.3），其中部分适用于所有剥脱治疗，部分只适用于中层至深层剥脱治疗。最后，医生需要确定该治疗对患者而言是否利大于弊，下列因素需考虑在内。

- 预计剥脱深度。
- 使用的活性成分。
- 是否有美学或医学方面治疗的必要性。
- 备选方案。

表5.3　不同剥脱深度的化学剥脱术涉及的相对和绝对禁忌证

情况	剥脱深度		
	浅层	中层	深层
剥脱剂成分或外用药治疗过敏史	●	●	●
不切实际的期望	●	●	●
依从性差	○	●	●
患者皮肤类型为Ⅳ～Ⅵ型*	○	○	○
妊娠**	●	●	●
过度光暴露	○	●	●
系统使用维甲酸治疗	○	●	●
治疗区皮肤感染	●	●	●
雌激素治疗，伴有大量紫外线暴露	○	●	●
重度吸烟	●	○	○
糖尿病	●	○	○
有瘢痕形成风险（瘢痕疙瘩倾向）	●	○	○
6个月内治疗区域接受过外科手术	●	●	○
肾脏、肝脏或心血管系统损害	●	●	●

注：①●—绝对禁忌证；○—相对禁忌证；●—安全。

②* 尽管Fitzpatrick皮肤分型Ⅳ～Ⅵ型被认为是化学剥脱术的禁忌证（Kim，2013；Grimes et al，2013），但最近，越来越多南亚和东亚地区的文献报道了中层、深层剥脱在深肤色患者中应用的成功案例。但切记，只有经验丰富的医生才会考虑此类治疗。

③** 注意事项。备孕、妊娠期及哺乳期妇女是否可以进行化学剥脱的公认观点及法律规定因国家和地区而异。某些国家非常严格，要求医生慎重决定；某些国家可能没有法律法规禁止其使用。该问题未解决前，笔者建议不要为处于积极备孕阶段、妊娠期及哺乳期的患者进行化学剥脱。更多建议可参考IPS指南（目前尚处于讨论和完善的阶段）。

妊娠期和哺乳期患者局部应用高浓度剥脱剂是否存在潜在的系统性影响及其性质和程度的研究，还不足以排除治疗风险。因此，大多数医生认为，不应对孕妇、哺乳期妇女或积极备孕者进行剥脱治疗。笔者也不建议对孕妇和(或)哺乳期者进行浅层至中层剥脱。以 SA 剥脱为例，其是公认的在妊娠期进行有明确风险的治疗项目(Joschko et al，1993)，其活性物质因抑制前列腺素合成而造成胎儿的心脏和肾脏损伤。母亲与胎儿的凝血功能也会受到影响。然而，至今为止，妊娠并非局部 AHA 剥脱治疗的绝对禁忌证。需要注意的是，哺乳期妇女不应在前胸进行 AHA 剥脱治疗以确保婴儿不会直接接触剥脱产品。IPS 正在进一步调查讨论这类问题，相关准则很快会发布。

妊娠期不建议进行化学剥脱治疗的另一个原因是剥脱前后对维甲酸的使用，根据厂商提供的产品信息，局部使用维甲酸对胎儿有致畸作用。

治疗区皮肤的感染也是化学剥脱术的绝对禁忌证，其可激活单纯疱疹病毒引起疱疹复发，并引起特殊的皮肤病(疱疹性湿疹)。由于此类并发症可形成永久性瘢痕，因此，对拟进行中层至深层剥脱治疗且既往有疱疹病史的患者必须给予系统性抗病毒治疗。

笔者建议中层至深层剥脱后应严格防晒至皮肤发红完全消退。此后数周，患者需应用广谱防晒霜，并戴帽子以限制日光暴露量。强烈的紫外线照射会促进炎症反应，使伤口愈合进程复杂化。

吸烟及糖尿病患者因伤口愈合机制受损而被认为是中层至深层剥脱治疗的相对禁忌证。此外，此类患者的治疗效果可能不太理想。然而，上述情况应具体问题具体分析。如果患者具有瘢痕体质(瘢痕疙瘩史)，应避免进行深层剥脱，中层剥脱也需仔细斟酌。治疗前进行面部手术(如整形手术)，可能会因皮肤结构改变而出现无法预测的结果(尤其是深层剥脱)。所有非手术类及手术类的美容治疗史均需详细记录，治疗过程必须小心谨慎以避免瘢痕形成及其他并发症的发生。深层苯酚剥脱的绝对禁忌证是所有的心脏、肝脏或肾脏疾病。

注意事项

一般认为在理想情况下，化学剥脱应在冬季进行，而此建议是源于欧洲人普遍不重视防晒的态度。从总体上看，该建议的采纳情况在不同国家存在较大差异。原则上，笔者并不提倡这一建议，如果患者能做好防晒，可以在夏季进行剥脱治疗。而这对希望在暑假进行剥脱治疗的患者来说也是有利的。

5.6 治疗计划

一旦医生和患者确定化学剥脱是达到美容需求和(或)医学治疗的合适之选，就应客观记录病史、完善检查以及基线情况。治疗策略以明确的治疗步骤展现(表 5.4)。然后与患者明确治疗目标，以确保患者的预期与实际情况相符。如果两者不符，则需在后续的沟通中解释问题所在。

从开始检查结果到剥脱治疗过程，治疗计划中涉及的所有步骤均在第 6 章中进行了详细说明。

5.7 患者告知及知情同意

人们普遍认为，医疗美容治疗在医学上并非必需，通常在患者要求下进行。因此，为患者提供全面、清楚的治疗过程及预期效果的相关信息非常重要。这些信息的重要性随着医疗需求的减少及其潜在风险的增加而显得更为重要。

所提供的信息必须包括以下内容。

- 剥脱方法及其侵入深度。
- 治疗过程及时间。
- 控制感染的重要性(尤其是保证治疗区域清洁)。
- 对辅助性外用药物的需要及其疗程。
- 术后注意事项，如严格防晒。
- 剥脱效果及术后临床经过。
- 暂时限制因素(外观、职业、社会)及其管理。
- 治疗风险和特殊法律问题(尤其是超说明书使用)。

- 改善效果维持时间。
- 治疗费用。
- 备选治疗方案。

特别重要的是，告知患者需要进行辅助性外用药物治疗，其在不同的剥脱类型中有重要作用。患者需明确自己的行为对治疗结果会产生重要影响，应遵循医生指导意见。需告知患者剥脱前的辅助性外用药物治疗应何时开始，以及使用何种产品。浅层剥脱前应告知患者，如果无法保证治疗次数和频率，以及未配合每日进行且应持续数月的辅助性外用药物治疗，可能无法达到预期效果。对于中层至深层剥脱，医生需告知患者如果治疗前后未进行规定的辅助外用药物治疗，以及患者未及时复诊监测伤口愈合情况，那么可能出现创面愈合不佳和色素异常的风险。

填写信息表(示例见 246 页)是必要的，这样，患者可在空闲时间查看既往讨论过的内容，并确定是否还有其他问题需要讨论。这些表格还记录了治疗不涉及强制性医疗程序的事实。此外，签署知情同意书非常重要，它可以确保患者阅读且理解治疗相关的全部信息，并为医生提供法律保护。

中层至深层剥脱治疗前的信息告知重点是术后阶段。侵入性剥脱治疗会引起皮肤状态改变，这可能引起患者的不适，并需要定期监测。

给予患者这些信息时，不应该回避上述不良情况。相反，医生应该以清楚的、实事求是的方式向患者说明皮肤愈合过程及可能出现的情况以获得其信任，并增加患者信心。展示临床照片有助于患者对术后临床表现的理解。

由患者最终决定是否进行剥脱治疗。医生通过提供皮肤改善的预期效果以及优质的医疗服务来增强患者信心，提高信任度。患者通过了解到的信息判断其是否能够接受皮肤愈合阶段的不适感和外观改变，以及是否愿意为达到求美目标而忍受上述情况。在真实、公开的信息沟通过程中，医生还需要评估患者的情绪稳定性，以应对剥脱治疗后会出现的几天外观严重受损的情况。

医生不能想当然地认为所有患者对医疗美容治疗的效果和局限性有客观认知。许多患者从媒体上获得的医疗美容相关知识，可能缺乏严谨性和专业度。与肉毒毒素除皱术、软组织填充术或手术相比，化学剥脱术在媒体中谈论得相对较少。因此，患者虽然事先了解化学剥脱术相关的错误知识的可能性相对较小，但是仍然缺乏评估其他治疗技术的专业基础。因此，面诊过程中医生的任务不仅是解释化学剥脱术的优缺点，还应讨论其他治疗手段。

表 5.4 术前需要与患者讨论的关键问题检查表

拟定治疗	必须告知患者的内容
浅层剥脱	• 为保证剥脱治疗成功，每日辅助性外用药物治疗必不可少 • 辅助性外用药物与标准护肤品的区别 • 剥脱前需彻底清洁皮肤 • 预计效果呈现的时间 • 如何处理意料之外的皮肤反应或皮肤刺激 • 疗程化治疗是成功的关键
中层剥脱	• 进行剥脱术前相关医学处理的必要性(如预防单纯疱疹的发生) • 剥脱治疗的疼痛管理 • 恢复期及其临床经过(图 5.4～5.7) • 潜在并发症及其管理 • 恢复期需定期复诊 • 术后需给予皮肤管理计划和化妆品使用说明 • 术后需严格防晒至皮肤发红消退，此后数周，患者需应用广谱防晒霜，并戴帽子以限制日光暴露量
深层剥脱	• 剥脱术前处理的必要性(如预防单纯疱疹的发生) • 治疗前，进行医学辅助检查，如心电图检查和实验室检查(心脏功能和肾脏功能) • 治疗中的疼痛管理 • 恢复期及其临床经过(图 5.8～5.11) • 潜在并发症及其管理 • 术后随访的重要性 • 术后治疗和化妆品的使用 • 术后严格防晒至皮肤发红消退，此后数周，患者需应用广谱防晒霜，并戴帽子以限制日光暴露量

注意事项

信息获取不充足或对治疗有不切实际的期望均可导致治疗过程出现问题，如患者对治疗结果不满意而医患关系紧张，甚至会发生法律纠纷。从临床经验来看，仔细、真实地向患者解释治疗相关信息，以及对患者情况的全面了解可帮助降低这些风险，确保患者有良好的治疗体验及治疗依从性。

另外，需要注意的是，不要忽略对治疗费用的解释，尤其是浅层化学剥脱，应提前明确治疗次数以及该治疗方案所需的费用。面诊后应给患者充分的时间思考，以保证其可在没有压力的情况下从容决定是否进行首次治疗。

TCA 中层剥脱的临床过程

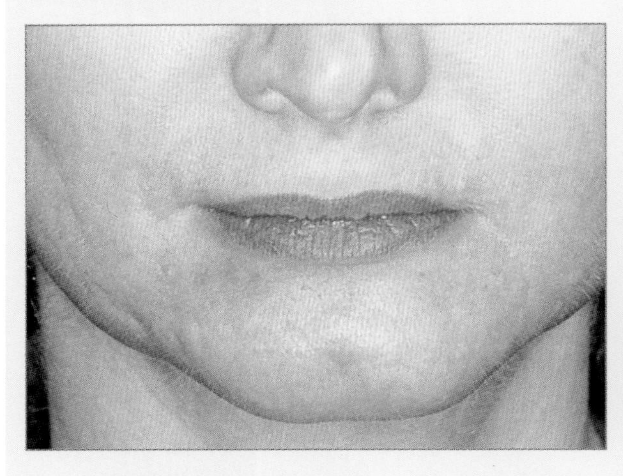

图 5.4　患者下颏处可见浅表痤疮瘢痕，这是 TCA 中层剥脱的理想适应证

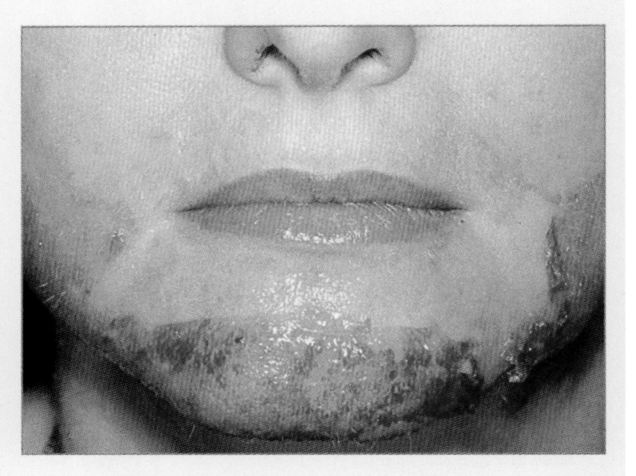

图 5.5　患者下颏处经 35% TCA 中层剥脱后 5 天的表现。治疗部位皮肤表面覆盖棕褐色痂皮，痂皮失去弹性并逐渐脱落。剥脱后可见其下娇嫩的新生皮肤。中层剥脱后，该表现预计持续 1 周左右

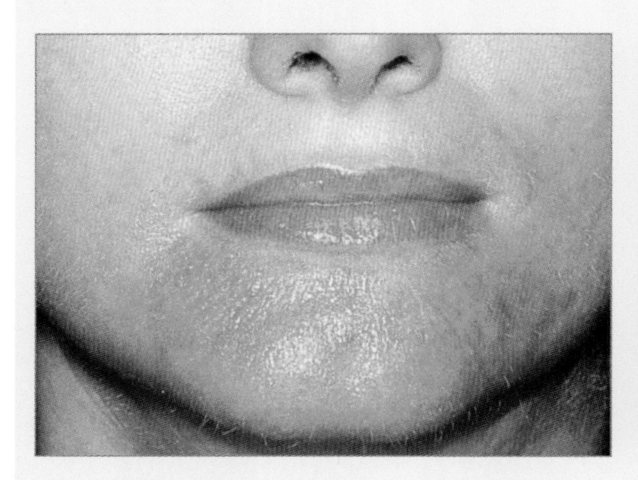

图 5.6　化学剥脱术后 10 天，皮肤再上皮化完成。皮肤表面仍然比较敏感并有轻微色素改变。患者仍需避免阳光照射。该阶段可以开始化妆

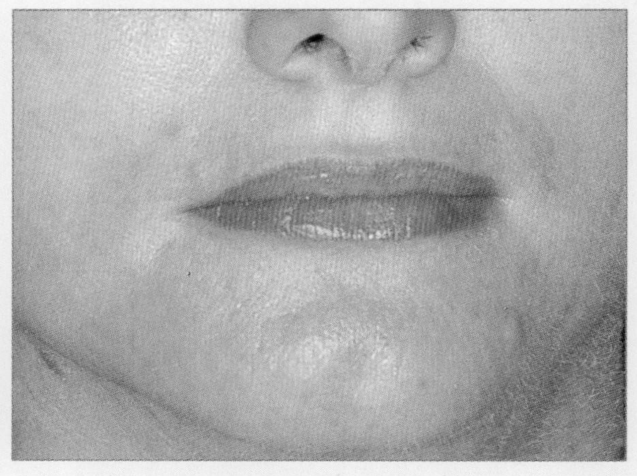

图 5.7　化学剥脱术后 6 周的照片，显示下颏治疗区域完全再生。为获得理想的长期效果，后续治疗可使用维甲酸和皮肤脱色剂(如对苯二酚)。建议患者在治疗后 6 个月内避免直接阳光照射

苯酚深层剥脱的临床过程

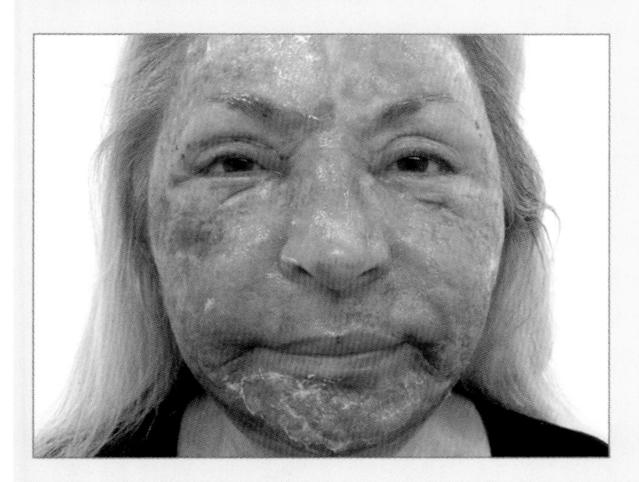

图 5.8 苯酚深层剥脱术后 48 小时。皮肤变软，面部肿胀。有丰富治疗经验的医生会建议患者在治疗后第 1 周，在医疗场所由专业人员每天对皮肤表面坏死组织进行清理

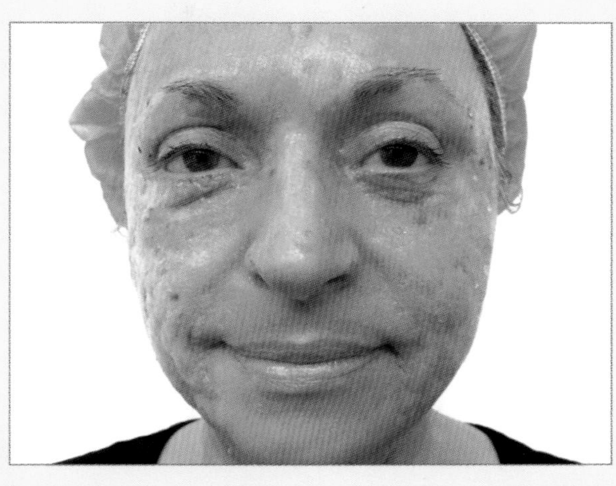

图 5.9 治疗后 4 天。坏死组织几乎被清理干净，皮肤表面无变软表现，水肿逐渐消退。在此阶段，皮肤出现红斑表现

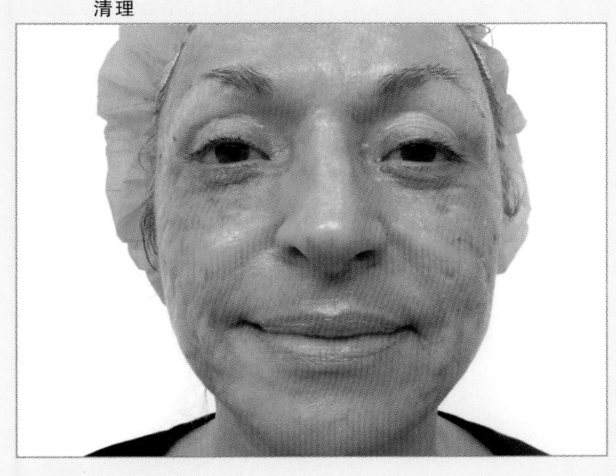

图 5.10 治疗后 6 天。水肿进一步消退，再上皮化基本完成。皮肤仍然存在严重红斑，此时需要使用医生提供的剥脱术后外用药物配合治疗

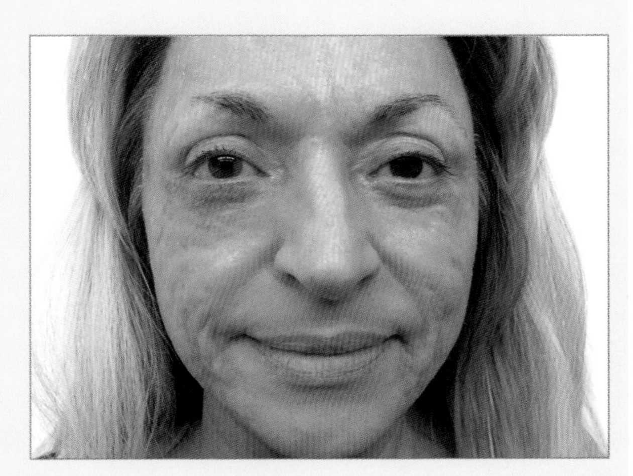

图 5.11 治疗后 8 天。口周红斑变淡，新生皮肤娇嫩敏感，需要配合使用特定外用药帮助修复，并防止日光损伤。化学剥脱的美容效果（即皱纹和深度痤疮瘢痕的改善）尚未呈现，因为真皮胶原蛋白合成需要数周至数月的时间。该区域再上皮化已完成，患者可用化妆遮盖皮肤红斑。几周后（大约治疗后 1 个月）红斑可能消退，皮肤敏感程度降低。皮肤修复阶段完成之后，外用含维甲酸和对苯二酚的产品可以促进真皮再生和获得长期临床效果

5.8 相关文件存档

在剥脱治疗前所有的相关内容均应完整记录。包括首次沟通内容、皮肤检测结果以及面诊时的商定内容。建议使用特定的文件格式（见第 250 页，表 12.3）并将整个治疗过程中的照片文档进行存留，这对所有医疗美容治疗的疗效判断都至关重要。

（周展超 **译** 栾 琪 **校**）

6 诊疗设计

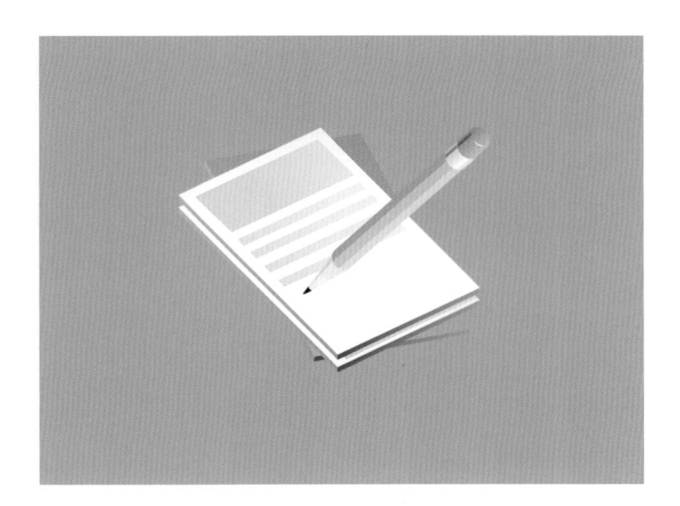

6.1 基础

一旦经过充分的交流和临床评估，就可以确定患者的主要期望和关注的需求点，接下来在排除禁忌证后，即可制订清晰的诊疗计划，包括为获得最佳疗效而决定选用的剥脱剂配方。与其他年轻化美容治疗项目相比，最重要的不同点是，剥脱治疗的效果易受到很多因素影响，剥脱治疗过程常常是不能精确预测的。因此，医生的经验、技巧和策略，在监测治疗进程和处理未预料到的特殊情况中起到极其重要的作用。

在本章，通过总结影响剥脱的关键因素和提供概述性的策略方法，笔者希望能够分享成功治疗的经验和一些关键性的概念。以下的讨论并不是严格的指导方针，而是展示化学剥脱多样化的可能性和困难性，给计划使用剥脱治疗的初学者提供帮助。

剥脱治疗的准备策略应考虑以下因素。

- 理解患者的需求，对临床检查结果进行客观的分析评估。
- 彻底了解患者的医学美容项目诊疗史，并进行皮肤检测。
- 理解可行性审美的局限性。
- 为患者提供可行的多样化治疗方案。
- 评估患者的人格特征并确保其可完成整个治疗计划。
- 在使用特殊剥脱治疗时了解治疗医生的经验和技术水平情况。
- 为患者提供时间进行咨询十分必要，并签署知情同意书。
- 了解预算，和患者细致地讨论预算，以确保治疗的整体满意度。
- 为治疗提供特定的剥脱产品和材料。

6.2 对医生的要求

成功的诊疗计划的制订既需要理性分析也需要对病案整体的实际情况细致评估。深层剥脱需要患者的配合协作，更需要医生的个人参与和经验，以及治疗过程中的必要设备。

对医生的要求如下。

- 专业的技能和正确的治疗。
- 可提供详尽的建议和资讯。

6.2.1 咨询会谈

深层剥脱的咨询需要谨慎、敏锐，以及随预期剥脱深度的增加而增加的专业经验。必须确保患者正确并全面地理解治疗过程和剥脱后的临床表现。排除患者的不确定因素，使其信赖治疗方法，信任医生对加强治疗所实施的操作。

实用小贴士

经验较少的医生应该首先集中精力掌握浅层剥脱的方法。随着经验的累积和安全成功的剥脱治疗操作练习，可以逐步获得新的技巧。掌握的少却精，最后的收获将会比缺乏深度的泛泛而学要多得多。

深层剥脱的特殊性在于医生需要严密地监测接下来的一系列治疗进程，及时为患者提供专业建议和个人宣教。即使疗程结束，医生也需要继续履行诊疗职责直到术后数周。针对个体案例，在签署治疗知情同意书前，需要明确术后的大量工作是否可能需要比原计划更多的时间。

深层剥脱医生需要遵守的原则

- 具备特殊的专业技能。
- 评估患者的需求。

- 对患者临床情况进行分析(病史、检查)。
- 评估患者的人格特征。
- 辨别区分哪些是期望达到的,哪些是确实可能实现的(评估期望值)。
- 记录并考虑禁忌证。
- 根据治疗目标进行剥脱剂配比并选择适合的治疗策略。
- 根据实际情况调整治疗方案并调整治疗技术(见第 7 章)。
- 告知患者全部细节信息,尤其是与剥脱后症状和相应的处理措施有关的信息。
- 术后阶段需要密集强化的专业护理和对心理的监控调节。

6.2.2 对诊所的要求

另一个需要考虑的关键性标准是施行剥脱时诊所的设施。化学剥脱并不是美容护理,而是医学治疗,应该在安全和专业的诊所环境里实施。在进行化学剥脱时,明亮的光线是非常重要的基本需求,如可观察到的皮肤反应有时意味着治疗需要立即中止。

注意事项

应确保所有使用剥脱剂的医生均接受了足够的培训和有适当的医疗责任保险。法律法规关于使用剥脱剂的规定每个国家并不相同。在一些国家,中层到深层的剥脱只能由专业医生进行操作,而极浅层剥脱则可以由其他美容师或者护理师进行。

使用 A 型肉毒毒素除皱术,或者真皮填充术的强化治疗,都可以与化学剥脱同时进行。对于浅层剥脱,一些辅助性的治疗可以与其同一天进行。治疗期间需要配备能够安全存放药品的电冰箱,以及处理医疗废物的垃圾桶。

对于中层和深层剥脱,临床环境应该提前准备,以确保工作条件和必要的设备正常运行。最重要的是,使用可以调整患者体位的治疗床(更多细节可以参见第 7 章)。对于术后需要立即使用的用于缓解疼痛的冰袋也应该置于方便可取的地方。

全面部深层苯酚剥脱的特殊注意事项(见第 7 章):护理助手、麻醉医生(如果需要)、心电监护仪、开放静脉通路和所选择的麻醉剂。对于某些案例,手术室会是更合适的治疗环境。

6.3 治疗理念

设计一个包括所有关键因素的治疗计划是一项非常复杂的任务。虽然阶段性的诊疗计划非常重要,但是作为医生必须警惕超预期的个体化的皮肤不良反应。

设计疗程取决于以下几点。

- 计划剥脱的深度(见第 2 章)。
- 剥脱剂的配方成分。
- 治疗前和治疗后护理。
- 清洁方式以及治疗中剥脱剂的使用技巧。

作为治疗策略的重要组成,化学剥脱的设计需要划分为 4 个连续的阶段。

(1)明确患者的美容需求点和治疗的期望值。

(2)通过评估患者和客观的基础检查结果确定诊疗计划。

(3)获得患者的信息并获取相关文件(包括照片在内,见第 12 章)。

(4)准备并组织治疗。

6.3.1 明确患者的美容需求点和治疗的期望值

最重要的就是明确化学剥脱的使用指标和患者对治疗的准确期望值。医生需要评估如浅层、中层或者深层剥脱是否可以满足以上期望。其他作为替代治疗方案或者辅助治疗方案的矫正美学治疗,也必须考虑在内并同患者进行讨论。经过临床检查后完整的用药史和美容治疗史需要以文件的方式保存,并再次用明确的文件证明患者同意临床拍照。此后,再和患者进一步讨论治疗方案并明确疗程中的计划监管也属于诊疗工作的一部分。

6.3.2 通过评估患者和客观的基础检查结果确定诊疗计划

基础检查结果的客观性是后续干预治疗的基础。目的是明确治疗目标和制订治疗策略。最后，成功的治疗还取决于根据患者的个体需要而制订的个性化的剥脱方案。

影响剥脱的因素

- 美容性和(或)医学性的治疗。
- Fitzpatrick 皮肤分型(见第 5 章)。
- 治疗区域皮肤情况。
- 治疗前和治疗后的护理。
- 剥脱前治疗区域皮肤的清洁和脱脂。
- 剥脱剂的选择。
- 医生的操作技术。
- 医生对所选治疗方法的经验和技巧。
- 对于面部活动区(面部表情区)预先采用去神经治疗法抑制其活动。
- 患者对辅助性外用药物治疗的依从性以及避免治疗后日光下的暴露。

浅层剥脱(A～C 级)可以治疗皮肤的瑕疵，改善色素沉着，也是寻常痤疮或脓疱性痤疮的辅助治疗手段。此为非常温和安全的剥脱方案，适用于所有的皮肤类型。美容性改善仅仅在经过长期重复的剥脱治疗和充分的辅助性外用药物治疗的情况下，才可以预见。中层剥脱(D 级)可以改善患者轻度到中度的皮肤光老化外观(Glogau 分型Ⅱ～Ⅲ型)和位于深层的色素异常，以及浅表性的痤疮瘢痕。Fitzpatrick 皮肤分型Ⅰ～Ⅱ型的患者最适合这类剥脱治疗；对于皮肤分型Ⅲ～Ⅳ型的患者来说，只有预先进行外用去色素治疗后才可以进行上述剥脱治疗。深层剥脱(E 级)适用于衰老严重的光老化损伤(Glogau 分型Ⅲ～Ⅳ型)患者的皮肤再生治疗，也适用于癌前病变皮损以及瘢痕的治疗。作为基本原则，由于考虑到治疗后相关风险，炎症性色素沉着和(或)发生在 Fitzpatrick 皮肤分型中较深肤色患者的色素脱失，笔者还是建议深层剥脱主要用于 Fitzpatrick 分型Ⅰ～Ⅱ型的患者。因此，对于 Fitzpatrick 皮肤分型Ⅲ型和比Ⅲ型更深肤色的患者，只能由非常有经验的医生使用比 D 级剥脱深度更深的剥脱剂。

关于"固定疗法"的效果问题，比如，在行剥脱术治疗前通过使用 A 型肉毒毒素放松面部的肌肉，可以使治疗区的皱纹明显减少。研究表明，在行激光剥脱术前联合使用肉毒毒素，可以促进合成更多的新生平行胶原束(Carruthers et al，1998)。临床结果也证实了化学剥脱和面部年轻化的相关性(Landau，2006)。

辅助性外用药物治疗的选择取决于计划使用的剥脱治疗方案和患者的皮肤类型，以及皮肤状况。如果医生的经验有限，制造商提供的可用于销售的外用药物产品，将会起到相当重要的作用。

产品选择的其他原则以及如何进行标准化剥脱操作详见第 7 章。

使用 Fulton 皮肤光老化指标有助于客观地评估治疗效果。这个指标对治疗效果有特定的评分，并提供适合的治疗方案。这个评分系统起初看起来似乎很复杂，其实它的目的仅仅是以表格的形式帮助有经验的医生总结观点(表 6.1)。

注意事项

由于发生异常色素沉着的风险增高，对 Fitzpatrick 皮肤分型Ⅵ型的患者进行化学剥脱时需要谨慎考虑，不推荐对其使用深层剥脱。选择浅层还是中层剥脱取决于症状和患者的个人需求。

6.3.3 患者的信息和文件

需要向患者完全告知所有的决定(见第 5 章)。另一项额外的保障措施就是仔细地记录最初的结果和诊疗计划(见第 4 章和第 12 章)。这为治疗效果和医生的诊疗提供了永久性的记录。

必须签署同意预先付费的文件。最重要的是关于治疗的依从性，文件的具体内容必须包括整个治疗期间和治疗后阶段，并明确哪些属于预先付费，哪些不属于预先付费。完整的知情同意文书是一种保障，包含患者同意计划治疗的疗程，并

表 6.1 Fulton 皮肤老化指标(Fulton,2004)[1]

项目	得分(分值)[2]			
	Fitzpatrick 皮肤分型[3] Ⅴ～Ⅵ型(1 分)	Fitzpatrick 皮肤分型[3] Ⅲb～Ⅴ型(2 分)	Fitzpatrick 皮肤分型[3] Ⅲa～Ⅳ型(3 分)	Fitzpatrick 皮肤分型[3] Ⅰ～Ⅱ型(4 分)
皮肤质地[4]				
皱纹	<25%(1 分)	<50%(2 分)	<75%(3 分)	<100%(4 分)
睡眠线	<25%(1 分)	<50%(2 分)	<75%(3 分)	<100%(4 分)
阴影沟槽区/细纹	<25%(1 分)	<50%(2 分)	<75%(3 分)	<100%(4 分)
皮肤韧性	<25%(1 分)	<50%(2 分)	<75%(3 分)	<100%(4 分)
皮损				
雀斑	<10 个(1 分)	<25 个(2 分)	<50 个(3 分)	<100 个(4 分)
老年斑	<2 个(2 分)	<4 个(4 分)	<6 个(6 分)	<8 个(8 分)
血管痣	<5 个(1 分)	<10 个(2 分)	<15 个(3 分)	<20 个(4 分)
日光角化病	<2 个(2 分)	<4 个(4 分)	<6 个(6 分)	<8 个(8 分)
表皮肿瘤	1 个(2 分)	2 个(4 分)	3 个(6 分)	4 个(8 分)
老年性粉刺	<5 个(1 分)	<10 个(2 分)	<15 个(3 分)	<20 个(4 分)
其他				
吸烟	5 年(2 分)	10 年(4 分)	15 年(6 分)	20 年(8 分)
紫外线暴露	没有(2 分)	偶尔(4 分)	大部分时间(6 分)	一直(8 分)

注：①[1] 即使是同一个患者，其面部皱纹情况和皮肤老化情况也经常不同，所以 Fulton 皮肤老化指标也可运用于各个精细化的区域。这时往往需要考虑进行镶嵌式或拼接式剥脱治疗方案(Fulton，2004)。

②[2] 不同得分的推荐治疗方案。1～9 分，可以选择剥脱，但并不是临床必须；10～19 分，外用皮肤治疗联合 AHA 或者 SA/PA 进行剥脱；20～29 分，外用皮肤治疗联合维甲酸，增加联合或者 TCA 进行剥脱；>30 分，需要中层剥脱(TCA/复合剥脱剂)，很可能需要 Baker-Gordon 剥脱。

③[3] 对比表 5.2。

④[4] 百分比表示医生对皮肤质地改变的严重程度的评估(占比的最大值)。

实用小贴士

如果使用中层或者深层剥脱以减少皱纹，医生应当考虑对面部表情肌肉活动区采用 A 型肉毒毒素联合治疗，来增加整体疗效。激光剥脱的临床研究证实，预先给予肉毒毒素注射可以使皱纹减少效果最大化。根据笔者的经验，这条也同样适用于化学剥脱，通常在进行剥脱前 1～2 周可以进行肉毒毒素治疗。

确认了治疗结果，同意支付专业服务费用，以及充分了解治疗的所有潜在的不良反应及并发症。

6.3.4 准备并配置必需的材料

一旦明确治疗目标，患者同意采用所选择的剥脱剂和术前术后辅助外用药物治疗，医生面临两种选择：选择经典药剂学配方且根据个人需求定制的剥脱剂，或是比较容易获取的商业配方型的剥脱剂。之后，医生要检查所选择的剥脱剂的保质期和可用性，必要的时候应采购新生产的产品。提前预估药品的需要量很重要，它取决于治疗区域的面积和使用的次数。参考以往案例有助于评估所需要的剥脱剂的量。

下一步就是确保患者在进行剥脱治疗前开始使用推荐的术前辅助性外用药物进行预处理。然后，在计划着手进行中层或者深层剥脱治疗前必须为患者提供皮肤修复的护理产品，使患者居家期间可以立刻开始使用。

(王 竞 译 尹 锐 校)

7 化学剥脱的治疗过程

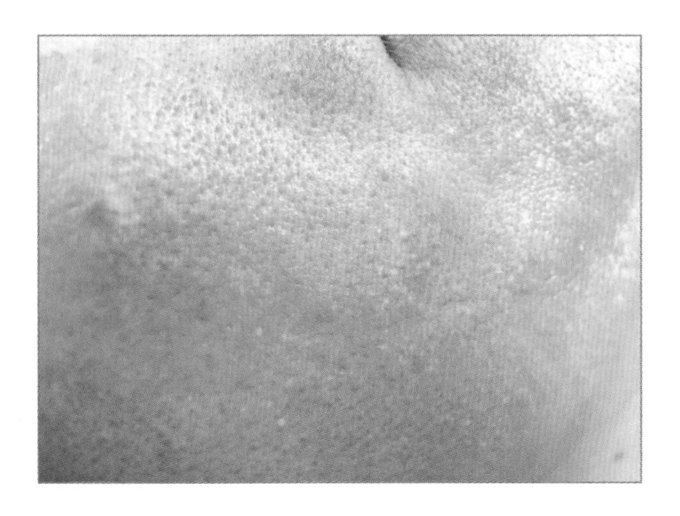

本章节主要介绍与化学剥脱相关的各方面内容。

本章讲述的内容包括:剥脱剂渗透深度的变化、化学剥脱的治疗前准备和治疗后护理,化学剥脱的治疗过程中可能出现的并发症及其处理方法。

7.1 治疗准备

治疗计划和治疗前准备是化学剥脱治疗获得成功的基本要素。

治疗前需要格外关注以下内容。

- 患者的期望。
- 专科检查(包括详细的皮肤检查和对可疑色素痣的诊断等)及治疗所需的麻醉剂和药物。
- 患者的 Fitzpatrick 皮肤分型。
- 既往史和可能的禁忌证。
- 剥脱治疗的目的以及剥脱剂的最佳导入方式。

接下来要执行以下事宜。

- 告知患者化学剥脱的治疗过程和预期的治疗效果。
- 向患者说明辅助性外用药物治疗的方法以及相关注意事项。
- 获得患者家属的知情同意书。
- 记录患者治疗前的皮肤基本情况。
- 准备正确的剥脱剂。
- 如果有必要,使用肉毒毒素对面部表情区进行预处理,以增强化学剥脱的最终效果。

正如前几章所提到的,医生应该排除并对治疗区域的任何可疑病变做出诊断(必要时可求助皮肤科医生)。这也应该在治疗档案中详细地记录,并附以医学摄影图片。

化学剥脱治疗前的预处理是非常重要的。患者需要理解并在化学剥脱治疗前几周开始居家进行皮肤准备工作。治疗前的皮肤准备做得怎么样,将会直接影响治疗的操作过程,并可能是影响最终治疗效果的重要因素。因此,在与患者沟通咨询期间,要告知其以下内容。

(1)在治疗前 2～4 周,根据医生的处方在预治疗部位使用适当的外用皮肤护理产品。

(2)治疗当天不要化妆或进行任何皮肤护理,并在治疗前做好皮肤的彻底清洁。

治疗本身不应该仓促进行。由于化学剥脱需要非常高的依从性,所以即使事先进行了充分的告知,仍建议在治疗当天增加咨询沟通。

在行第 1 次化学剥脱前需要再次强调预处理的重要性,并与患者沟通确认其对这一概念的理解。

实用小贴士

可以在剥脱治疗开始前清洁治疗区皮肤。这样,那些进行反复化学剥脱的患者仍然可以进行日常化妆或使用护肤品。

7.2 治疗体位及光源

鉴于整个治疗过程可能需要较长时间,因此医生和患者在治疗过程中应尽可能做到使自己保持舒适。对于医生来说,一个恰当的坐姿或站姿是非常重要的,这样可以提高工作时的舒适度。此外,应保证所有治疗区域在操作过程中易于触及。治疗过程中,要保持操作流程的连贯性,治疗过程尽可能不要被打断,以确保医生可以密切观察治疗过程中的临床反应,以避免发生可能的并发症。见图 7.1。

对于患者来说,在确保其治疗过程中舒适度同时,其体位也应该允许医生在操作时能轻松触及所有治疗区域。根据治疗区域的大小和治疗的性质及持续时间,可因地制宜地选择治疗椅或沙发以满足患者对舒适度的要求。笔者的观点是,所有的化学剥脱,无论是浅层、中层还是深层剥脱,都应该让患者取仰卧位(水平),头部用枕

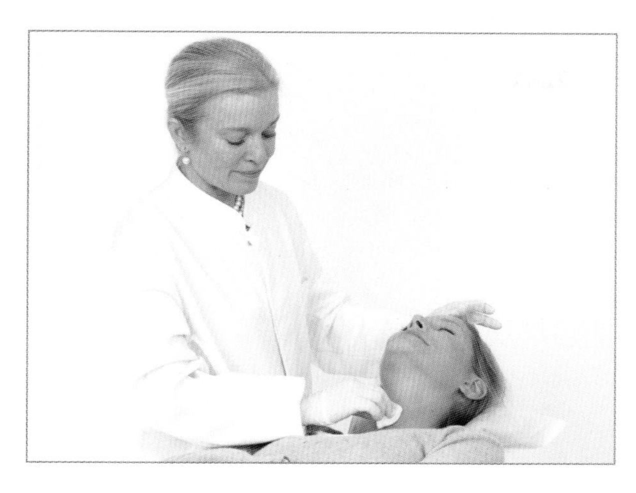

图 7.1 采用舒适、便于操作的姿势进行治疗，医生可以在整个过程中保持专注，并可保证治疗的舒适度

头稍微抬高。这是很重要的，因为仰卧位能确保剥脱剂不会滴落，并可减少剥脱剂飞溅到高风险区域的可能性（如眼睛、黏膜表面或不需要治疗的部位）。

面部治疗的患者应采取完全仰卧位，头稍微抬起，并由颈枕支撑，这可能是在较长时间的治疗过程中最舒适的姿势。此外，在膝盖下放一个卷枕也有助于放松。

实用小贴士

笔者建议患者均应采用仰卧位（水平位），并将头部用枕头向上轻轻抬起，以保证化学剥脱治疗过程安全有效。

在治疗颈部和胸部时，患者的体位也需要允许头部后仰。背部的治疗通常要求患者坐在凳子上或趴在治疗床上。在治疗手背部时，建议患者将手放在一个平坦的平台表面进行操作。患者还可以握拳，从而收紧手背皮肤，使其更易于剥脱操作。

在化学剥脱操作过程中需要良好的光线。即使浅层和中层剥脱治疗不需要手术室灯那么强的光源，治疗区域的充分照明也是非常重要的。这样在操作过程中，皮肤的反应可以被精确地监测，以便医生快速有效地进行处理。

7.3 材料准备

以下内容描述了除剥脱剂和辅助预处理产品外，用于化学剥脱所需的其他材料和相关物品。

7.3.1 剥脱治疗所需物品

清洁和脱脂

即使治疗前已使用日常辅助护肤品进行皮肤护理，在进行剥脱治疗前，也应该由医生对目标皮肤进行彻底的清洁。一般来说，常规的皮肤清洁剂就能达到清洁目的，但具体还需根据所选的剥脱剂和皮肤状况而定；此外，还可能需要用酒精进行额外的消毒，并用丙酮进行脱脂。尤其对于油性皮肤的患者来说，更全面彻底的脱脂是很重要的。剥脱剂的销售商也会提供现成的清洁液、啫喱或摩丝。

外科记号笔

不管是单独进行全面部治疗或与中层剥脱剂TCA联合应用，在使用苯酚进行深层剥脱治疗前，应该使用外科记号笔将患者面部分为若干个独立的区域，这样有助于医生更好地控制治疗过程。此外，在进行中层或深层剥脱治疗前，采用坐姿有助于预先标记患者的下颌轮廓；之后，当患者斜靠在椅子或沙发上进行剥脱治疗时，就能很容易判断剥脱剂的使用边界和颈部需要进行羽化操作的部位。

涂抹工具

通常使用棉签、刷子或棉棒（纱布拭子）涂抹剥脱剂。最好能根据治疗区域的大小，准备大小不同的棉签等工具（图 7.2）。比如，小刷子适用于面部的浅层剥脱，而更大更平的刷子则更适用于背部治疗。在涂抹剥脱剂时需注意的是，如果使用棉棒或纱布拭子等作为涂抹工具，要避免其沾有过多的剥脱剂；同样，如果使用的是刷子，在进行操作前也要在容器边缘去除多余的剥脱剂。这样可保证剥脱剂的均匀分布，从而获得良好的临床效果。

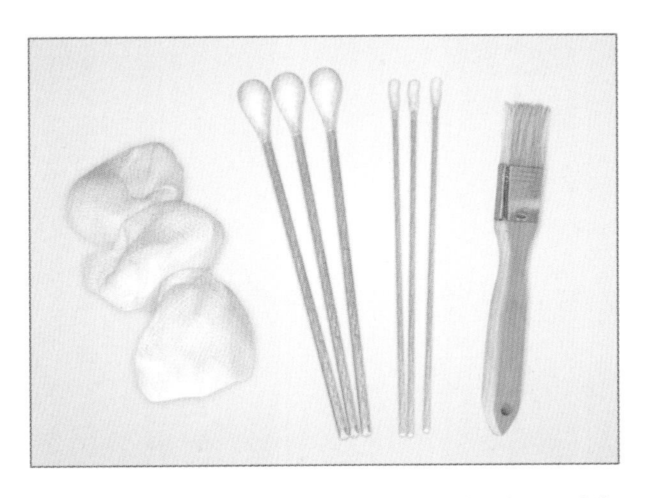

图 7.2 不同大小的纱布拭子和棉签通常用于中层或深层剥脱。AHA、PA 或 SA 等浅层剥脱剂很容易用刷子涂抹。涂抹工具的选择取决于使用的剥脱剂、治疗的区域以及医生的喜好

凝胶和压舌板

有些剥脱剂采用的是凝胶状配方，这类产品可以使用木质压舌板进行涂抹。凝胶状的配方可以避免操作过程中剥脱剂不必要的流动和聚集。因为更易于操作，所以凝胶状产品受到许多医生的偏爱。但是，医生需要了解剥脱剂中的氢离子与凝胶聚合物之间存在相互作用的可能性，这可能会影响剥脱治疗的有效性。操作者需要酌情评估选择溶液类产品还是凝胶类产品以进行更安全有效的治疗。

牙签

如果局部需要重点加强治疗，可以在牙签的顶端缠绕小棉球来涂抹剥脱剂。此法适用于治疗局灶性深纹、皱纹、瘢痕以及局灶性雀斑(手背)。

冷却方式

冷却是一种对剥脱治疗过程中可能发生的不适或灼热感较为简单快捷的缓解办法。要根据具体的剥脱方法和产生不适的原因选择最佳的冷却方式。一般来说，采用浅表剥脱剂 AHA 治疗期间导致的轻微不适，可以通过手扇或电风扇对治疗区域进行冷却。对于没有采用任何麻醉的患者，TCA 剥脱会产生灼烧感，这时可以用干棉布包裹的冷袋冷敷进行缓解。根据患者的反馈和要求，干燥冷却应在剥脱治疗期间和(或)治疗后间断进行。

如果剥脱剂不含 SA，可用湿布或水包油乳液进行湿性冷敷使治疗后的皮肤舒缓。然而，湿敷不能在操作过程中使用，因为这样可能会稀释剥脱剂。此外，还可选择各种面膜状的冷敷贴，它们既美观又实用。

注意事项

就像患者对剥脱剂的耐受性不同，他们对冰袋的接受程度也不相同。一些患者觉得很舒服，而另一些患者觉得用冰袋会导致紧张和不适。患者也可能会觉得在刚结束治疗的皮肤上直接放置冰袋会产生压迫感，因此感到不适。所以，一些医生会使用冷敷来缓解 TCA 剥脱后的灼烧感等症状(图 7.3)。

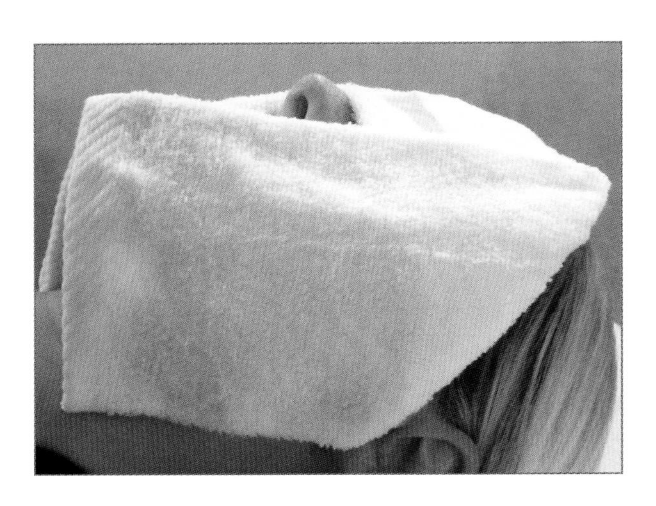

图 7.3 有些患者喜欢在治疗后用冷水浸泡的湿毛巾冷敷降温(但前提是他们没有接受过 SA 治疗，因为湿毛巾冷敷不适用于该剥脱剂治疗后的降温)

乳液和凡士林

根据临床症状，化学剥脱后可使用保湿水包油(oil in water，O/W)乳液、油包水(water in oil，W/O)乳液或凡士林。针对不同症状推荐使用的外用制剂，将在介绍不同剥脱方法的章节中介绍(见第 7 章)。

手套

在剥脱过程中，医生应戴手套以保证无菌操作，并可防止不小心接触剥脱液。

乳胶（如果患者没有过敏史）或丁腈手套都是不错的选择，但乙烯手套缺乏弹性，并对含有TCA和苯酚的剥脱液不够耐受。

冲洗眼睛的方法

医生应该于治疗前确认手边有合适的冲洗液，以便剥脱液不小心接触到眼睛时应立即进行处理。当使用苯酚进行深层剥脱时，应随时备好装有甘油的注射器。一旦苯酚入眼，应立即用拇指和示指撑开患者的眼睛，并直接用注射器（不带针头）将3～4滴甘油滴入眼球和下眼睑之间的空隙，之后让患者轻轻闭眼，闭眼后甘油会分布于上眼睑。如果医生不确定处理是否恰当并需要进一步帮助，应立即求助眼科医生。对于其他的剥脱治疗，应在手边准备好清水或生理盐水，以便在需要时立即冲洗眼睛。

7.3.2 辅助性外用制剂和伤口处理药物

辅助护肤品在浅层、中层和轻度深层剥脱中起着关键的治疗作用。专门为此研发的产品可以从药店或直接从剥脱剂制造商处购买，具体细节已在第3章中进行了介绍。

中层、深层剥脱后使用药物和外用辅助性产品，可以促进皮肤的修复及愈合。

抗生素药膏

伤口愈合阶段局部皮肤的护理可根据具体愈合情况和患者的个人需要进行调整。如果怀疑伤口愈合不佳，可能需要使用抗生素软膏（如庆大霉素、莫匹罗星软膏）。

盐水湿敷

在中层或深层剥脱后，生理盐水（0.9% NaCl溶液）湿敷可舒缓治疗后发红的皮肤。在生理盐水中加入白葡萄酒醋，可降低水溶液的pH，并具有抗菌作用，也可以加入玫瑰水增加香味。见表7.1。

表7.1 用于剥脱治疗后冷湿敷的NaCl溶液的建议配方

湿敷液	制备方法
生理盐水	0.9%NaCl溶液，也可加入玫瑰水
生理盐水加白葡萄酒醋	5ml白葡萄酒醋加入0.5L 0.9% NaCl溶液，也可加入玫瑰水
生理盐水替代物	将15g食盐放入1L水中煮沸消毒后晾凉，也可加入玫瑰水

注：应告知患者如何正确使用上述方法，并在剥脱治疗前获得相应的湿敷液。

实用小贴士

剥脱治疗后，患者可以按照医嘱在家对皮肤进行降温。可使用干净的湿布或湿毛巾。中层或深层剥脱的患者，在治疗后第2天或第3天可以开始用温水淋浴。应指导患者在淋浴时不要让水流直接冲击治疗区的皮肤，而是要确保水流从头顶温和地流到面部和颈部等处。

预防单纯疱疹的方法

对于接受剥脱治疗的患者，凡既往有单纯疱疹病史的，都应及时给予药物[阿昔洛韦或阿昔洛韦前体药物（如缬更昔洛韦）]进行预防。此外，在进行中层、深层剥脱时，即使无单纯疱疹病史，笔者也建议患者接受预防性治疗。有多种治疗方法可选：一些医生建议可在剥脱前24小时开始用药，或在剥脱当天开始用药。关于预防性用药的持续时间，一些医生建议在剥脱后持续5～7天，或直到完全愈合；而另一些医生则重点强调中层剥脱用药应持续8天，深层剥脱应持续10天。为了确保获得安全、有效的临床疗效，需要认识到将这种预防性治疗作为剥脱后护理工作的一部分的重要性。

抗炎药物

如果剥脱治疗后出现异常强烈的炎症反应，可给予糖皮质激素或抗组胺类药物进行治疗。不推荐预防性服用抗生素，因为剥脱治疗诱导的可控性轻度炎症刺激能促进胶原蛋白的合成。

7.3.3 苯酚深层剥脱治疗的操作规范

心电图

在使用苯酚进行全面部剥脱的治疗过程中，需要用心电图(ECG)来监测患者的心血管功能。可通过有意放慢苯酚溶液的涂液速度，以避免因皮肤吸收过快而引起心律失常。在具体操作时，可将全面部分成若干个独立的治疗区，治疗不同的区域时保持一定时间间隔，从而避免苯酚溶液短时间内的大量吸收。

实用小贴士

苯酚深层剥脱治疗后，为减少 48 小时内出现的水肿，如果医生认为有必要，可建议患者在剥脱治疗后 2 天内睡觉时抬高头部(45°)或服用利尿剂。

静脉输液

在治疗过程中，静脉给予 1～1.5L 的氯化钠注射液或林格液可刺激利尿，并加速肾脏对苯酚的清除。

胶布敷料

为了增强苯酚深层剥脱的效果，可以在剥脱后的面部特定区域或整个面部使用胶布敷料包扎(图 7.4)。常用的是宽 2.5cm 左右的防水胶布；眼眶周围和口周用较窄的胶布(宽约 1.5cm)。

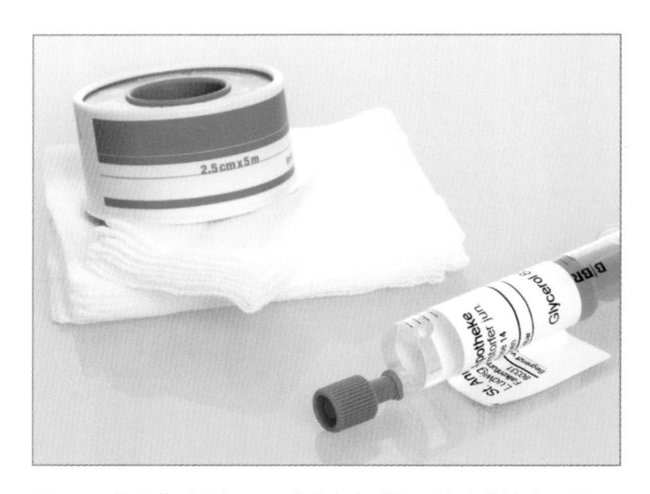

图 7.4 使用苯酚进行深层剥脱治疗时需要特殊的辅助工具，可用胶带条遮盖和甘油溶液涂抹等方法，以防苯酚溶液意外接触到患者的眼睛

7.4 麻醉方法

在化学剥脱过程中，疼痛的发生主要取决于以下几个因素。

- 使用的活性物质及其浓度。
- 剥脱剂的穿透深度。
- 治疗部位的皮肤厚度。
- 患者的个体敏感性。

根据剥脱治疗的不同层次，麻醉的应用范围包括浅层剥脱常用的短期局部冷敷、局部神经阻滞，以及深层剥脱治疗中使用的镇静药和口服镇痛药。

不推荐使用外涂药物或局部浸润性麻醉剂进行表面麻醉。这在 Wiest 所做的半脸对照观察实验中已经得到了验证：他发现进行中层剥脱治疗时，术前使用表面麻醉药膏一侧面部的术后效果比未使用表面麻醉药膏一侧面部的治疗效果要差。此外，局部麻醉剂所产生的水合作用会影响酸的吸收，所以最好避免使用。

7.4.1 一般镇痛

在进行苯酚深层剥脱和 TCA 深层剥脱时可能需要麻醉医生给予患者镇静和全身镇痛，或者至少在口服或注射麻醉药的同时使用抗焦虑药。这种方法的目的是确保在剥脱过程中，以及在治疗后的 8 小时内均能发挥镇痛作用。焦虑或极度敏感的患者应给予镇静药物。

7.4.2 神经阻滞

局部阻滞麻醉可用于 TCA 中层剥脱或 TCA 联合苯酚深层剥脱。

一般情况下，每根神经使用 0.5～1ml 的局部麻醉药即可(如 0.5%普鲁卡因、0.5%美比卡因、0.25%丁哌卡因)。面部的局部神经阻滞具体操作见图 7.5～7.9。

局部神经阻滞

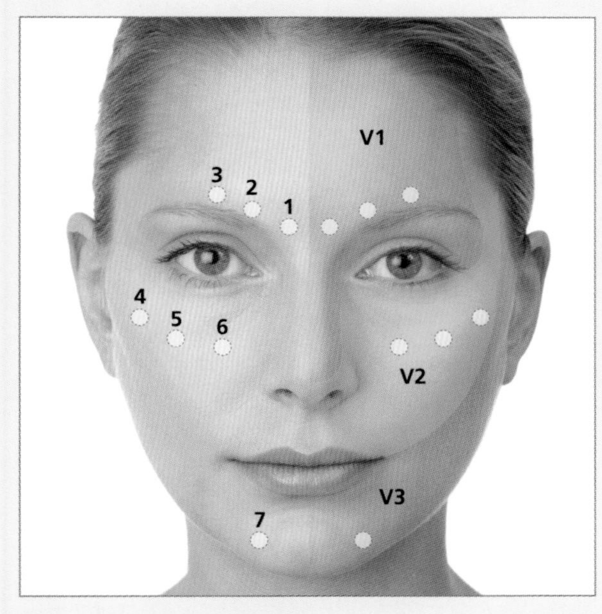

图 7.5 可用于局部神经阻滞麻醉的面部神经支配范围示意图

眼神经（V1）支配区域的麻醉可通过阻断其末梢分支，包括滑车上神经（1）和眶上神经的内侧（2）、外侧（3）等分支来实现。上颌神经（V2）支配区域可通过阻断其末梢分支（包括颧颞支（4）、颧面支（5）和眶下神经（6）来实现。下颌区域（V3）的麻醉是通过阻断下颌神经远端，即颏神经（7）来实现的。不同神经的阻滞区域之间可能会有重叠

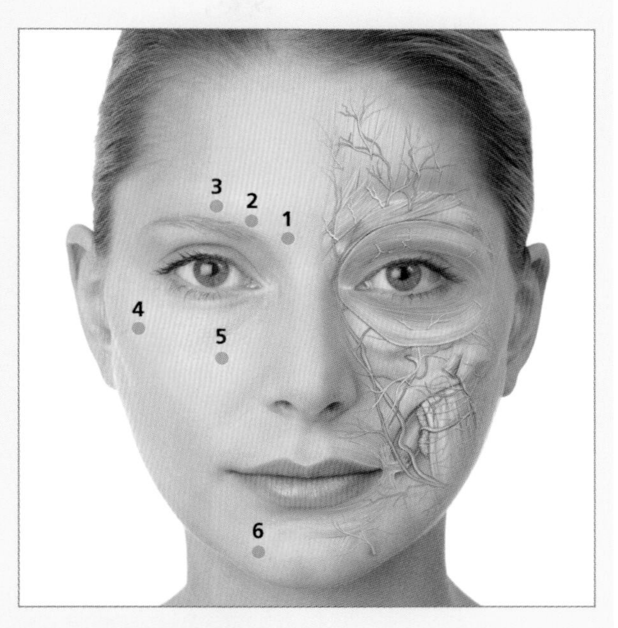

图 7.6 面部神经阻滞麻醉注射进针点位示意图

1—滑车上神经阻滞，眶上缘内侧进针；

2—眶上神经阻滞，内侧支，额切迹进针；

3—眶上神经阻滞，外侧支，眶上孔进针；

4—颧面部神经阻滞，颧面孔进针；

5—眶下神经阻滞，眶下孔经皮入路进针；若采用口内注射，则将针插入尖牙上方的口腔上龈颊沟，并指向眶下孔，直至骨面；

6—颏神经阻滞，颏孔口外入路进针

面部局部神经阻滞

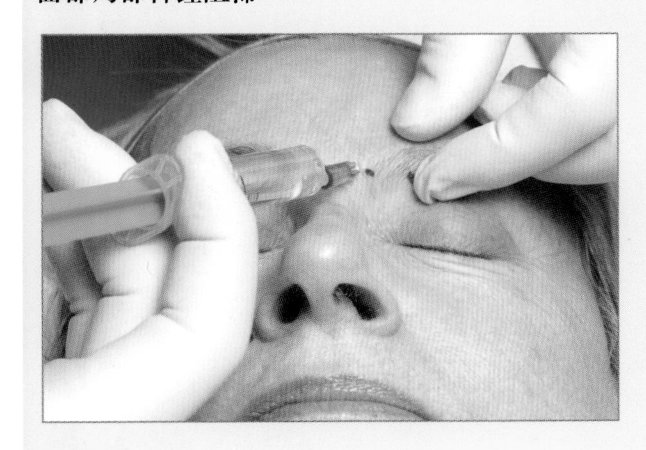

图 7.7 滑车上神经阻滞

该区域通过眶上缘内侧进针

面部局部神经阻滞

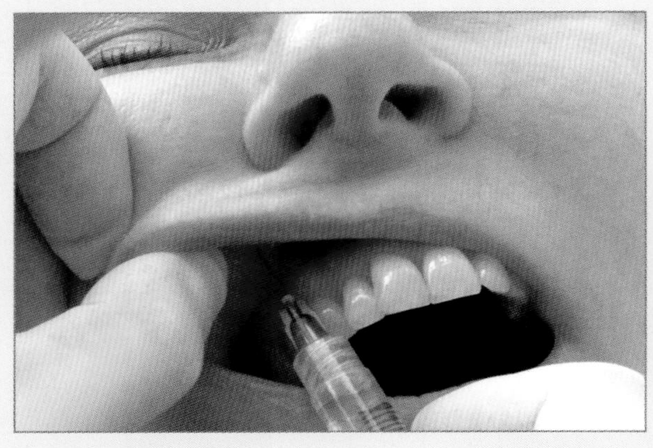

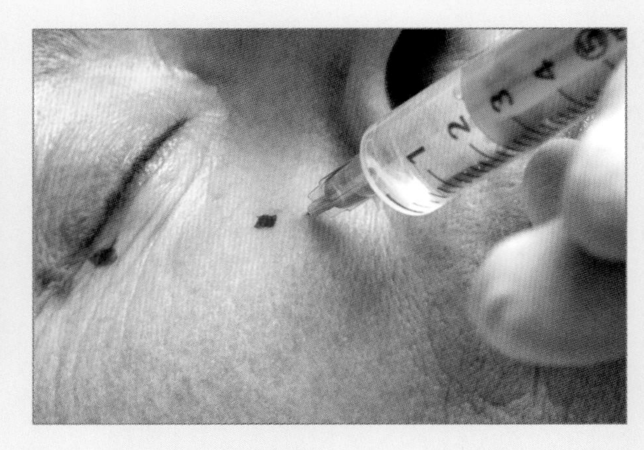

图 7.8　**眶下神经阻滞**

与经皮注射术式(右)相比,采用口内术式(左)更简便,疼痛更轻。其具体操作是将针插入尖牙上方的口腔上龈颊沟,并指向眶下孔方向,直至接触骨面

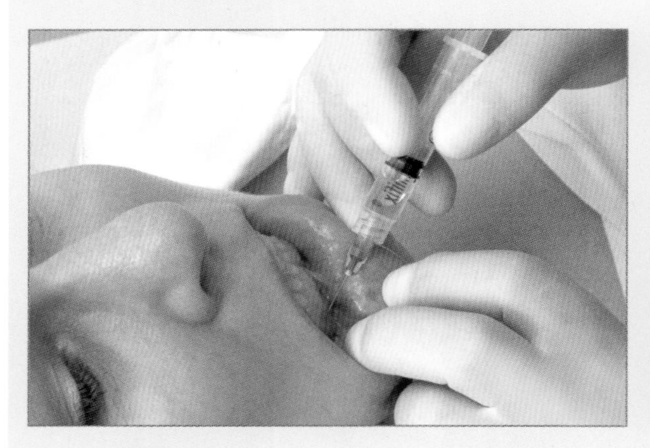

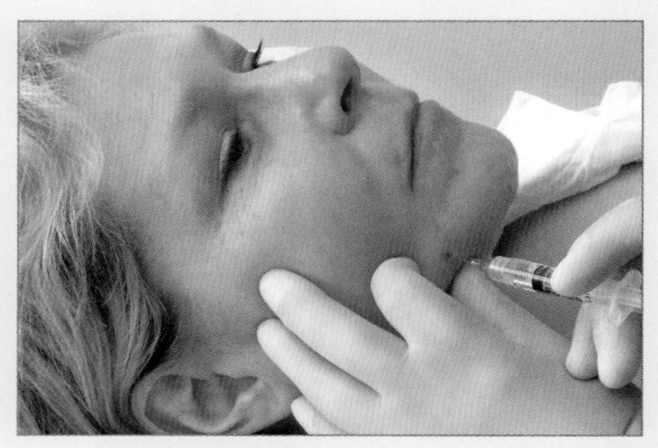

图 7.9　**颏神经阻滞**

经口内注射进针点(位于口腔前庭下龈颊沟,靠近第 1、2 前臼齿);在经皮注射中,以一定角度侧向进针,指向颏孔方向

7.4.3　潜在并发症

局部神经阻滞的操作对医生的专业知识、临床经验和注射技巧等都有一定的要求。注射相关并发症主要表现为小血肿和局部肿胀,通常几天后即可消退。由针头引起的神经刺激是迅速可逆的。如果没有达到预期的麻醉效果,可能是由于注射技术不佳或是神经解剖位置变异造成的。在使用局部麻醉药之前,必须排除患者对麻醉药的活性成分和防腐剂不耐受或过敏;这一步骤是在获取患者既往史时进行的。多剂量瓶装麻醉药中一般添加 4-羟基苯甲酸甲酯用作防腐剂,焦亚硫酸钠可作为含有肾上腺素的瓶装和安瓿麻醉药中的防腐剂成分。

麻醉药过敏的表现包括皮肤红斑、烦躁不安、焦虑和呼吸困难。此外,还可能出现腹痛、支气管痉挛、呼吸骤停伴缺氧或循环骤停等。过敏反应的这种临床表现称为过敏性休克。

如果局部麻醉药意外进入血管或使用过量,就会发生麻醉药中毒。心源性中毒最初表现为头晕、口中有金属味、耳鸣、神志不清、言语混乱、烦躁不安和颤抖等。必须认真对待这些示警征象。一旦出现症状,必须立即停止局部麻醉药的使用。中枢神经系统兴奋表现为呼吸异常、肌肉抽搐、恶心、呕吐、全身痉挛、脉搏加快和血压升高。严重的中毒会导致意识丧失、呼吸停止、心动过缓、血压下降,最后是心搏骤停。

注意事项

对于并发症的治疗，各位读者可参考当前麻醉学文献中给出的建议(Morgan et al，2013)，以及其他当地的现行指南。操作医生还应该随时准备一个急救包，并定期检查，以确保其内部物品完整、有效、可用。

7.5 基本原则

不同的剥脱治疗在主要治疗目的、治疗方法、术后护理以及辅助性外用治疗等方面有所差异。然而，不管是进行浅层、中层还是深层的化学剥脱，某些基本的治疗原则是医生需要熟练掌握的。

即使使用同一种渗透深度的剥脱剂，由于具体处理方式的不同，其临床结果也可能有很大差异。要意识到，治疗前的预处理方法、皮肤基础情况和操作技术等都可以对化学剥脱的临床效果造成显著影响。

为了能够掌握和实现个性化、量身定制的治疗目标，医生需要熟练掌握并充分积累针对不同层次剥脱治疗的技术和经验。为了能够实现安全有效地治疗，医生需要了解以下几点。

- 使用了哪些活性物质。
- 所用配方的潜在浸润性。
- 患者皮肤的基础情况(皮肤的预处理和清洁)。
- 在皮肤上的渗透深度如何显示。
- 如何对操作技术规范化(参见本章第7.6节)。
- 给予何种术后护理。
- 剥脱后的治疗应如何实施，如出现并发症应如何处理。
- 剥脱的可能结果。

应提前制订好治疗目标和治疗方法。医生需要决定哪一种剥脱方案是最佳的，并应详细地向患者说明剥脱前、后的治疗计划。后续疗程应根据患者个体差异进行个性化调整。应仔细观察治疗过程中皮肤反应的临床表现，因为它向医生展示了剥脱剂如何起效以及何时需要终止治疗。这需要在整个剥脱过程中认真观察皮肤的反应。用Mark Rubin医生的话来说就是“剥脱治疗时千万不要离开房间!”

7.5.1 清洁和脱脂

无论是浅层、中层还是深层剥脱，只要皮肤表面做到了彻底清洁和脱脂，都能取得较好的治疗效果。患者应在清洁皮肤之前卸妆，必要时，可使用有机溶剂[丙酮和(或)乙醇]对皮肤进行脱脂，这是治疗的第一步。这一术前准备步骤可长达2分钟，并可根据局部解剖结构和个人特点，以及计划使用的剥脱剂进行调整。“化学”清洁对油性皮肤的患者或使用遮瑕化妆品的患者来说可能非常耗时。不能低估治疗前清洁的重要性。浅表的AHA剥脱于准备不充分的皮肤进行几乎没有效果。中层剥脱如果在脱脂不充分的皮肤上进行，会导致剥脱液出现斑片状的不均匀吸收，最终导致不满意的治疗效果。

7.5.2 剥脱前后的皮肤护理

应至少在(第1次)剥脱前2周开始，每天使用特定的护肤品进行治疗前的准备，并应在剥脱后的一段时间内继续使用。就浅层剥脱而言，治疗前后的皮肤护理对达到肉眼可见的皮肤改善，以及实现美容目标有决定性的作用。

对于中层和深层剥脱治疗来说，治疗前的皮肤准备对加速治疗后愈合以及获得最佳的治疗效果有重要意义。半侧对照实验表明，TCA中层剥脱治疗前后辅助性局部皮肤护理能带来更均匀的剥脱效果和更短的愈合恢复期(Hevia et al，1991；Humphreys et al，1996；Kim et al，1996)。见图7.10～7.13。

多种辅助护肤品可供选择，应根据实际情况酌情使用，具体取决于以下几点。

- 剥脱剂配方。
- 皮肤类型。
- 皮肤耐受度。
- 临床适应证。

预处理对 Jessner 液＋TCA 联合剥脱的重要性

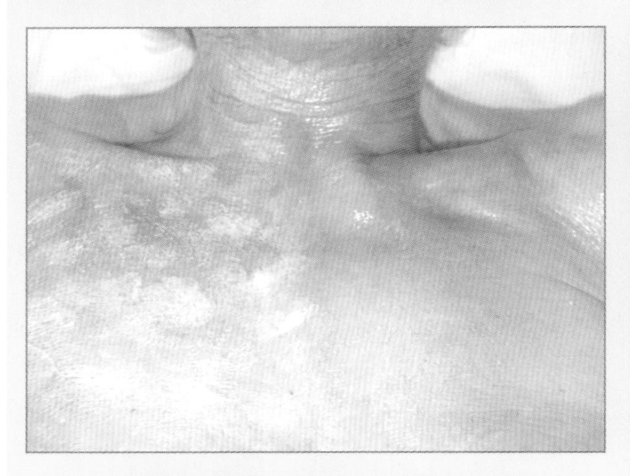

图 7.10 半侧对照实验分析术前外用预处理软膏对 Jessner 液＋TCA 联合剥脱治疗效果的意义。患者右侧未准确、彻底地涂抹预处理软膏，左侧均匀涂抹

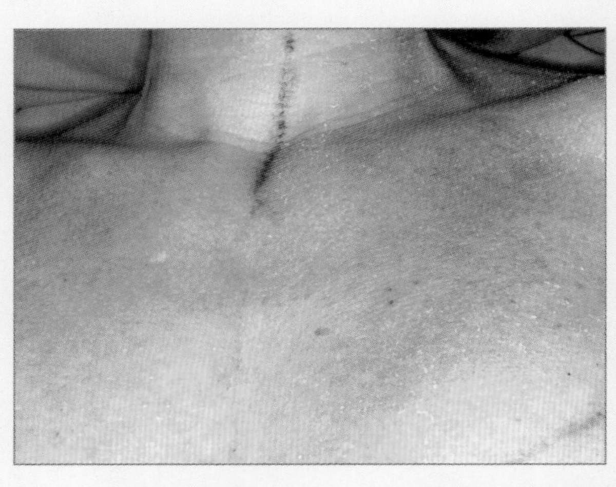

图 7.11 经过 2 周的皮肤预处理，Jessner 液剥脱后左右两侧对照。在两侧均匀涂抹剥脱液后，可以注意到 Jessner 液在患者胸部右侧与左侧有不同的结霜反应，左侧可观察到更多的霜斑

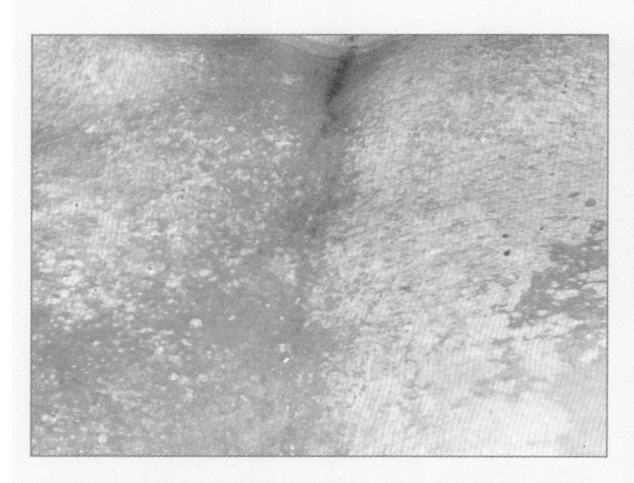

图 7.12 在 Jessner 液之后涂抹 20% TCA，可观察到Ⅰ～Ⅱ级结霜反应。在患者的左侧，可在治疗区观察到一层均匀的白霜。与此相反，患者右侧胸部可见红斑基底上孤立的白色霜斑

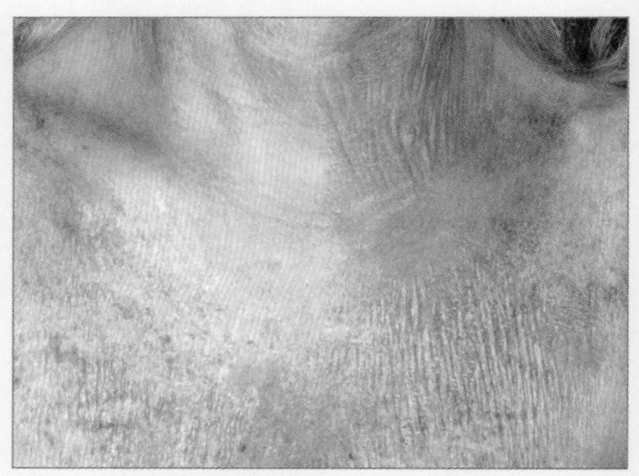

图 7.13 剥脱后的修复阶段。患者左侧颈部皮肤呈现均匀的色素改善，愈合均匀，无并发症。右侧皮肤只有部分区域呈现期望的色素改善；在颈部右侧至锁骨下区域，几乎观察不到任何剥脱效果，也没有表皮剥脱发生。半侧对照实验的结果表明，浅层的 TCA 剥脱对准备不充分的皮肤达不到均匀的治疗效果

剥脱前的预处理不应有刺激性。必要时，应减少维甲酸的剂量，或每 3 天局部使用 1 次。同样的方法也适用于中层、深层剥脱后的皮肤护理。含有美白成分和维甲酸的产品只有在再上皮化完成后才能开始使用。

无油面霜、乳液和溶液适用于皮肤偏油的 Fitzpatrick 皮肤分型Ⅰ～Ⅱ型的患者。对于皮肤干燥、敏感的患者，建议使用油性护肤品。如果患者的皮肤特别敏感，可考虑使用葡糖酸内酯或多羟基酸来代替可能造成刺激的含 AHA 的产品；有研究证明，这些成分可以促进表皮屏障修复并增强其功能（Edison et al，2004；Green et al，

2009；Hachem et al，2010），同时对皮肤的刺激性较轻。如果需要额外的去角质作用，可使用含有SA的配方，如对于皮肤过度角化的患者的治疗。Fitzpatrick皮肤分型Ⅲ型及以上的患者在剥脱前后应使用含有皮肤美白成分的护理产品（如对苯二酚），以防止炎性色素沉着的发生。同样，在为局部肤色不均的患者行浅层剥脱治疗时也可使用以上产品。其他皮肤美白成分如曲酸，可作为对苯二酚的替代品（有关不同皮肤美白剂及其作用机制和相关法律条例，请参阅以下文献，并结合当地具体政策要求酌情选择使用：Rendon et al 2005；Sarkar et al，2002；Boissy et al，2005；Kim et al，2002；Hakozaki et al，2002；Matsuda et al，2008）。

如果应用浅层剥脱治疗痤疮，可使用壬二酸作为辅助治疗。壬二酸具备剥脱、抗菌、美白等特性有助于剥脱效果更好的呈现。此外，在剥脱前后使用含有过氧化苯甲酰（benzoyl peroxide，BPO）的制剂可作为痤疮治疗的一种支持性疗法，并且BPO作为非处方药很容易就能买到。需要特别强调的是，抗痤疮药物应该作为辅助治疗，仅在必要时使用，而不是作为局部护肤品的替代品，这样才能在浅层剥脱的治疗过程中获得最佳的表皮再生效果。这类pH 3.5～4.0的护肤品含有AHA或维甲酸等成分，可以促进表皮再生并增强皮肤屏障功能，尤其适用于浅层剥脱治疗的日常护理。我们建议在早上使用去角质和溶解角质的产品，晚上使用痤疮治疗产品。当患者将功能性护肤品均匀涂抹于所有治疗区后，即可使用日常化妆品。

7.5.3 防晒

从开始使用功能性护肤品进行皮肤预处理的时候（治疗前2～4周），就应建议患者避免过度日晒和日光浴，防晒工作一直要坚持到剥脱后恢复期结束为止，这是因为功能性护肤品中所含有的AHA或维甲酸等成分会增加皮肤对阳光的敏感性。中层、深层剥脱则要严格实行彻底的防晒。同时，推荐使用高SPF以及强UVA、UVB阻挡能力的防晒霜。Kim等（Kim et al，2010）指出，防晒最重要的是确保局部涂抹足量的防护产品；为了达到最佳的防晒效果，笔者推荐的使用剂量为2mg/cm^2。建议读者参阅参考文献，以获得关于如何进行有效防晒的具体方法和准备工作的更多细节（De Villa et al，2011；Hwang et al，2011；Miyamura et al，2011）。物理防晒（帽子、衬衫、太阳镜）也是推荐使用的。

7.5.4 剥脱过程中眼睛及敏感部位的保护

关于如何确保敏感区域（如眼睛、黏膜表面等）在剥脱期间得到保护的建议有很多。关于如何保护眼睛，一些医生习惯使用眼罩或眼盾；同时也有医生认为当对靠近眼睑区域的皮肤进行精细化剥脱治疗时使用眼罩等表面遮盖物会妨碍操作，而且有时眼罩刺激造成的流泪也会导致邻近区域剥脱液的稀释。此外，一些有经验的操作师和笔者在剥脱前会涂抹凡士林以保护口、鼻孔及鼻翼窝，然而也有人拒绝这样做，他们认为凡士林会影响剥脱液的渗透，进而导致治疗效果不佳。进行中、深层剥脱时，通常不提倡对口周或眶周进行封闭性保护，因为这些正是需要进行年轻化治疗的区域。总的来说，关于敏感部位在剥脱过程中的保护方法，不同的文献和临床经验会给出不同的建议，因此本书作者建议读者遵循剥脱产品生产商的推荐，或者根据自己的操作经验灵活应用。

7.6 操作技术

在进行剥脱治疗之前，应要求患者摘除隐形眼镜、耳环和项链。然后，将少量的剥脱液放入一个单独的容器中，如可以让医生单手操作的小玻璃容器。如果使用多个容器，必须给它们贴上标签，以免混淆。

所需剥脱液的量取决于治疗区域的大小；经验表明，2～4ml剥脱液治疗面部和颈部是足够的。根据不同的剥脱方法和个人偏好，可以使用不同的涂抹工具。例如，应在工作区域放置纱布，以便擦掉棉签上多余的剥脱液。从额头上开始涂抹是有意义的，因为这是面部最不敏感的区域。医生可根据最初治疗区域的皮肤对剥脱液和操作方法的反应调整面部其他部位的后续治疗方案。

根据患者的个人情况和皮肤质地采用个性化的诊疗方案，并对可能需要提前终止操作的意外事件迅速做出反应，这就是所谓“剥脱的艺术”。因此，密切关注患者的皮肤反应是剥脱治疗中最重要的规则。以下任何一种情况都会增加剥脱产品的渗透深度：①使用更大剂量的剥脱液（如使用蘸有过多剥脱液的涂抹工具）；②使用更激进的涂药方法（如图 7.14 所示；如通过按摩的方法导入剥脱液与将剥脱液轻轻涂在皮肤表面相比，前者会增加剥脱液的渗透深度）。根据 Hetter（Hetter，2000）和 Stone（Stone，1998）的报道，在中层、深层剥脱治疗过程中，剥脱液的渗透深度除与涂液力量有关外，还与涂液的频率和次数有关（单次治疗中涂液的层数）。对于涂液层数，医生会根据个人习惯采用单侧涂抹和双侧涂抹的方法。在一个特定的区域，如果有更多的涂层，不需要增加施药的压力就会增强结霜反应。如何选择最佳的涂液方法取决于剥脱的方式、剥脱液的成分和使用的辅助工具。

警示

整个治疗过程中，盛有剥脱液的容器切勿从患者面部上方经过，以免剥脱剂滴落或不小心溅出。

治疗要点核对表

浅层（无霜）剥脱

- 评估适应证和皮肤类型。
- 建议在剥脱前进行辅助局部预处理。
- 清洁。
- 考虑表皮厚度的变化。
- 初次治疗时先从低浓度剥脱剂开始，然后根据患者的耐受度进行调整。
- 治疗时剥脱剂应涂抹均匀。
- 在使用中和剂之前，根据临床表现和患者的主观反应，调整剥脱剂用量、涂药力度，以及剥脱剂停留时间。
- 在剥脱治疗疗程中，建议每天使用护肤品。

中层、深层剥脱

- 对患者的细纹或皱纹、皮肤类型和肤色等进行评估。
- 建议剥脱前行预处理。
- 根据临床表现调整剥脱剂配方。
- 考虑表皮和真皮的厚度变化。
- 治疗前皮肤要彻底脱脂（特别是使用 TCA 剥脱时）。
- 根据皮肤的反应调整剥脱剂的用量、涂药力度和涂药频率及层数。
- 治疗时剥脱剂应涂抹均匀。
- 确保术后恢复期的密切监测并提供心理支持。

涂药力度

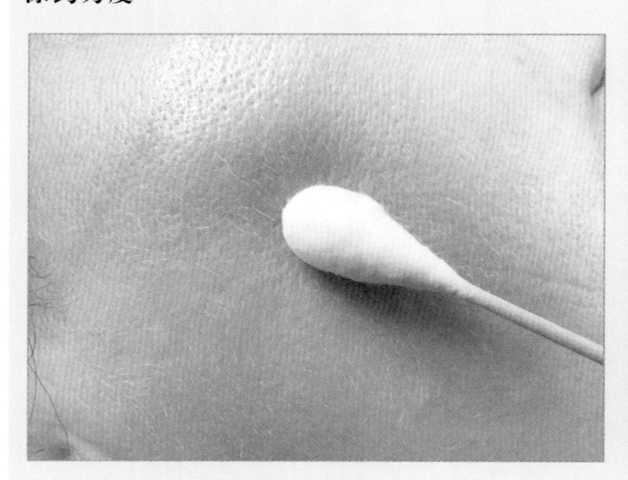

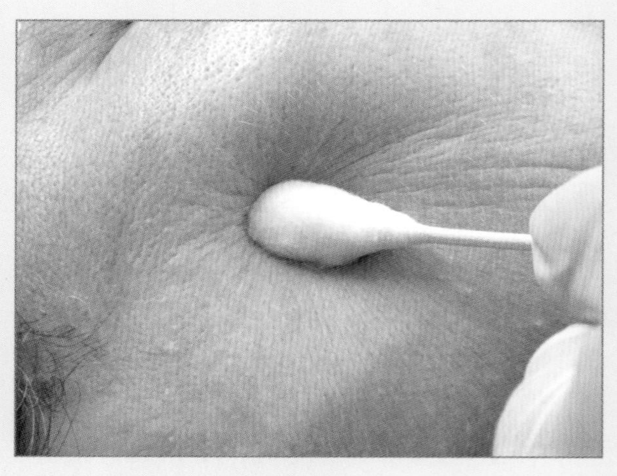

图 7.14 施加压力是控制剥脱液渗透深度的方法之一。当使用纱布或棉签施加更大压力时，剥脱剂的渗透会加深。这一技术对于中层、深层剥脱具有特殊的意义，可以通过这种方法调控临床疗效

7.7 浅层剥脱

7.7.1 AHA 和 PA 剥脱

AHA 和 PA 具有表皮效应，其需要长时间、不断提高浓度的多次重复治疗才能发挥美容效果。在治疗前和每次治疗之间都需要使用辅助性外用药物。见图 7.15。

单次浅层剥脱对皮肤表面的影响非常小，以至于患者感觉不到任何的损伤，也没有痛感或其他不良反应。由于这种治疗非常适合日常护理，它们被称作“午餐焕肤”。

适应证包括：皮肤斑点、局部色素沉着、黄褐斑、寻常痤疮、丘疹脓疱性痤疮、玫瑰痤疮、局部角化过度、早期皮肤老化。

清洁和脱脂

使用亲水性的 AHA 或 PA 之前，需要彻底清洁皮肤和脱脂。这一过程用纱布或棉球蘸取碱性清洁剂来完成。操作者可以通过控制涂擦的力度和重复涂擦来控制清洁脱脂的强度。市售的 AHA 类剥脱剂是与相应的清洁产品搭配销售的，但是医生也可以采用其他的清洁产品。

治疗前准备事项

- 发带或手术帽。
- 保护眼睛和敏感部位(如眼罩与凡士林)。
- 清洁剂(包括纱布、棉球)。
- 脱脂酒精。
- 含有 AHA 和 PA 的剥脱剂。
- 中和液。
- 非乳胶手套。
- 容器。
- 操作刷子。
- 手持风扇(用于冷却)。
- 毛巾。
- 冷水。

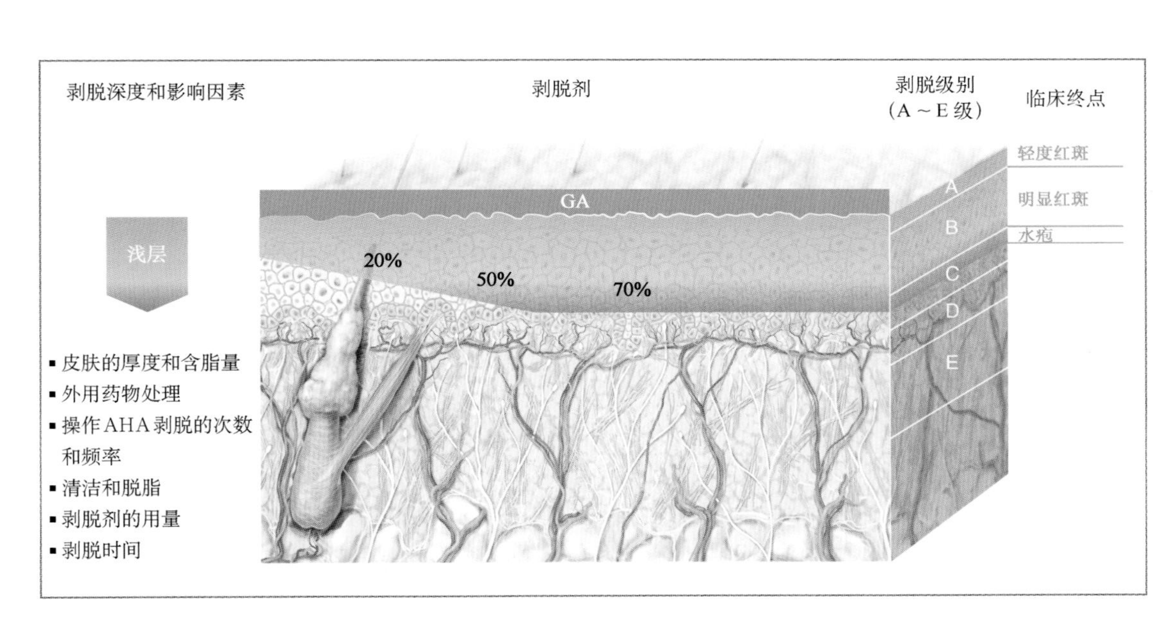

图 7.15 浅层 GA 剥脱总结

此图说明了 GA 剥脱深度、相应的临床终点和效果影响因素。GA 剥脱通常是通过逐步增加浓度来完成的，首次剥脱(20% GA)仅能达到表皮浅层(A～B 级)，临床终点是轻中度的红斑。在后续治疗中使用高浓度的酸(50%～70%)(取决于患者对溶液的敏感性)，可以达到皮肤 B～C 级。如果剥脱剂到达基底层，皮肤会出现小水疱。对于 GA 的剥脱层次、终点和影响因素的描述也适用于 AHA 和 PA 等类似的化学剥脱剂

操作过程(图 7.16～7.20)

使用平整的刷子有利于迅速操作,采用棉签操作可减少浪费。但是需要注意,使用刷子会影响剥脱的力度,所以采用刷子的方式并不适合所有的剥脱治疗。在整个治疗过程中,务必保持治疗区湿润,切忌干燥。

医生应该在良好的光线下工作,以便观察红斑的进展,根据患者的皮肤反应和操作者的主观经验调整酸的作用时间。敏感部位可在治疗结束时使用剥脱剂。

注意事项

对于浅表的 AHA 剥脱,医生们经常被建议要避免将剥脱剂涂在眼睛、嘴唇、鼻孔、鼻翼皱褶处。敏感部位(如眼周、鼻翼皱褶和黏膜表面)都需要用凡士林保护。但笔者不同意这种保护方式,因为以石蜡为基础的保护剂往往会扩散到周围皮肤,影响酸的穿透和治疗效果。

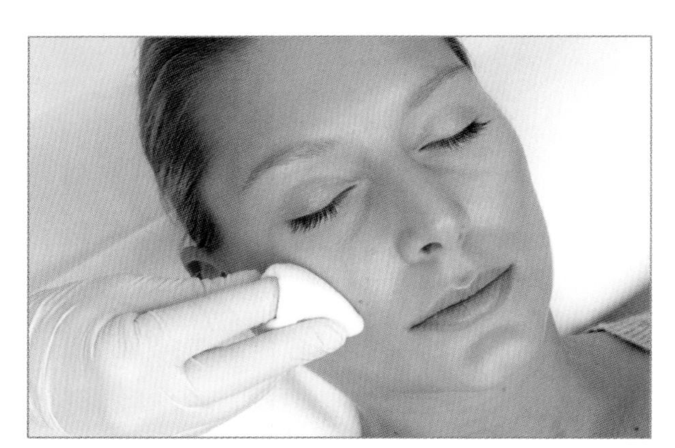

图 7.16　术前皮肤需要被完全的清洁脱脂

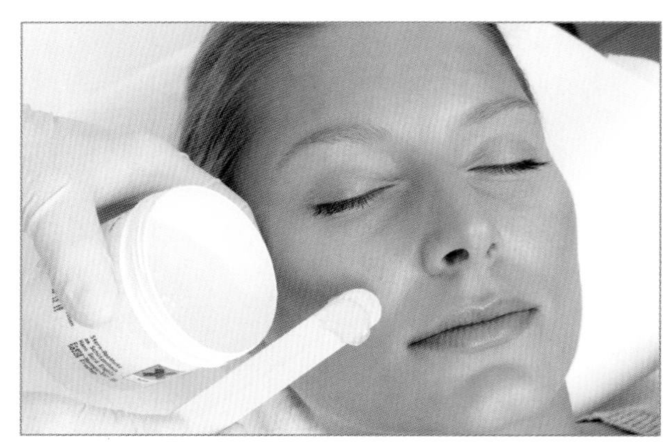

图 7.17　采用凝胶进行剥脱治疗对于初学者是一个很好的选择。凝胶剥脱剂比溶液剥脱剂出现并发症的概率低

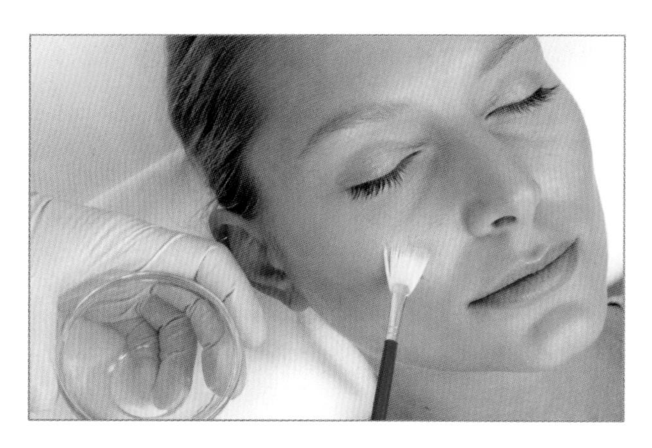

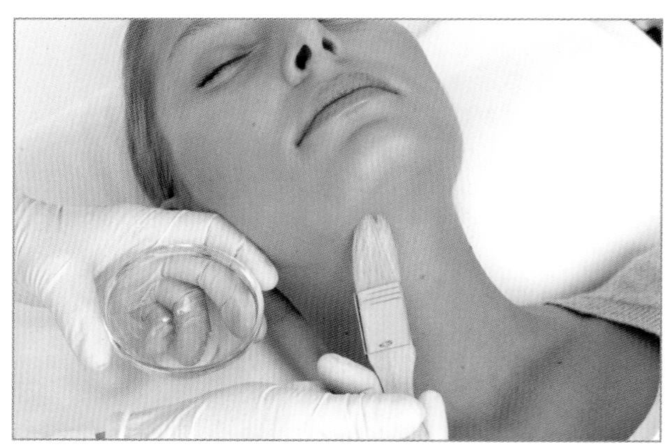

图 7.18　用刷子进行 AHA 或 PA 的剥脱治疗。将刷子浸入剥脱剂中,靠在容器边缘去掉多余的液体后,迅速均匀地涂抹皮肤表面。较小的刷子用于面部,而较大的、扁平的刷子用于较大面积的治疗区域(如颈部、背部)

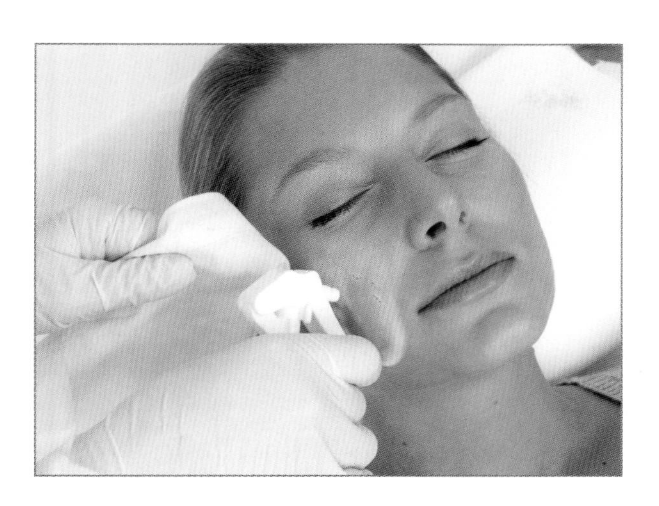

图 7.19 使用喷雾剂中和时，皮肤表面会产生泡沫，直至中和反应结束。这可以帮助医生准确判断中和反应是否完全，是否可以结束剥脱治疗

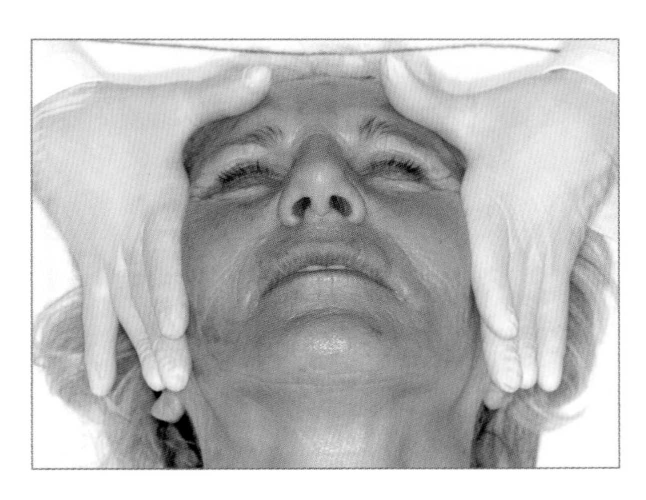

图 7.20 中和后，皮肤完全干燥，然后涂抹 pH 3.0～4.5 的面霜，使皮肤表面的 pH 正常化。因为中和后，皮肤表面 pH 已经变为强碱性

镇痛建议

为了减少中层剥脱的不适感，可以在治疗过程中采用手动或电动风扇冷却皮肤表面；治疗后可使用冷敷包和湿布来缓解不适。

中和作用

可采用碱性制剂来中和游离酸。当皮肤出现红斑或第 1 个小水疱（取决于剥脱的深度达到 A 级、B 级或 C 级）即可开始中和。

中和剂可以以溶液的形式喷在皮肤上，或者采用凝胶或乳霜的形式涂在皮肤上。喷雾中和对于大多数患者来说并不舒适，因此可以分区进行。最好从前额开始中和，但需注意的是中和一侧时，另外一侧剥脱剂仍在发挥作用。在中和时，让患者的头稍偏向一侧，喷上中和液后使之自然地流下来；处理靠近发际线处时，可以用小毛巾帮助涂抹中和液。使用同样的方法中和另外一侧面部，再中和颈部。最后对整个剥脱范围进行一次全面的喷洒，以确保没有遗漏。先让患者准备好，然后再进行中和。如果出现小面积泡沫聚集则提示该部位尚未完全中和。最后用毛巾蘸干面部。中和必须要迅速，才能保证剥脱能够适时终止，这一点

警告

有的浅层剥脱剂的制造商建议在固定的时间进行中和。但是笔者不推荐这种方式，因为无法在治疗前预测患者的剥脱反应。因此计时器的使用不能代替对皮肤的仔细观察。

警告

在开始治疗前，要确定中和剂的准备是否充足。检查喷瓶内是否有足量的中和剂，喷头是否干净完好。否则，中和过程中的任何中断都可能影响疗效。AHA 和 PA 剥脱如果没有及时中和，会导致皮肤出现水疱和结痂。在紧急情况下，可以用大量的冷水稀释剥脱剂。

实用小贴士

为了获得最佳的治疗效果，笔者建议每 2 周进行 1 次治疗，3～5 次治疗后再进行间隔较长时间的剥脱治疗。部分患者持续多年每 4～6 周进行 1 次的 AHA 剥脱。1 次治疗需要的时长取决于美容或医疗的需求，或者是患者的要求。只要患者能持续看到改善，间歇性的持续治疗是合理的。然而，一旦患者的治疗效果达到一个平台期，继续采用同样的剥脱治疗可能就是无效的。因此可以考虑其他方式的剥脱治疗。见表 7.2。

表 7.2　浅表"午餐"剥脱治疗总结

治疗阶段	治疗流程
在剥脱治疗前	• 首诊及签署知情同意书 • 开始辅助性外用药物治疗(2～6 周的预剥脱)
首次剥脱治疗	• 卸妆,皮肤清洁,涂抹化学剥脱液 • 达到治疗终点后停止剥脱(AHA 或 PA 剥脱后中和) • 冷却面膜,可选择性化妆 • 建议物理防晒或外用防晒霜
剥脱间歇期治疗	• 继续辅助性外用药物治疗
第 2 次剥脱治疗(首次治疗后 2 周)	• 根据第 1 次的治疗情况决定治疗方案
剥脱间歇期治疗	• 继续辅助性外用药物治疗
后续剥脱治疗	• 同上

非常重要。如果使用凝胶或乳霜来代替喷雾,中和的过程则相对困难,但是部分患者认为凝胶或乳霜中和的体验感更舒适。

7.7.2　SA 剥脱(图 7.21)

由于 SA 剥脱不需要太长的误工时间,也可以被看作是一种"午餐"剥脱。达到预期的效果也需要多次重复治疗配合适当的辅助治疗。与浅表 AHA 剥脱相比,SA 剥脱还有调节角化的作用,因此 SA 还可以用于治疗角化过度性疾病(角质层增厚区)。适应证包括皮肤斑点、局部色沉、黄褐斑、痤疮、丘疹脓疱性痤疮、局部角化过度。

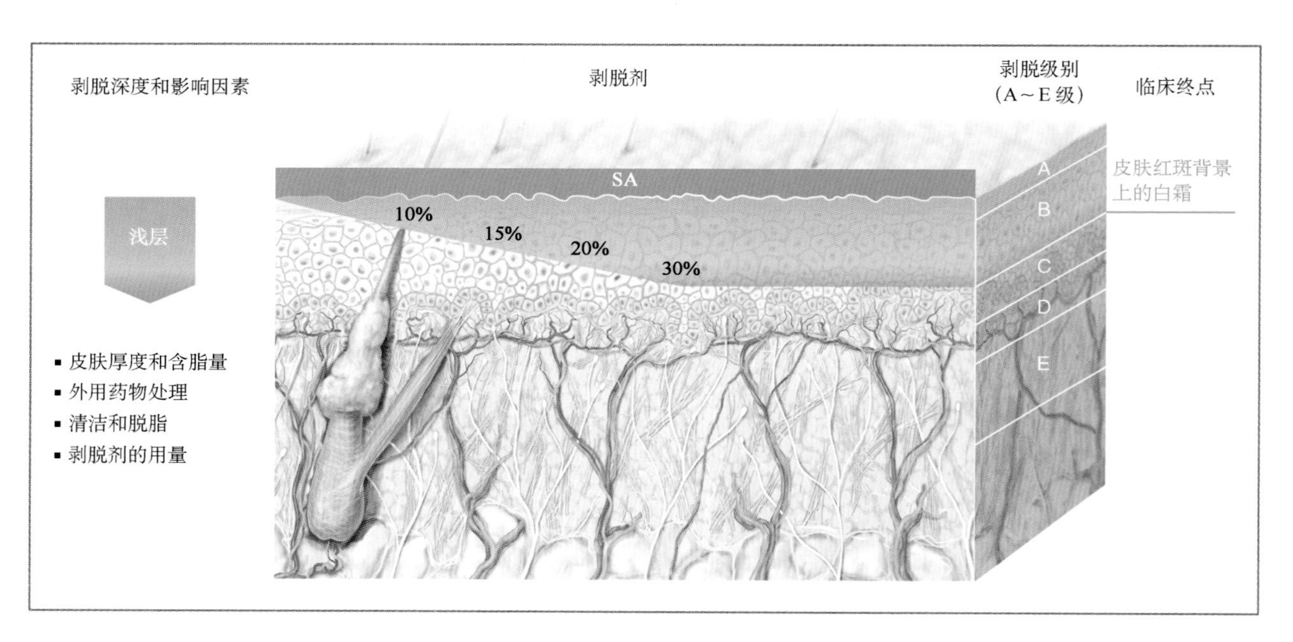

图 7.21　SA 剥脱总结

通常使用 10%～30%的纯水杨酸进行浅层剥脱(达到 B 级)。由于可能增加经皮吸收的风险,疏水制剂不应该在高浓度下进行。因此,大面积的皮肤治疗不宜使用超过 15%的 SA。达到 B 级的 SA 剥脱治疗终点是皮肤红斑背景上的白色结晶(不要与结霜混淆)。SA 也经常与 AHA 联合成为复合性剥脱产品,可以用于达到皮肤 A～C 级的剥脱

注意事项

有阿司匹林过敏史的患者需谨慎使用该治疗。

纯 SA 必须溶解于乙醇，因此存在刺激性。

特别适合治疗皮肤较厚的、不敏感的背部痤疮。

但大面积使用时，需要考虑其经皮吸收的效果。据报道，经皮吸收的效果取决于 SA 的浓度和治疗面积，特别是当皮肤被剥脱剂封闭时。

当血液中检测出 30mg/ml 的 SA 时，可能导致肾损害。系统性水杨酸中毒最初的症状为平衡功能紊乱，表现为眩晕或耳鸣。

因此，进行 SA 治疗时，应遵循以下建议。

- 背部治疗不能使用大于 15%的 SA。
- 背部治疗仅用于没有基础肾脏疾病的患者（如年轻的痤疮患者）。
- 避免在治疗前 1 周服用乙酰水杨酸（阿司匹林）以降低水杨酸中毒风险。
- 建议患者治疗当日或之后多喝水（至少 1.5L/d，也可在治疗中给予患者一瓶水）。
- 告知患者一旦出现眩晕或耳鸣等不良反应时立刻通知医生。

治疗前准备事项

- 发带或手术帽。
- 清洁剂（纱布或棉球）。
- SA 制剂。
- 手套。
- 小容器。
- 刷子。
- 冷却风扇（手动或小电动）。
- 毛巾。

清洁

SA 剥脱前不需要像 AHA 那样进行仔细脱脂。由于 SA 是亲脂性，很容易穿透脂质屏障。建议使用清洁剂彻底卸妆。一般市售 SA 均与合适的清洁剂搭配售卖。

操作过程

SA 凝胶或溶液是最容易用刷子或棉签来进行操作的。由于乙醇蒸发很快，整个面部及颈部仅需要 2ml 的剥脱剂，但是需要多次涂刷以达到理想的治疗终点。当出现明显红斑时，剥脱即可停止，不需要中和。

治疗后，不建议立刻使用舒缓性护肤品，因为乳霜与水杨酸晶体会在皮肤上反应形成糊状物（图 7.22）。第一步是先在剥脱后 2～6 小时用清水彻底冲洗治疗区。然后使用冷 O/W 乳液或温和的保湿霜。

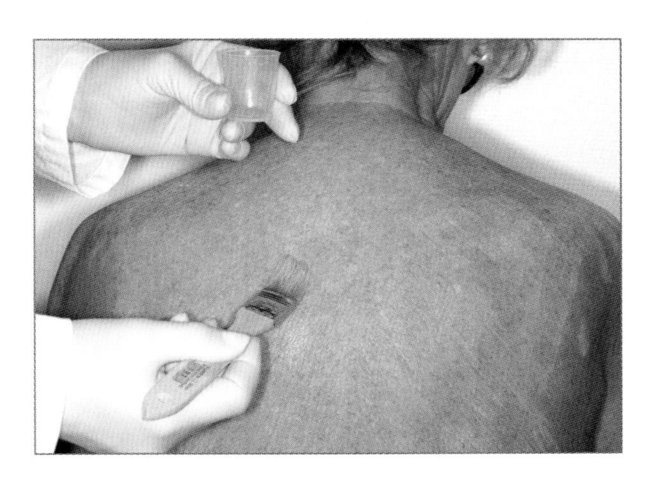

图 7.22 乙醇接触温暖的皮肤后会迅速蒸发，出现 SA 结晶。刷子涂抹剥脱剂后留下带状的粉末状结晶，这需要与 TCA、苯酚或间苯二酚剥脱的结霜反应相鉴别。背部治疗前，患者应该穿着棉质衣物

镇痛建议

SA 治疗的烧灼感比 AHA 和 PA 强烈，部分原因是其乙醇基质。在治疗过程中，患者可以通过风扇（手动或小电动）冷却皮肤以缓解疼痛。因为 SA 晶体接触水后可以重新溶解，任何湿的东西，如湿布、O/W 乳液在 SA 治疗后数小时都应该避免。

7.7.3 Jessner 液剥脱(图 7.23)

Jessner 液用于表皮内剥脱。如果多层施用并加压,其效果可以延伸到基底层以下(C 级)。因此,其更适合用于联合剥脱术,表皮用 Jessner 液预处理可以使 TCA 溶液渗透到皮肤更深层,通过轻柔的操作就很容易出现均匀的结霜。

Jessner 液剥脱适应证:皮肤斑点、局部色素沉着、黄褐斑、痤疮、丘疹脓疱性痤疮、局部角化过度(角质层变厚)。

Jessner 液、TCA 联合剥脱适应证:光老化、浅表痤疮瘢痕、局部明显色沉。

清洁

Jessner 液剥脱前,需要彻底卸妆。若采用 Jessner 液与 TCA 联合剥脱,则需要预先采用乙醇作为第一步,继而采用丙酮进行完全脱脂。

治疗前准备事项

- 发带或手术帽。
- 清洁剂。
- Jessner 液剥脱剂。
- 手套。
- 小容器。
- 大纱布或棉球(眼周部分可采用小纱布或棉球)。
- 冷却风扇(手动或小电动)。
- 毛巾、蒸馏水。

操作过程

Jessner 液剥脱剂可以采用刷子、纱布或者棉签进行操作。皮肤先出现红斑,一段时间后出现特征性点状白霜。当出现适当的终点反应,如红斑、点状白霜和丝状融合白霜,就应该停止剥脱。见图 7.24、7.25。

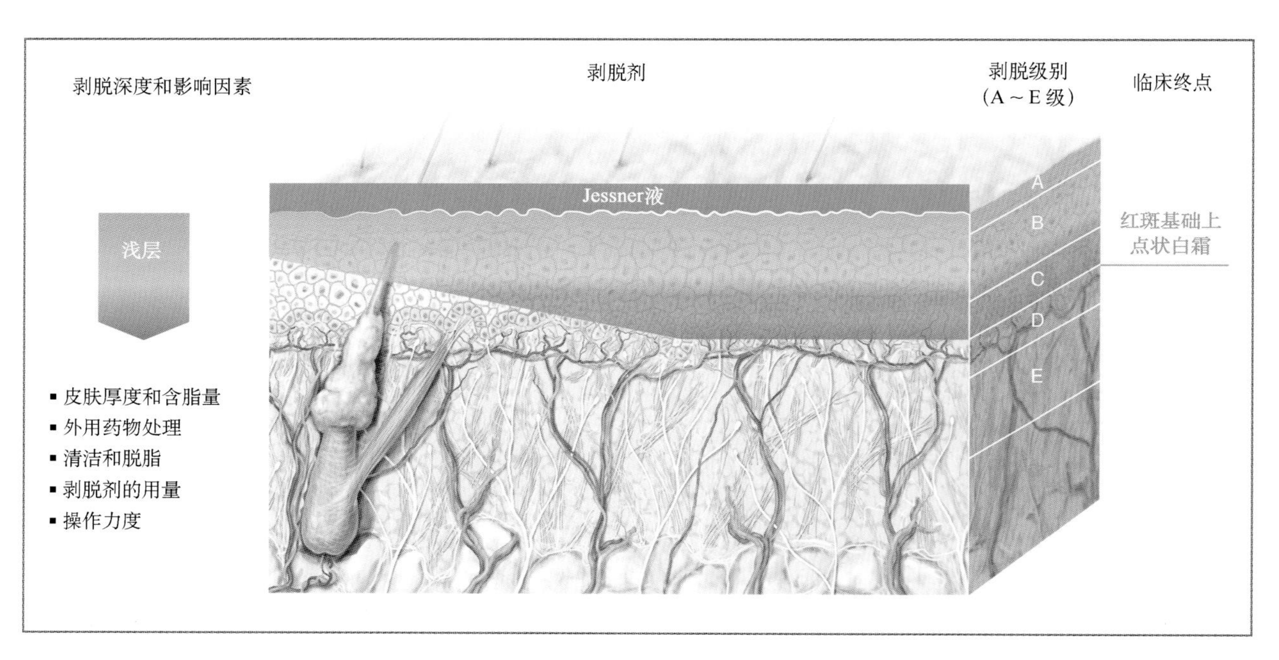

图 7.23 **Jessner 液剥脱总结**

Jessner 液剥脱可到达 B～C 级引起整个表皮的损伤,最深可达真皮乳头层上部。Jessner 液剥脱引起点状白霜与 TCA 剥脱所引起的Ⅰ度白霜类似。其常与 TCA 结合,作为 TCA 剥脱的预处理步骤,可达到中层剥脱的深度

Jessner 液与 TCA 联合剥脱

采用 Jessner 液剥脱剂预处理，TCA 溶液能更均匀地渗透到皮肤深层。因此，同类的化学剥脱层次可以通过 Jessner 液与 TCA 联合剥脱、更高浓度的 TCA 治疗或者更高水平的操作技术来获得。笔者的经验显示，Jessner 液与 35% TCA 的联合剥脱，可以降低中度 D 级剥脱引起的色素改变和瘢痕的发生率。

Wiest 经常采用 Jessner 液与 15%～20% TCA 的联合剥脱来达到较轻的中层剥脱层次，其终点反应为Ⅰ～Ⅱ级的结霜，需要数天方可完全修复。由于这种剥脱需要一定的恢复时间（通常从星期四到星期一），笔者将其称作“周末剥脱”。这种剥脱有它的优势，其并不需要太长的修复期，却可以得到更好的效果。剥脱后反应通常从术后第 2 天开始，出现持续数天的中度红斑和脱屑，随之可见明显的新生皮肤。对于部分患者来说，如果在星期四进行治疗，甚至不影响他们的工作。虽然这一治疗可以在任何时间进行，但患者更希望在周末完成以充分利用他们宝贵的时间。

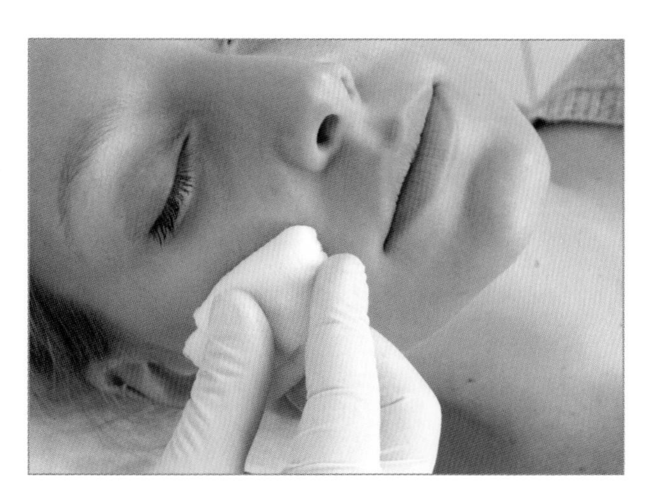

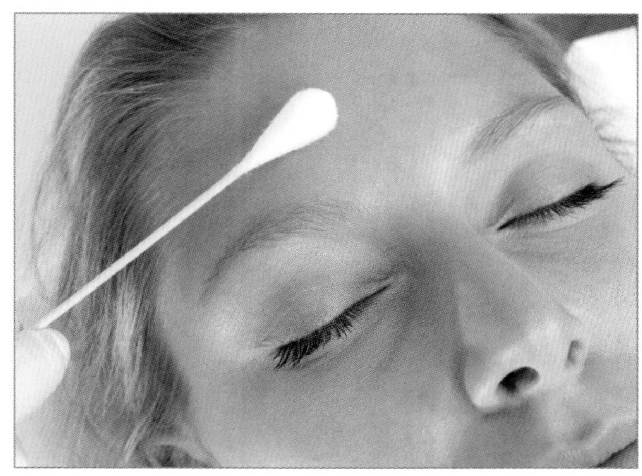

图 7.24 纱布吸取并去掉多余液体（左）或者使用较大棉签（右）来完成 Jessner 液剥脱

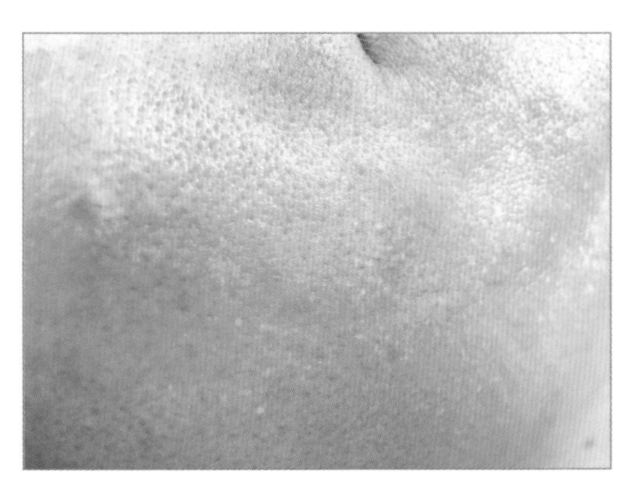

图 7.25 Jessner 液剥脱会引起红斑和斑状细碎的白霜，不同患者的皮肤表现也不同

镇痛建议

风扇（手工或小电动）适合用于冷却。术后如有需要，也可以采用干冷包。由于 SA 晶体与水接触会重新析出，因此含有 SA 的 Jessner 液剥脱治疗后不宜使用湿布或 O/W 乳液。

7.8 中层剥脱

7.8.1 TCA 剥脱(图 7.26,表 7.3)

TCA 是中层剥脱的经典制剂。根据其浓度、预处理方法和操作方法,其可用于轻度到中度的剥脱治疗(B～D 级)。剥脱层次越深,皮肤表面的结霜就越明显。这一指征使操作者能控制剥脱深度。使用低浓度的 TCA(15%～20%)和(或)轻柔的操作,可以使终点反应控制在Ⅰ～Ⅱ度的结霜,其剥脱程度在 B～C 级。而使用 35%的 TCA 和相对激进的操作(包括剥脱剂使用量、涂抹的力度和涂抹层数)有可能产生Ⅲ度结霜(D 级剥脱),其修复期可达数天。

部分医生喜欢采用 TCA 联合治疗,先用合适的预处理(如 Jessner 液)。联合应用可以在轻柔操作下达到类似的结霜反应水平,同时还可以减少并发症(Monheit,1996)。

以下解释和描述内容以中层剥脱的过程(Ⅱ～Ⅲ级的结霜反应)为例。

TCA 中层剥脱的适应证:光老化(Glogau 分型Ⅱ和Ⅲ型)、黄褐斑、浅表痤疮瘢痕、局部严重色素沉着及老年斑。

注意事项

按照 Rubin 的观点,TCA 产生的结霜分为 3 度。

- Ⅰ度:透明状白霜,B～C 级剥脱。
- Ⅱ度:致密细腻的白霜,C～D 级剥脱(达到乳头层上层)。
- Ⅲ度:致密的白霜,D 级剥脱(达到乳头层)。

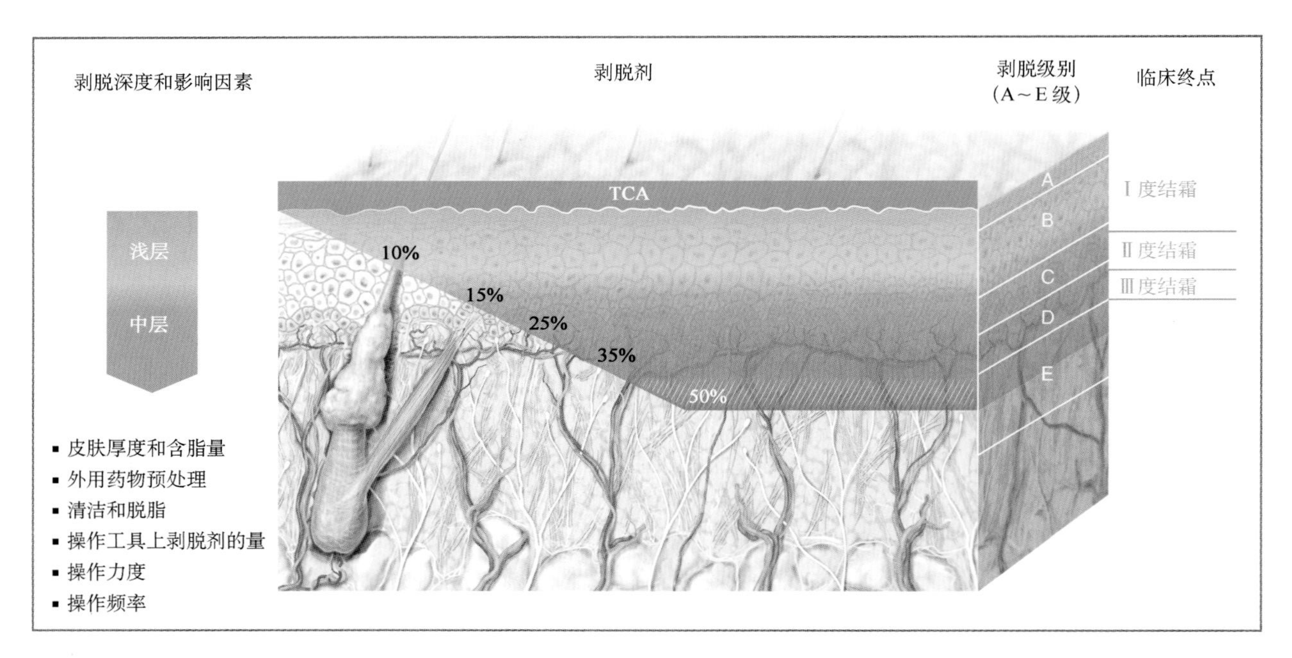

图 7.26 **TCA 剥脱总结**

此图描述了 TCA 剥脱的不同制剂浓度、预期的剥脱层次和临床终点。TCA 是最常用的中层剥脱剂。根据剥脱剂的浓度和操作技术,以Ⅰ度结霜为终点可达到浅层剥脱,以Ⅱ度细腻的白霜为终点可达到轻中度级别的剥脱(C～D 级),以Ⅲ度致密的瓷白色的结霜为终点可达到中度 D 级的剥脱,累及真皮乳头层。理论上,较高浓度(50%)的 TCA 可以达到深层剥脱水平(图中粉红色区域)。但是,由于采用 35%以上的 TCA 进行剥脱治疗出现瘢痕的风险较大,笔者不推荐进行此类深层剥脱

表 7.3 中层 TCA 剥脱小结

治疗阶段	治疗过程
剥脱治疗前	• 患者初步评估和签署知情同意书 • 至少于剥脱前 2 周开始给予适当的术前预处理
剥脱治疗中（35%TCA）	• 于就诊前卸妆 • 给予抗病毒治疗 • 如果需要可以给予镇痛治疗 • 皮肤清洁和脱脂 • 如果医生需要，可进行预处理（如使用 Jessner 液） • 使用剥脱液（35%TCA） • 使用保湿面膜或进行剥脱后处理
伤口处理	• 第 1～2 天：冷绷带和 O/W 霜 • 第 2～5 天：O/W 霜或凡士林 • 表皮再生之后：可化妆，可以个体化的外用治疗
剥脱术后	• 大于 3～4 周：剥脱术后处理

注：与 Jessner 液剥脱剂联合使用或者单独使用。表内时间仅作为参考，此主要为医生的个人经验，不宜套用个案。仔细地观察恢复期才是给予正确术后处理的基础。

镇痛方法

根据剥脱的穿透深度，TCA 剥脱可能导致烧灼感，大多数发生于结霜过程中，可持续数分钟。大多数患者可以通过使用冷却风扇和“交谈镇痛”（给予安抚性交谈）来缓解不适。如果这样不够，就需要其他的镇痛方式（如神经阻滞）。对于敏感和焦虑的患者可以于术前口服镇静药，如 10mg 地西泮就足够了。

清洁、脱脂和 Jessner 液预处理

亲水性溶液能够穿透表皮层，所以在 TCA 治疗前，皮肤表面需要彻底清洁和脱脂。

对于油性皮肤，应该先用碱性清洁剂，再用乙醇作为消毒剂，最后用强力有机溶剂（如丙酮）来完成清洁和脱脂，这一过程需要 2～3 分钟。对于薄而干的皮肤，清洁剂和乙醇就足以完成脱脂。

如果 TCA 治疗前用 Jessner 液预处理，这一步需要放在清洁和脱脂的后面。预处理的终点反应为皮肤出现红斑基础上的点状、融合和细腻的白霜。一旦 Jessner 液剥脱的终点出现，就可以进行 TCA 剥脱了。

治疗前准备事项（图 7.27）

- 镇静药。
- 注射与局部镇痛剂。
- 发带和手术帽。
- 手套。
- 清洁剂、乙醇和丙酮（纱布）。
- 剥脱剂。
- 各种贴有标签的小玻璃瓶子。
- 大小纱布和棉球。
- 牙签。
- 冷却包和风扇（手动或电动）。
- 纯水或生理盐水以处理眼部受刺激的紧急情况。

操作（图 7.28～7.35）

TCA 剥脱可用棉球或纱布操作，这样方便调整操作力度，控制剥脱的深度在一定范围内。可以根据头部的骨骼结构的起伏来调整操作力度，从一侧面部到另一侧面部。

从前额开始，沿着太阳穴向下到达面颊处，最后到下巴，需避开眼周、口周部位。先剥脱半侧脸，再进行另外半侧剥脱。持续在以上区域涂抹数次直到瓷白致密的白霜出现。结霜并不是均匀分布的，尤其是在光老化斑处。角化过度的疾病（如日光角化病和脂溢性角化）都不能很好地吸收剥脱剂，需要用棉签进行局部涂抹。

建议首先在局部区域用少量剥脱剂轻柔操作后观察皮肤，根据结霜产生的速度来调整操作技术。一段时间后，操作者积累了一定的经验，可根据终点反应和皮肤质地来选择涂抹剥脱剂的次数和力度。但是，即使经验丰富的医生也应该时刻关注皮肤的终点反应，一旦出现意外情况，则立即调整操作过程或进行终止反应。

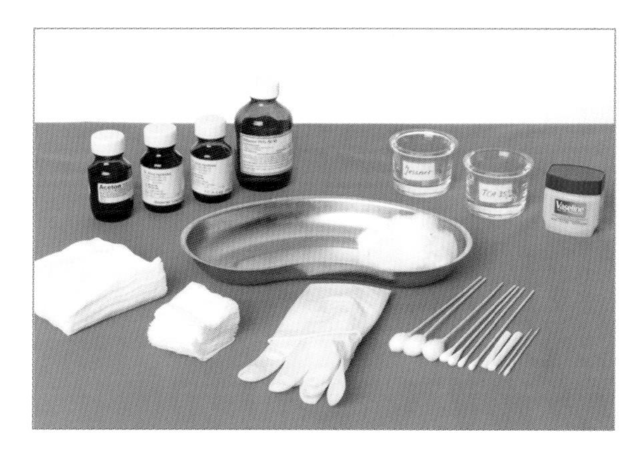

图 7.27　中层剥脱的准备

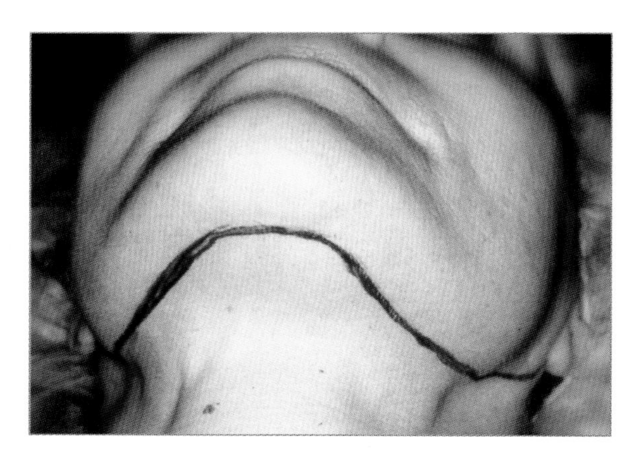

图 7.28　在剥脱开始前，医生可以在患者直立状态下，画一个下颌标记，以确保剥脱剂充分覆盖到下颏以外，避免出现分界线

TCA 剥脱

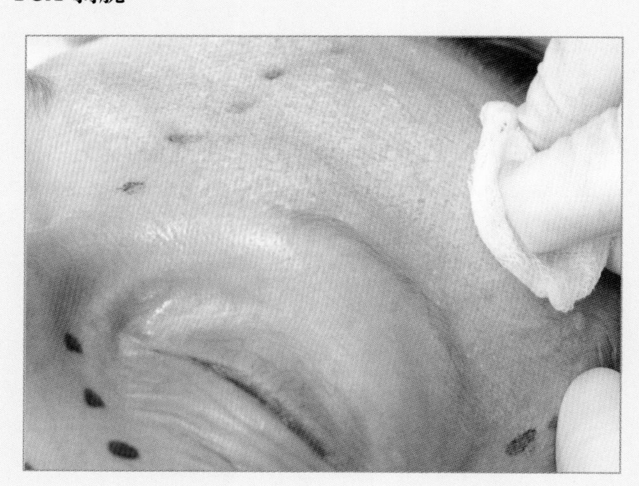

图 7.29　根据剥脱面积选择剥脱使用的纱布或棉球的大小。大面积部位（如前额）最好采用纱布，操作时迅速快捷。TCA 剥脱深度可由操作力度来调控。此图示，前额采用 Jessner 液预处理后进行 25％TCA 剥脱，眼周部采用深层酚剥脱

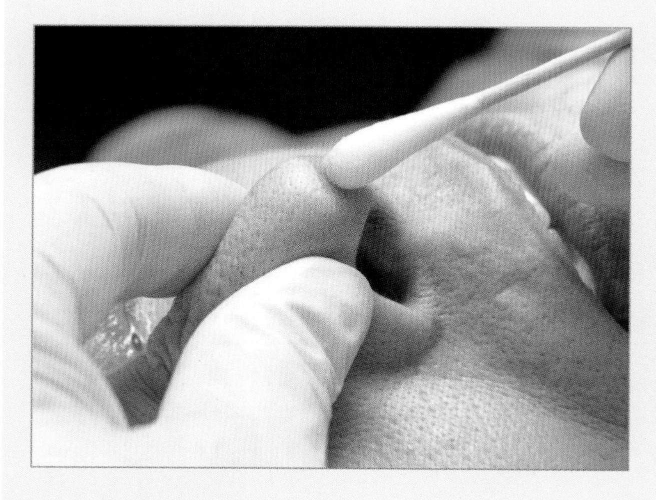

图 7.30　小面积部位（如鼻部）的处理需要更多的技巧，棉签比较易于操作。此图示，25％TCA 联合 Jessner 液预处理（Ⅲ度结霜）

TCA 剥脱

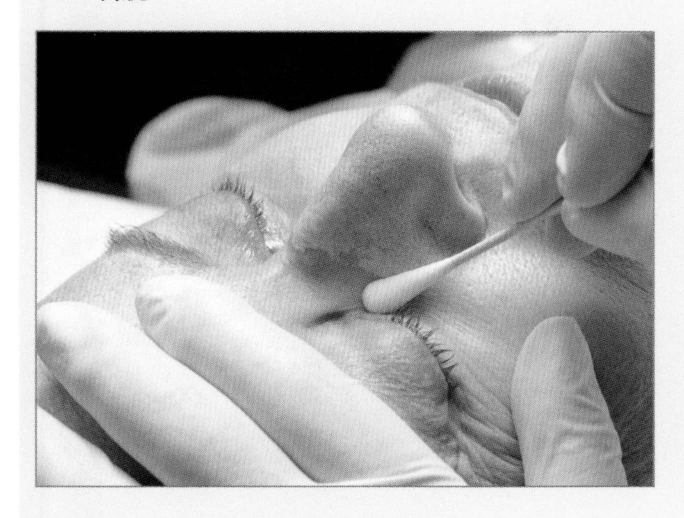

图 7.31　处理眼周部位时，需避免 TCA 溶液接触眼睛。因此，涂抹液体到眼周时，最好如图所示拉紧周围皮肤。不要在靠近下眼睑边缘 1～2mm 处操作。涂抹上眼睑时，从眉毛到上睑褶皱处应小心涂抹

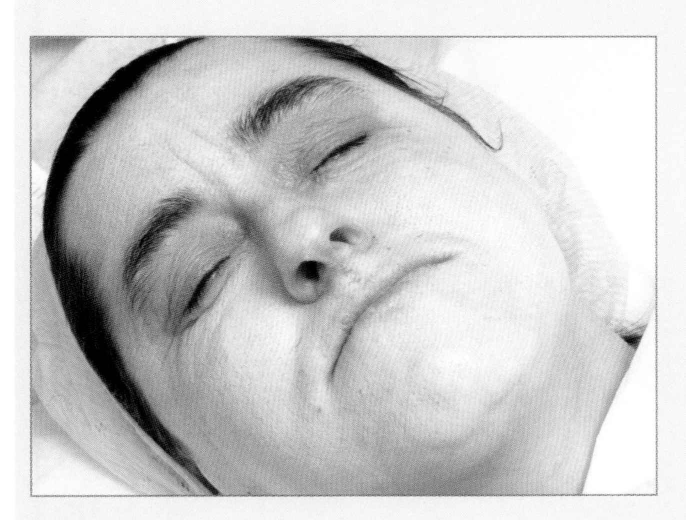

图 7.32　下颌缘下方进行羽化剥脱可以减少下颏和颈部之间分界线的出现。此图示，15% TCA 剥脱联合 Jessner 液预处理的临床终点（Ⅱ度结霜）

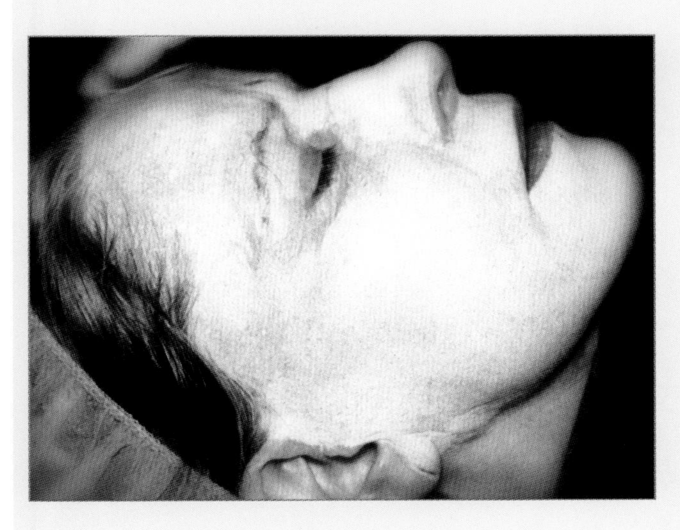

图 7.33　剥脱液体涂抹于前额发际线内和耳垂上方以减少与未处理区域之间的分界线。此图示，35% TCA 剥脱后瓷白色的结霜（Ⅲ度结霜）

TCA 剥脱

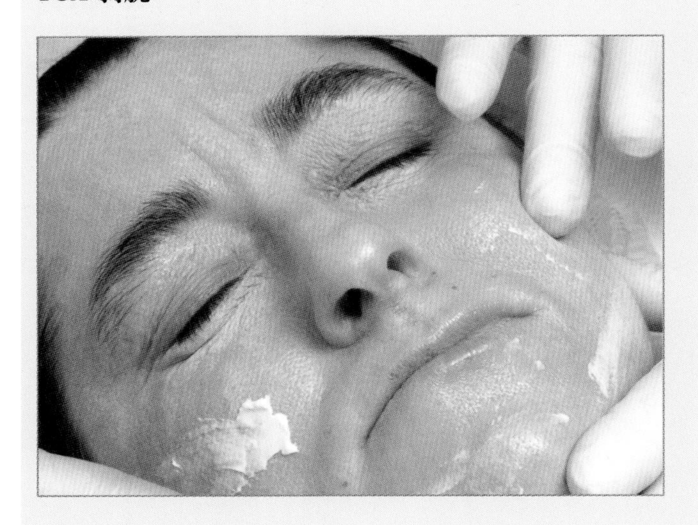

图 7.34 TCA 术后冷 O/W 霜直接涂抹

专家建议

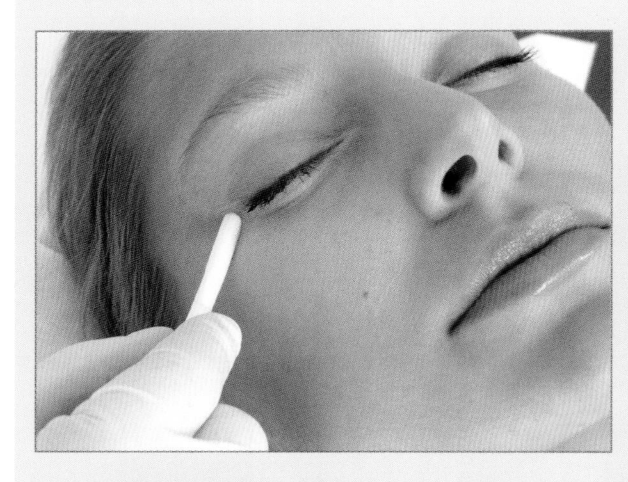

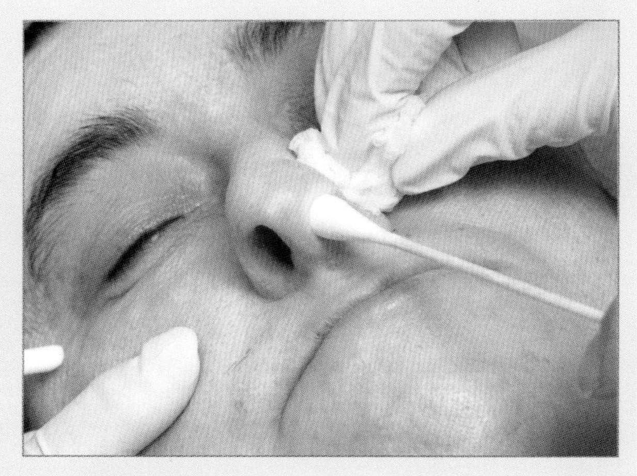

图 7.35 眼泪有可能稀释眼周的剥脱剂，可以用棉签处理。也可以用干棉签作为鼻翼处支撑，来保证鼻翼位置剥脱剂均匀分布

伤口处理

中层 TCA 剥脱的愈合经过炎症期、修复期和再生期、需要医疗干预的伤口处理及预防疱疹。必须在行剥脱的前 1 天使用系统性抗病毒药物直到表皮完全再生。

剥脱治疗后，应要求患者每 2 天复诊 1 次。在复诊过程中，医生可以观察和及时干预伤口的愈合进程，减少患者的不适，以达到最佳的治疗效果。伤口管理应是个体化的，同时适合不同的伤口愈合阶段。这需要医生定期评估愈合的皮肤才能达到。

TCA 剥脱的愈合过程分为 3 个阶段。

- 炎症期(1～2 天，见图 7.36)。
- 修复与角质剥脱(2～5 天)。
- 上皮再生后的重建期。

TCA 剥脱后，皮肤的水肿炎症能被 O/W 霜剂缓解。如果出现相关并发症，患者应立刻复诊。治疗后应尽早进行第 1 次复诊。剥脱后第 2 天，变性水肿的皮肤就会出现轻度的棕色，并失去弹性。此时可以使用封闭性软膏（如凡士林或W/O乳液）来预防皮肤的紧绷敏感，以及可能出现的痒感。如果伤口出现感染，可局部涂抹抗生素软膏（如氨基糖苷类、大环内酯类抗生素），必要时再口服抗生素。如果已经出现感染症状，可以通过细菌培养进行诊断。革兰氏染色可以快速确定革兰氏阳性菌、革兰氏阴性菌或酵母菌感染，其在等待培养结果期间对起始治疗药物的选择有很大帮助。

在修复期，紧绷变色的皮肤开始撕裂和剥离。在患者的复诊期，剥脱的皮肤能够被经验丰富的操作者轻松去除（图7.37），患者也可在家自行去除这些脱落的皮肤。医生认为人为撕掉剥脱的皮肤并没有什么不良反应，患者往往在处理后会有“舒缓感”。值得注意的是，并非所有的医生都会在剥脱后去除脱离的皮肤层。

TCA剥脱后反应

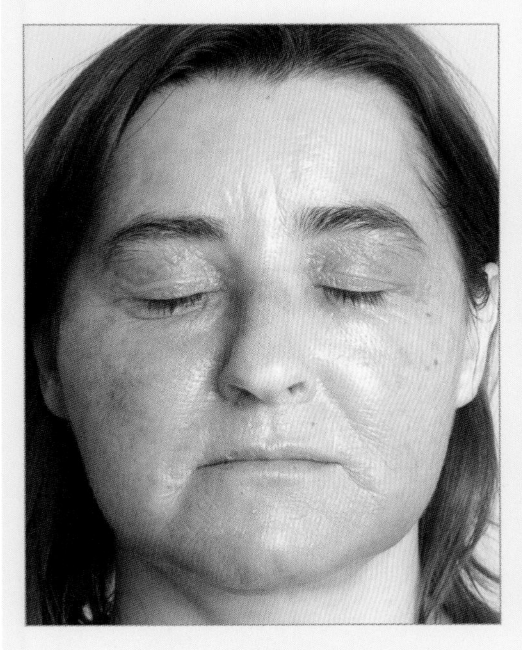

图7.36 术后48小时，患者进行第1次复诊（Jessner液+15%TCA），肿胀已经消退，皮肤呈棕色变和羊皮纸样外观。在接下来的几天，皮肤表面会开始大面积剥脱

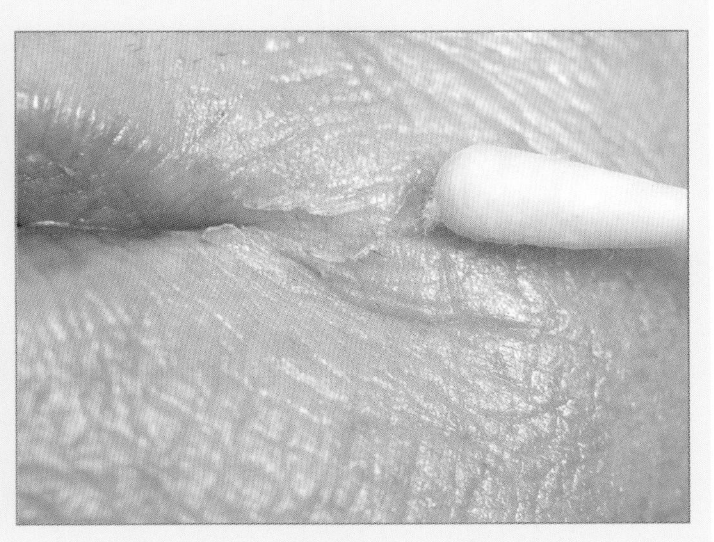

图7.37 使用润滑剂后，医生可以用棉签尖部轻轻去除松散附着的剥脱的表层皮肤。有些患者认为这种处理有加速恢复的作用

患者在家的行为也决定了伤口的愈合情况。这需要详尽的书面指导和医生的密切监控。在患者的复诊过程中，医生需要评估伤口的愈合程度以调整相应的伤口护理方案。这就意味着，在剥脱后医生仍对治疗效果负有责任。

患者需要在一定时间内使用特定的软膏，具体的疗程和频次需要根据伤口的愈合阶段和皮肤反应进行调整。一般来说，患者可根据皮肤的紧绷感和不适感程度，每日使用3～5次软膏。

医生可以推荐以下的家居护理流程。

- 治疗后的最初几天，每天用生理盐水（4～5次）湿敷发炎的皮肤。
- 湿敷5～10分钟后擦干，使用指定的软膏。
- 根据皮肤的紧张度调整软膏使用的次数。
- 持续口服抗病毒药物。
- 去除剥脱的表皮（这一操作应在诊所内由专业医生进行，笔者认为自行操作需谨慎）。
- 如有需要，可以在皮肤表面愈合后使用化妆品（一般可在愈合后2～6天）。

注意事项

患者需要明白此时其皮肤的角质层是不完整的，人为去除部分附着的鳞屑可能会导致愈合不均匀，甚至可能导致瘢痕。要告知他们应该按时复诊接受医生的术后观察及处理，在医生判断下才可以进行清创。

7.9 深层剥脱

7.9.1 苯酚剥脱(图 7.38，表 7.4)

苯酚特别适用于达到真皮网状层的深层剥脱。这类皮肤年轻化治疗的临床效果可以持续几年甚至十几年。表皮再生阶段一般于治疗后持续8～10天，期间可能导致一些外观上的不适感。修复阶段可持续数周，在此期间，胶原和弹性纤维新生可引起肉眼可见的皮肤改善。治疗本身是可引发疼痛的，并需要监测和观察的，包括镇静和适当镇痛下心电图监测，给予1～2L静脉补液。任何心脏、肝脏或者肾脏疾病都是深层剥脱的绝对禁忌证。

在伤口愈合期，需要医生密切观察患者的皮肤情况，需要患者有较好的依从性。治疗后最初几日患者的皮肤肿胀和浸渍会导致外观明显受损，这段时间内每日前往诊所复诊是必要的。这一过程中，医生不仅需要记录患者的皮肤状况，还需要记录其心理状态，以及复查其心脏、肝脏、肾脏功能，这是因为深层苯酚剥脱需要稳定的情绪和良好的心脏、肝脏、肾脏功能。这需要在医患之间充分信任的基础上进行。

为确保这一点，医生需要投入大量的时间照顾患者，并需要在患者的伴侣或亲属在场的情况下，多次对患者进行宣教和辅导。在患者咨询期间，需要全面、现实地描述治疗的过程，以便患者对接下来的治疗过程有所准备。剥脱治疗后，医生需要不断鼓励患者，告诉他们未来良好的疗效，尤其是在他们对恢复期的容貌感到不安时。因此，深层剥脱需要由一位经验丰富并有耐心的医生仔细地完成治疗前评估及风险-收益比后，方可进行。

苯酚深层剥脱适应证：明显的光老化(Glogau分型Ⅲ～Ⅳ型)，存在弹性组织变性、日光角化病和深纹；深在的瘢痕；癌前病变。

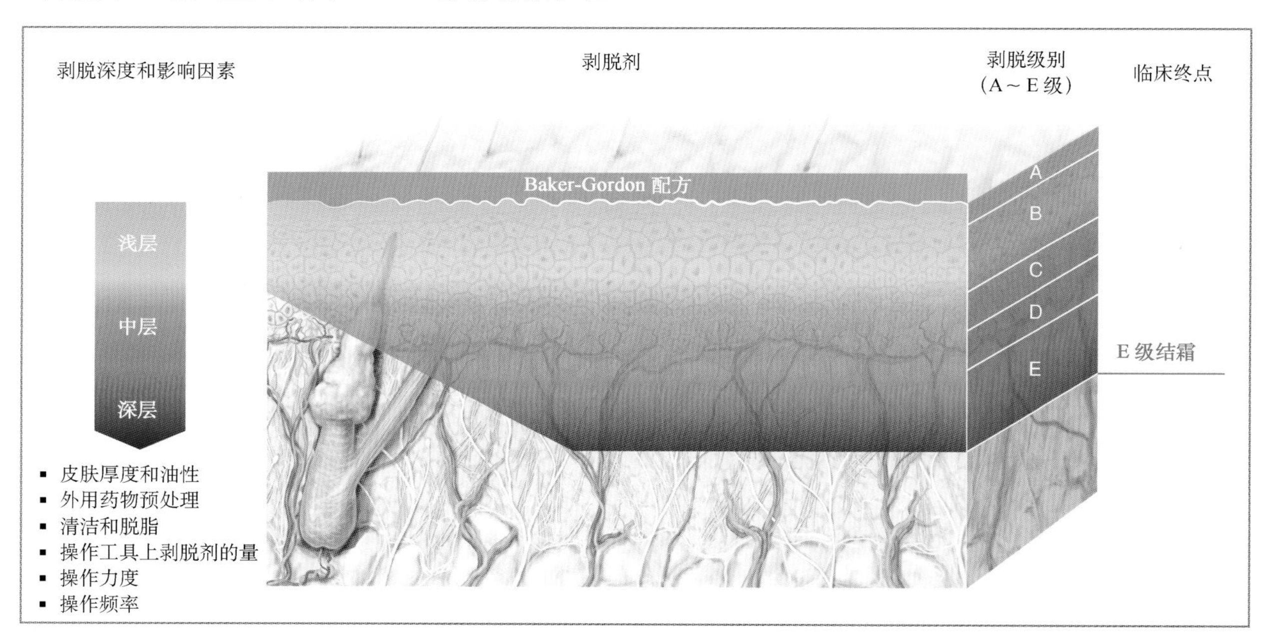

图 7.38 Baker-Gordon 配方剥脱总结

苯酚是最常见的深达真皮网状层(E级)的深层剥脱剂。深度苯酚剥脱的临床终点是灰色发亮的结霜，提示皮肤已经出现水肿。除了传统的 Baker-Gordon 配方剥脱，还有很多酚类制剂可用于浅层或中层剥脱(如 Stone-Venner-Kellson 配方、Hetter 配方)

与瓷白色的TCA剥脱结霜相比，苯酚深层剥脱以浅灰色的结霜作为治疗终点(E级结霜)。为了确保全面部苯酚剥脱的顺利进行，必须遵循一些基本规则。应在一定范围内短时间只给予少量苯酚，其目的是减少苯酚的吸收，以避免并发症的发生，如心律失常。这需要将面部分为独立单元并逐一处理。每个区域处理中需要间隔5～10分钟。一般情况下，医生需要60分钟完成整个过程。还需要准备甘油防止剥脱剂意外进入患者的眼睛。

注意事项

苯酚可通过皮肤迅速吸收，最终进入体循环。对于患者，即使没有心脏疾病，也可能导致一过性的心律失常。而对于有心脏疾病的患者则需要格外小心，需要麻醉师的共同评估。治疗过程中，麻醉师是一个重要的多学科团队成员。大多数的心律失常只要有足够的准备均是可以控制的。

苯酚有75%可通过肝脏代谢，25%可通过肺部直接排出。如果患者健康，苯酚被吸收后可以在肝脏代谢，通过肾脏排出。剥脱前应该进行肝肾功能检测，以确保没有有毒代谢物形成。

在人体中，苯酚致死剂量为8～15g。而在全面部剥脱治疗后，系统循环中苯酚最大量可达1g。

Baker-Gordon配方剥脱的准备事项(图7.39)

- 发带或手术帽防止头发散落在治疗区。
- 手套。
- 清洁剂、乙醇和丙酮(纱布拭子)。
- Baker-Gordon配方剥脱液。
- 各种有标签的小玻璃容器。
- 大小棉球和纱布。
- 牙签。
- 冷敷贴。
- 应急甘油。
- 毛巾。
- 胶带。
- 静脉注射液。
- 心脏监护仪。

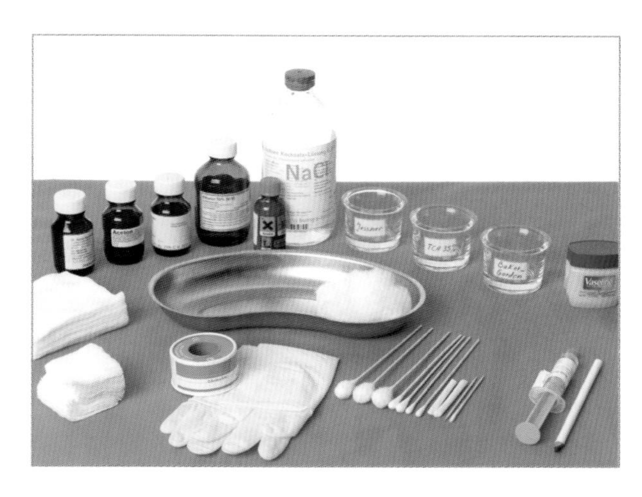

图7.39 深度全面部苯酚剥脱的准备工作

镇痛

深层苯酚面部剥脱痛感非常强，需要镇静和镇痛药物。治疗后20分钟会再次出现强烈的烧灼感，6～10小时后才会明显消退。在这段时间内，如果需要可以使用镇静药来缓解疼痛。

清洁

将患者置于舒适体位，头部轻微抬起(20°)。首先用清洁剂清洗、乙醇消毒，再用丙酮进行脱脂。

系统操作(图7.40～7.48)

洁面后，用外科记号笔将面部分区(每区治疗间隔5～10分钟)。如何划分可依据个人习惯。同样，为了避免出现治疗区与非治疗区分界线，需要做下颌标记。

注意事项

由于苯酚溶液不能为病原体提供营养基质，因此该过程不需要绝对的无菌操作。但在伤口愈合阶段存在继发感染风险，甚至有严重感染的案例。这就要求如果医生决定进行清创，需要在无菌条件下进行。

使用一个或两个棉签涂抹苯酚溶液是一个很好的操作方法，可以保证在剥脱部位施力均匀，涂抹层数可控，直到剥脱区域开始出现均匀的厚白霜(图 7.45、7.46)。进行全面部剥脱时,医生需要保证治疗各区域间的间隔时间。首先观察一处的结霜反应情况,再调整其他区域的操作方式是比较好的方法。

苯酚深层剥脱的美容单元

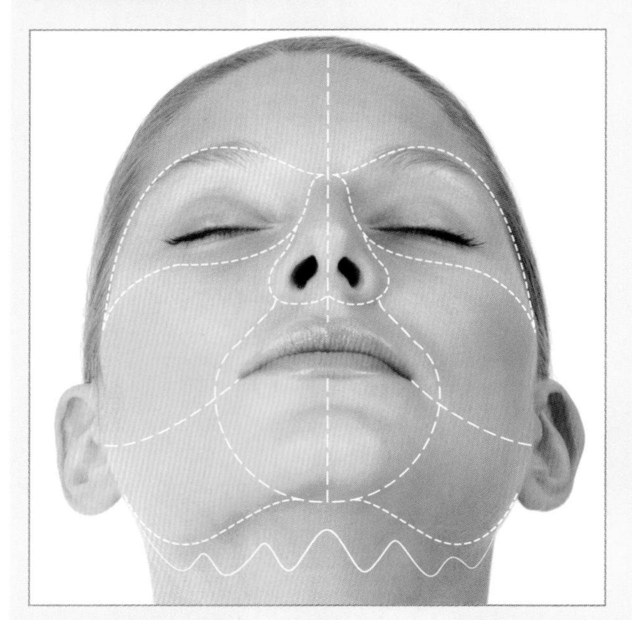

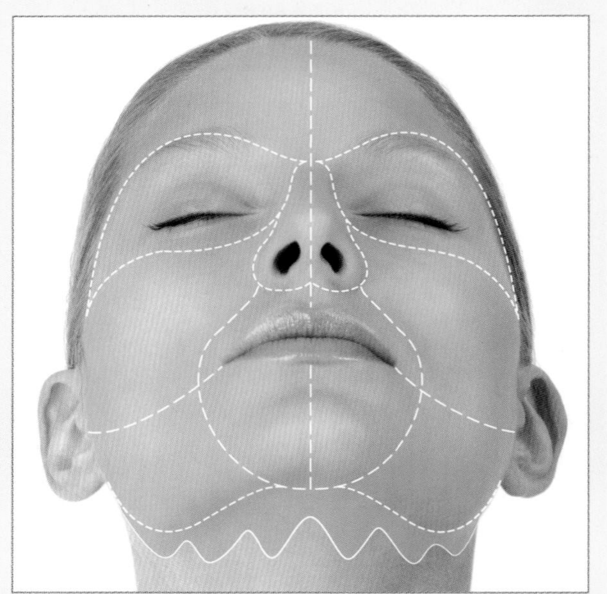

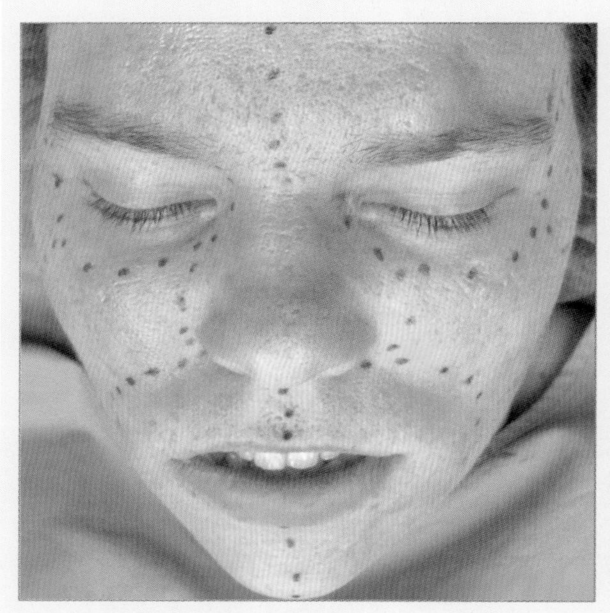

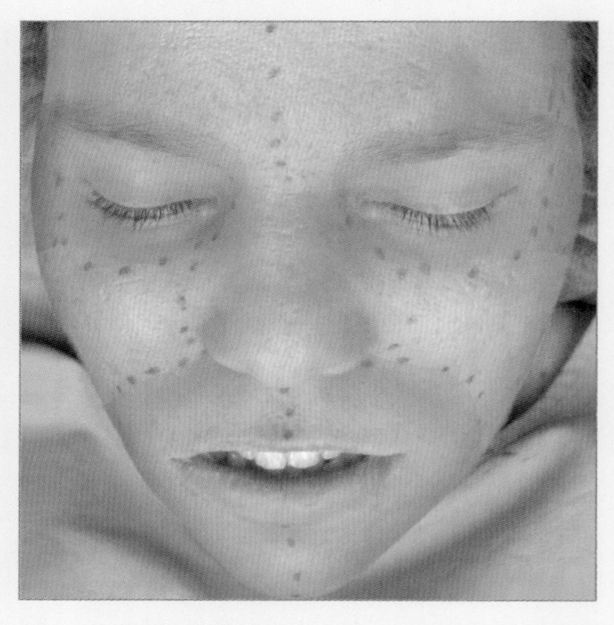

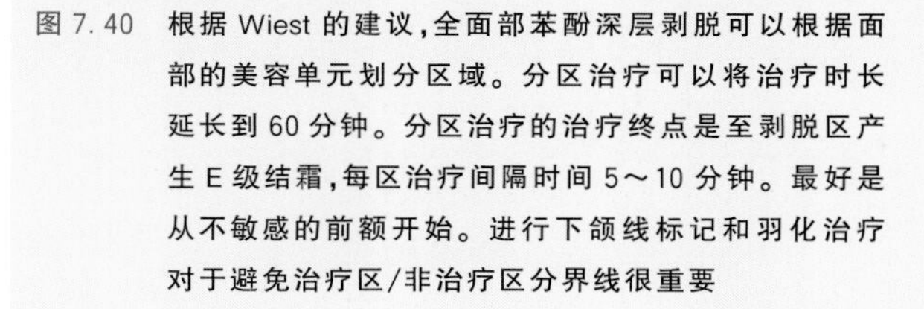

图 7.40 根据 Wiest 的建议,全面部苯酚深层剥脱可以根据面部的美容单元划分区域。分区治疗可以将治疗时长延长到 60 分钟。分区治疗的治疗终点是至剥脱区产生 E 级结霜,每区治疗间隔时间 5～10 分钟。最好是从不敏感的前额开始。进行下颌线标记和羽化治疗对于避免治疗区/非治疗区分界线很重要

图 7.41 根据 Wiest 的建议,深层剥脱的口周和眼周治疗(蓝色区域)需要做出标记再进行剥脱。余下的面部区域(红色区域)可进行中层剥脱(如 Jessner 液 + 35% TCA)

苯酚深层剥脱

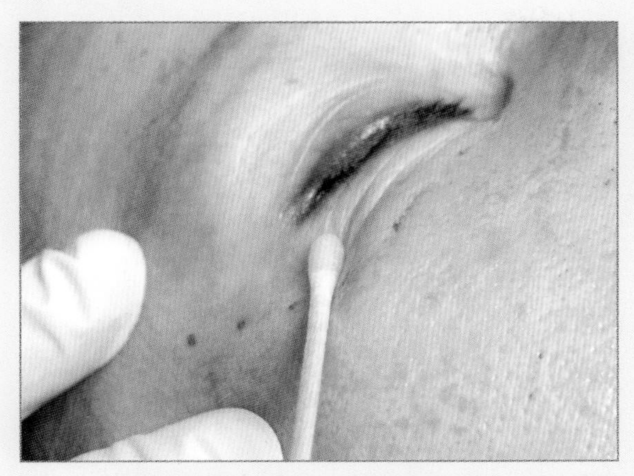

图 7.42　尽量用棉签进行眼睑区域的操作，这可使操作更精准

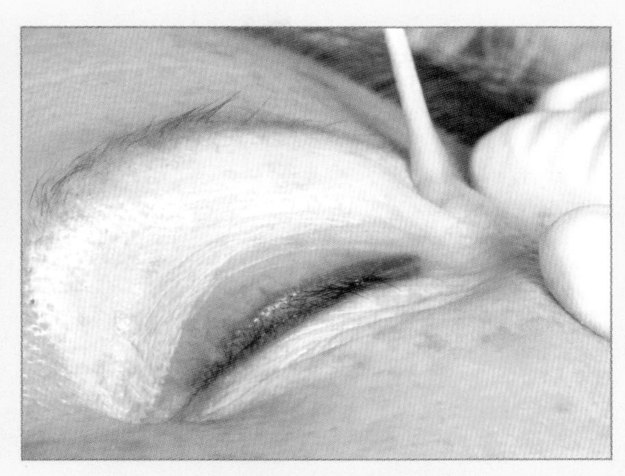

图 7.43　下眼睑可以进行剥脱到接近下睑边缘 2mm，上眼睑达到眼睑皱褶处

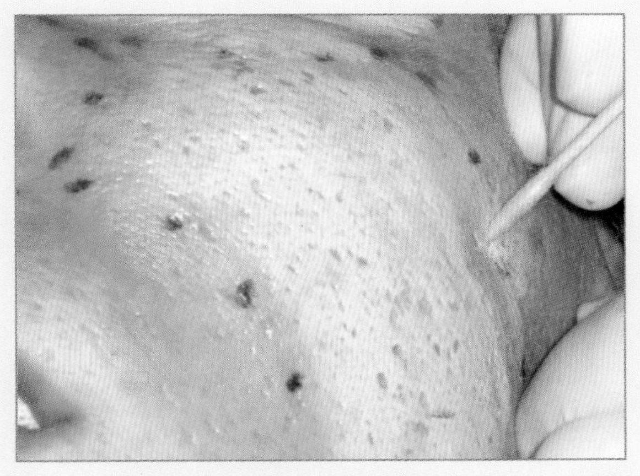

图 7.44　用少许棉纤维环绕在牙签上可以用于治疗深度瘢痕和皱纹

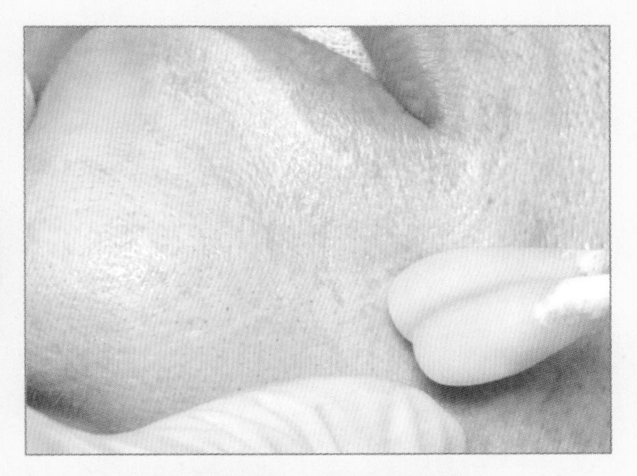

图 7.45　苯酚溶液可以用 1～2 个棉签来涂抹

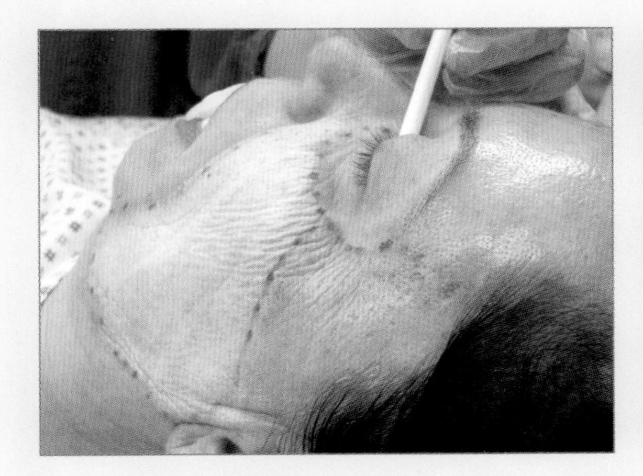

图 7.46　涂抹后即刻出现白色的苯酚结霜（左颊部）；结霜在刚处理完的区域（前额和太阳穴）已经发灰并渐渐消失。需要准备一个清洁干净的棉签在眼角外侧，以便及时清理泪水，避免周围的剥脱剂被稀释

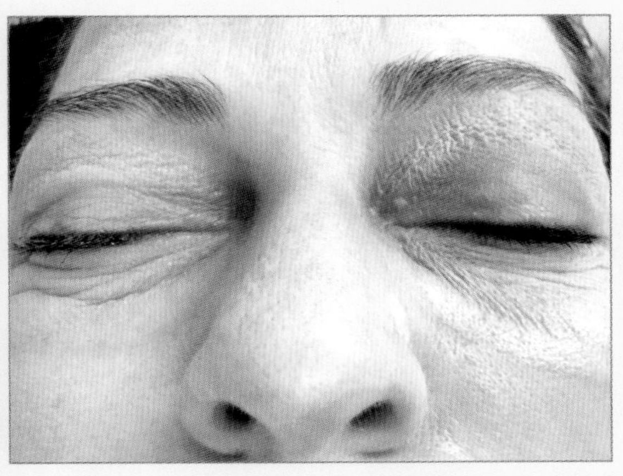

图 7.47　在治疗过程中，可以观察到渗出液在真皮聚集导致水肿（左侧眼周区域）

专家提示

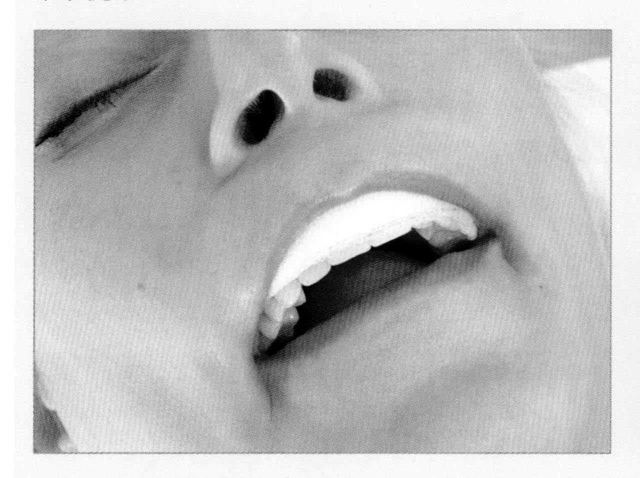

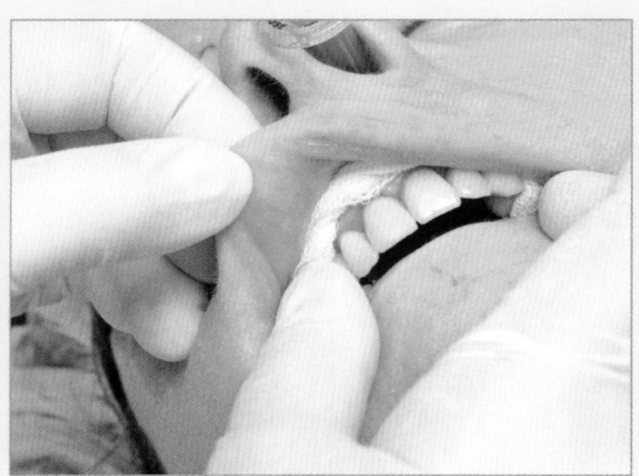

图 7.48 为了使剥脱液更好的渗透到口周纹理中，上下唇需要被尽可能地拉伸展平，可以在上唇与牙齿之间垫入纱布

胶布敷料(图 7.49、7.50)

剥脱完成后立即采用胶布敷料封闭面部。敷料呈叠瓦状固定于面部治疗区，小心不要有遗漏区域。事先无须给予软膏。

伤口护理

深层的苯酚剥脱通常导致疼痛、肉眼可见的水肿和皮肤坏死。表皮再生过程需要 14 天，此后数周皮肤保持红色。

包扎处理

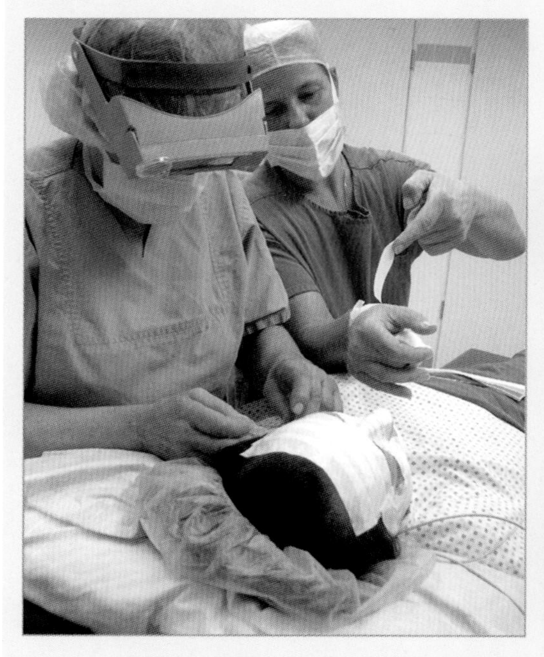

图 7.49 提前将胶布剪成合适的长度，并将其贴在剥脱区域

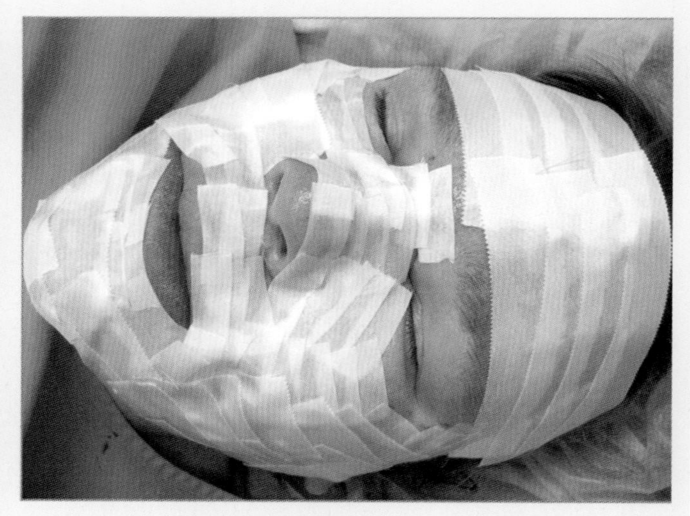

图 7.50 胶布排列可采用重叠排列法(如叠瓦状)，其密封性好，可有效增加深层剥脱的疗效

伤口愈合分为以下几个阶段。

- 炎症期(第 1～2 天)。
- 修复期(第 2～14 天)。
- 重建期(从表皮再生开始,持续到真皮重塑和胶原新生完成)。

剥脱术后,医生应该 24 小时随时应答。如果患者配合,要求患者在第 1 周内每天到诊所进行清创换药。在面部外观严重受损的情况下,患者会有情绪焦虑,医生或经过培训的医生助理需要提供专门的心理干预和支持。规律的复诊需要持续到表皮完全再生。愈合期间需要继续随访及根据情况调整局部治疗。系统性单纯疱疹预防治疗需要持续到剥脱后 7～10 天。

注意事项

在某些类型的酚剥脱后,建议使用百里酚碘粉而不是封闭胶布(如 Exoderm 配方剥脱或 Stone-Venner-Kellson 配方)。粉末与渗出液能形成牢固的黏附痂皮,患者需要在 8 天后到诊所去除痂皮。笔者通常在 Baker-Gordon 配方剥脱 2 天后取下胶布,从而每天监控治疗的过程。在深层剥脱后是否使用面部封闭、采用何种类型的封闭方式,取决于操作者和患者的个人选择。

敷料应该在治疗后 24～48 小时去除(图 7.51～7.53)。如果敷料处理正确,敷料下渗出液积聚充分时,就可以轻松无痛去除。随着敷料的去除,面部水肿达到最大程度,皮肤的附着物也随之脱落。本书部分作者建议,应该在无菌条件下小心去除这些皮肤附着物,以防止细菌在下方聚集。这可以由训练有素的医生助理通过使用棉拭子或纱布拭子轻柔去除(图 7.54～7.57)。此后,应给予油性软膏,必要时给予抗生素软膏。

伤口清创并非必须,也不是所有有经验的医生都会采用。但是本书部分作者的经验显示,患者通常会喜欢这种方式,因为黄色的酚粉末和皮肤碎屑的清理会让皮肤感觉舒服。同时还可以进行特殊的淋巴引流按摩(图 7.58)以减少水肿,提高患者舒适度。治疗结束后需注意保护治疗区域(图 7.59)。

最初进行每天复诊时,应该在诊所进行专业的清创(图 7.60)。修复期第 1 周,每天的复诊是很重要的,可以让医生确保患者的伤口愈合进程正常进行。第 1 周后,每 2 天到诊所复诊和进行可能需要的伤口处理,直到表皮完全再生(理论上在术后 8～10 天)。此后,患者可以自己决定复诊时间。

在家中,患者可以用生理盐水对炎症皮肤进行保湿护理,并使用医生给予的处方药膏。在任何情况下,患者都不应该自行剥脱皮肤附着物。

表皮再生后,不再需要单纯疱疹预防的药物了。剥脱后 10 天,患者可以在依然发红的皮肤上使用化妆品。

去除包扎敷料

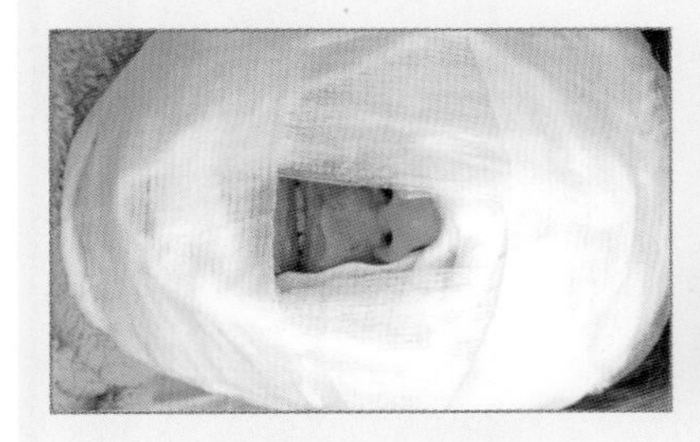

图 7.51 **软化**

首先,将敷料浸泡在生理盐水中约 20 分钟。1L 生理盐水中加入 5ml 白葡萄酒醋(注意不是普通醋)避免细菌滋生

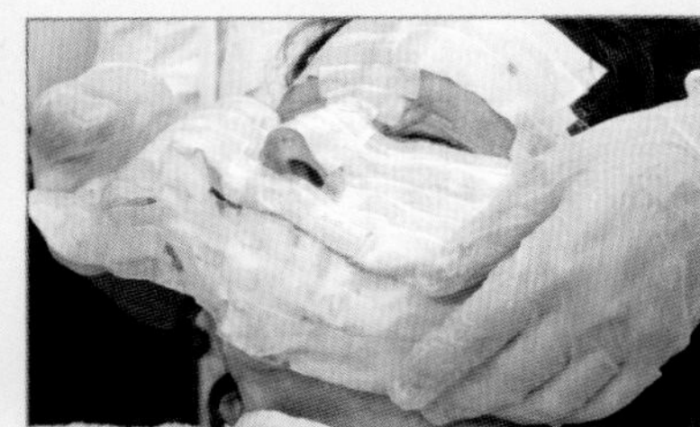

图 7.52 **去除**

剥脱后 24～48 小时,渗出液聚积在敷料下,使敷料可以轻松无痛地被脱离

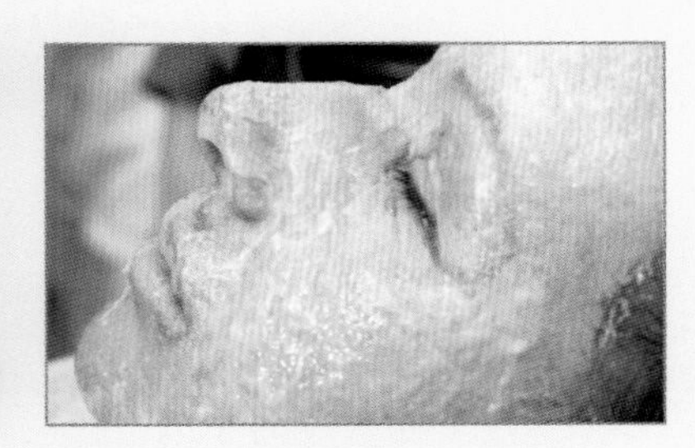

图 7.53 **敷料去除后**

去除敷料后,可以看到发生坏死、渗出的皮肤区域。严重的水肿累及整个面部,导致睁眼困难

专业清创术

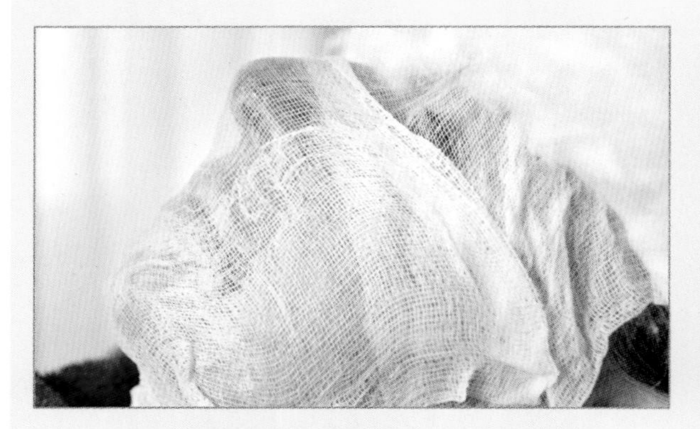

图 7.54　行专业清创术前，用生理盐水软化皮肤

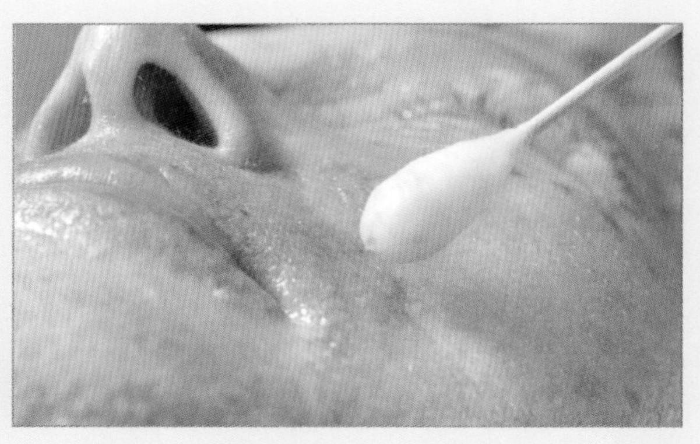

图 7.55　可以用无菌的棉签、纱布或者浸有抗菌剂（如 3% H_2O_2）的拭子去除皮屑

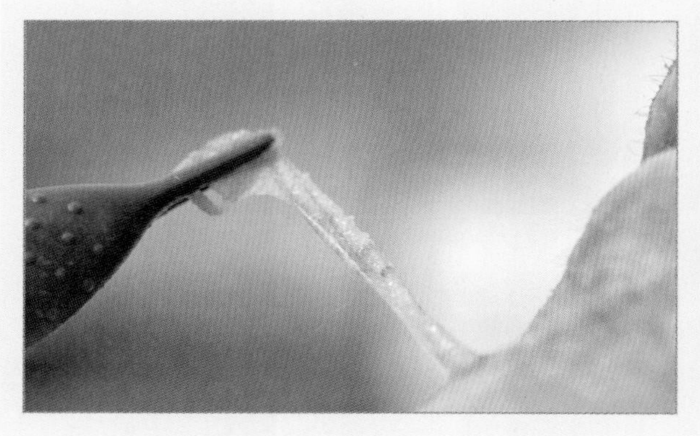

图 7.56　一旦皮肤表面软化沉积物松动，如果需要，可以用镊子小心地将其剥下来（由医生决定）

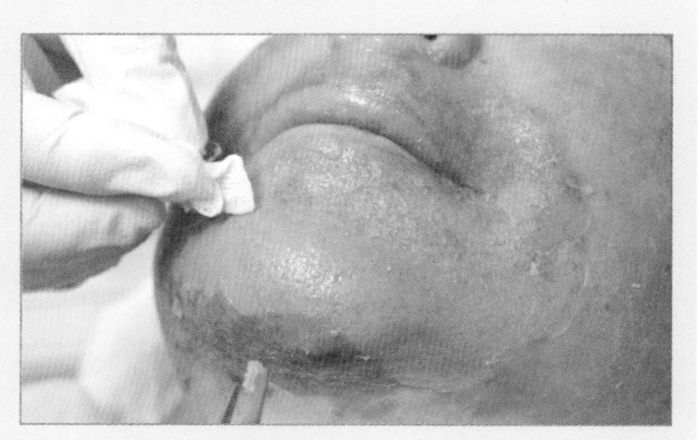

图 7.57　重复这一步骤，以确保松散的皮肤表面软化沉积物被完全去除（由医生决定）

专家提示

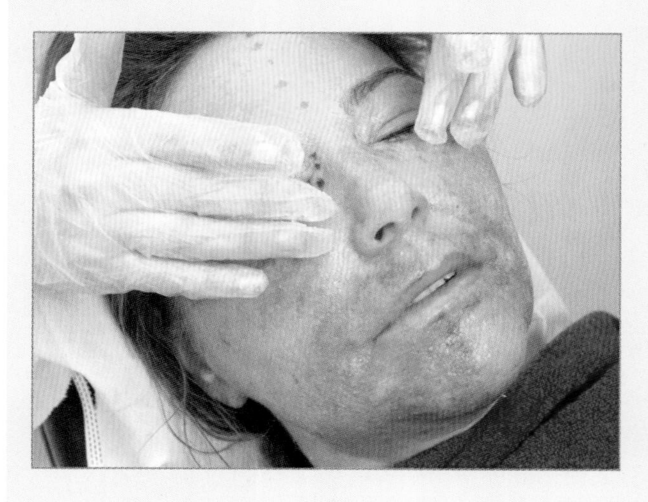

图 7.58　可选择采用淋巴引流按摩完成清创，以减少水肿、安抚患者情绪

苯酚剥脱术后

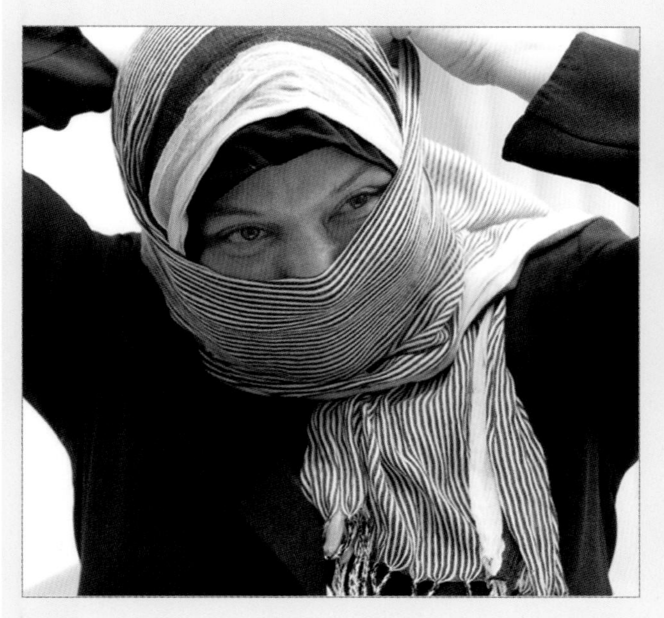

图 7.59 **治疗结束离开诊所前，患者需要用一块大的棉布围住面部治疗区域，以保护隐私**

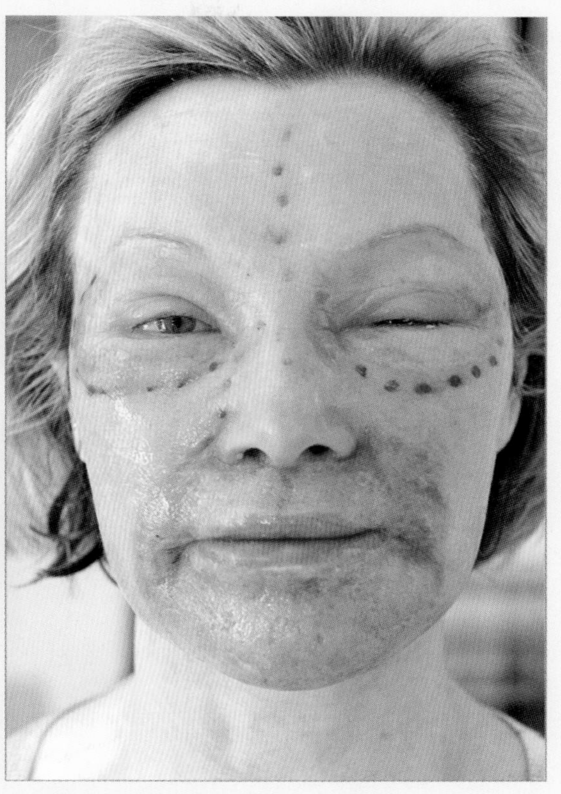

图 7.60 **患者使用 Baker-Gordon 配方和 Jessner 液 + 25% TCA 联合剥脱进行“马赛克剥脱”治疗后 24 小时**

面部明显肿胀，眶周和口周区域应用深层剥脱剂后出现皮肤浸渍；相反，使用复合酸中层剥脱的部位仅出现明显红斑

实用小贴士

由于皮肤浸渍、水肿明显，患者在剥脱后3～4 天会非常痛苦。这种状态被笔者称为“剥脱抑郁”。此时，患者需要特殊的关心和支持来帮助他们建立治疗信心。从第 5 天开始，患者的外观和情绪都会得到改善。

由于皮肤的这一变化过程患者看起来可能会害怕。建议在咨询时，给患者看一些剥脱后 2～3 天的照片，帮助他们了解自己在治疗过程中可能出现的容貌变化。

注意事项

剥脱后采用胶布封闭或百里酚碘粉以增强渗透并非必须手段。一些医生可能更喜欢保持皮肤暴露，以便更好地观察伤口愈合情况，这也取决于患者自身的选择。

7.10 并发症及其处理方法

7.10.1 浅层“无霜”剥脱术的并发症

AHA、PA 或 SA 剥脱发生并发症的风险较低。然而，如果操作不当，也会导致以下暂时的不良反应：结痂、红斑、中毒性刺激性接触性皮炎、局部色素沉着、毛细血管扩张、感染、瘢痕。

结痂和红斑持续时间延长是炎症反应的征象，而不是表皮剥脱。通常可以在数天内自愈。如果排除感染，激素软膏可以用于抗炎治疗。

过于频繁或过强的浅层剥脱会对表皮屏障的完整性及正常菌群造成持久性损伤。这将增加刺激性接触性皮炎和感染发生的风险。若出现感染应采用抗菌和抗病毒治疗，同时要考虑酵母菌感染可能。

浅层剥脱后出现局部色素沉着和毛细血管扩张的可能性不大。对于高危人群，可以预防性使用对苯二酚和加强防晒来预防。

如果一个治疗区出现过复发性疱疹（口唇疱疹），就会增加出现瘢痕的风险。出于安全考虑，这种"易感区"可以不予治疗。然而，如果患者已经接受口服抗病毒药物治疗，许多医生会觉得最好是同时治疗此区域。

表 7.4　Baker-Gordon 配方剥脱总结

治疗阶段	治疗过程
剥脱治疗前	• 患者初步评估和签署知情同意书 • 至少于剥脱前 2 周开始术前准备
剥脱治疗中	• 治疗当天到治疗后 7 天进行抗病毒治疗 • 予以镇静和镇痛 • 予以皮肤清洁和脱脂 • 使用 Baker-Gordon 配方剥脱液 • 予以胶布包扎
伤口处理	• 第 1～2 天：去除敷料 • 第 2～5 天：每日在诊所进行清创（选择性）并使用 W/O 软膏，在家里交替使用适当的软膏和冷敷纱布 • 第 5～14 天：继续于诊所复诊，按需进行清创，外用适当的软膏 • 表皮再生（10～14 天）之后：可化妆，可进行个体化的外用治疗
剥脱治疗后	• 大于 4～6 周：剥脱后给予对苯二酚和低浓度维甲酸，红斑一旦消退，皮肤就变得不再敏感

注：上述时间仅为参考，属于个人经验，不能简单地套用个人案例。

如何避免浅层剥脱的并发症

病史/评估

- 根据患者的临床特点调整治疗频率和强度。
- 对于 Fitzpatrick 皮肤分型Ⅲ型以上的患者，治疗前后均应预防性使用对苯二酚。
- 不在急性感染期进行治疗。
- 复发性疱疹感染区不治疗或给予口服抗病毒药物。

患者须知

- 解释局部治疗与疗效的相关性；养成防晒习惯。
- 回答所有问题并且保证其遵守医嘱。

操作过程

- 根据患者的皮肤反应调整剥脱时间。
- 如果患者出现明显的烧灼感、延迟性红斑、水疱或皮肤发白，应立刻结束治疗。因为这些都是表皮松解、全层表皮剥脱的迹象。
- 当使用 AHA 或 PA 时需要充足的中和剂（1%～3%的碳酸氢钠）以完全中和。

7.10.2　中层剥脱的并发症（图 7.61～7.65）

进行中层剥脱时，如果不能进行正确的操作和后期护理，很容易出现并发症。

随着TCA剥脱浓度升高（>35%），产生瘢痕的风险也会增加，而采用联合剥脱治疗会降低其风险。最大的风险是由于医生未进行正确处理导致治疗后愈合延迟。不良反应通常是暂时的，但如果处理不当也可能出现瘢痕或色素改变。

中层剥脱可能出现的并发症：伤口感染和延迟愈合、粟丘疹（暂时性）、局部色素沉着（大多为暂时性）或色素脱失、毛细血管扩张、持久性红斑、瘢痕。

如何避免中层剥脱的并发症

病史/检查/规划

- 根据临床表现，调整TCA的浓度和目标剥脱深度。
- 避免在皮肤急性感染期或者存在伤口愈合问题时进行剥脱治疗。
- 追问是否存在愈合不良、瘢痕增生的病史。

患者须知

- 解释剥脱前预处理的医疗意义。
- 描述伤口愈合期和相关的处理措施。
- 指导患者于治疗后6个月内采取防晒措施。
- 能掌握所有问题并确保患者遵守医嘱。

操作过程

- 给予系统性单纯疱疹治疗。
- 如果需要应给予镇痛。
- 根据个人皮肤反应，调整操作力度和操作次数或频率[如果结霜出现过慢，可采用较强的力度和（或）较多次数]
- 首先操作敏感度低的区域（如前额）并观察其反应，调整在其他区域的操作方案。
- 准备水或生理盐水以防止TCA意外入眼。

创面处理

- 术后每2天于诊所复诊。
- 按照恢复期给予局部治疗，及时处理并发症。

中层剥脱的并发症

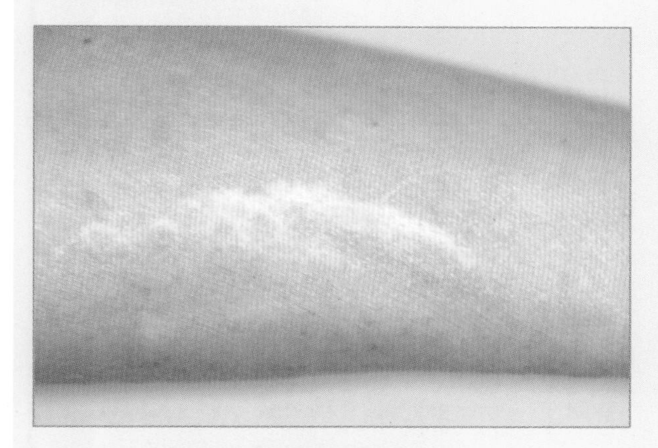

图7.61　30% TCA剥脱后的前臂处瘢痕

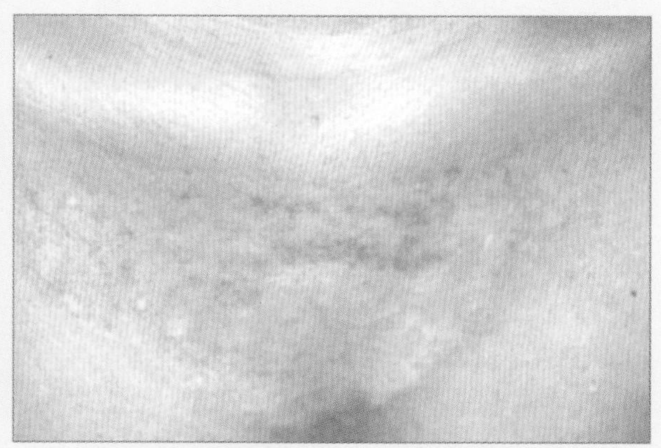

图7.62　35% TCA剥脱后胸口处瘢痕

中层剥脱的并发症

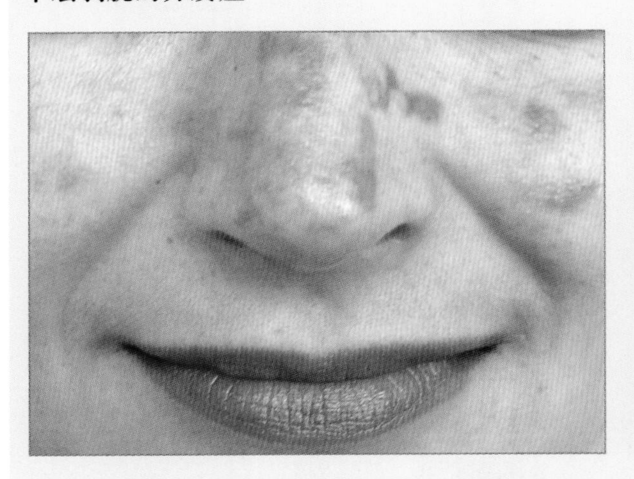

图 7.63　中度 AHA＋15% TCA 联合剥脱后的炎症后色素沉着斑

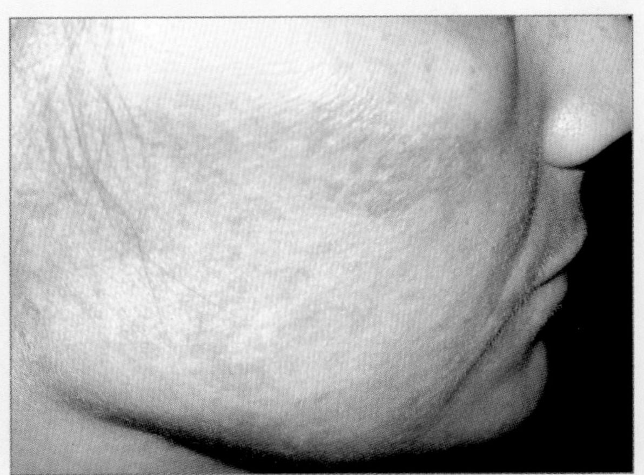

图 7.64　35% TCA 剥脱后的瘢痕和边缘色素沉着

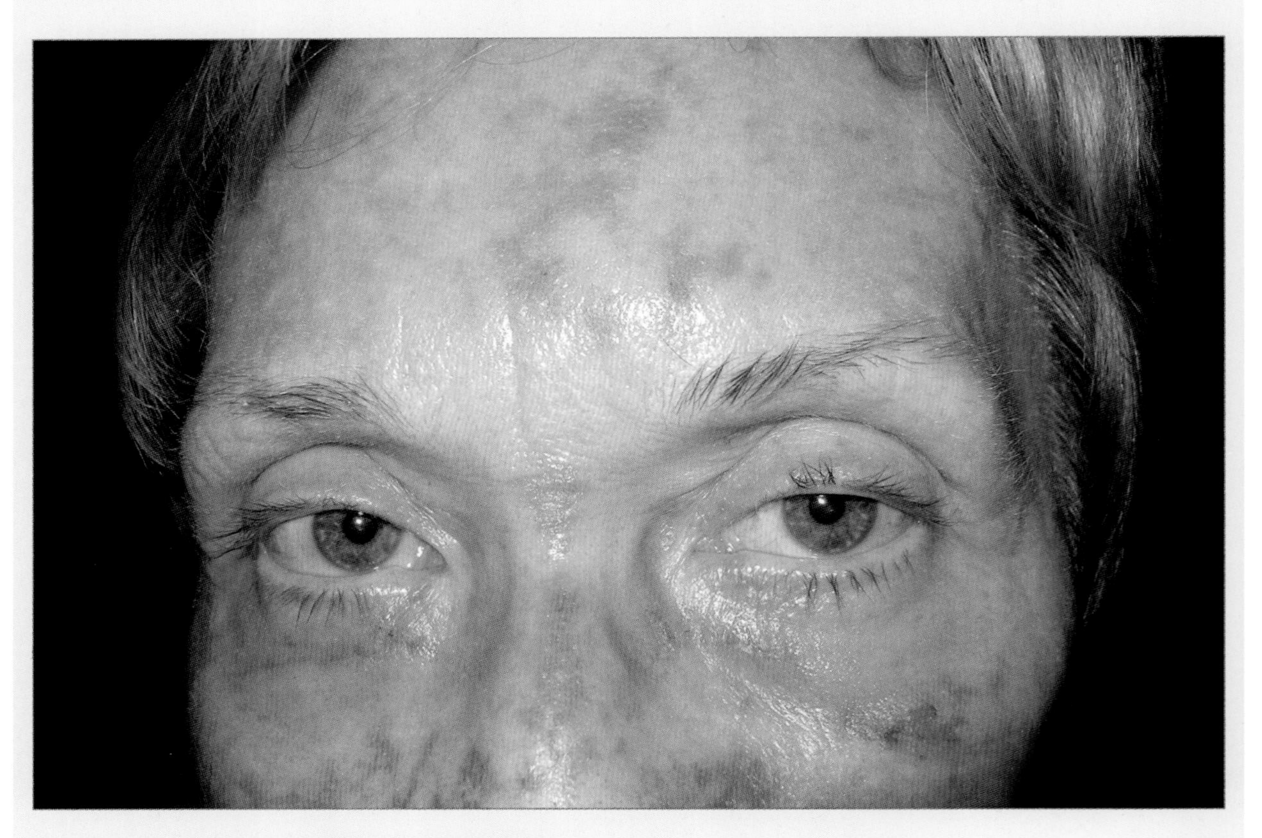

图 7.65　Jessner 液＋25% TCA 剥脱导致的伤口延迟愈合

7.10.3　深度苯酚剥脱的并发症(图 7.66～7.68)

深度苯酚剥脱的并发症也可能出现在中层剥脱中，这已经被多次强调。如果医生在初诊时给予足够的耐心进行沟通和检查，操作时遵守关键的基本原则，风险是可以避免的。

深层苯酚剥脱后的并发症

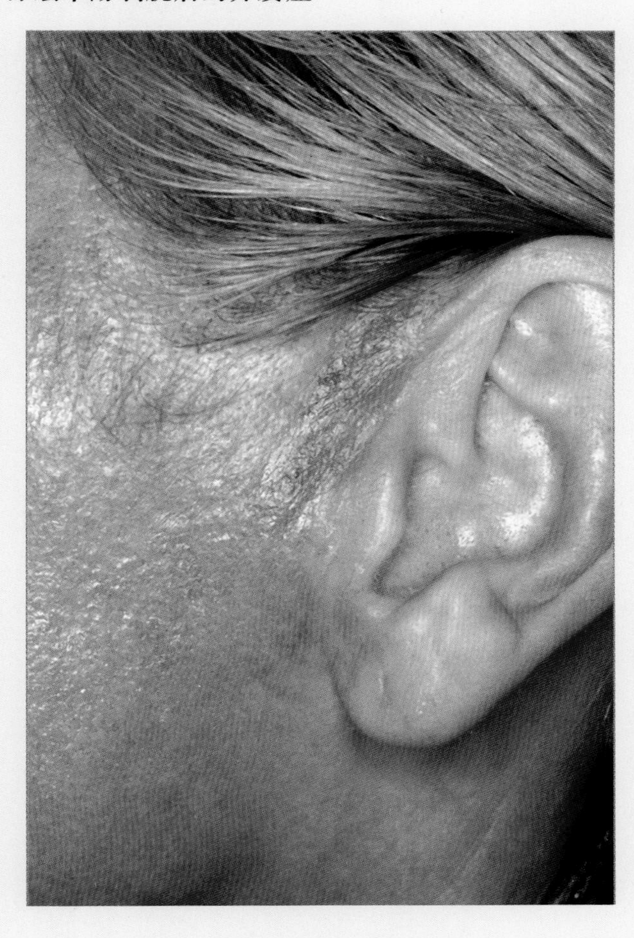

图 7.66　**深层苯酚剥脱后耳周皮肤出现伤口延迟愈合**

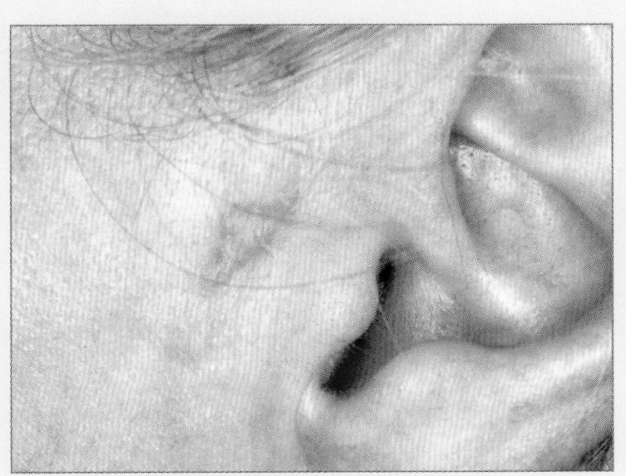

图 7.67　**剥脱术后数月，延迟愈合导致的瘢痕**

在面部治疗中，耳屏周围易出现剥脱液积聚，皮肤渗透浓度更高，形成瘢痕的风险较大。在治疗过程中，轻轻拉下耳垂可以减少产生瘢痕的风险

深层苯酚剥脱的并发症

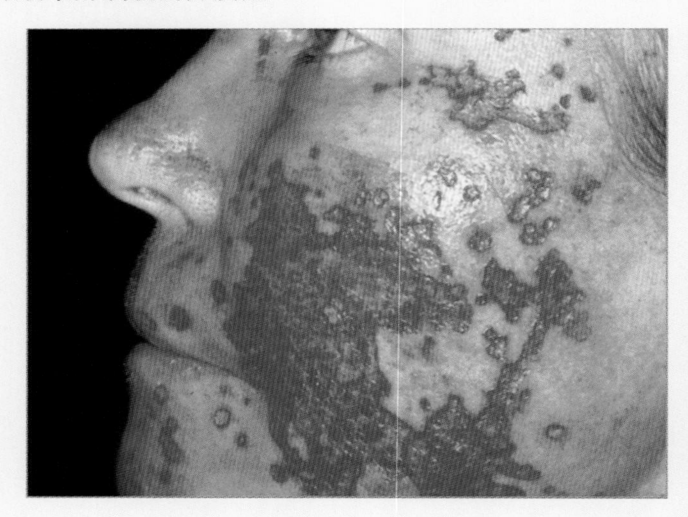

图 7.68 深层苯酚剥脱后，由于患者未服用口服抗病毒药物导致单纯疱疹病毒感染(患处局部使用伊红溶液处理)

如何避免深层剥脱术后并发症

病史和咨询

- 严格的患者选择：身体健康和情绪稳定。
- 医学检查：肝肾功能检查、心电图检查。
- 记录并评估患者是否存在伤口愈合不良或瘢痕疙瘩倾向。
- 讨论并记录面部手术史(包括面部提升术)。
- 排除剥脱区域存在急性或复发性皮肤感染。
- 如果患者治疗当天体温异常，可能提示存在系统性感染，应停止治疗。
- 确保患者可以绝对避免日晒。
- 讨论可能的替代和辅助治疗。

患者须知

- 治疗前后应与患者保持密切联系。
- 与患者的伴侣或亲属沟通，以确保他们能支持和鼓励患者度过“剥脱抑郁”。
- 解释辅助性外用药物治疗的医疗意义。
- 描述伤口的愈合过程和可能采取的相应的处理措施。给患者及其家属展示治疗恢复期间可能出现的外貌照片。
- 指导患者治疗后 6 个月内采取防晒措施。
- 能掌握所有问题并确保患者遵守医嘱。

操作过程

- 只有接受过专业培训，才能进行深层剥脱治疗。
- 必须给予系统性疱疹预防治疗。
- 术前给予镇静治疗。
- 给予心电监护。
- 静脉输注足量的生理盐水。本书作者推荐进行全面部 Baker-Gordon 配方剥脱时静脉输注 1.5L 的液体；另外一些作者认为治疗前可以输注 1L 液体，治疗过程中再予以静脉输注 1L 液体。而小面积的剥脱(如上唇)部分作者认为治疗前增加口服补液即可。
- 进行全面部苯酚剥脱至少需要 1 小时。
- 根据个体反应调整操作力度、涂抹次数和反应时间。
- 在使用前，沿着盛放剥脱溶液的碗或容器边缘挤干涂抹工具。
- 准备利多卡因。
- 准备甘油以防剥脱液意外入眼。
- 如果出现心律失常，应立刻终止剥脱，加快输液速度，必要时给予呋塞米。
- 窦性心律恢复后 15 分钟，可以缓慢、小心地继续剥脱治疗。

- 仔细用胶布封闭，注意不要遗漏治疗区域。

创面处理

- 剥脱术后24～48小时去除封闭胶布。
- 剥脱术后24小时与患者保持联系。
- 术后第1周每天进行清创，然后如果可能，应每2天进行清创（选择性采用）。
- 观察伤口愈合过程，根据愈合时期调整治疗。如果出现并发症，应立刻处理。

注意事项

按照Truppmann和Ellenby在1979年的报道，43例患者中，深层剥脱进行少于30分钟时，50%的患者会出现心律失常。而如果这一过程超过60分钟，未出现心律失常患者。

（王师平　简　丹　译　闫　言　校）

8 化学剥脱导览

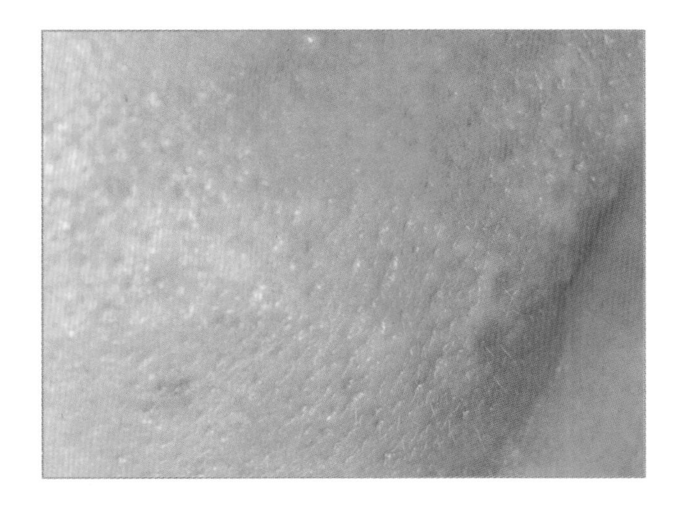

本章旨在帮助读者将本书前述的各种化学剥脱产品与配方、不同的应用技术，以及在剥脱治疗过程中可能出现的特异性皮肤反应等内容进行整合，从而实现可预期的成功的剥脱治疗。

本章以教材的形式详细讲述了不同配方剥脱时皮肤表面颜色与结构发生的变化，以及根据预期的剥脱深度选择不同的剥脱技术。不同的剥脱配方与深度，其治疗的终点反应是不同的，可根据治疗终点预测皮肤脱屑情况、炎症反应和愈合情况。见图 8.1、表 8.1。此外，我们还探讨了潜在治疗区域的局部解剖差异。需要指出的是，使用“剥脱导览”时，一定要考虑到患者个体间及个体内的差异。

在剥脱过程中，如何理解所看到的皮肤对剥脱剂的反应至关重要，因为它有助于医生确定剥脱达到了何种等级，以及何时停止剥脱以获得预期满意的效果。目标剥脱深度越深，观察到的皮肤反应就会越强。因此，医生可以根据不断变化的皮肤反应和目标剥脱深度调整治疗参数，如剥脱剂的剂量、涂抹压力和涂抹层数。另一方面，如果治疗偏离预期过程，医生可根据时间与观察结果判断剥脱剂穿透的深度，进而估算皮肤剥脱、愈合阶段的持续时间，最终确定预期的临床终点。因此，本章目的是使读者能够学会根据个体剥脱类型来确定理想的临床终点。

使用不同的剥脱剂观察到的皮肤反应中首要的差别是该制剂是否会出现“结霜”。一种剥脱剂是否出现结霜取决于其是否会使皮肤中的蛋白质变性。TCA、苯酚和间苯二酚会造成皮肤外层变白脱色，即出现结霜。然而，AHA、PA 和 SA 不会引起这种现象。可出现结霜的剥脱剂主要应用于剥脱目标达到真皮层、诱导真皮重塑的剥脱治疗，无结霜的剥脱剂主要适用于表皮剥脱。基于多年来的临床实践经验，针对特定剥脱深度的配方已被研发出来（见第 7 章）。然而，除了剥脱剂类型及浓度，剥脱深度也与以下因素有关。

- 皮肤预处理或清洁阶段皮脂及角质层清洁的程度。
- 涂抹于皮肤的剥脱剂剂量（即使用完全潮湿或微湿的涂抹工具）。
- 涂抹剥脱剂时的压力（即揉擦使其进入皮肤或轻涂于皮肤）。
- 剥脱剂涂抹的层数（即一层层涂抹的次数）。

这从某种程度上意味着医生的操作可以影响剥脱剂以何种速度及深度渗入皮肤。然而，需要指出的是，这一速度及深度取决于个体差异，即任何一位患者预期终点都可能迅速出现或者延迟出现。同时，皮肤反应确实可以提供一些无法提前准确预知的线索，而其往往提示着炎症反应和修复阶段的程度与持续时间。

警示

由于需要避免愈合相关的并发症，在非面部区域，剥脱不应达到真皮层，即剥脱深度不能超过 C 级。

注意事项

本书的作者们希望通过本章节为读者，尤其是初学者提供有益的指导。作者们强调这些分级方法仅是为临床实践提供指导，并不保证适用于日常实践中的每一个病例。这仅仅是“剥脱艺术”的一部分，有些知识不能仅依赖理论讲解，还必须从临床实践中不断学习。

至于中层与深层剥脱的愈合阶段及其处理，作者们指出，并非所有的作者都建议对剥脱后的皮肤进行清创，因此清创不是必要的。然而，一些经验丰富的医生却将此作为剥脱后方案的一部分，认为这样做不会增加并发症发生的风险却能提高患者满意度。

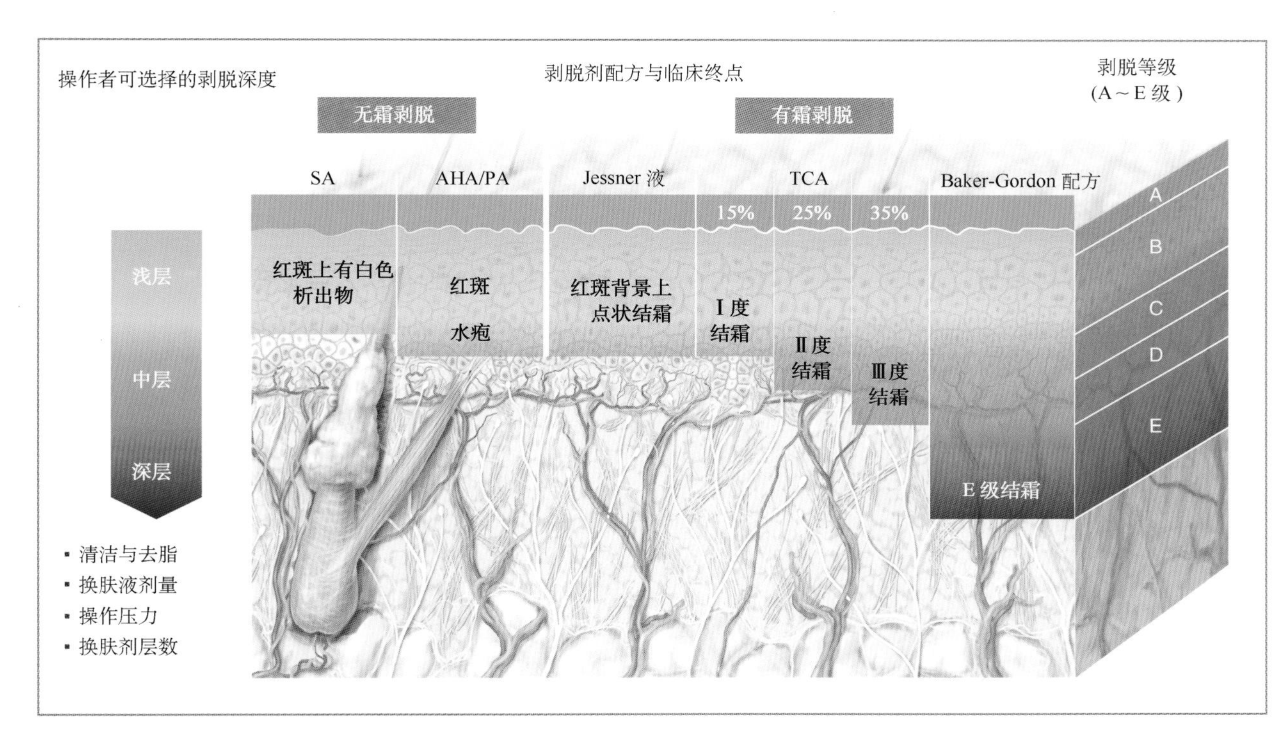

图 8.1　剥脱方式。经典配方剥脱剂、剥脱等级及相关临床终点概况

表 8.1　常见剥脱剂的剥脱深度及相应临床终点的分类

剥脱深度			临床终点				
深度	皮肤层次	等级	SA 剥脱	AHA/PA 剥脱	Jessner 液剥脱	TCA 剥脱	Baker-Gordon 配方剥脱
浅层	表皮上层	A	刚刚可见伴有 SA 结晶析出的红斑	刚刚可见红斑	红斑	0～Ⅰ度结霜	—
	表皮下层	B	伴有 SA 结晶析出的明显红斑（斑状或均一状）	红斑明显（斑状或均一状）	伴有点状白霜的红斑	Ⅰ度结霜	—
浅层至中层	表皮基底层或仅在基底膜带下方	C	—	红斑背景下的水疱	红斑基础上斑点状白霜（外观变化多样）	Ⅰ～Ⅱ度结霜	—
中层	真皮乳头中至下层	D	—	—	—	Ⅱ～Ⅲ度结霜	—
深层	真皮网状层	E	—	—	—	—	酚类 E 级结霜（伴橘皮样外观的灰色结霜）

当剥脱中出现结霜时，必须密切观察皮肤反应，同时根据所需的剥脱等级调整操作中的剥脱剂使用方法以达到预期的临床终点。（谨记：剥脱的临床终点一旦出现，决不能再加剥脱剂！）

剥脱后观察患者的皮肤反应也有助于医生判断剥脱对皮肤损伤的程度、之后的愈合过程及剥脱效果。

下面将以图文形式详细介绍剥脱中及剥脱后

需观察的一些特定参数。

- 结霜的发展与强度：治疗终点——结霜的出现提示蛋白质变性的程度。根据剥脱剂配方和使用方式的不同，结霜可能会逐渐或者迅速出现，并随着剥脱剂渗透深度与广度的增加而变得越来越明显。当使用TCA剥脱时，结霜一开始几乎是透明的白色（Ⅰ～Ⅱ度结霜），当剥脱达到D级时，结霜发展为均一的明显的白色结霜（Ⅲ级）。除TCA的浓度与使用的技术外，皮肤的预处理情况及其解剖结构都是决定结霜的发展速度及强度的因素。使用Jessner液剥脱时，结霜可能表现为红斑背景上散在的发白的斑片状结霜，也可能表现变化多样。当使用苯酚深层剥脱时（如Baker-Gordon配方），在应用剥脱剂后立即出现结霜，通常不伴有红斑，其最初表现为明显的白色，然后一旦出现水肿就转为浅灰色。见图8.2～8.4。
- 结霜的消退及反应性红斑：当达到治疗终点并停止操作后，结霜逐渐消退，并留有反应性红斑。治疗区域的血管扩张使结霜逐渐消退。有假说认为血管扩张的渗出液稀释了剥脱剂，所以结霜消失。这一过程有时发生在治疗中，有时发生在治疗后，可能与水肿的发展相关。而水肿程度与医源性损伤的程度及局部组织状况有关。
- 水肿：真皮组织的渗出与肿胀随着损伤导致的炎症反应而发生，并与其强度有关。中层剥脱的水肿可能会延迟出现，而深层剥脱过程中就可能会出现水肿。水肿出现的时间及其程度也提示了剥脱效果。然而，这里需要考虑解剖学的差异：与致密结缔组织（如前额）比较，水肿在疏松结缔组织（如眼周组织）中往往发展得更迅速、更广泛。见图8.5～8.8。

结霜的发展与强度

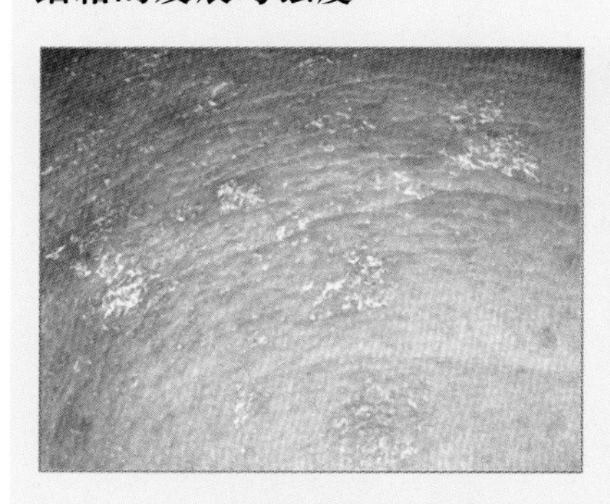

图8.2　Jessner液结霜表现为红斑背景上单个或者融合的点状白霜（图示为日光角化病患者的前额）

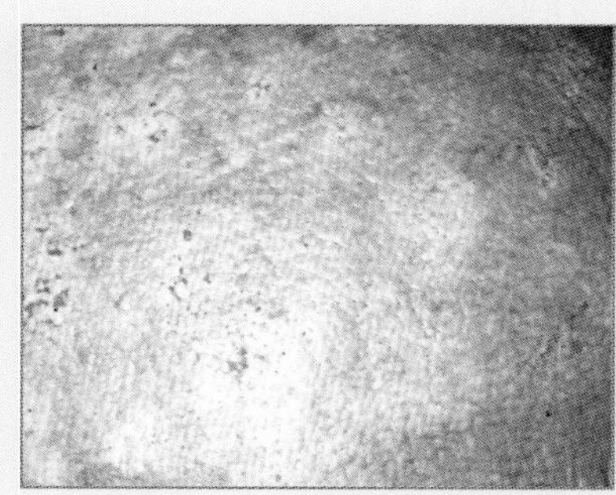

图8.3　TCA结霜（与图8.2为同一患者，在Jessner液结霜后加用35%TCA剥脱）表现更密集，根据穿透深度与蛋白凝固变性的程度不同，结霜强度（图示为Ⅰ～Ⅱ度）可变化。可以通过调整操作参数比如操作压力、剥脱剂剂量、剥脱剂使用层数以及预处理来改变结霜的情况

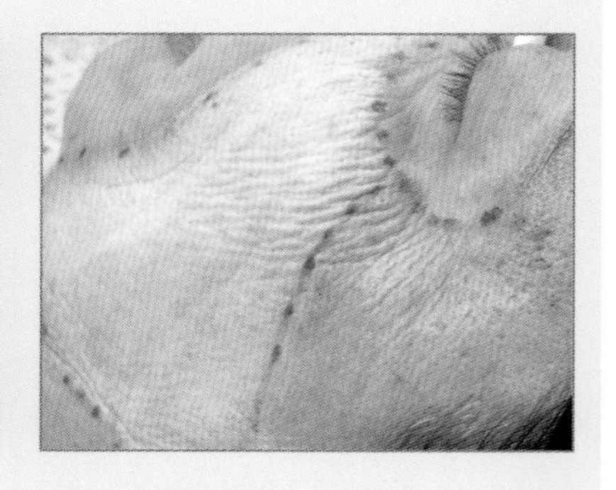

图8.4　苯酚结霜。Baker-Gordon配方深层剥脱的苯酚结霜先出现强烈的白色，且在操作后迅速出现，与TCA白霜易被多种因素影响不同。白色的酚类结霜（图示为颊部与眶下区）很快就变为干橘皮样皮肤（前额及颞部）上的浅灰色结霜。这就是E级苯酚剥脱的临床终点

白霜的消退及反应性红斑

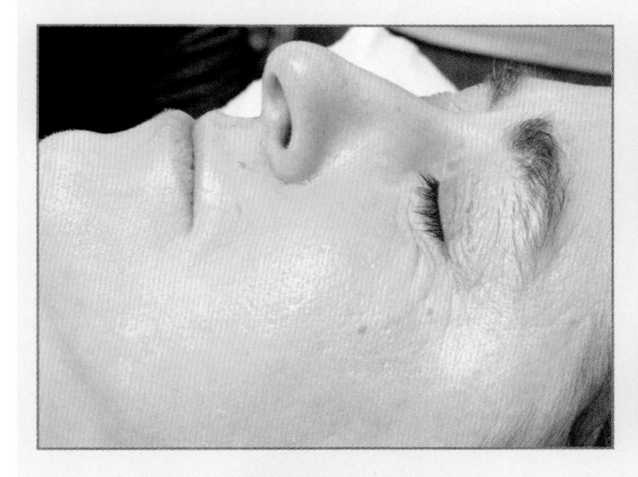

图 8.5 15% TCA Ⅱ度剥脱后数分钟。全面部的结霜几乎消退(眼周仍有可见的结霜)，皮肤出现明显的反应性红斑。在剥脱过程中，TCA 结霜通常在结束操作时就开始消退。根据剥脱等级及临床终点的不同，结霜完全消退的时间可为数分钟到半小时不等

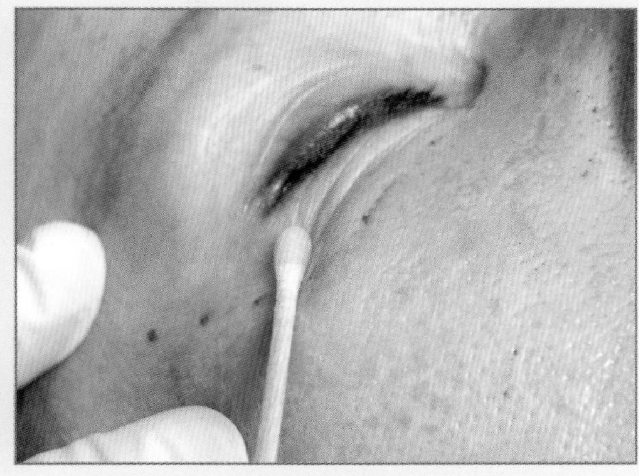

图 8.6 当继续在眼周区域 Baker-Gordon 配方剥脱时，之前由于颊部行 E 级剥脱治疗产生的浅灰色霜已开始消退，并留有红斑。在治疗过程中面部的某些区域也可见水肿(图 8.8)

水肿

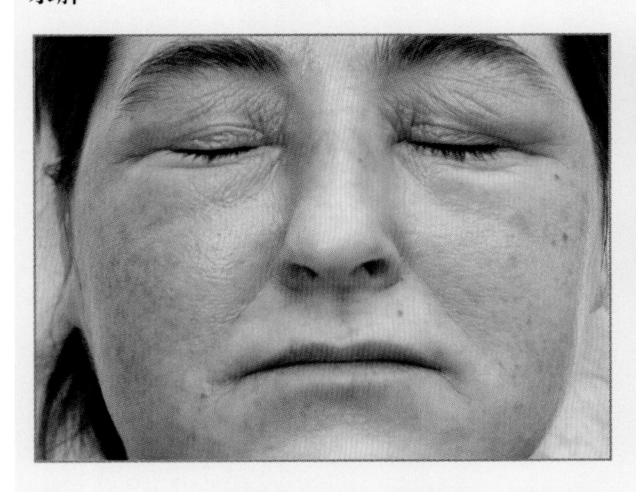

图 8.7 15% TCA Ⅱ度剥脱后 1 小时，患者面部出现明显水肿，尤其是口周。(此图与图 8.5 为同一患者)剥脱后几分钟时水肿还不明显。在多数情况下，当水肿明显时，TCA 结霜已完全消退

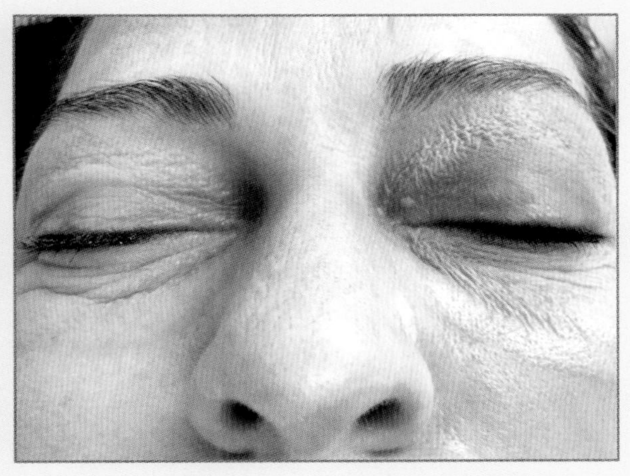

图 8.8 进行苯酚深层剥脱时，通常在剥脱过程中甚至结霜完全消退之前就出现明显的水肿。图示为眶周区域尤为显著

8.1 α-羟基酸剥脱

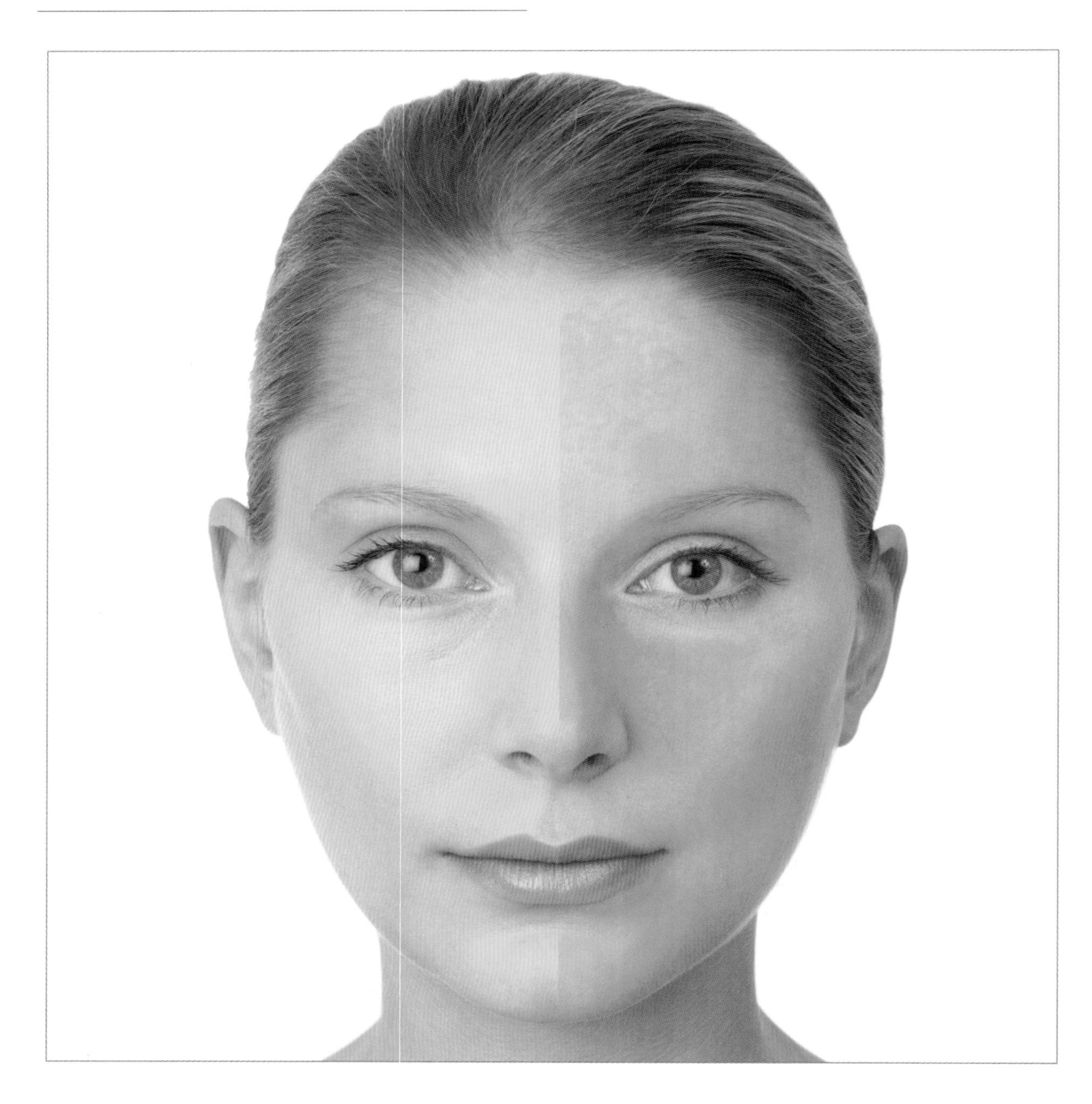

8.1.1 适应证和治疗选择

α-羟基酸(AHA)浅层剥脱(A～C级)适用于治疗皮肤浅表的病变,如色素异常和(或)痤疮的粉刺与丘疹脓疱,可作为局部治疗方案反复使用。如果长期应用,这种剥脱治疗及其辅助性外用药物治疗可能会有皮肤年轻化的效应,在一些病例中甚至可以治疗非常表浅的痤疮瘢痕。治疗疗程通常为每次间隔2～4周,可连续5次。根据需要,随后的治疗可间隔6周或者完全停止。初始治疗应从温和的剥脱剂(如20%GA)开始。随后根据患者的耐受性与适应证,浓度可调到最大的70%。皮肤对初次剥脱治疗的反应可作为后续治疗过程中选择剥脱剂浓度及操作方法的参考依据。

8.1.2 剥脱

应用AHA溶液进行剥脱治疗时，为了达到表皮内B级剥脱的效果，应将其直接作用于患处直到血管扩张导致的红斑产生。即使是在彻底清洁的皮肤上，这种红斑也常常是斑片状（图8.9），很少呈大范围均一状（图8.10）。若皮肤出现红斑背景上浆果样簇集的水疱（图8.11、8.12）就意味着剥脱可能已经达到C级。融合性水疱可能会在随后很短时间，甚至仅仅几分钟后出现，这一现象提示表皮松解开始发生。在这个治疗终点出现之前就需要中和剥脱剂。

如果治疗目标是达到非常轻微的剥脱效果（A级），在红斑变得明显之前就可以中和并停止剥脱。

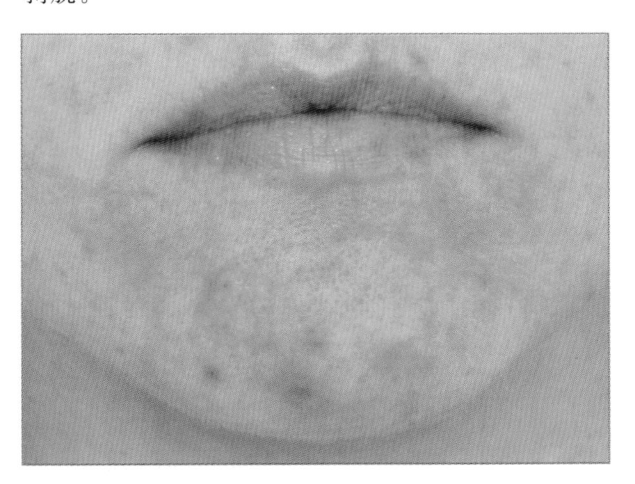

图8.9 痤疮患者颏部应用35%GA后产生的红斑

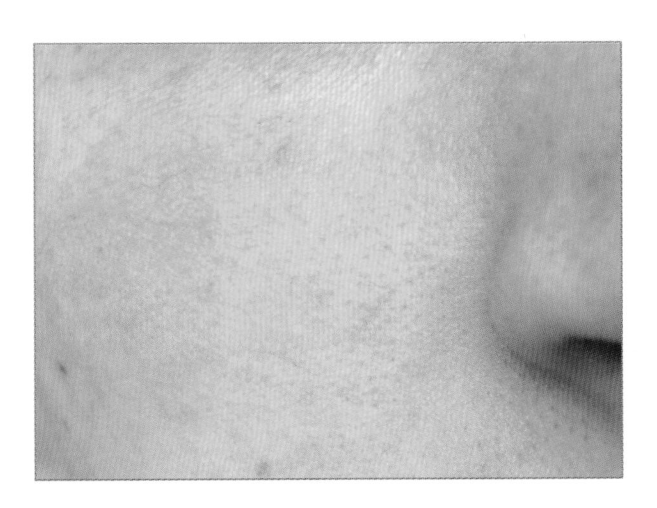

图8.10 颊部应用20%GA后产生均一的融合性红斑

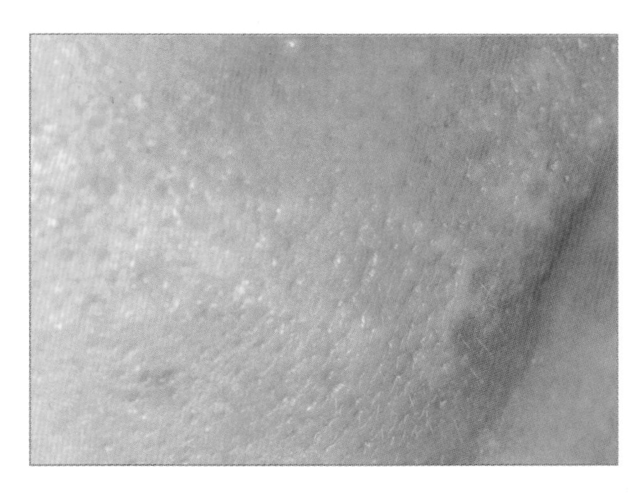

图8.11 AHA剥脱产生的水疱（使用AHA溶液后30分钟）

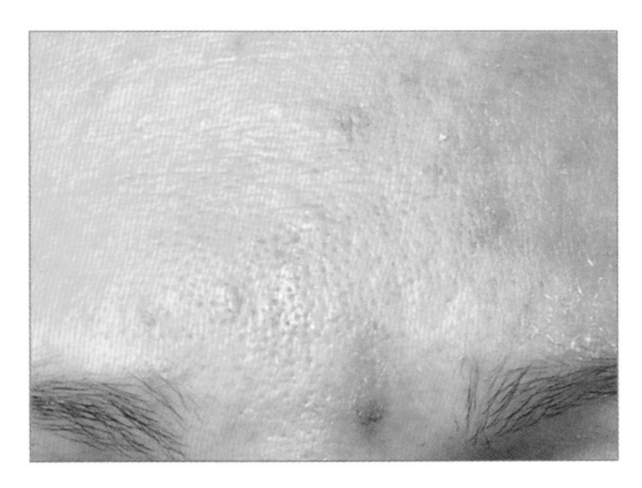

图8.12 剥脱过程中50%GA剥脱24小时后出现水疱。在一些病例中还可见小的结痂

8.1.3 剥脱后

AHA剥脱后的几个小时皮肤可能会发红，但在第2天之前就会恢复。如果治疗终点时出现水疱，这提示可能会出现较强烈的皮肤反应，之后出现的小而浅表的结痂会持续数天。

注意事项

50%PA与70%GA剥脱的临床效果类似。除此之外，PA常作为GA的辅助用药（Cotellessa et al，2004；Ghersetich et al，2004）。

8.2 水杨酸剥脱

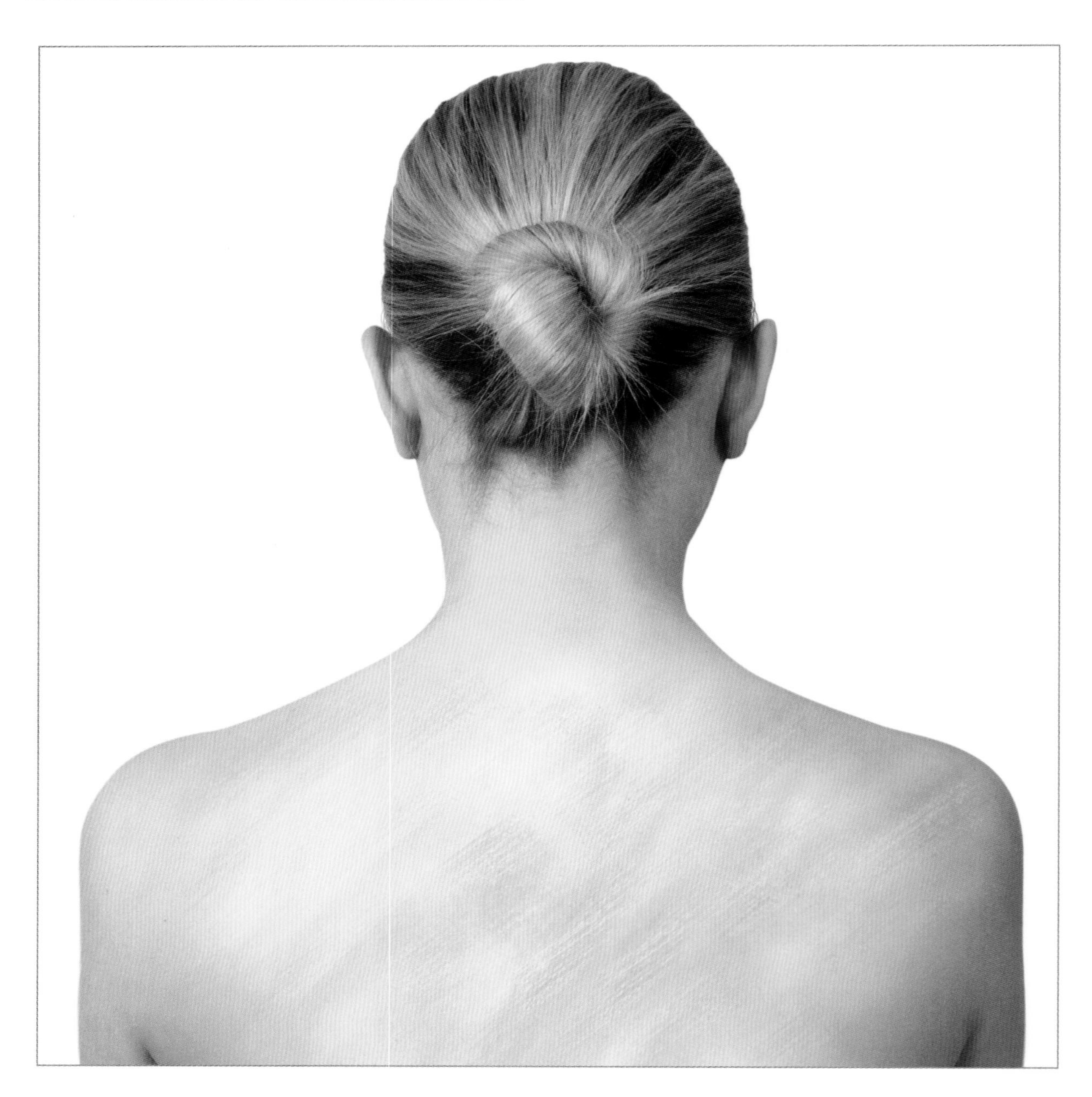

8.2.1 适应证和治疗选择

将多次水杨酸(SA)(通常从10%到最高的30%)浅层剥脱与治疗前后适当的辅助性外用药物治疗联合作为痤疮粉刺和丘疹脓疱的辅助治疗方法,同时也可改善皮肤的整体外观。纯SA的乙醇溶液可引起面部皮肤的刺激性反应,但特别适合背部的剥脱治疗。当用SA治疗背部等大面积皮肤部位时,其经皮吸收的比例增大,要与患者充分沟通,确保患者完全理解治疗过程,且没有禁忌证,并告之其再次治疗的建议。在行大面积SA剥脱(如背部痤疮)前,应指导患者喝1L左右的水。对于面部治疗,很多厂家会提供耐受性较好的SA与GA混合液。

8.2.2 剥脱

单纯 SA 溶液(如笔者推荐的 15%SA)通常用于 B 级剥脱。为了达到这个深度,SA 应该作用至产生轻度红斑,或者有时出现重度红斑(图 8.13、8.14,右侧面部)。SA 溶于乙醇,乙醇在接触皮肤表面时蒸发,这使 SA 在剥脱过程中随着涂抹而出现结晶。故 SA 浅层剥脱的终点为带有白色结晶析出的红斑(图 8.15),这不要与白色的结霜混淆。由于行背部剥脱时会使用宽刷子,涂抹 SA 溶液后会形成粗大的白色结晶(图 8.16)。当结晶下出现红斑时就到达治疗终点了。这个区域产生的红斑往往没有面部剥脱治疗的严重。

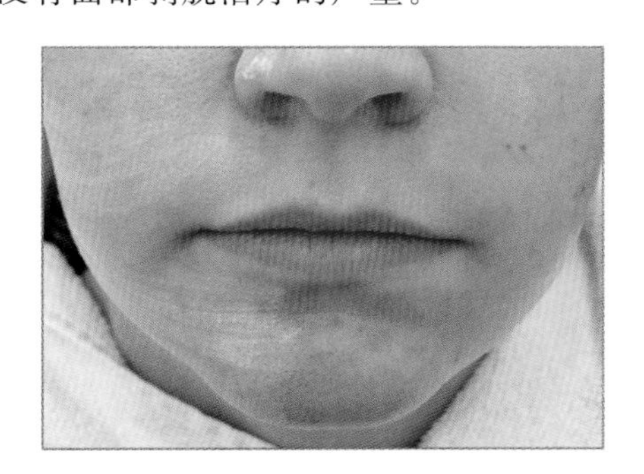

图 8.13 左右两侧对比。患者右侧面部为 15%SA 剥脱终点的皮肤反应,患者左侧面部为使用 20%GA 后的皮肤反应

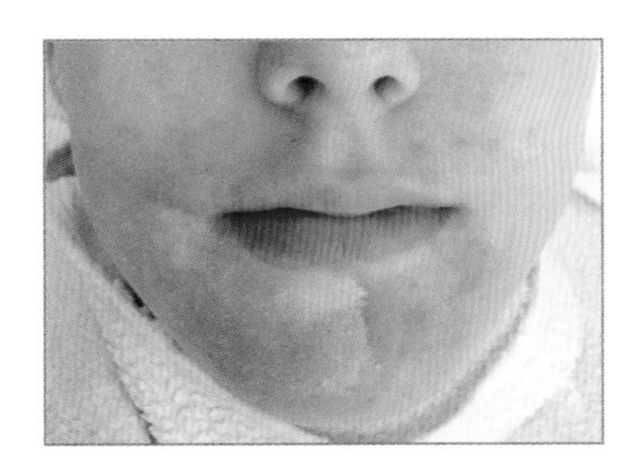

图 8.14 左右两侧对比。患者右侧面部为 30%SA 剥脱后的皮肤反应,患者左侧面部为 35%GA 剥脱后的皮肤反应

8.2.3 剥脱后

剥脱结束后的数小时内,患者的治疗区不应使用任何湿润的物质,因为 SA 接触水可能被再次活化。几小时后患者可用水洗净 SA 结晶。与 AHA 剥脱相比,SA 剥脱产生的面部红斑持续时间更长(图 8.17)。SA 剥脱后 24 小时,皮肤通常

图 8.15 SA 剥脱后的结晶。虽然这种现象与白色结霜相似,但它并不是由于蛋白质变性形成的,而是 SA 在皮肤表面的结晶

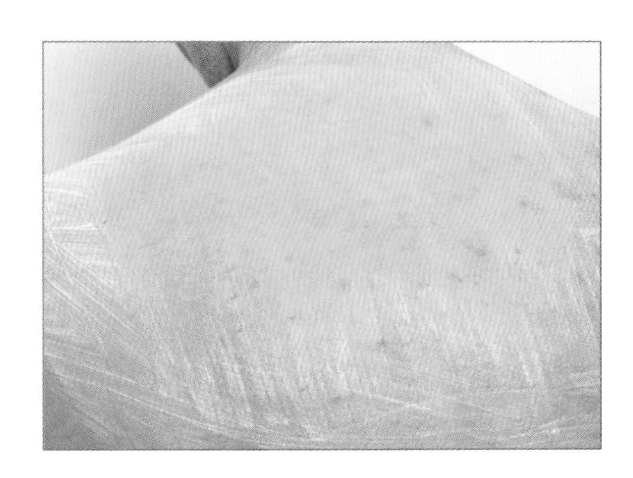

图 8.16 背部的 15%SA 剥脱

会恢复到初始状态。有时,在 SA 渗透较深的部位(如痤疮皮损处)可能仍会有轻微的刺激。

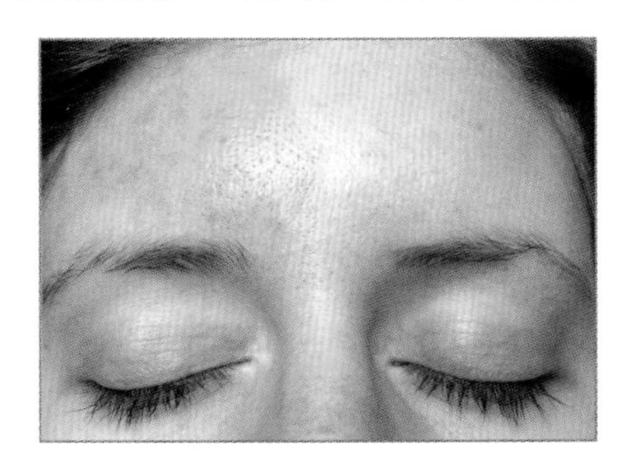

图 8.17 剥脱 60 分钟后左右两侧对比。使用 15%SA 剥脱治疗的右侧面部比使用 20%GA 剥脱治疗的左侧面部更红。双侧面部最终的临床效果相似

8.3 Jessner 液剥脱

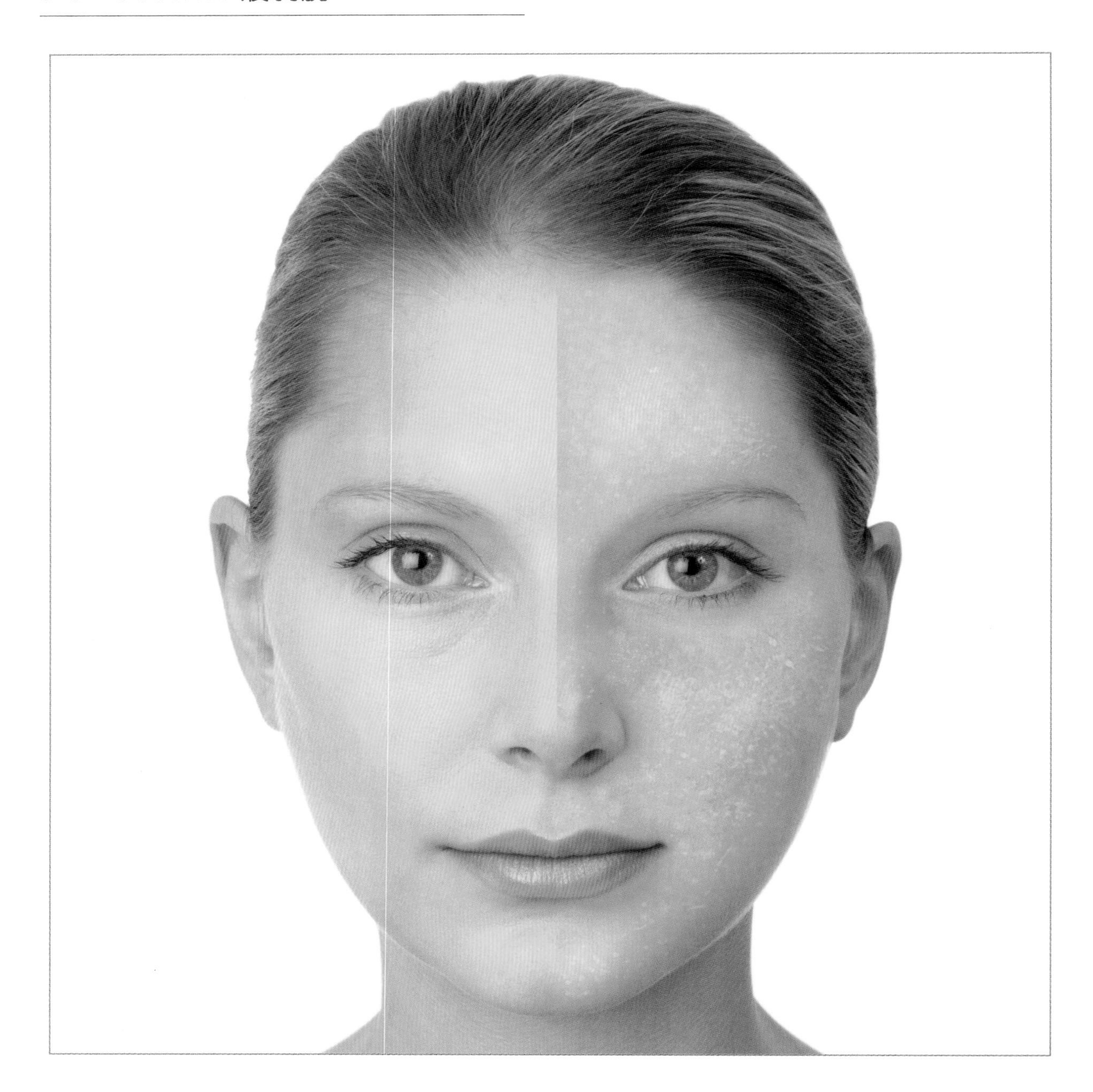

8.3.1 适应证和治疗选择

单独使用Jessner液剥脱可达到B～C级，但其通常与TCA联合使用。Jessner液与15%～25% TCA联合的浅中层剥脱组合（Wiest将其称为“周末剥脱剂”）可用于治疗痤疮与浅表皮肤病变（如色素异常、皮肤初步老化迹象）。这些剥脱剂也适用于在附属器稀疏的皮肤区域（如颈部、胸部）进行B～C级中度剥脱治疗，这些部位的表皮再生速度比较慢。

Wiest认为在面部使用“周末剥脱剂”会使皮肤焕然一新。35%TCA与Jessner液联合可用于中度（D级）的面部剥脱，如用于治疗浅表的痤疮瘢痕及伴有日光角化病和弹性组织变性的中度皮肤老化。

8.3.2 剥脱

Jessner 液是多种活性成分(14%间苯二酚、14%SA 和 14%乳酸)的混合物,其中仅间苯二酚会引起蛋白质变性形成结霜。使用 Jessner 液首先会引起红斑,随后出现特征性的红斑基础上的斑点状白色结霜,其强度与 TCA Ⅰ度结霜类似。然而,根据患者治疗的部位、预处理情况及使用技术的不同,Jessner 液结霜的外观也多种多样(图 8.18~8.21)。红斑基础上白色斑片状结霜的皮肤反应可能几处甚至多处。在一些罕见的病例中,也可能出现均一、透明的白霜。

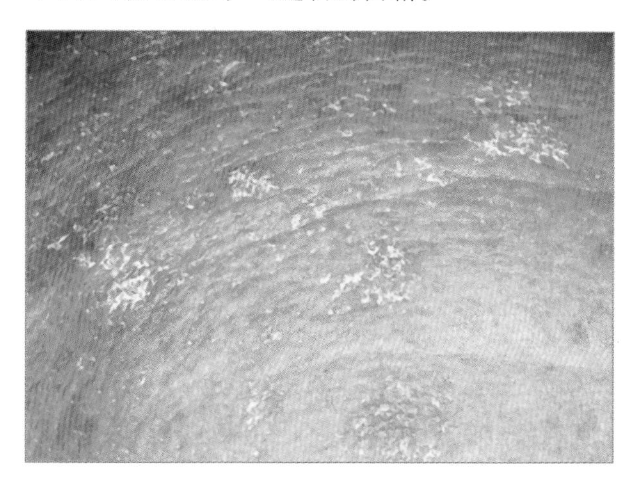

图 8.18 前额部(日光角化病)Jessner 液剥脱的终点。其形成的结霜特点为红斑基础上散在的白色斑点

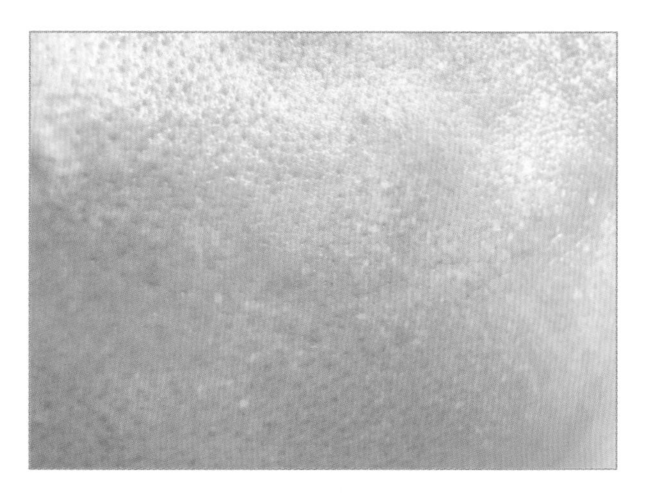

图 8.19 颊部更均一、透明的 Jessner 液结霜,伴有单个小的、明显的白斑片

图 8.20 颊部 Jessner 液剥脱后出现红斑基础上较大的局灶性结霜

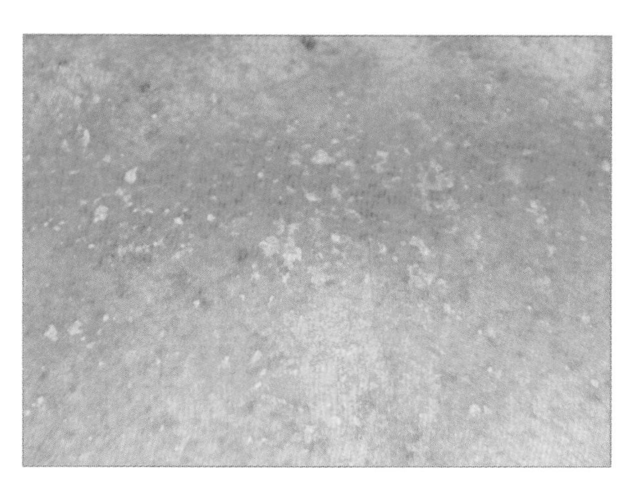

图 8.21 胸部的特征性斑状 Jessner 液结霜

8.3.3 剥脱后

剥脱后几分钟 Jessner 液结霜就开始消退,但红斑可能会持续 2~3 天。某些治疗部位在剥脱后可能会出现轻度水肿。第 2 天,浅层变性的皮肤会呈现棕色、羊皮纸样外观。随着水肿消退皮肤紧绷感会增强。变性皮肤脱屑一般会持续 2~3 天,但偶尔可能会持续更长的时间。

8.4 三氯乙酸剥脱:面部

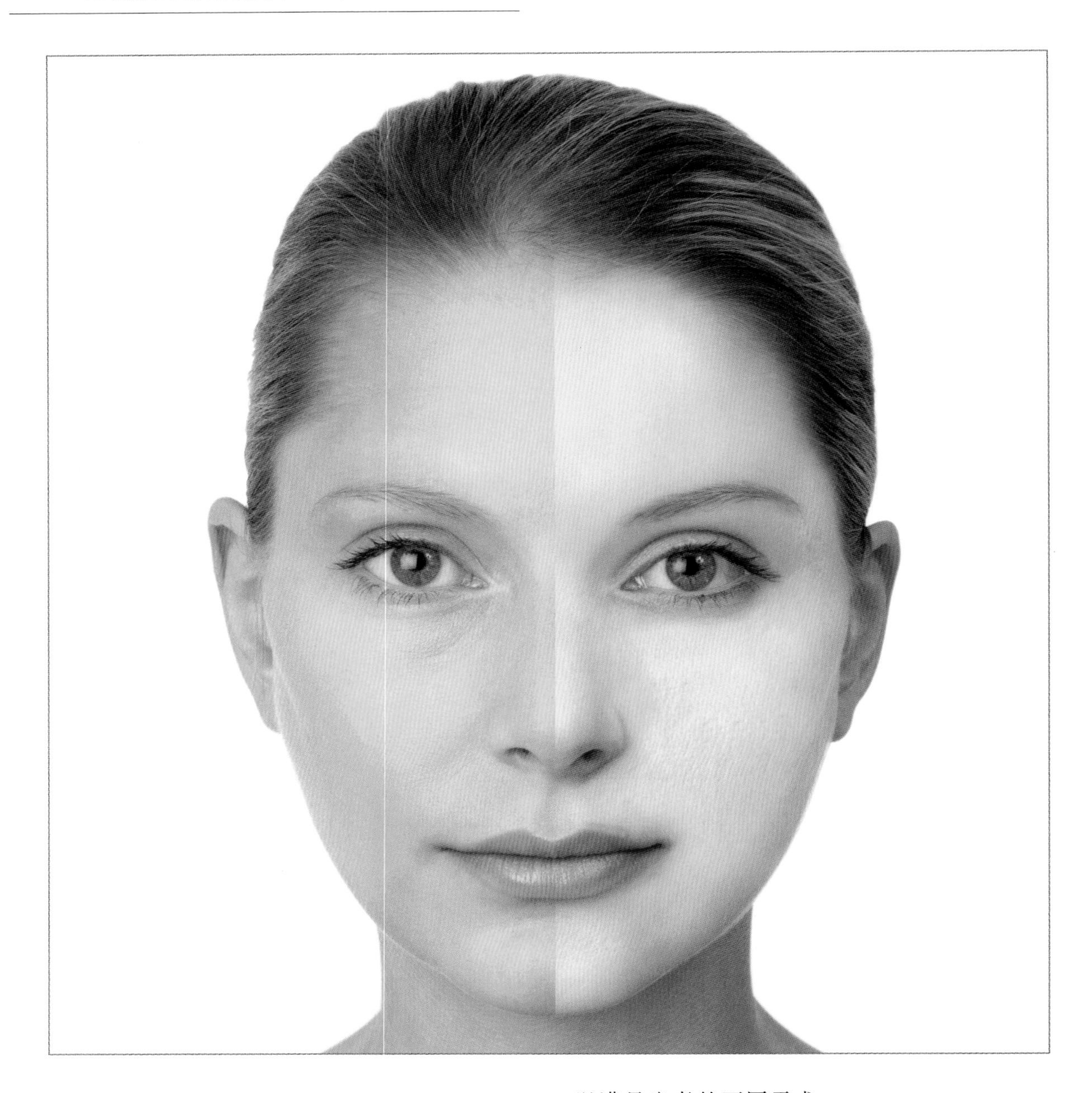

8.4.1 适应证和治疗选择

根据浓度及使用方式的不同,三氯乙酸(TCA)剥脱可用于皮肤浅层剥脱(A～B级)或至真皮乳头层上部的中层剥脱(C级)及乳头层中到下部的中层剥脱(D级)(见第7章)。TCA剥脱不仅可用于治疗角化异常、浅表色素异常及肤色暗沉,也可用于治疗光老化初期形成的皱纹和弹性组织变性、日光性损伤及浅表痤疮瘢痕,因此可以满足患者的不同需求。

医生可以将TCA与Jessner液等联合应用。在这种情况下,密切观察皮肤表面的变化至关重要。医生可以根据结霜程度判断剥脱达到的深度及何时会出现终点反应。

- 非常细小的结霜(Ⅰ度结霜)主要代表达到浅层剥脱(B级)。
- 较明显但仍透明的结霜(Ⅱ度结霜)代表达到C～D级轻中度的剥脱。Wiest称其为

“周末剥脱”：这种剥脱引起的剥脱后反应仅持续数日，在很短的时间内就可以明显改善肤色，对患者日常生活也没有过多的限制。适合 B～C 级（Ⅰ～Ⅱ度结霜）剥脱的剥脱剂为 10%～25% TCA 单独使用或者与其他剥脱剂联合使用。

- 密集的 TCA 结霜（Ⅲ度结霜）代表达到真皮乳头层下部的中度 D 级剥脱。一些作者推荐 35% TCA 单独使用或者将其与 Jessner 液、GA 或 PA 联合使用以达到此类剥脱效果。医生也可以通过调整剥脱剂剂量、操作压力及剥脱剂涂抹层数等达到这种剥脱效果。

8.4.2 剥脱

如果在进行初步浅表预处理后使用 TCA 溶液，在涂抹 TCA 之前皮肤就已经变红。如果不是，TCA 剥脱首先会出现红斑，紧接着出现很薄的结霜。这种结霜开始表现为均匀还是非均匀的（图 8.22、8.23）取决于亲水性的 TCA 溶液渗透表皮脂质屏障的方式。使用 TCA 溶液后通常会立即出现透明结霜。如果打算做浅层剥脱，可根据皮肤厚度以不施加压力、短时间的方式使用该溶液。操作压力可根据皮肤反应进行调整。当红斑基础上出现透明的粉色结霜（Ⅰ度，图 8.24、8.25）时，就应该停止浅层剥脱。对于目标为达到真皮层（C～D 级）的剥脱来说，可以通过增加剥脱剂涂抹层数、调整压力来形成密集、略透明的结霜（Ⅱ度，图 8.26），从而实现所谓“周末”中度剥脱。对中度 D 级剥脱而言，剥脱剂应一直用到出现均一、不透明、瓷白色的结霜为止，其下方红斑被白霜覆盖而不可见（Ⅲ级，图 8.27）。

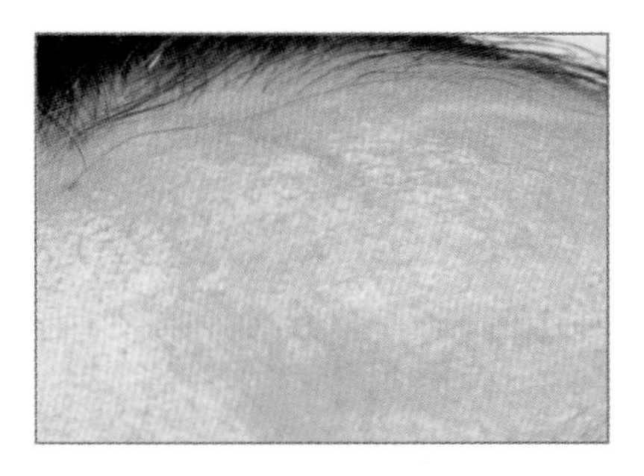

图 8.22 在行 Jessner 液剥脱后使用 15% TCA 产生的结霜。根据预处理情况、皮肤情况及操作技术，TCA 使用后出现的结霜表现变化多样。患者左侧前额处为Ⅰ度结霜。患者右侧前额处为Ⅱ度结霜

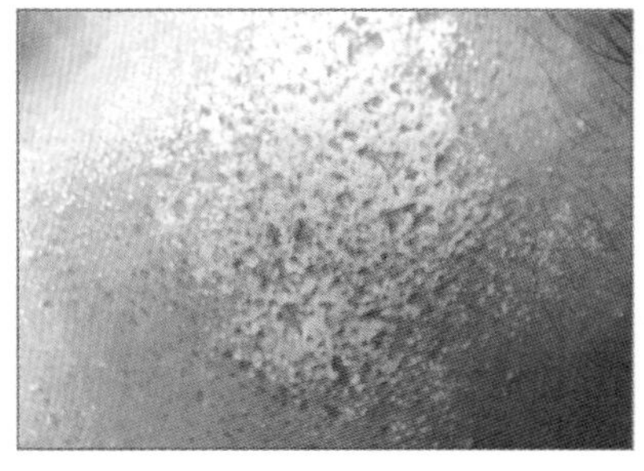

图 8.23 另一位患者颊部在 Jessner 液预处理后应用 25% TCA 后即刻形成不均匀、更明显的 TCA 结霜（Ⅰ～Ⅱ度）

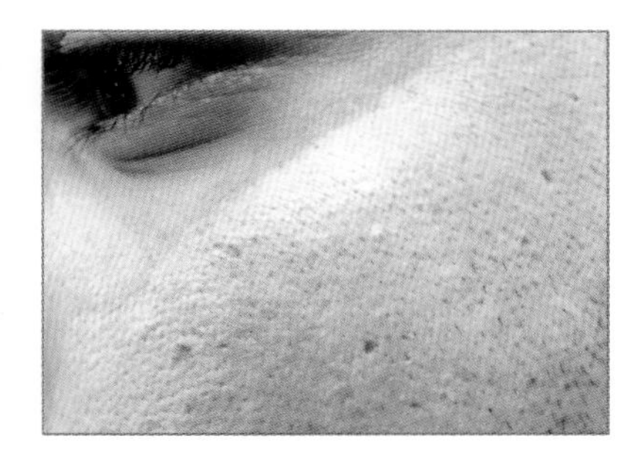

图 8.24 20% TCA 浅层剥脱后出现红斑基础上均匀的Ⅰ度结霜。结霜从内侧扩散到整个面颊；红斑在上缘仍可见到

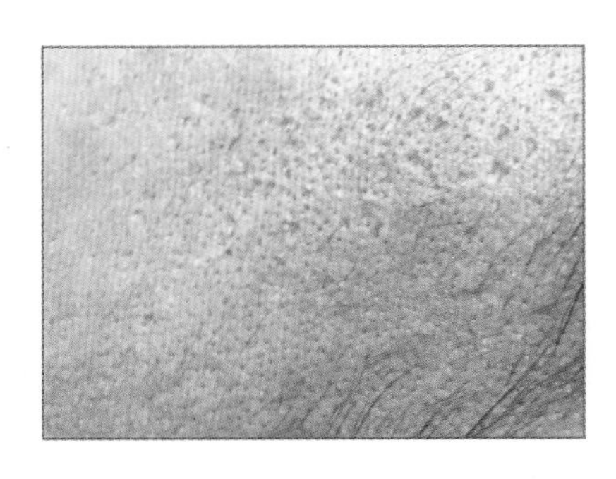

图 8.25 25% TCA 的Ⅰ度剥脱终点，皮肤出现结霜，均匀而透明

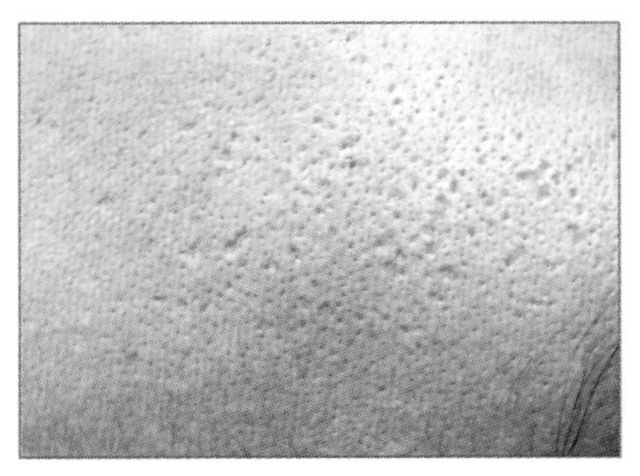

图 8.26 25% TCA 的Ⅱ度剥脱终点，皮肤表现出均匀、细密的结霜，提示剥脱到达真皮乳头层上部

图 8.27 35% TCA 与 Jessner 液联合使用的中度 D 级剥脱终点，形成密集瓷白色Ⅲ度结霜

注意事项

TCA 剥脱的临床反应很大程度上取决于皮肤的质地与状态，即使是使用相同浓度的 TCA 剥脱也可能在不同患者身上产生不同的反应。影响结霜出现的速度与表现的因素包括：①表皮的油性与厚度；②预处理措施；③剥脱前皮脂去除彻底与否；④之前是否接受过剥脱治疗；⑤选择的剥脱技术。这里展示的皮肤反应仅仅是举例，而不是预期剥脱深度出现终点的时间与方式的准确展示。建议剥脱应先从不敏感的区域开始，观察皮肤对剥脱的反应，之后调整相应的操作参数。

8.4.3 剥脱后

剥脱后 10～30 分钟，结霜逐渐消失，留有可能会持续数日的反应性红斑。可伴有水肿，其程度取决于剥脱等级、炎症反应强度及局部解剖结构。医生可以根据剥脱终点与剥脱结束后即刻的皮肤表现以及局部预处理情况，评估接下来几天内皮肤临床症状的持续时间与强度。24 小时后，尽管变性的皮肤层或许已经变为淡棕色，但皮肤仍很红。皮肤呈现均匀的羊皮纸样外观。随着水肿消退，患者常常会感到皮肤紧绷。大约在治疗后的第 2 天，变性、非弹性的皮肤开始撕裂、剥脱。根据剥脱的效果不同，表皮剥脱可能持续 2～10 天。见图 8.28～8.40。

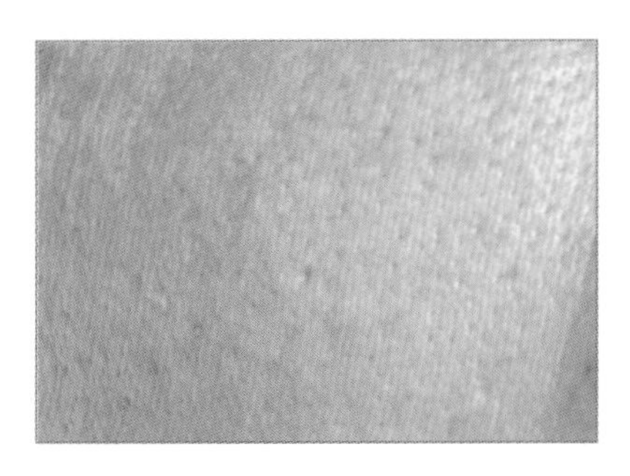

图 8.28　治疗后即刻。Jessner 液 + 15% TCA 联合剥脱（Ⅱ度），几分钟后白霜开始消退

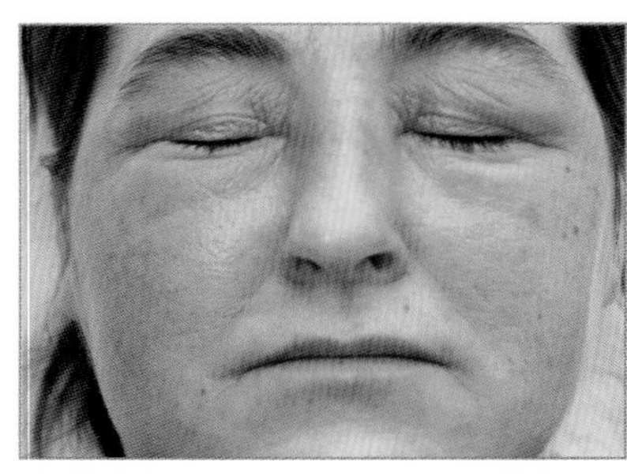

图 8.29　Jessner 液 + 15% TCA 联合剥脱（Ⅱ度）后约 60 分钟，结霜消退后面部明显发红，开始肿胀

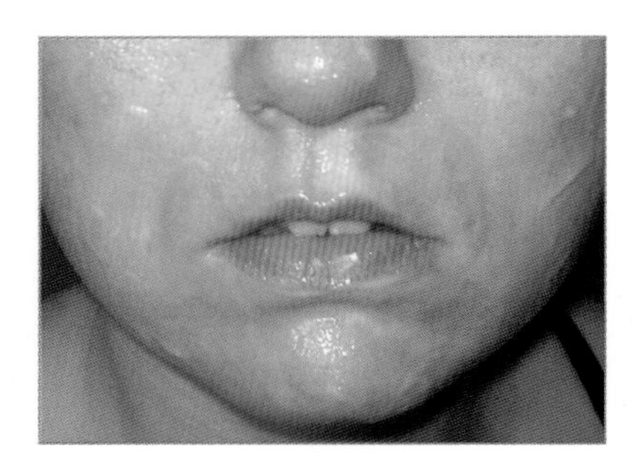

图 8.30　Jessner 液 + 20% TCA 联合剥脱（Ⅱ度）后约 60 分钟，中度剥脱后可立即在发红的皮肤上涂抹保湿霜

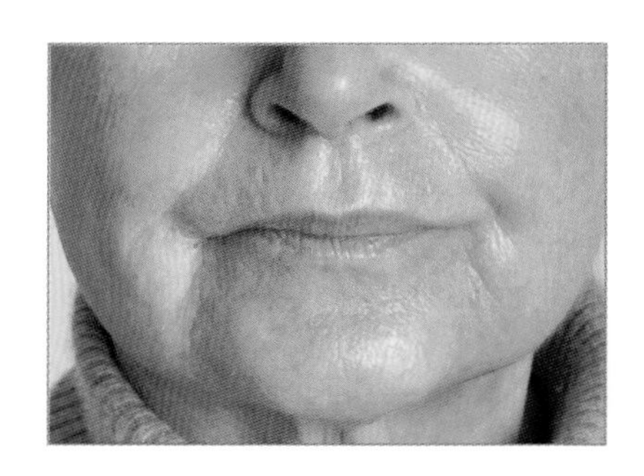

图 8.31　对未行预处理的皮肤进行 Jessner 液 + 25% TCA 联合剥脱（Ⅱ度）治疗后 1 天。此时该患者仅有轻微皮肤反应

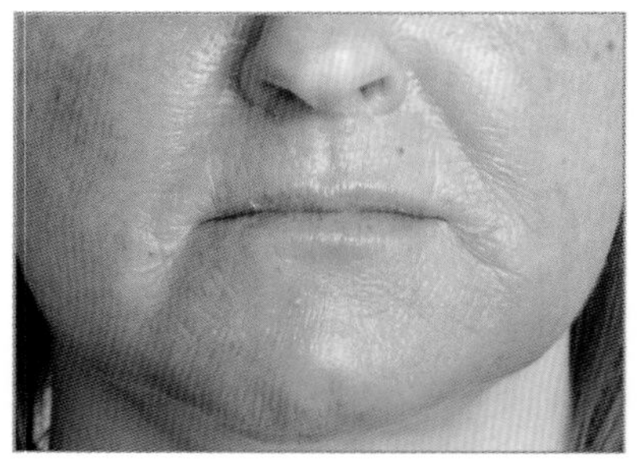

图 8.32　对充分预处理的皮肤进行 Jessner 液 + 15% TCA 联合剥脱（Ⅱ度）治疗后 2 天。皮肤表面呈红棕色，紧绷。这通常出现在 TCA Ⅱ度剥脱后的第 2 天。尽管选用的 TCA 浓度更低，但与图 8.24 相比，皮肤表现出的反应却更强。患者左侧皮肤未进行任何预处理可以解释为何该侧皮肤 TCA 剥脱效果较差

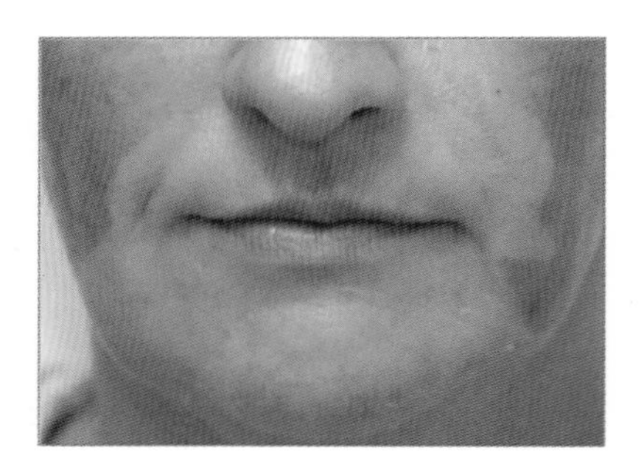

图 8.33　通常从 TCA Ⅱ度剥脱（本例为 Jessner 液 + 15% TCA 联合剥脱）后的第 2～3 天开始，变色的非弹性皮肤开始剥脱，大约持续 1 周的时间。期间其下的新生皮肤高度敏感

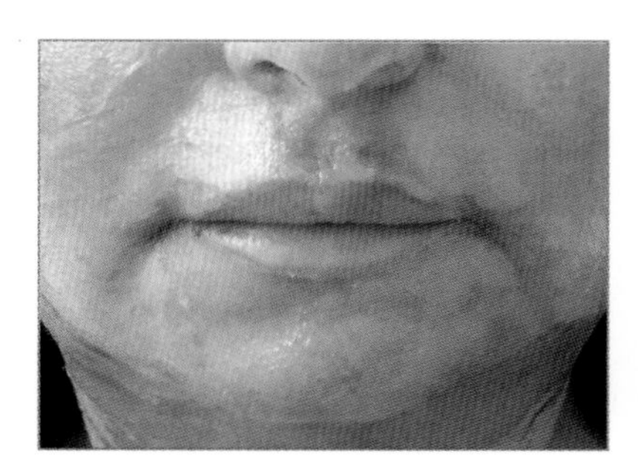

图 8.34 35%TCA 中度Ⅲ度剥脱后 2 天，皮肤出现轻微脱色并开始脱皮

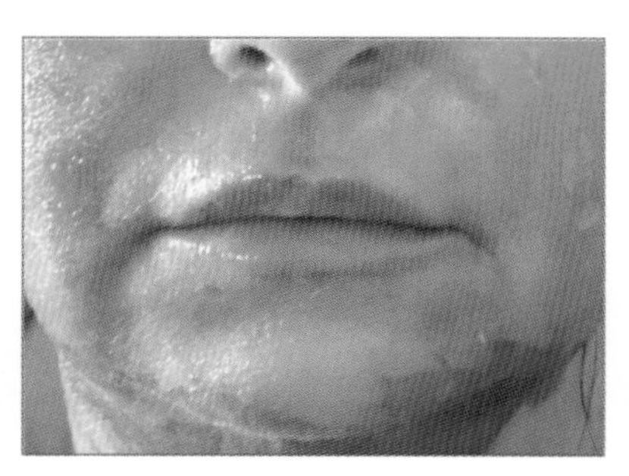

图 8.35 同一患者同一方案治疗后 3 天。与第 2 天相比，临床反应更加明显。与 TCA Ⅱ度剥脱后反应(图 8.31～8.33)相比，皮肤反应更强烈，几天后可达到高峰

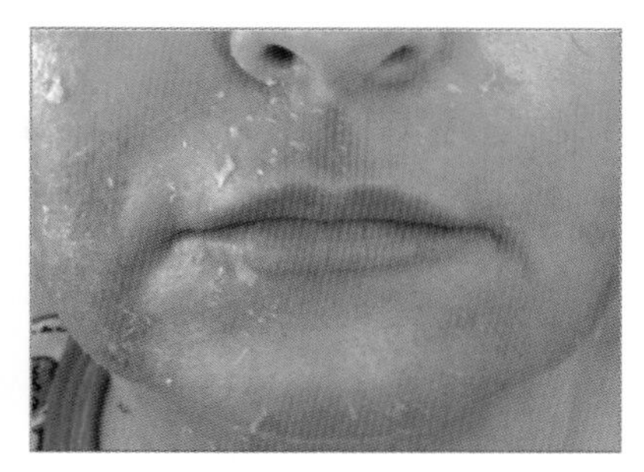

图 8.36 同一患者同一方案剥脱治疗 7 天后，表皮几乎完全再生。一旦皮肤表面重建完成(大约 1 周后)，患者在必要情况下可以开始应用化妆品遮盖发红的皮肤

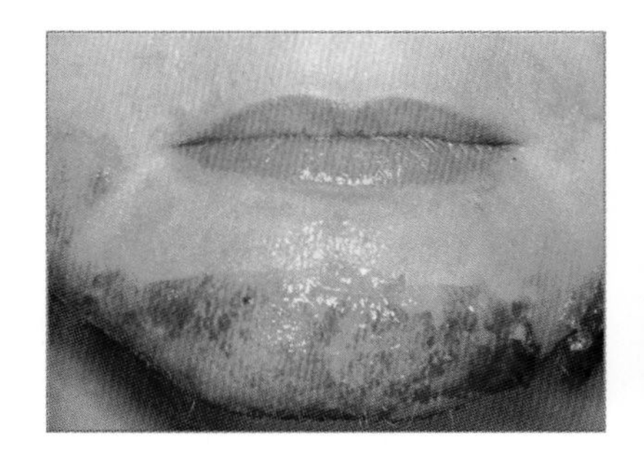

图 8.37 Jessner 液＋35%TCA 联合剥脱治疗浅表痤疮瘢痕。Ⅲ度剥脱后 5 天，此时该患者仍处于明显的表皮剥脱期

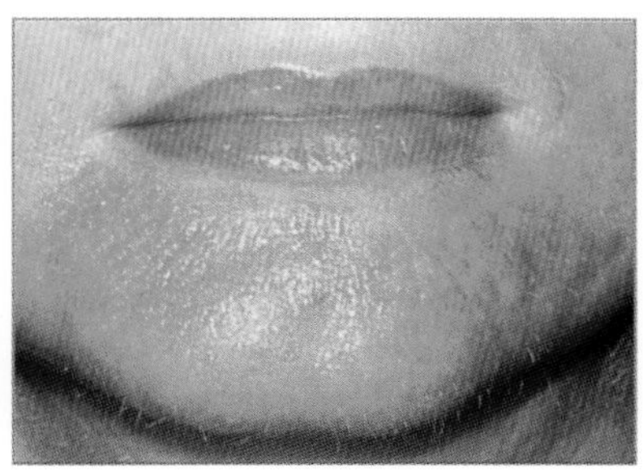

图 8.38 同一患者同一方案治疗后 10 天，表皮剥脱期结束。然而，皮肤表面仍有发红，并伴有淡棕色变

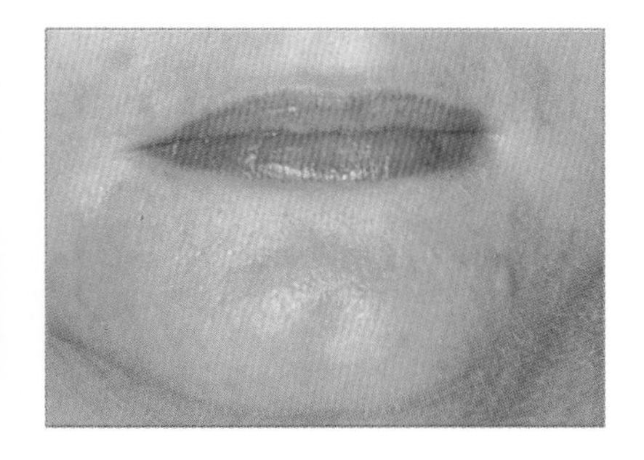

图 8.39 同一患者同一方案治疗后 6 周，皮肤表面完全再生。伴有胶原新生的真皮再生将持续数周或数月。在这个过程中，患者表现的临床改善(此图患者主要是痤疮瘢痕的改善)会越来越明显

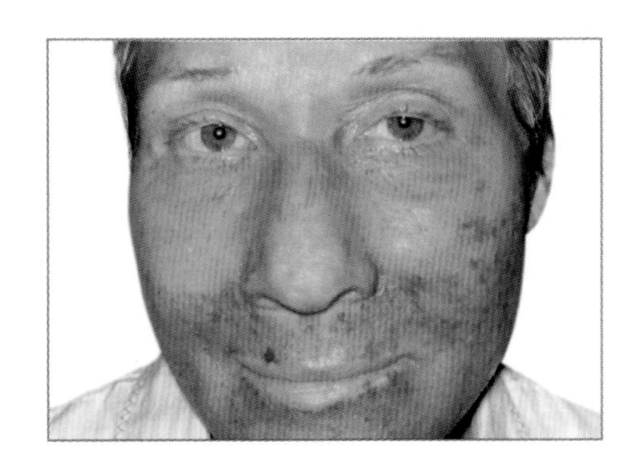

图 8.40 上面部 Jessner 液＋35%TCA 联合剥脱(Ⅲ度)与下面部 Baker-Gordon 配方剥脱组成“马赛克剥脱”治疗后 5 天。图示为患者在诊所经专业清创后的情况。眼周皮肤表面几乎已完成修复，但仍然发红并且非常敏感。与下面部皮肤反应对比显示了 2 种剥脱方案对皮肤的作用的不同

注意事项

中度剥脱后，需监测伤口愈合期直到表皮完全再生。为此，建议患者定期复诊，最好每 2 天 1 次。这样，医生就可以把控及调整对局部伤口的护理方案，并告知患者何时可以应用日常化妆品。此外，规律的监测可以确保患者在伤口愈合期全程(从剥脱前 1 天开始)采取必要的为单纯疱疹的预防措施。

在诊所，如果医生经验丰富并且患者有需求，可以将脱落的皮肤层轻轻剥去。然而，此操作并不是必需的，虽然由一些经验丰富的医生操作可以得到满意的效果，但没有经过正规训练的初学者需谨慎。

8.5 三氯乙酸剥脱：颈部

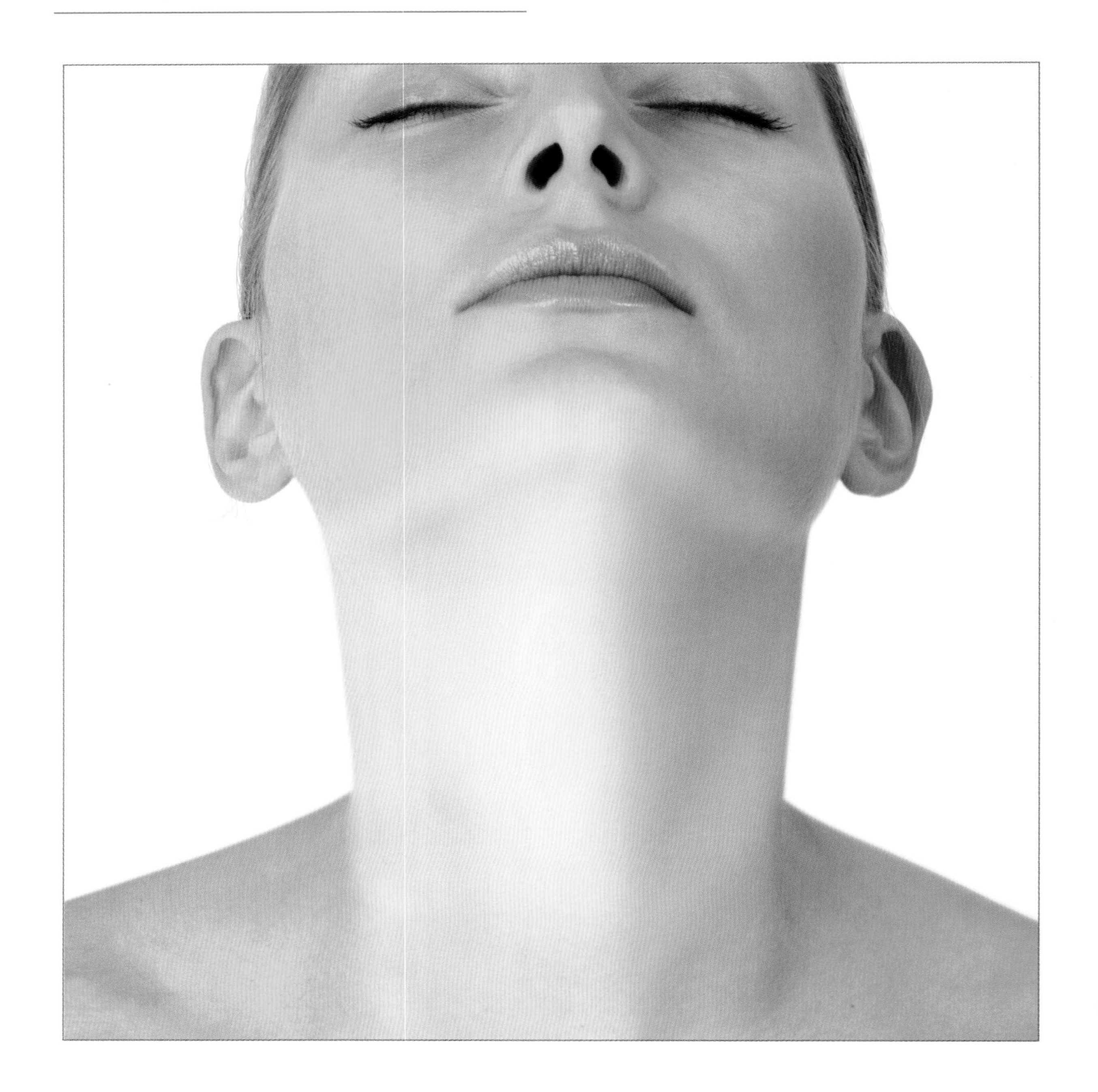

8.5.1 适应证和治疗选择

非常轻的 TCA 剥脱（Ⅰ～Ⅱ度）适用于治疗颈部皮肤老化和弹性组织变性。由于该部位附属器密度低，其剥脱深度不应超过 C 级，否则将提高发生伤口不愈合和瘢痕形成的风险。为了确保不会对深层皮肤造成伤害，笔者推荐 TCA 浓度从 15%到最大的 25%，最好是将其作为复合剥脱产品的组成部分使用，并以非常温和的操作技术实施。

8.5.2 剥脱

使用TCA剥脱时应遵守使用极小的操作压力和较少的剥脱剂涂抹层数的基本原则，以确保逐渐达到预期的Ⅰ度结霜。理想的治疗终点是在红斑基础上出现透明结霜，由于颈部皮肤较薄，可能会比在面部更快地观察到终点反应。此外，颈部出现的红斑通常也更明显。见图8.41、8.42。

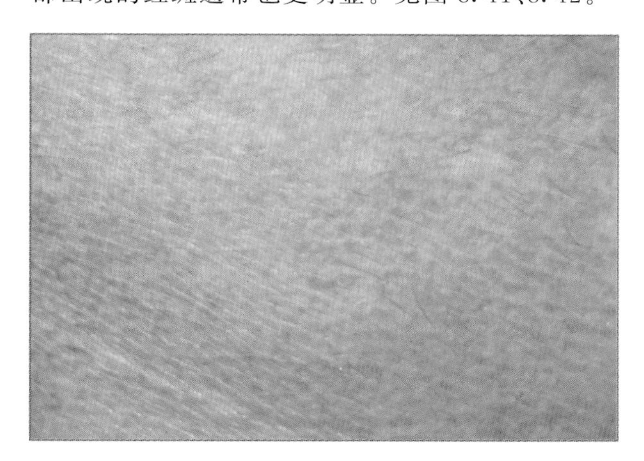

图8.41 在颈部应用Jessner液+20% TCA联合剥脱后，在红斑基础上出现非常轻微的结霜（Ⅰ度）

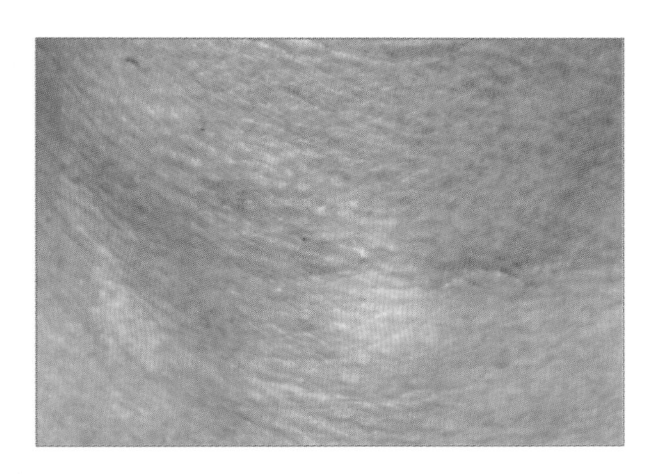

图8.42 在颈部应用Jessner液+20%TCA联合剥脱后出现的透明结霜（Ⅰ～Ⅱ度），结霜表现可能有变化，决定因素包括是否行预处理、剥脱剂的使用方法、治疗区域皮肤的质地。如图中颈横纹处结霜明显更强

8.5.3 剥脱后

应用剥脱剂后结霜很快消失，大概1小时后出现反应性红斑，其可持续1～2天。与面部Ⅰ度剥脱相比，颈部的水肿程度更大。约48小时后，皮肤会变为棕色。由于颈部附属器稀疏，表皮再生时间比面部要长（超过6天）。见图8.43、8.44。

> **注意事项**
>
> 与面部相比，颈部Ⅰ度TCA剥脱后皮肤愈合的过程往往更复杂并且不适感更强，常伴有刺激感、皮肤发红、瘙痒和紧绷感。

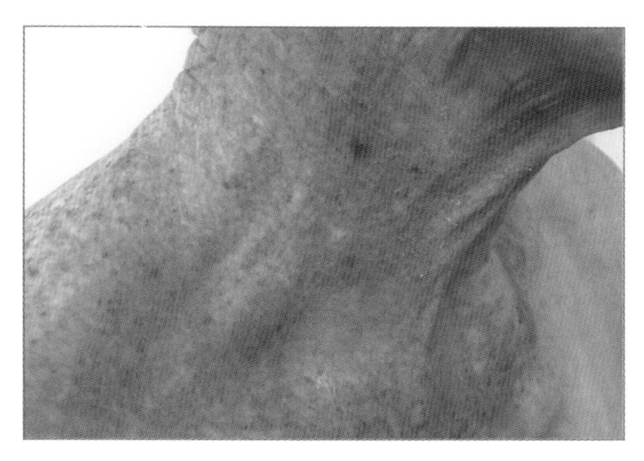

图8.43 颈部行Jessner液+20% TCA联合剥脱（Ⅰ度）后48小时，正处于剥脱期

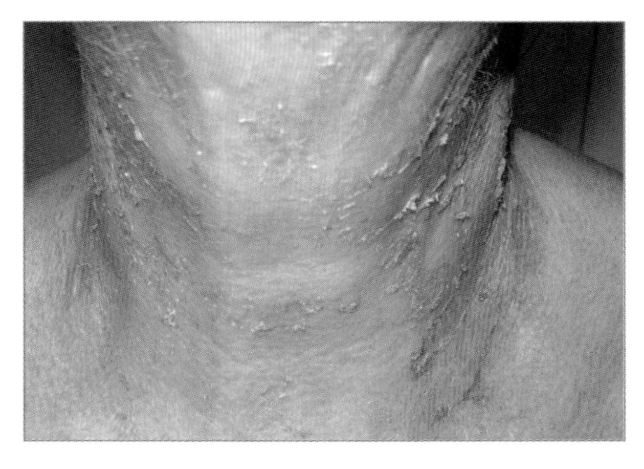

图8.44 颈部行Jessner液+20%TCA联合剥脱（Ⅰ度）后5天。与面部行Ⅰ度剥脱后的愈合状态相比，此时的颈部皮肤仍然处在剥脱状态

8.6 三氯乙酸剥脱：胸部

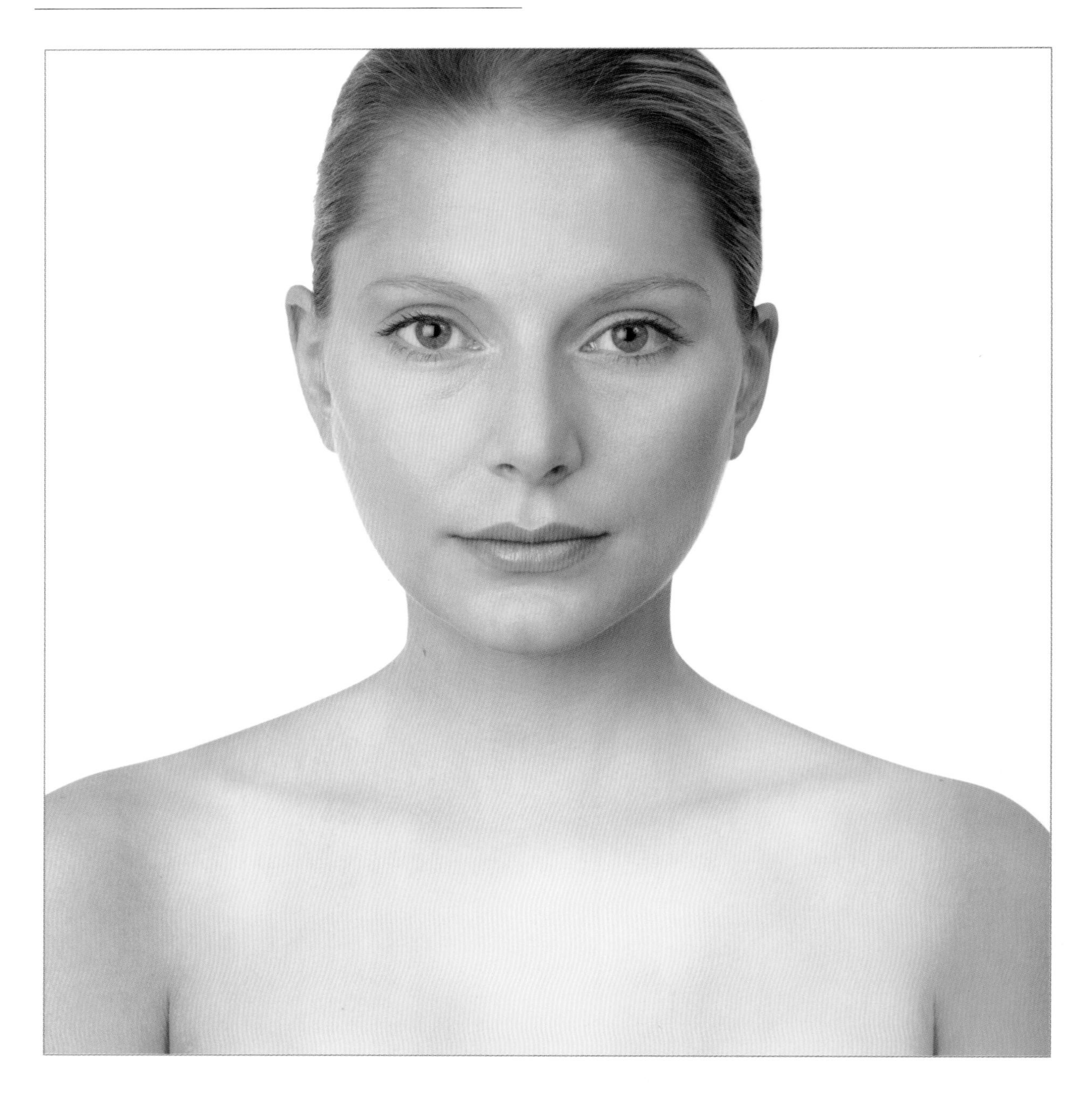

8.6.1 适应证和治疗选择

考虑到皮肤薄并且附属器密度低，胸部皮肤发生愈合和瘢痕形成相关并发症的风险更高。因此，胸部剥脱不应深达真皮层，即不超过 C 级。B～C 级（Ⅰ～Ⅱ度结霜）TCA 剥脱主要适用于治疗此部位的皱纹和(或)色素沉着。为了减少瘢痕形成的风险，剥脱深度不能超过要求的深度。因此，应该使用浓度不超过 20%～25%的 TCA 溶液，用温和的操作技术进行非常小心的操作。可以将其与 Jessner 液联合进行剥脱治疗。

8.6.2 剥脱

为了确保剥脱不会深达真皮，维持 B～C 级，需谨慎选择操作参数。与 Jessner 液或 40% PA 等进行联合剥脱治疗时，只需轻柔地施力，随后的 TCA 剥脱就很容易达到浅层深度。预期终点是在红斑基础上出现Ⅰ～Ⅱ度的透明结霜。见图 8.45、8.46。如果皮肤经过彻底去脂清洁，就可能出现均匀的粉色结霜。或者由于皮肤质地的不同，也可以表现为红斑基础上的白斑。

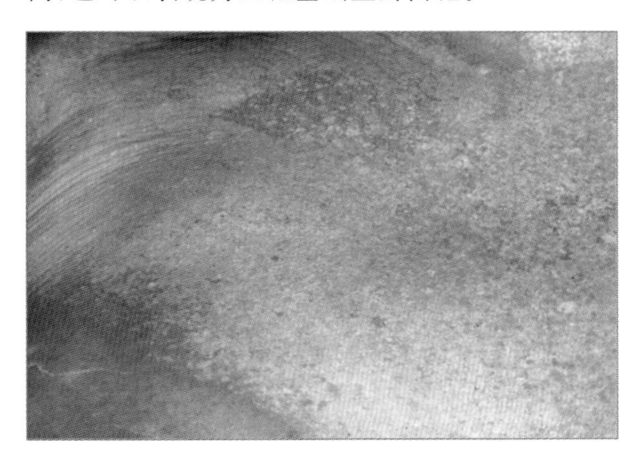

图 8.45　行 Jessner 液＋20%TCA 联合剥脱后，胸部出现的结霜（Ⅰ～Ⅱ度）

8.6.3　剥脱后

剥脱后不久结霜开始消退，约 1 小时后就看不到结霜（图 8.47）。通常反应性红斑比Ⅰ～Ⅱ度面部剥脱后的红斑持续时间久。剥脱后 24～48 小时，皮肤呈现棕色羊皮纸样改变（图 8.48），此时紧绷感也会增强。随后几天，变性、无弹性的皮肤表面开始剥脱。因为附属器密度低，胸部的表皮再生时间比面部长（图 8.49），其表皮再生过程可能需要 2 周时间。

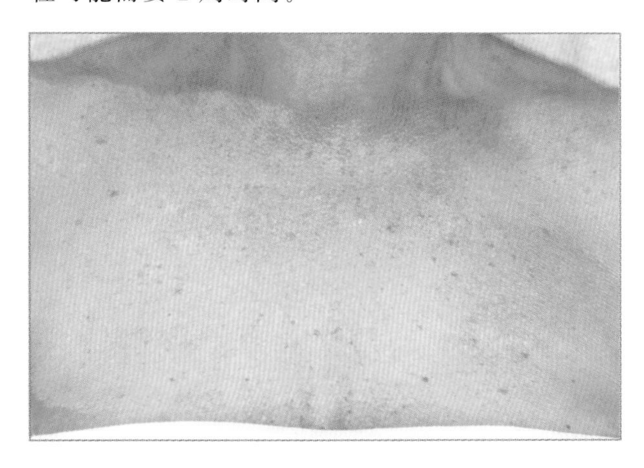

图 8.46　行 40% PA＋30% TCA 联合剥脱，终点为出现均匀的Ⅰ～Ⅱ度结霜。此图病例的剥脱由经验丰富的医生操作，没有并发症发生，然而，强烈建议初学者从低浓度的 TCA 剥脱开始操作

注意事项

与颈部类似，胸部的伤口愈合过程也是疼痛、令人不适的。一些患者有严重瘙痒和（或）皮肤刺激感。推荐在剥脱后局部应用保湿药膏治疗。如果胸部剥脱区域被高领棉衬衫遮盖，必须确保这种布料不会粘在皮肤上。

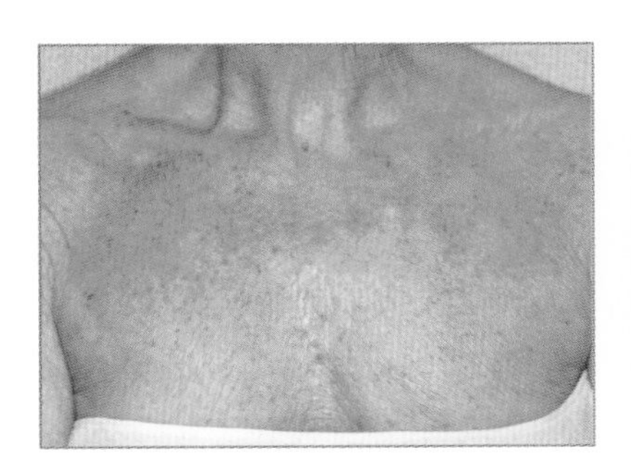

图 8.47　Jessner 液＋25% TCA 联合剥脱（Ⅰ～Ⅱ度）后 60 分钟。皮肤发红，结霜消退

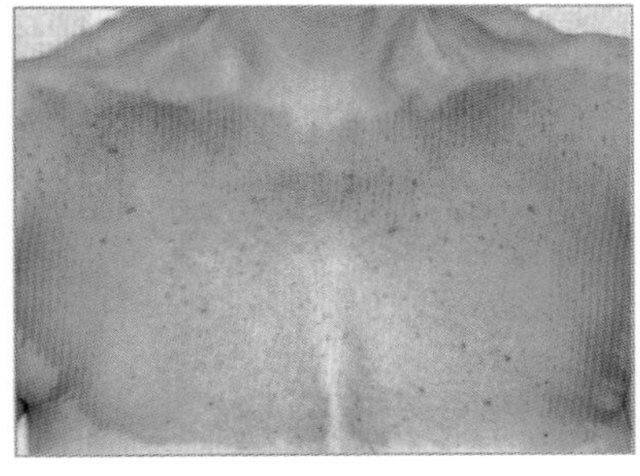

图 8.48　行 40% PA＋30% TCA 联合剥脱（Ⅰ～Ⅱ度）后 24 小时。皮肤表面变为棕色（比面部同级剥脱后出现得更早并且更严重），而且失去弹性

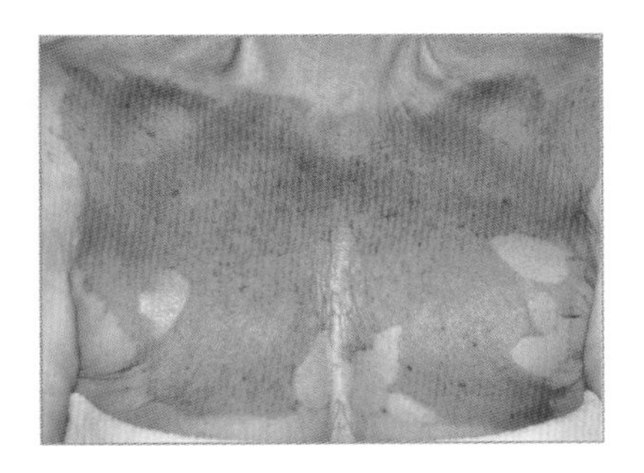

图 8.49　行 40% PA＋30% TCA 联合剥脱（Ⅰ～Ⅱ度）后 5 天，此时仍处于剥脱阶段

8.7 三氯乙酸剥脱:手部

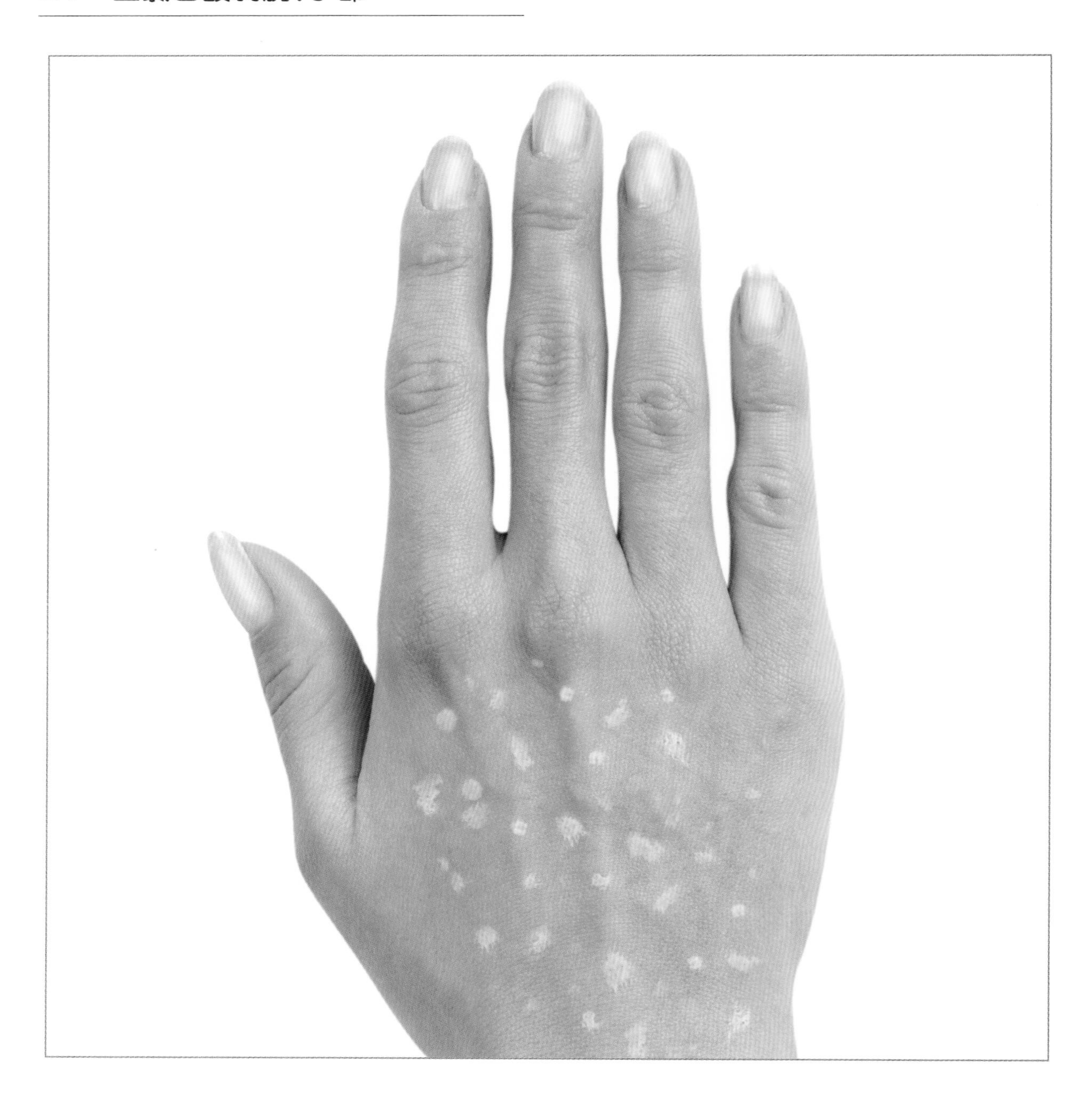

8.7.1 适应证和治疗选择

手背的日光性雀斑样痣和皱纹是化学剥脱常见的适应证。如前文讨论过的胸部剥脱一样,这个部位的附属器密度低、真皮层薄,因此剥脱的操作需要特别谨慎。如果要有效地去除日光性雀斑样痣的同时避免伤口愈合不良和瘢痕形成,可以在局部应用较高浓度的 TCA 溶液(35% TCA,Ⅰ~Ⅱ度剥脱),同时手背其余的皮肤可使用较温和的剥脱液(TCA 最高浓度为 20%,Ⅰ度剥脱),以达到全面嫩肤的效果。通常手背采用单纯 TCA 剥脱,而不是采用联合剥脱。

8.7.2 剥脱

首先在手背部的日光性雀斑样痣处进行中度剥脱，然后在手背其余部位进行浅层剥脱。用棉签或牙签将35%TCA溶液涂抹于日光性雀斑样痣处，直到形成白色致密的结霜(Ⅱ～Ⅲ度)为止(图8.50、8.51)。然后立刻用最高浓度的20% TCA溶液棉签涂满整个手背，直到出现透明结霜(Ⅰ度)。操作方法是将剥脱剂轻柔地涂满指背和手腕之前的皮肤，以免形成分界线。

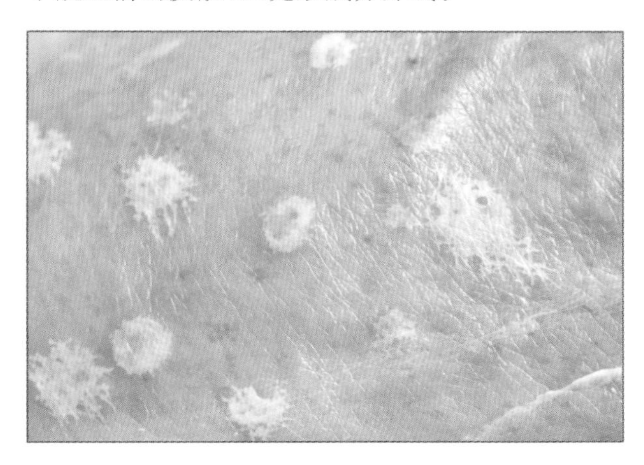

图8.50 采用TCA剥脱治疗手背日光性雀斑样痣的终点

8.7.3 剥脱后

通常，剥脱几分钟时结霜就开始消退，60分钟后完全消失。随后，治疗部位出现反应性红斑，并可持续存在几天。1～2天后，日光性雀斑样痣处变性的皮肤开始变为棕色，接下来的几天内颜色会越来越深(图8.52、8.53)。因此，这时深棕色的日光性雀斑样痣会比剥脱前看起来更加明显，治疗前需要告知患者此种情况以减轻患者对此的顾虑。由于手背部的皮肤薄且附属器稀疏，剥脱阶段可能持续10天左右(图8.54)，但期间很少有皮肤紧绷或瘙痒的感觉。医生可适当调整局部操作以监控愈合期。

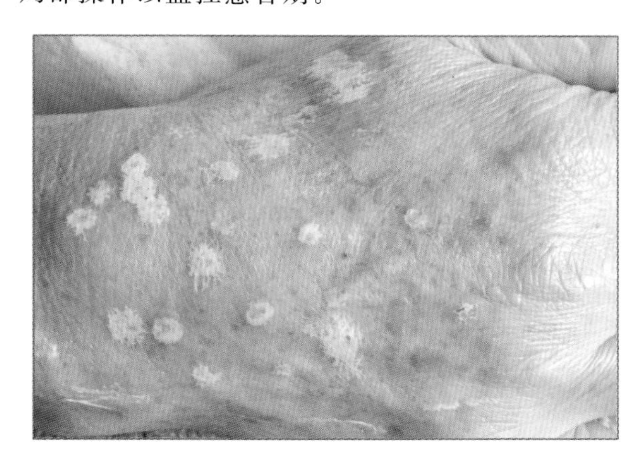

图8.51 将35%TCA涂于日光性雀斑样痣处直到形成紧密的结霜(Ⅱ～Ⅲ度)。随后用20%TCA对其余的手背部皮肤进行浅层剥脱(Ⅰ度结霜)

注意事项

手背部的皮肤剥脱后必须采取防晒措施，应建议患者佩戴手套，并指导患者在穿脱手套时避免刮伤剥脱区域。

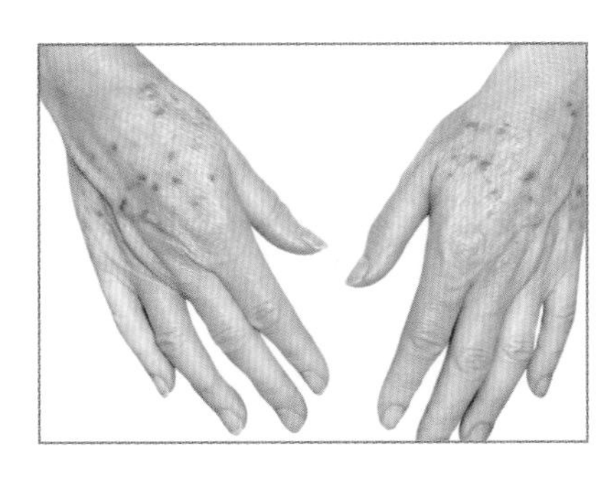

图8.52 手背部使用35%TCA(Ⅱ～Ⅲ度)治疗日光性雀斑样痣，然后使用20%TCA(Ⅰ度)进行全手背剥脱后24小时

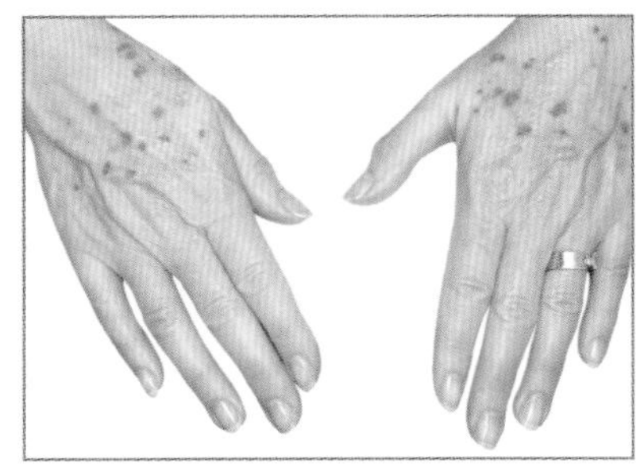

图8.53 治疗后4天，日光性雀斑样痣呈深褐色。此时，雀斑样痣较治疗前更明显

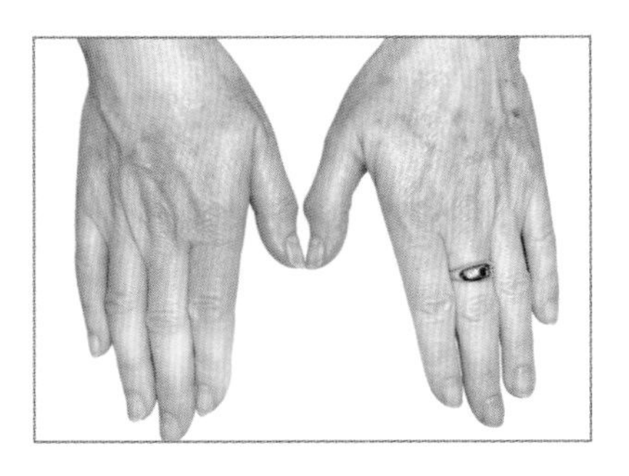

图8.54 TCA剥脱后11天，表皮完全再生，之前日光性雀斑样痣治疗处的皮肤可能会发红并持续一段时间

8.8 苯酚剥脱

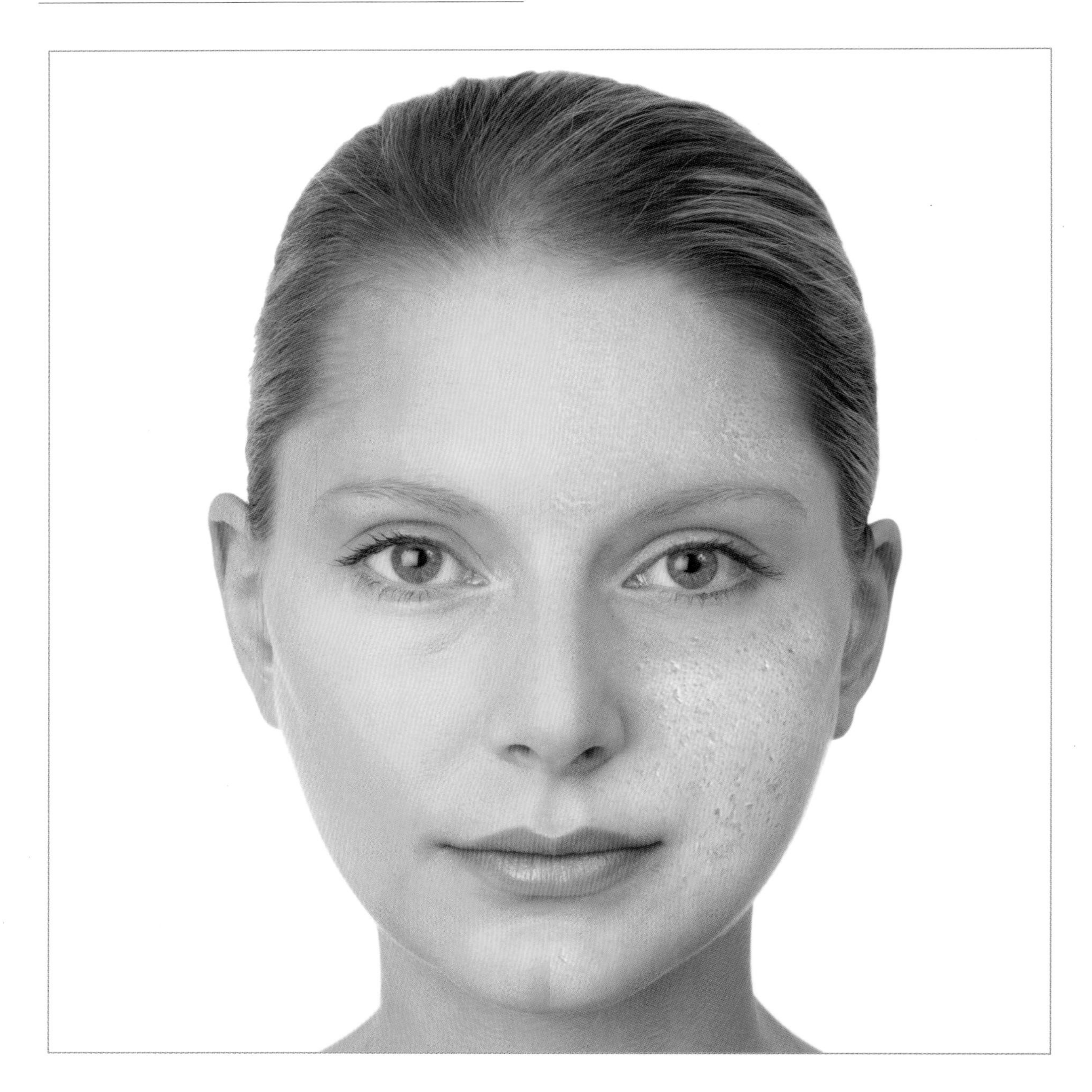

8.8.1 适应证和治疗选择

深层苯酚剥脱可用于治疗伴有严重弹性组织变性的重度皮肤老化（Glogau 分型Ⅲ～Ⅳ型）、日光角化斑、面部癌前病变以及深在性瘢痕。苯酚剥脱的年轻化效果可持续多年。尽管目前还没有长期的临床研究证实，但笔者认为与激光治疗相比，苯酚剥脱或许可以提供更持久的年轻化效果，尤其是面部剥脱。Baker-Gordon 配方是深层苯酚剥脱的经典配方。但是，心脏、肝脏或肾脏疾病是深层苯酚剥脱的绝对禁忌证。

8.8.2 剥脱

当 Baker-Gordon 配方用于行丙酮去脂后的皮肤上时，通常会立即出现结霜，而没有前期的红斑。使用后几秒钟，结霜开始增厚、发白（图 8.55）。几分钟内，可能是由于皮下渗出液的积聚，结霜变为浅灰色并且逐渐透明（图 8.56）。终点出现时意味着深层苯酚剥脱到达了网状层中部。在治疗下一个区域时，结霜可能已经开始逐渐消退。渗出液的增多会导致水肿；在深层苯酚剥脱操作中水肿就已经开始显现，并且使结霜消退（图 8.57）。

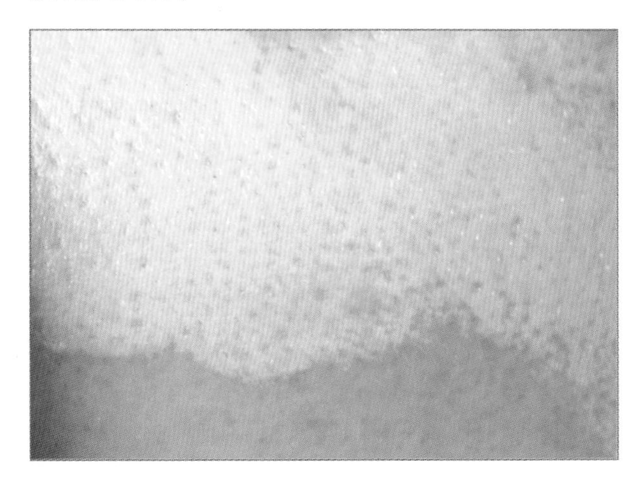

图 8.55 Baker-Gordon 配方使用后即刻出现厚重的白色结霜

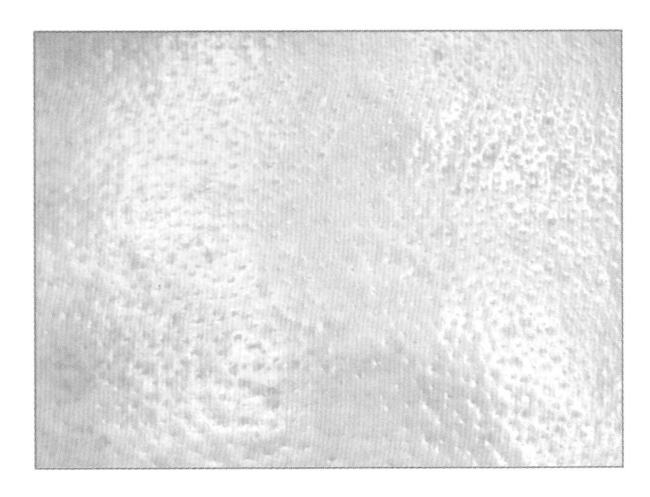

图 8.56 剥脱终点，苯酚结霜（ⅢC 度）为浅灰色。皮肤轻微肿胀，毛孔粗大。由于苯酚具有亲脂基，形成的结霜会发亮

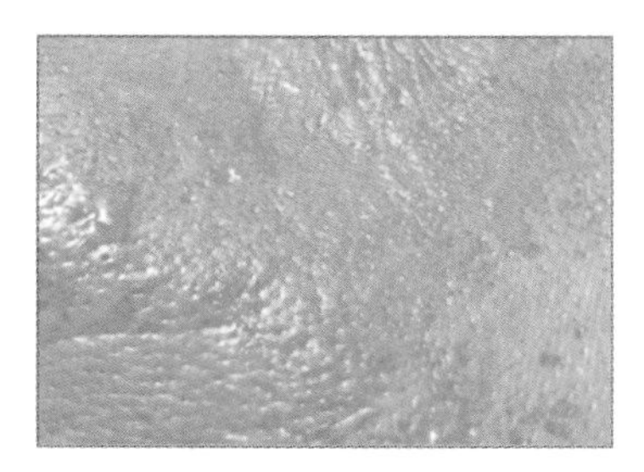

图 8.57 Baker-Gordon 配方剥脱后约 60 分钟，随着水肿加重结霜消失

8.8.3 剥脱后

在治疗后最初的 24～48 小时，通常会给予患者外用胶布敷料覆盖治疗处，此时，其下聚集的渗出液逐渐增多（图 8.58）。这种胶布面罩可以从渗出坏死皮肤沉积物上被轻松、无痛地取下来（图 8.59）。在剥脱过程开始就出现的严重水肿通常在约 48 小时后达到顶峰。剥脱期一般持续约 10 天。

警示

绝不可低估治疗风险，必须由经过培训并且经验丰富的医生进行深层苯酚剥脱治疗。必须遵守苯酚剥脱的基本原则（见第 7 章相关内容）。

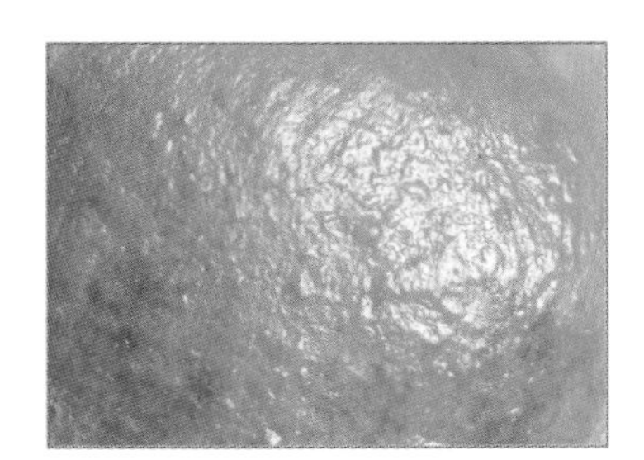

图 8.58 深层苯酚剥脱后 24 小时，未覆盖敷料的皮肤表面渗出增加

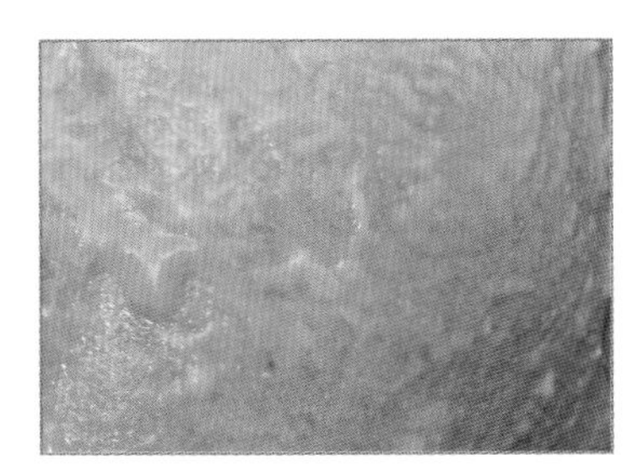

图 8.59 苯酚深层剥脱后 48 小时，去除敷料后发生浸渍的皮肤

注意事项

深层剥脱后，需要监控伤口愈合期并给患者提供专业的指导，直到表皮完全再生。建议患者规律复诊，最好每天 1 次以便医生观察并调整对局部伤口的处理。应确保患者使用了必要的单纯疱疹预防措施(应从剥脱前 1 天开始)。此外，在患者外观发生很大变化的时期(即所谓的“剥脱相关抑郁期”，图 8.60～8.62)，医生要给予患者可能需要的心理支持，如告之皮肤的这种反应是正常且必经的过程。

若患者要求，可在诊所内由经验丰富的医生将正在剥脱的皮肤层轻轻剥离(图 8.63、8.64)。然而，尽管娴熟地去除皮肤层会获得较好的满意度，但这一步骤并非必须。对于未经正规培训的初学者来说，这个操作要十分谨慎。

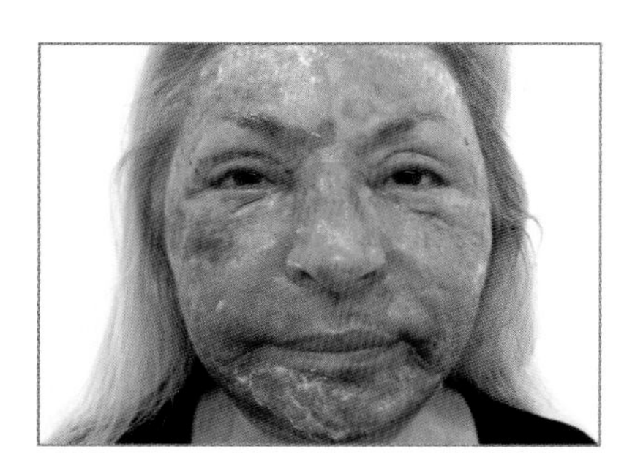

图 8.60 Baker-Gordon 配方全脸剥脱后第 2 天。刚刚去除敷料时，可见皮肤浸软，坏死组织脱离，面部仍肿胀明显。这种情况的皮肤可以用适宜的油膏进行处理

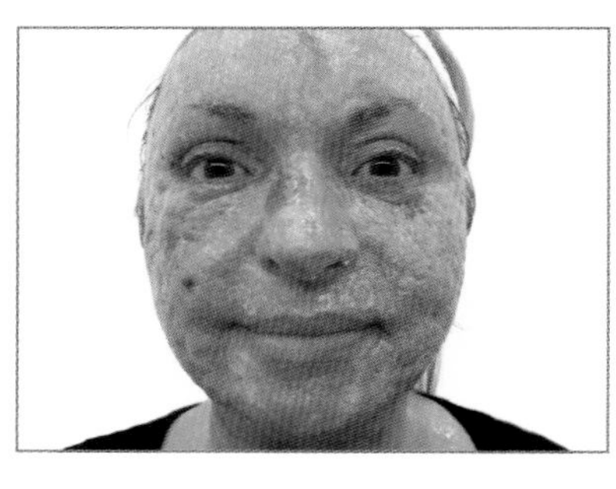

图 8.61 Baker-Gordon 配方剥脱后第 3 天，发炎坏死的皮肤表面继续发生脱皮，但水肿明显消退

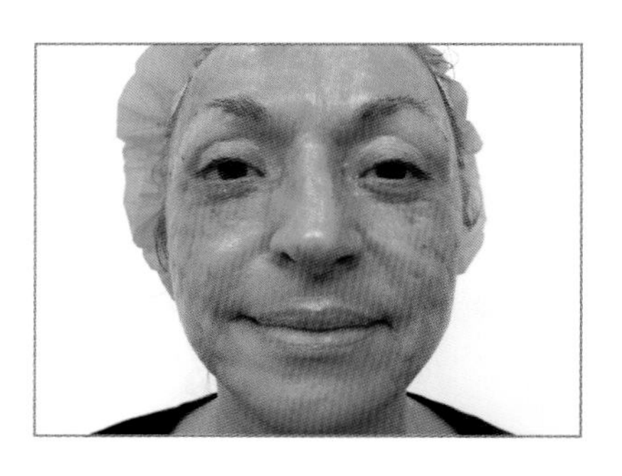

图 8.62 Baker-Gordon 配方剥脱后第 6 天，炎症反应和剥脱期已基本结束。坏死组织层已脱去，水肿消退，皮肤仍明显发红。此时，面部的不同区域愈合速度不同

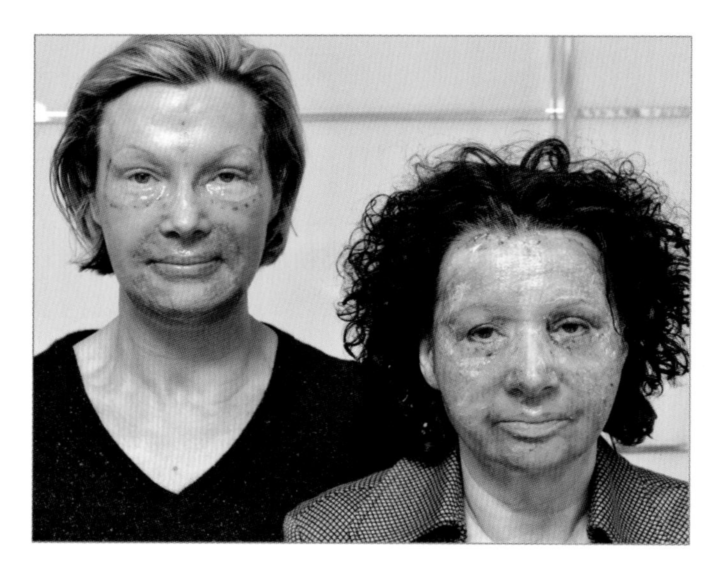

图 8.63 两位患者剥脱后第 2 天的表现(左为行“马赛克”剥脱后，口周和眶周采用 Baker-Gordon 配方剥脱，其余面部区域采用 Jessner 液＋35%TCA Ⅲ度剥脱；右为全脸 Baker-Gordon 配方剥脱及胶布敷料处理后)。两位患者均为刚接受清创治疗后

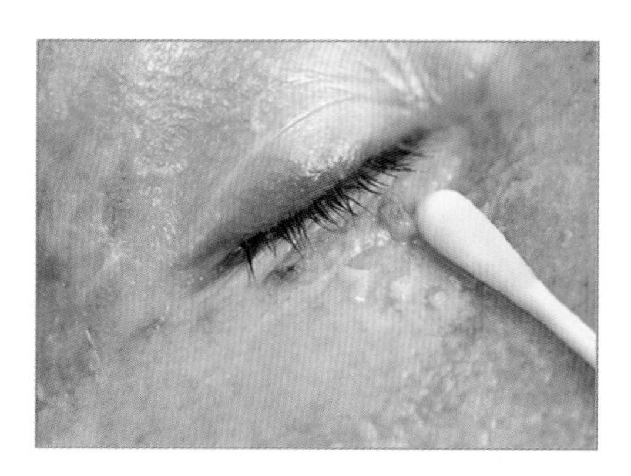

图 8.64 Baker-Gordon 配方剥脱后 48 小时。为了“安慰患者”，坏死浸渍的皮肤层可通过专业的清创术小心地除去，但这个操作绝不能由患者自己进行

注意事项

深层苯酚剥脱的最终结果通常会在治疗结束后一段时间才能显现。表皮再生在治疗后2周内完成，真皮结缔组织重塑期可持续数月，只有真皮乳头层及网状层新生胶原纤维完成重组后，才能去除深纹或瘢痕。因此，须告知患者可能需要一段时间才能看到理想的治疗效果，需耐心等待。见图8.65～8.69。

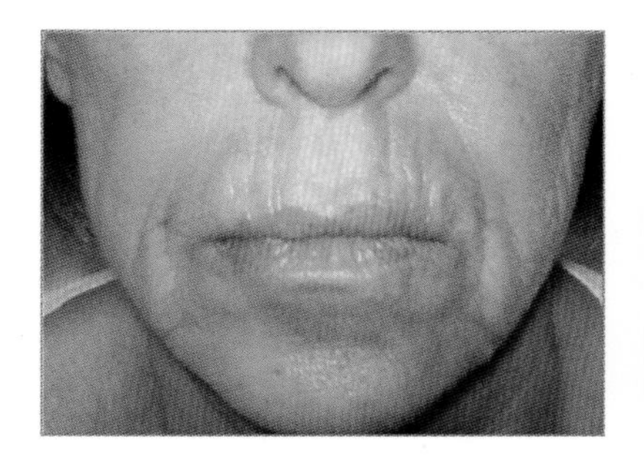

图8.65 剥脱前患者的治疗部位，上唇区有严重的皱纹

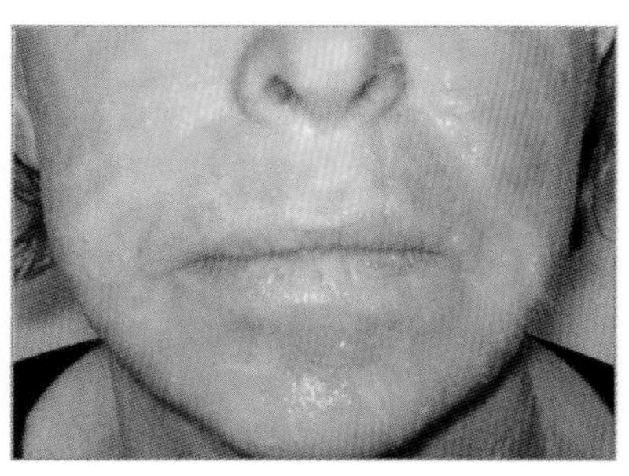

图8.66 全脸苯酚深层剥脱后7天。此时，表皮几乎完全再生新生皮肤仍明显发红并非常敏感。应继续使用剥脱后的处方软膏并充分防晒

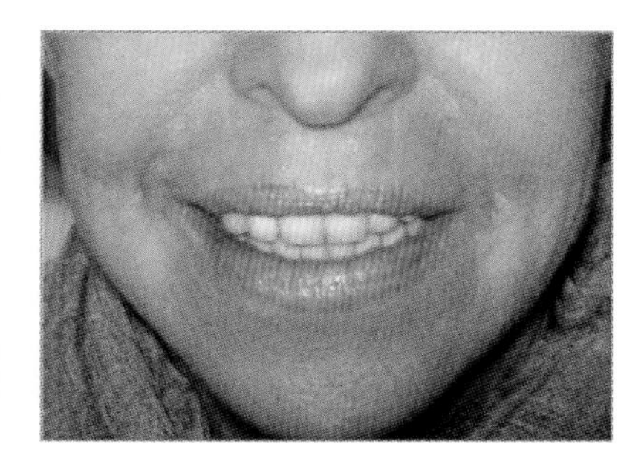

图8.67 深层剥脱后6周。此时，表皮完全再生，治疗处皮肤仍然发红，但是如果需要可以用遮瑕化妆品遮盖。图示已经有一些明显的临床改善（与图8.65对比，虽然由于微笑而难以评估），随后的数周至数月，真皮再生与重组完成后可看到明显的全部临床效果

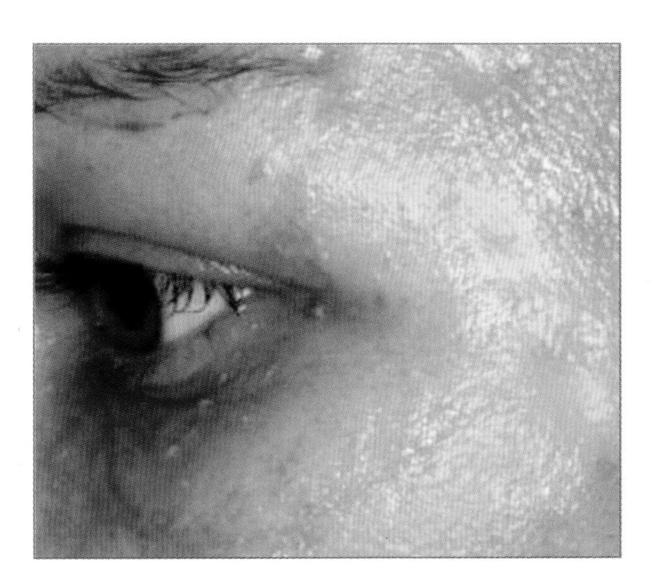

图8.68 苯酚深层剥脱治疗痤疮瘢痕后8天。表皮完全再生；真皮结缔组织的再生还不充分，尚不足以明显改善痤疮瘢痕的外观

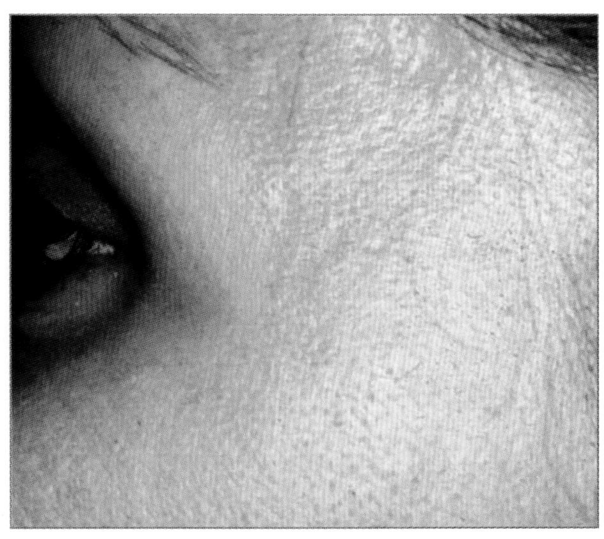

图8.69 同一患者，在深层剥脱后6个月，此时重建期已完成。就患者的痤疮瘢痕而言，剥脱后8天（图8.68）至6个月间临床疗效明显

（闫　言　译　周展超　校）

9 化学剥脱术的适应证

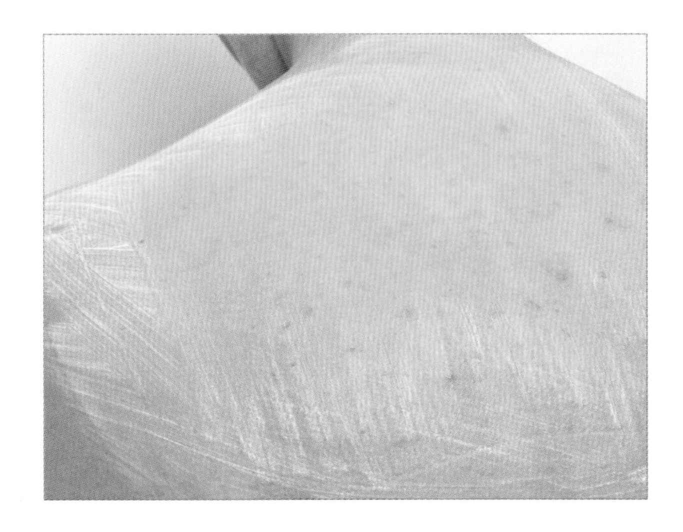

9.1 有破溃创面的痤疮(面部)

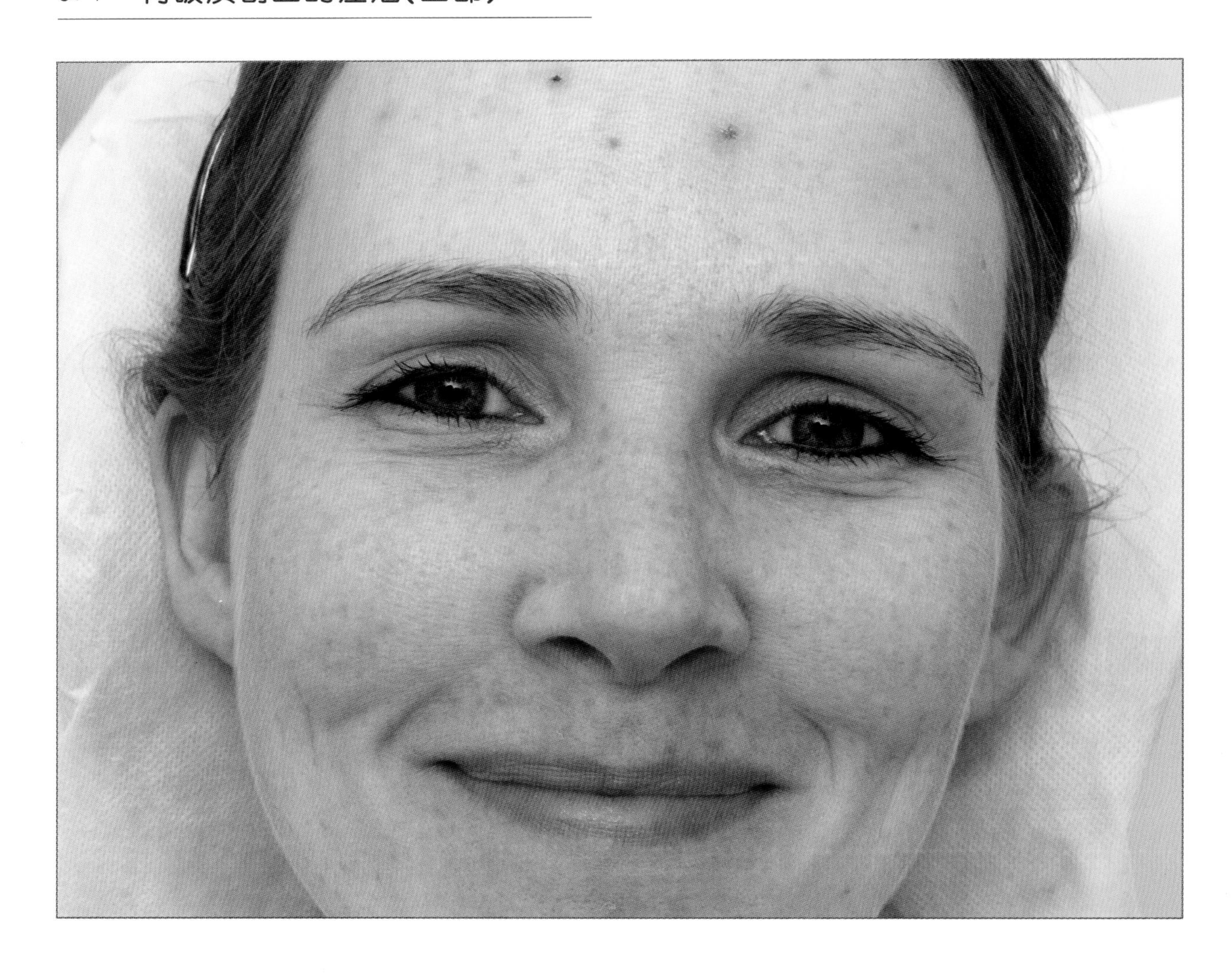

案例			
年龄和性别	28 岁女性		
患者对于医学、美学的关注点及诉求	皮肤状况	病史	诉求
	• 从青春期开始额头处的持续痤疮 • 口周少许刺激性红斑,面部其他部位皮肤无皮疹	• 成功的职业运动员,日常生活健康(乐活主义者) • 无其他基础疾病 • 白天化妆	希望通过"自然的"没有"化学性物质"的治疗完全改善持续性皮疹,并在一定程度上改善痤疮瘢痕
医生客观评估	Fitzpatrick 皮肤分型	Glogau 分型	皮肤细节评估
	Ⅱ型	Ⅰ型	剥脱主要分布在额部的炎性丘疹及脓疱,面部其他皮肤未受影响

<table>
<tr><td colspan="3">治疗计划</td></tr>
<tr><td>化学剥脱方案</td><td colspan="2">痤疮的丘疹和脓疱对重复使用浅层的化学剥脱剂(如 AHA 和 SA)反应良好。由于此患者是一个“乐活主义者”,可能更乐于选择如 AHA 这类更自然的化学物质治疗。即使笔者本人对于“AHA 是否更自然”并不确定,但是使用 20%~70%阶梯浓度的 AHA 剥脱可能是这个患者的首选,虽然 15%SA 也可能有相似的临床效果。对于治疗前的居家皮肤护理,医生最好推荐一些不含化学合成剥脱剂成分的配方。如果患者没有明确拒绝,可以考虑给予过氧化苯甲酰(BPO)进行联合治疗。因为此患者之前对于化学药物治疗比较抵触,所以并未选择</td></tr>
<tr><td colspan="3">治疗方案选择</td></tr>
<tr><td>剥脱方案</td><td colspan="2">重复进行的浅层 AHA 剥脱(20%~70%)</td></tr>
<tr><td>治疗区域</td><td colspan="2">全面部化学剥脱,重点集中在额部</td></tr>
<tr><td>剥脱剂配方</td><td colspan="2">从最低浓度的 AHA 开始,如 20%。2 周后进行第 2 次化学剥脱,可以使用更高的浓度的剥脱剂,如 35% AHA,并以此类推</td></tr>
<tr><td>剥脱等级</td><td colspan="2">A~C 级</td></tr>
<tr><td>操作方法</td><td colspan="2">用刷子将化学剥脱剂轻柔地涂刷在皮肤表面,一般停留 1~5 分钟,直到皮肤开始出现红斑。一般情况下,2ml 的剥脱剂足够覆盖全面部。治疗过程中要给足够量的剥脱剂,在中和前要一直保持皮肤湿润。注意:在痤疮的皮损处,AHA 会更容易穿透角质层,因此此部位要比皮肤完整处的中和提前。可以用棉签蘸取适量的碳酸氢钠(中和剂)来中和局部皮损处的剥脱剂</td></tr>
<tr><td>终点反应</td><td colspan="2">全面部散在红斑,痤疮皮损周围出现小水疱</td></tr>
<tr><td rowspan="2">剥脱前的皮肤护理</td><td>使用产品</td><td>持续时间和频率</td></tr>
<tr><td>外用含有 AHA、pH 接近 4.0 的产品</td><td>每天 1~2 次,连续使用 2~4 周</td></tr>
<tr><td rowspan="2">剥脱后的皮肤护理</td><td>使用产品</td><td>持续时间和频率</td></tr>
<tr><td>外用含有 AHA、pH 接近 4.0 的产品</td><td>每天 1~2 次,连续使用至下次剥脱治疗前</td></tr>
<tr><td>治疗时间及频率</td><td colspan="2">• 5~6 次治疗后可看到显著改善
• 3~6 个月(5~6 次化学剥脱治疗,每 2~4 周 1 次)</td></tr>
<tr><td>长期建议</td><td colspan="2">• 持续使用 pH 接近 4.0 的家用护肤品,如果需要重复,可以进入下一个 AHA 剥脱疗程。化学剥脱的次数可以根据患者的需求决定。拉长治疗间隔也是“为患者的钱包考虑”。如果患者可以负担,并且有意愿继续治疗,可以继续进行规律的治疗
• 建议患者不要搔抓炎性丘疹,以免产生色素沉着和痤疮瘢痕</td></tr>
<tr><td>讨论</td><td colspan="2">常规的 AHA 化学剥脱不应该深于 C 级。这样进行化学剥脱的风险会降低,就可以放心地进行连续 6 次的皮肤年轻化治疗。如果治疗持续几个月到数年,不仅面部的丘疹和脓疱有明显改善,皮肤年轻化的作用也十分明显。如果患者同意,可同时使用一些外用药物(如 BPO)皮损也会有所改善。如果患者不是特别倾向于选择 AHA,使用 15%的 SA 化学剥脱也能收到类似的效果</td></tr>
</table>

9.2 痤疮(背部)

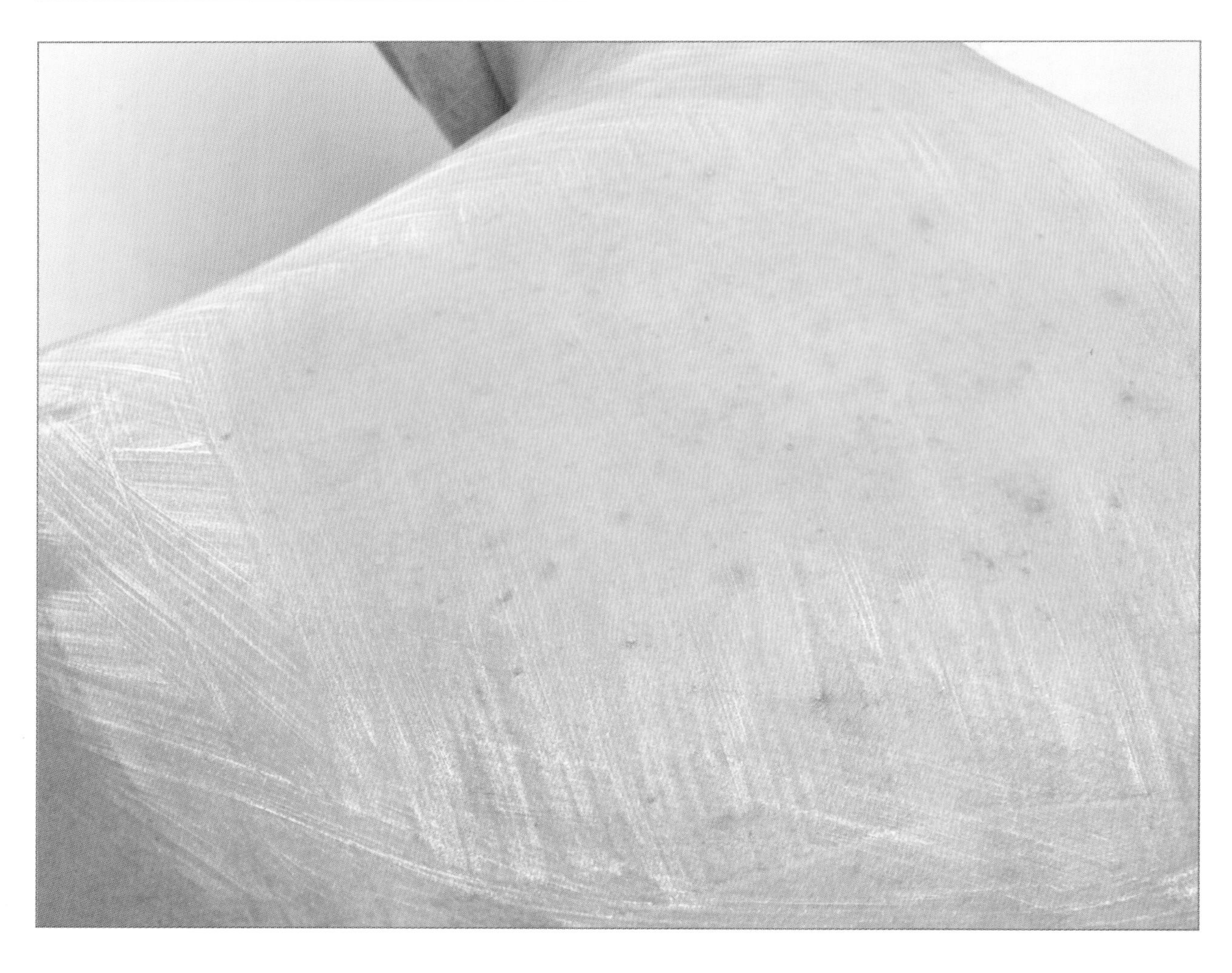

案例			
年龄和性别	28岁女性		
患者对于医学、美学的关注点及诉求	皮肤状况	病史	诉求
	• 从青春期开始背部持续性痤疮 • 额部有痤疮皮损，但面部其他位置无皮损	• 考虑到备孕，患者不想进行系统性用药 • 身体健康	在暑假前清除活动性的痤疮皮损(丘疹和脓疱)
医生客观评估	Fitzpatrick 皮肤分型	Glogau 分型	皮肤细节评估
	Ⅱ型	Ⅰ型	粉刺、丘疹和脓疱

治疗计划		
化学剥脱方案	背部的粉刺、丘疹和脓疱对重复使用的浅层化学剥脱剂(如 AHA 和 SA)反应良好。由于剥脱的面积较大,使用 SA 可能由于系统吸收较多,造成一定的不良反应。为了保证患者备孕的绝对安全,最好选择一种仅仅停留在皮肤内的剥脱剂。因此,重复使用(5~6 次)AHA(35%~70%)是一个很好且安全的选择。进行化学剥脱的次数取决于患者皮肤对剥脱剂的反应,可以在进行化学剥脱的过程中决定	
治疗方案选择		
剥脱方案	重复进行的浅层 AHA(35%~70%)剥脱	
治疗区域	背部	
剥脱剂配方	从35% AHA 开始,因为背部的耐受度比面部高,可在之后的治疗中尽快提高剥脱剂的浓度	
剥脱等级	A~C 级	
操作方法	一般来说,上背部(患处)使用 8ml 足够。用刷子轻柔地涂抹剥脱剂,一般在 2~5 分钟之内红斑出现。在中和之前需要给予足够量的剥脱剂保持治疗区域湿润	
终点反应	背部散在红斑,痤疮皮损周围可能会出现小水疱	
剥脱前的皮肤护理	使用产品	持续时间和频率
	外用含有 AHA、pH 接近 4.0 的产品	每天 1 次,连续使用 2~4 周
剥脱后的皮肤护理	使用产品	持续时间和频率
	外用含有 AHA、pH 接近 4.0 的产品	每天 1 次,连续使用至下次化学剥脱前
治疗时间及频率	• 5~6 次治疗后可看到显著改善 • 3~6 个月(5~6 次剥脱治疗,每 2~4 周 1 次)	
长期建议	• 居家护理对某些患者来讲可能是个挑战,因为背部的皮肤很难自行涂抹护肤品,需要求助于他人 • 推荐患者长期使用上个表格建议的居家护理方案,一般情况下,推荐每 1~2 年重复完整的治疗方案(包括化学剥脱和居家护理)。在孕期和哺乳期,为防止可能的风险发生,化学剥脱和居家护理应该停止	
讨论	如果治疗按计划规律进行,几年后,痤疮的丘疹和脓疱会有明显改善。需要注意的是,每次化学剥脱需要大约 8ml 的剥脱剂。如果患者不在备孕期,至少在化学剥脱达到满意结果之前不备孕,那么可以使用 15%~30%的 SA,因为 SA 不需要中和,在背部操作相对简单。但是,如果备孕,大面积的化学剥脱首先推荐使用 AHA,而不是 SA。除了化学剥脱和居家护理,应推荐使用含 BPO 的外用药,可以在一定程度上提高临床效果	

9.3 结节囊肿性痤疮(面部)

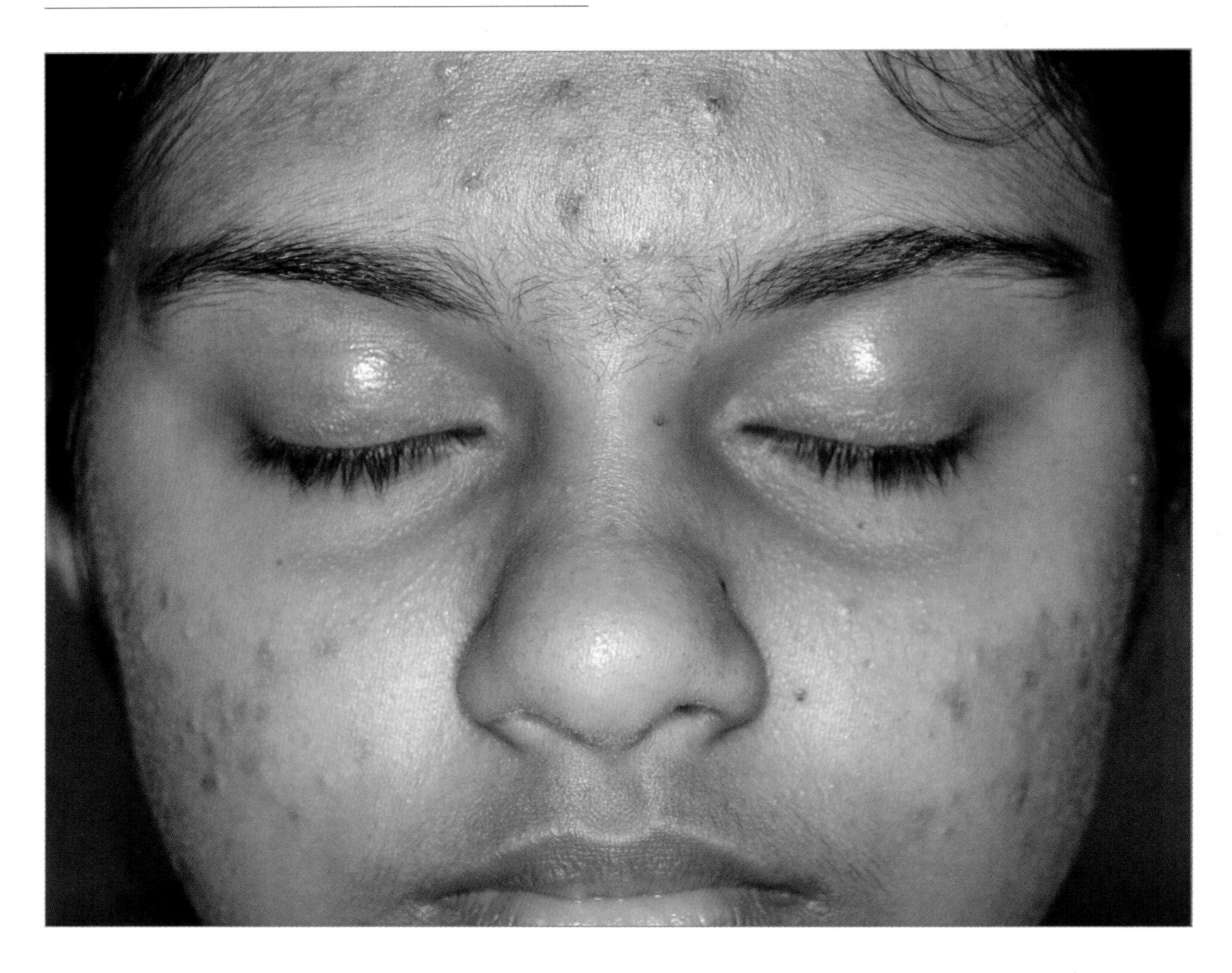

案例			
年龄和性别	24 岁女性		
患者对于医学、美学的关注点及诉求	皮肤状况	病史	诉求
	• 伴随月经周期,面部出现痤疮皮疹 • 面中部油性皮肤	身体健康	清除面部活动性的痤疮皮损
医生客观评估	Fitzpatrick 皮肤分型	Glogau 分型	皮肤细节评估
	Ⅳ型	Ⅰ型	额部和面颊多发的丘疹和脓疱

<table>
<tr><th colspan="3">治疗计划</th></tr>
<tr><td>化学剥脱方案</td><td colspan="2">痤疮的丘疹和脓疱对浅层的化学剥脱剂(如 AHA 和 SA)反应良好。由于面部皮肤油脂分泌较多,选择使用亲脂性 SA 溶液(15%),因为与 AHA 比较,SA 能更好地穿透油性皮肤。实施化学剥脱时,要确保剥脱剂的穿透非常表浅(A 级),以降低发生炎症后色素沉着的风险,尤其是 Fitzpatrick 皮肤分型Ⅳ型
如果患者同意,在进行化学剥脱前后可以配合使用 BPO,此例患者同意配合使用</td></tr>
<tr><th colspan="3">治疗方案选择</th></tr>
<tr><td>剥脱方案</td><td colspan="2">重复使用的非常浅层的 SA(15%)剥脱</td></tr>
<tr><td>治疗区域</td><td colspan="2">全面部</td></tr>
<tr><td>剥脱剂配方</td><td colspan="2">15% SA</td></tr>
<tr><td>剥脱等级</td><td colspan="2">A 级</td></tr>
<tr><td>操作方法</td><td colspan="2">一般情况下,1ml 剥脱剂足够覆盖全面部完成 A 级剥脱。用刷子轻柔地涂抹剥脱剂,重点关注痤疮活动性皮损的反应及表皮屏障功能不全的部位</td></tr>
<tr><td>终点反应</td><td colspan="2">Fitzpatrick 皮肤分型Ⅳ型皮肤的患者很难看到轻微红斑。因此,医生需要关注痤疮活动性皮损的反应,皮损处剥脱剂的穿透力会增强。这种 A 级的 SA 化学剥脱的终点反应是可以观察到的皮肤颜色的变化</td></tr>
<tr><td rowspan="2">剥脱前的皮肤护理</td><td>使用产品</td><td>持续时间和频率</td></tr>
<tr><td>尽管并非强制,但联合外用 BPO 和抗生素药物会提高疗效。建议选择 pH 接近 4.0 的家用护肤品。白天推荐使用广谱的高 SPF 的防晒霜</td><td>每天 1～2 次,连续使用 2～4 周。如果使用处方 BPO 或抗生素作为辅助性外用药物治疗,这 2 种药物不可同时使用,要二选一</td></tr>
<tr><td rowspan="2">剥脱后的皮肤护理</td><td>使用产品</td><td>持续时间和频率</td></tr>
<tr><td>化学剥脱后不需要特殊处理,使用 BPO 和外用抗生素药物可能会提高疗效。可以选择 pH 接近 4.0 的家用护肤品。白天推荐使用高 SPF 的广谱防晒霜</td><td>每天 1～2 次,连续使用至下次化学剥脱治疗前</td></tr>
<tr><td>治疗时间和频率</td><td colspan="2">• 5～6 次治疗后可看到显著改善
• 3～6 个月(5～6 次剥脱治疗,每 2～4 周 1 次)</td></tr>
<tr><td>长期建议</td><td colspan="2">• 推荐使用辅助性护肤品,pH 接近 4.0
• 每 3～6 个月进行 1 个疗程的 SA 剥脱</td></tr>
<tr><td>讨论</td><td colspan="2">如果治疗计划规律进行,几年后痤疮的丘疹和脓疱会有明显改善。外用 BPO 和抗生素药物可以减轻急性期炎症,提高临床疗效。如果患者不是油性皮肤,重复使用 AHA(20%～70%)也可收到良好的效果。为了降低 Fitzpatrick 皮肤分型Ⅳ～Ⅵ型患者发生皮肤炎症后色素沉着的风险,治疗前后可以使用美白产品</td></tr>
</table>

9.4 痤疮瘢痕(面颊,Fitzpatrick 皮肤分型Ⅰ型)

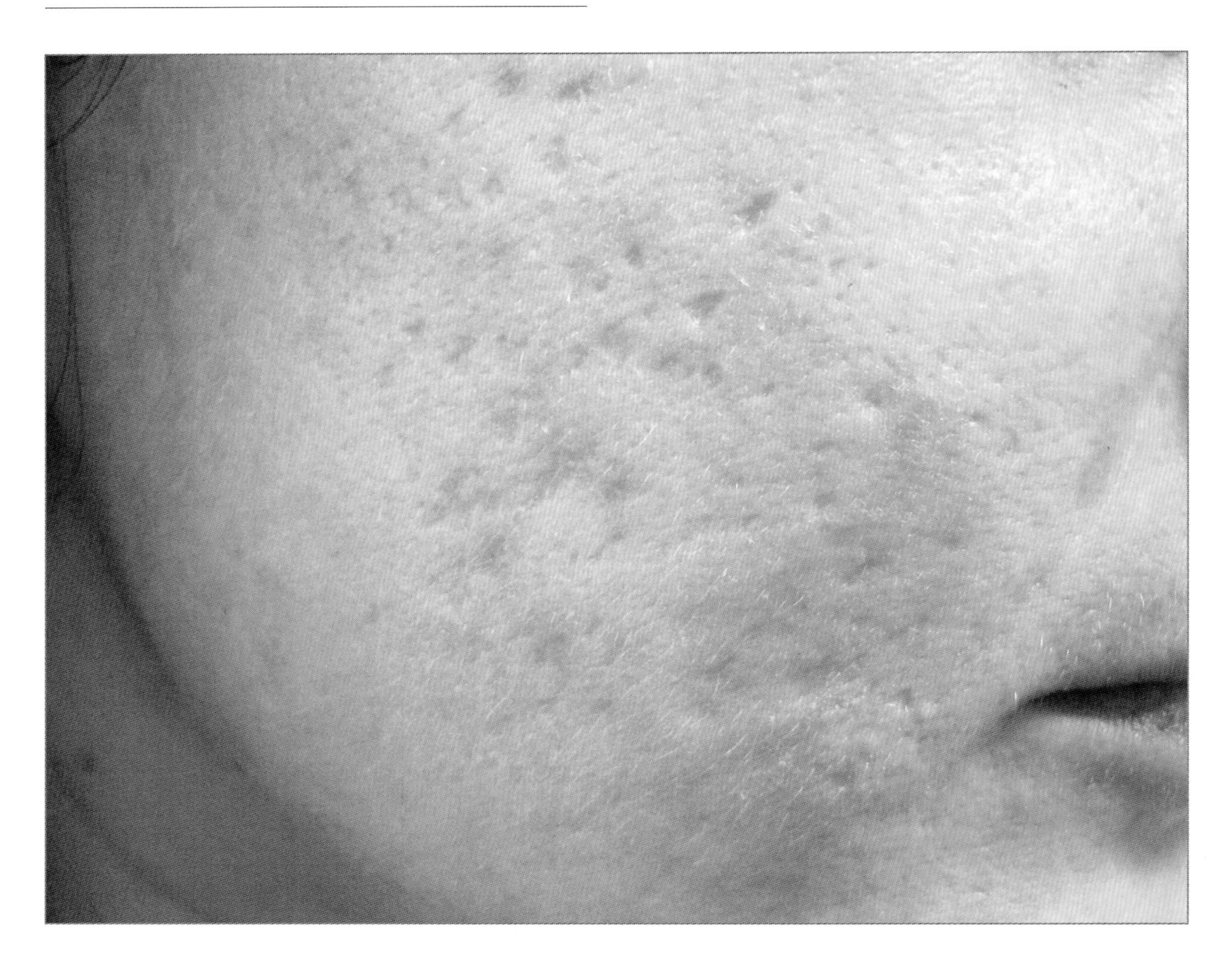

案例			
年龄和性别	25 岁女性		
患者对于医学、美学的关注点及诉求	皮肤状况	病史	诉求
	• 青春期痤疮,遗留双颊痤疮瘢痕 • 额部和身体其他部位均无皮损	• 口服避孕药 • 间断服用治疗偏头痛的药物 • 无其他疾病	希望最大限度地减少痤疮瘢痕,可以接受一定的风险和疼痛
医生客观评估	Fitzpatrick 皮肤分型	Glogau 分型	皮肤细节评估
	Ⅰ型	Ⅰ型	面颊冰锥样瘢痕

治疗计划		
化学剥脱方案	为了更好地改善面部冰锥样瘢痕，需要使用可以穿透真皮层的剥脱剂，以便刺激真皮胶原纤维的重塑。如果患者的皮肤类型、用药史以及医生的技术允许，可以使用穿透深度很深的苯酚剥脱，使瘢痕得到显著且持续的改善。此患者肤色浅（Fitzpatrick 皮肤分型Ⅰ型），身体健康，情绪稳定，提示患者可以接受使用 Baker-Gordon 配方治疗的 E 级剥脱。鉴于患者其他部位的皮肤健康且呈现年轻态，Baker-Gordon 配方仅用于面颊部有痤疮瘢痕的位置。由于患者口服避孕药，可能会导致黄褐斑，因此，即使是 Fitzpatrick 皮肤分型Ⅰ型，也需要使用 2%对苯二酚。医生需要查看患者治疗偏头痛的具体药物，并决定此药物是否需要暂停服用	
治疗方案选择		
剥脱方案	深层苯酚剥脱	
治疗区域	面颊部痤疮瘢痕累及的区域	
剥脱剂配方	Baker-Gordon 配方	
剥脱等级	E 级	
操作方法	Baker-Gordon 配方主要用于冰锥样瘢痕及其周围的皮肤。为了使痤疮瘢痕和正常皮肤之间的分界不明显，医生在治疗凹陷性瘢痕时，可以在牙签上缠绕少许棉絮，蘸取少许溶液处理瘢痕内部	
终点反应	E 级苯酚结霜（灰白色或者橘色的结霜）	
复诊及随访	治疗后患者需要每天到诊所复诊，逐步适应皮肤伤口护理流程，以控制局部皮肤的炎症反应及确保表皮再生顺利进行。如果医生和患者愿意，每次复诊时可以进行专业的剥脱后皮肤治疗（详见第 7 章） 在表皮再生完成后，2～3 天进行 1 次随访即可，直到皮肤完全修复。需要注意的是，即使表皮再生已经完成，真皮再生和胶原纤维重塑才刚刚开始。因此，在治疗后的 6 个月内，医生需要对患者进行不间断的随访	
剥脱前的皮肤护理	使用产品	持续时间和频率
	• 外用含 2%的对苯二酚和维甲酸的产品 • 剥脱前系统性使用抗病毒药物（如阿昔洛韦）	治疗前 3～4 周每天 2 次
剥脱后的皮肤护理	使用产品	持续时间和频率
	• 治疗方案的选择与恢复周期相关，例如，采用 W/O 或 O/W 乳膏，和（或）含抗生素软膏 • 在剥脱后的最初几天，推荐使用生理盐水湿敷后涂抹凡士林油膏来保护发炎的皮肤 • 表皮再生完成后可以使用含 2%对苯二酚产品 • 白天需要使用高 SPF 的广谱防晒霜	局部治疗方案选择不仅与皮肤愈合的阶段有关，还要考虑 W/O 或 O/W 的剂型问题。治疗部位的皮肤在数月内都需要专业的护理。具体详见第 7 章和第 8 章的相关内容
治疗时间和频率	• 一次性治疗 • 具体的剥脱治疗需要 30～60 分钟，然而还需要考虑治疗后的复诊，如恢复期的伤口控制、可能的伤口治疗以及心理支持	
长期建议	长期使用不会导致粉刺的高 SPF 的广谱防晒霜（推荐使用剂量为 $2mg/cm^2$）	
讨论	很深的痤疮瘢痕可能不能完全改善，然而，如果进行深达 E 级的剥脱治疗后可以看到明显改善。首先，在治疗前需要与患者充分沟通治疗后的预期效果。除了深层化学剥脱，选择皮肤磨削、激光重塑或微针治疗进行联合治疗也可以达到预期的效果。最后的治疗方案取决于诊所的设施、医生对不同治疗方案的掌握程度，以及患者的期望和要求。如果患者不适应或者拒绝接受深层化学剥脱治疗，或者没有足够长的可误工时间，那么微创的方案，如中层化学剥脱、点阵激光或者 1mm 的微针治疗可能更合适，只要患者的预期与可达到的治疗效果相符合即可	

9.5 痤疮瘢痕(颞部和面颊,Fitzpatrick 皮肤分型Ⅱ型)

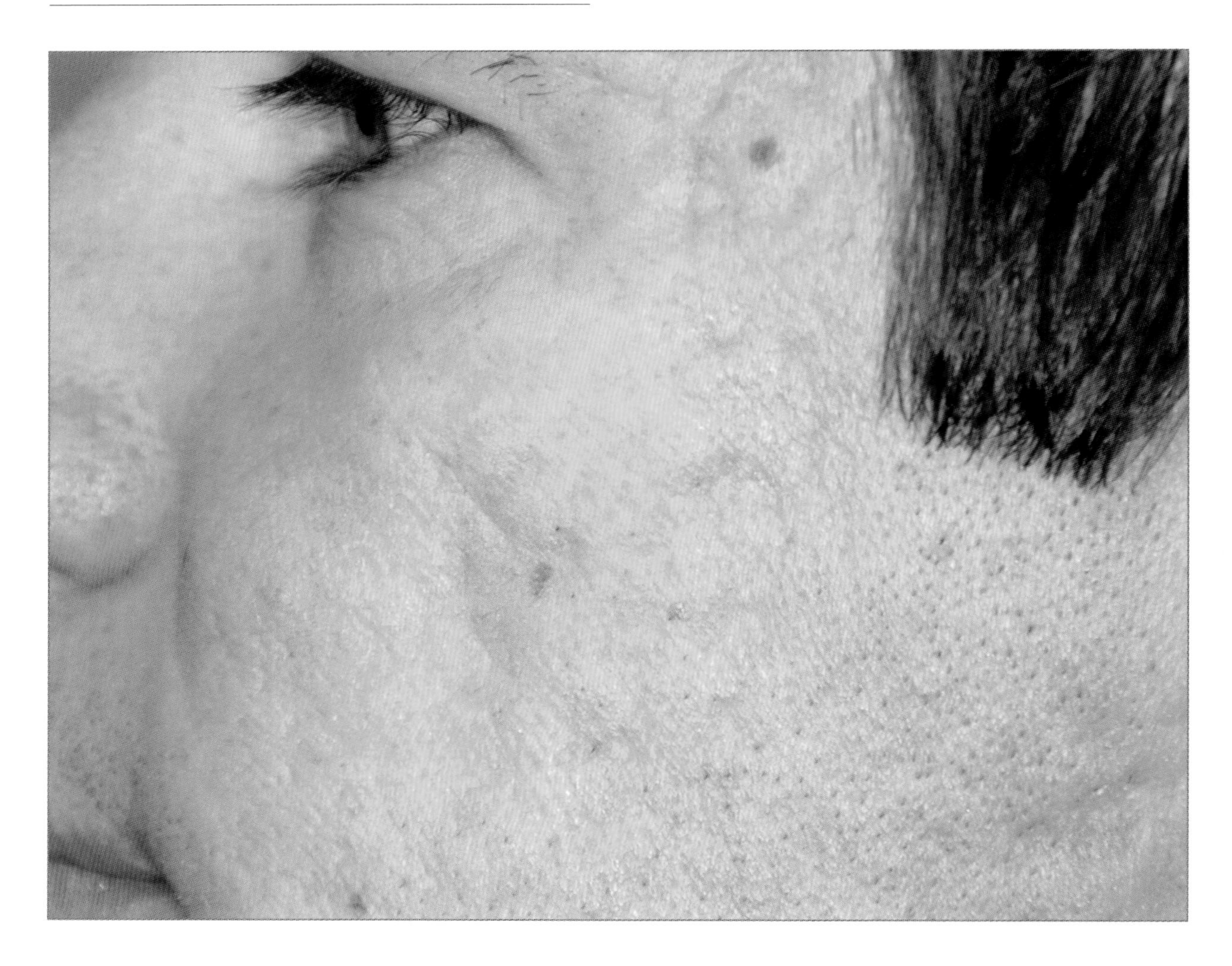

<table>
<tr><th colspan="4">案例</th></tr>
<tr><td>年龄和性别</td><td colspan="3">35 岁男性</td></tr>
<tr><td rowspan="2">患者对于医学、美学的关注点及诉求</td><td>皮肤状况</td><td>病史</td><td>诉求</td></tr>
<tr><td>• 青春期聚合性痤疮,遗留双面颊瘢痕
• 面部及身体其他部位无皮损</td><td>身体健康,喜欢运动的商务人士</td><td>有效改善痤疮瘢痕,不能有误工期,不能影响运动</td></tr>
<tr><td rowspan="2">医生客观评估</td><td>Fitzpatrick 皮肤分型</td><td>Glogau 分型</td><td>皮肤细节评估</td></tr>
<tr><td>Ⅱ型</td><td>Ⅰ型</td><td>颞部和面颊表浅瘢痕</td></tr>
</table>

治疗计划		
化学剥脱方案	单从临床治疗角度看，改善痤疮瘢痕最有效的化学剥脱是深层的苯酚剥脱。然而，这种治疗有数日甚至数周的误工期，会影响患者的外观和日常活动。患者在寻找一种有临床改善的治疗，但是不希望影响自己的日常工作和私人生活，也不愿意停止户外运动。因此，一种可深达D级的中层化学剥脱，如Jessner液和35%TCA联合剥脱是第一选择。治疗一般9～12个月重复1次，反复治疗，可以得到与苯酚剥脱相同的效果，且误工时间更短。对于这个Fitzpatrick皮肤分型Ⅱ型的患者，化学剥脱前后均需要配合使用2%的对苯二酚来有效预防炎症后色素沉着	
治疗方案选择		
剥脱方案	含TCA的中层复合性剥脱	
治疗区域	面颊及颞部有痤疮瘢痕的区域	
剥脱剂配方	Jessner液和35%TCA溶液	
剥脱等级	D级	
操作方法	首先清洁面部。然后，将Jessner液均匀地涂在整个面颊和颞部，直到皮肤可见在红斑的基础上出现的Jessner液结霜。之后，将TCA溶液直接涂抹在瘢痕组织及其周围皮肤，直到局部出现瓷白色结霜	
终点反应	TCA结霜，Ⅲ度(瓷白色结霜)	
复诊及随访	化学剥脱后，为了控制局部皮肤炎症反应及确保表皮再生的顺利进行，根据具体情况，患者需要每1～2天来诊所复诊，并逐步适应皮肤伤口护理流程。如果医生和患者愿意，每次复诊时可以实施专业的化学剥脱后皮肤治疗(详见第7章) 随着表皮的修复，患者需每周复诊至少1～2次。需要注意的是，即使上皮再生已经完成，真皮再生和胶原纤维重塑才刚刚开始。因此，在治疗后的6个月内，医生需要对患者进行不间断的随访	
剥脱前的皮肤护理	使用产品	持续时间和频率
	• 外用含2%对苯二酚和维甲酸的产品	3～4周
剥脱后的皮肤护理	使用产品	持续时间和频率
	• 治疗方案的选择与恢复周期相关，例如采用W/O或O/W乳膏，和(或)含抗生素软膏 • 在剥脱后的最初几天，推荐使用生理盐水湿敷和外涂凡士林油膏来保护发炎的皮肤 • 表皮再生完成后可以使用2%对苯二酚或维甲酸类药物 • 白天需要使用高SPF的广谱防晒霜	局部治疗方案的选择不仅与皮肤愈合的阶段有关，还要考虑W/O或O/W的剂型问题。治疗部位的皮肤在数月内都需要专业的护理。详见第7章和第8章的相关内容
治疗时间和频率	• 9～12个月可以重复治疗1次。 • 剥脱治疗本身需要60分钟，然后还需要考虑治疗后的复诊，如恢复期伤口控制、可能的伤口治疗及心理支持。第1次治疗的效果越好，患者进行第2次治疗的意愿越强烈	
长期建议	长期使用不会导致粉刺的高SPF的广谱防晒霜(推荐使用剂量为$2mg/cm^2$)	
讨论	如果进行深达D级的Jessner液TCA联合剥脱，痤疮瘢痕可能不能完全被清除，但是改善程度接近，而且误工时间短，符合此患者的需求。如果使用更深层的苯酚剥脱，会收到更好的效果，但是必须要考虑治疗的误工期和对患者日常生活的影响。选择皮肤磨削、激光重塑或者微针治疗，或者联合治疗，也可以达到期望的效果。最后的治疗方案取决于诊所的设施、不同治疗方案的经验以及患者的期望和要求	

9.6 痤疮瘢痕(面部,Fitzpatrick 皮肤分型Ⅳ型)

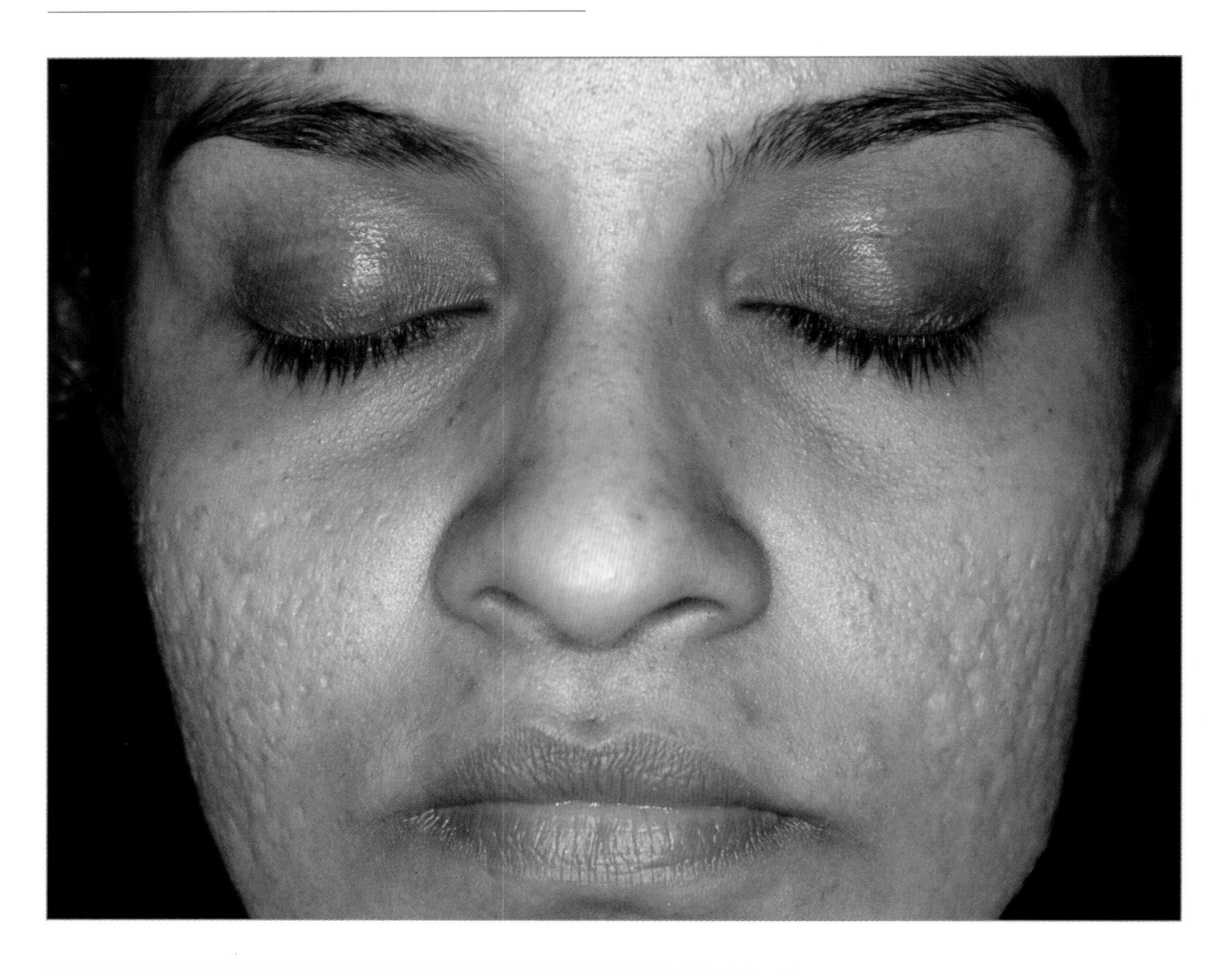

案例			
年龄和性别	31 岁女性		
患者对于医学、美学的关注点及诉求	皮肤状况	病史	诉求
	• 青春期聚合性痤疮,遗留双颊瘢痕 • 寻常型银屑病	• 口服甲氨蝶呤治疗寻常型银屑病 • 患者考虑停药备孕	面部皮损(痤疮瘢痕)有一定程度的改善,需考虑目前其他疾病的用药情况
医生客观评估	Fitzpatrick 皮肤分型	Glogau 分型	皮肤细节评估
	Ⅳ型	Ⅰ型	面颊浅表瘢痕以及冰锥样瘢痕

<table>
<tr><th colspan="3">治疗计划</th></tr>
<tr><td>化学剥脱方案</td><td colspan="2">在此案例中，全面评估患者的病史、皮肤状况及治疗需要是非常必要的。患者希望面部皮肤可以有较大的改善，尤其是面颊部的痤疮瘢痕。由于患者肤色较深(Fitzpatrick 皮肤分型Ⅳ型)，目前，正在日常服用甲氨蝶呤控制银屑病，并且考虑停药备孕，深层的苯酚剥脱不能考虑。选择的化学剥脱剂不能含有可以被吸收的成分。应避免使用 Jessner 液，SA 以及间苯二酚。因此，在没有痤疮瘢痕的部位建议使用浅层(B～C 级)剥脱剂，如 70%GA；在有痤疮瘢痕的区域，建议在此基础上联合使用 35%TCA 以达到 D 级剥脱。为了降低发生炎症后色素沉着的风险，建议在治疗前后使用美白产品及对苯二酚</td></tr>
<tr><th colspan="3">治疗方案选择</th></tr>
<tr><td>剥脱方案</td><td colspan="2">全面部“马赛克”剥脱：无痤疮瘢痕的区域使用 70%GA，面颊部有痤疮瘢痕的区域使用 70%GA＋35%TCA(Coleman 配方)</td></tr>
<tr><td>治疗区域</td><td>全面部</td><td>瘢痕区域(面颊)</td></tr>
<tr><td>剥脱剂配方</td><td>70%GA</td><td>35%的 TCA 溶液</td></tr>
<tr><td>剥脱等级</td><td>B～C 级</td><td>D</td></tr>
<tr><td>操作方法</td><td>清洁面部。之后将 70%GA 溶液均匀地涂抹在皮肤表面，直到皮肤出现均匀的红斑，红斑基础上可能出现少许水疱。然后使用碳酸氢钠溶液进行中和</td><td>在70%GA 被中和后，使用 TCA 溶液处理瘢痕，直到局部出现瓷白色结霜。使用棉签处理表浅的瘢痕；在处理更深的冰锥样瘢痕时，可以将牙签头缠上少许棉絮蘸取 35%TCA 溶液进行操作</td></tr>
<tr><td>终点反应</td><td>全面部均匀红斑(可能会出现散在水疱，提示表皮松解)</td><td>TCA 霜(Ⅲ度，瓷白色结霜)</td></tr>
<tr><td>复诊及随访</td><td colspan="2">在炎症反应和表皮再生期间，患者需要每 1～2 天到诊所复诊，以帮助皮肤修复，并可能需要专业的清创术处理伤口(详见第 7 章)。在表皮再生完成后，每周至少需要复诊 1～2 次，直到完全恢复。治疗后医生需要对患者进行不间断的随访，直到真皮的修复完成(大约 6 个月)</td></tr>
<tr><td rowspan="2">剥脱前的皮肤护理</td><td>使用产品</td><td>持续时间和频率</td></tr>
<tr><td>外用含 AHA 和使肤色提亮的产品(详见第 2 章)，对苯二酚除外</td><td>每天 2 次，至少使用 4 周</td></tr>
<tr><td rowspan="2">剥脱后的皮肤护理</td><td>使用产品</td><td>持续时间和频率</td></tr>
<tr><td>• 从化学剥脱当天开始口服系统性抗病毒药，连续 5 天
• 治疗方案的选择与恢复周期有关，如采用 W/O 或 O/W 乳膏，和(或)抗生素软膏
• 在剥脱后的最初几天，推荐使用生理盐水湿敷和外涂凡士林油膏来保护发炎的皮肤
• 含有 AHA 和美白成分的护肤品可以在表皮再生完成后使用。白天需要使用高 SPF 的广谱防晒霜</td><td>局部治疗方案的选择不仅与皮肤愈合的阶段有关，还要考虑 W/O 或 O/W 的剂型问题。治疗部位的皮肤在数月内都需要专业的护理。详见第 7 章和第 8 章相关内容</td></tr>
<tr><td>治疗时间和频率</td><td colspan="2">• 9～12 个月可以重复治疗 1 次，这取决于银屑病甲氨蝶呤的治疗周期，同时也与家庭计划(备孕)有关
• 剥脱治疗过程本身需要 60 分钟，然后还需要考虑治疗后的复诊，如伤口的护理、清创术以及心理支持。第 1 次治疗的效果越好，患者进行第 2 次治疗的意愿越强烈</td></tr>
<tr><td>长期建议</td><td colspan="2">长期使用不会导致粉刺的高 SPF 的广谱防晒霜(推荐使用剂量为 2mg/cm^2)</td></tr>
<tr><td>讨论</td><td colspan="2">“马赛克”式涂抹(使用 70%GA 涂抹于额头处，下颏、鼻子及面颊部有瘢痕处使用 70%GA＋35%TCA)改善患者全面部的皮肤外观。这种剥脱方案可以深达 D 级，在改善痤疮瘢痕的同时，不损伤瘢痕周围的正常皮肤，同时还可以减少 Fitzpatrick 皮肤分型Ⅳ型患者容易出现的治疗区和非治疗区明显的分界线
由于 Fitzpatrick 皮肤分型Ⅳ型患者出现色素减退和色素沉着的风险较高，同时此患者因为口服甲氨蝶呤而处于免疫抑制状态，所以不推荐使用更深层次的苯酚剥脱
亲水性的 GA 和 TCA 进行剥脱导致系统性吸收相对少见，因此，对患者未来要进行备孕不太会产生影响。当然，能否备孕还取决于患者免疫抑制剂治疗的情况
然而，并没有使用免疫抑制剂(如甲氨蝶呤)的患者进行 70%GA＋TCA 剥脱的相关临床研究资料。根据这些物质的化学属性，处于免疫抑制状态的患者对于 70%GA 和 TCA 的炎症反应会被抑制。因此，治疗后恢复的过程以及长期的临床效果需要医生和患者提前准备
所有治疗计划的利弊均需要全面权衡</td></tr>
</table>

9.7 瘢痕(面颊)

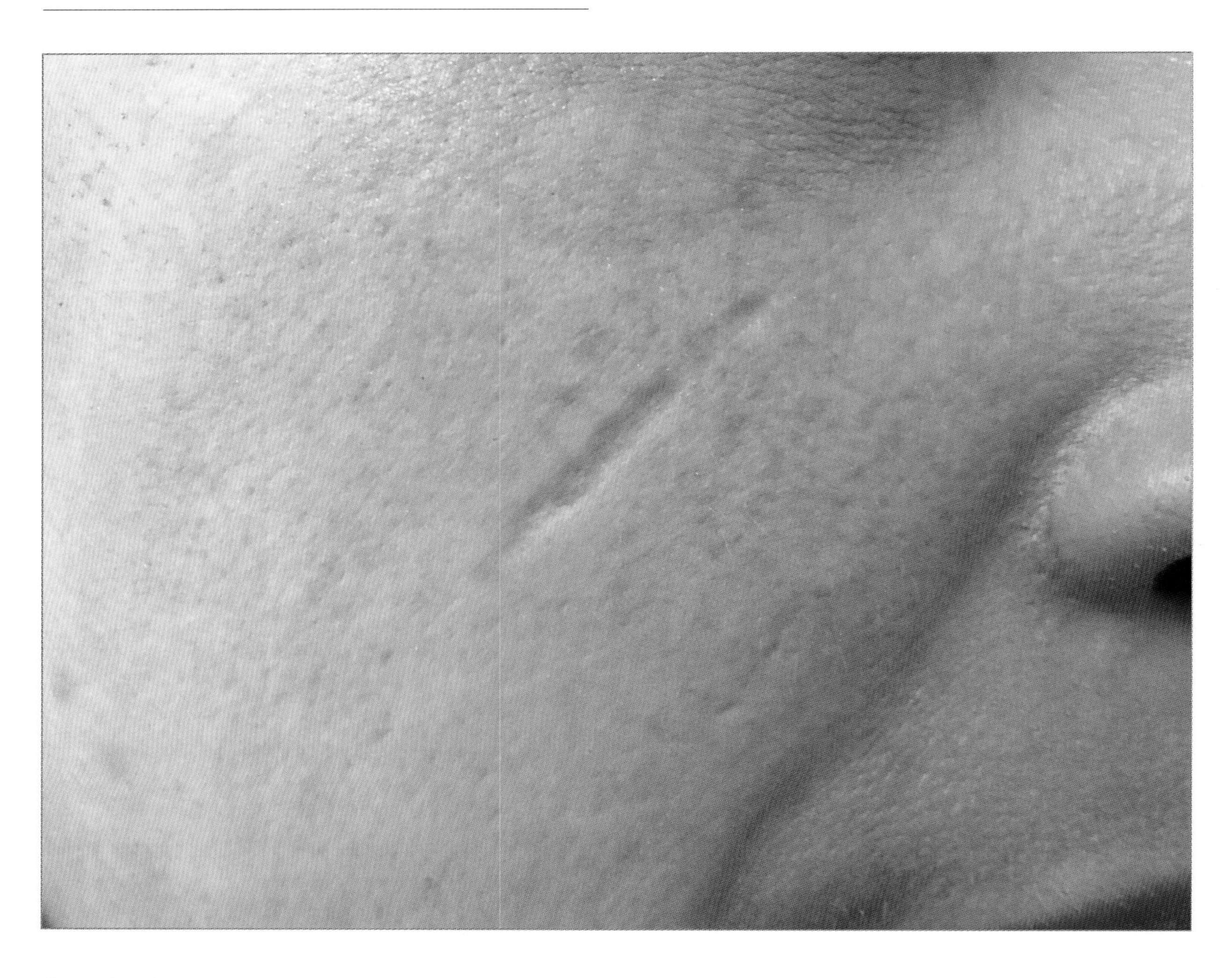

案例			
年龄和性别	29岁女性		
患者对于医学、美学的关注点及诉求	皮肤状况	病史	诉求
	• 右侧面颊萎缩性痤疮瘢痕 • 其他部位皮肤年轻、健康	10年前玻璃割伤造成的明显瘢痕	改善10年前玻璃割伤造成的明显瘢痕
医生客观评估	Fitzpatrick 皮肤分型	Glogau 分型	皮肤细节评估
	Ⅱ型	Ⅰ型	右侧面颊部一条与鼻唇沟平行的3.5cm×3mm的萎缩性瘢痕

<table>
<tr><th colspan="3">治疗计划</th></tr>
<tr><td>化学剥脱方案</td><td colspan="2">对于较深的萎缩性瘢痕，要想得到显著的改善，剥脱的深度需要深达 D～E 级。因此，对于此患者，局部使用深层苯酚剥脱是最有效的。在治疗过程中，一定要避免新的瘢痕产生，同样，医生需谨慎操作。和单独使用深层苯酚剥脱相比，为了降低产生瘢痕的风险，多次使用中等深度（D 级）的复合性剥脱（如 Jessner 液＋35％TCA）的治疗方案也可以考虑。对于这个 Fitzpatrick 皮肤分型Ⅱ型的患者，化学剥脱治疗前后推荐使用含 2％对苯二酚的软膏以降低发生色素沉着的风险
为了降低局部使用深层化学剥脱造成肤色有明显分界的风险，在使用 Baker-Gordon 配方剥脱的同时，可对周围皮肤实施深达中层的化学剥脱</td></tr>
<tr><th colspan="3">治疗方案选择</th></tr>
<tr><td>剥脱方案</td><td colspan="2">深层苯酚剥脱</td></tr>
<tr><td>治疗区域</td><td colspan="2">右侧面颊部瘢痕</td></tr>
<tr><td>剥脱剂配方</td><td colspan="2">Baker-Gordon 配方</td></tr>
<tr><td>剥脱等级</td><td colspan="2">E 级</td></tr>
<tr><td>操作方法</td><td colspan="2">将牙签头缠少许棉絮，蘸取少量的剥脱剂溶液，精准作用于痤疮瘢痕处。持续施加均匀的压力，直到出现苯酚结霜（首先出现白色结霜，然后变成灰色结霜）覆盖整个瘢痕区域</td></tr>
<tr><td>终点反应</td><td colspan="2">苯酚结霜（由发亮的白色结霜变为灰色结霜）E 级</td></tr>
<tr><td>复诊及随访</td><td colspan="2">在炎症反应和表皮再生期间，患者需要每天到诊所复诊，以更好地帮助皮肤修复。如果医生和患者愿意，复诊时可以实施清创术和淋巴引流（详见第 7 章）
在表皮再生完成后，可每 2～3 天复诊 1 次，直到皮肤完全恢复。需要注意的是，即使表皮再生已经完成，真皮再生和胶原纤维重塑才刚刚开始。因此，在治疗后的 6 个月内，医生需要对患者进行不间断的随访，以进行最佳的临床效果评价</td></tr>
<tr><td rowspan="2">剥脱前的皮肤护理</td><td>使用产品</td><td>持续时间和频率</td></tr>
<tr><td>外用含有 2％对苯二酚或者 0.01％维甲酸的产品</td><td>每天 2 次，使用 3～4 周</td></tr>
<tr><td rowspan="2">剥脱后的皮肤护理</td><td>使用产品</td><td>持续时间和频率</td></tr>
<tr><td>• 从化学剥脱当天开始口服系统性抗病毒药，连续 5 天
• 治疗方案的选择与恢复周期相关，例如，采用 W/O 或 O/W 乳膏，和（或）抗生素软膏
• 在化学剥脱后的最初几天，推荐使用生理盐水湿敷和外涂凡士林油膏以保护发炎的皮肤
• 表皮再生化完成后，推荐使用含 2％对苯二酚或含 0.01％维甲酸的产品
• 白天需要使用高 SPF 的广谱防晒霜</td><td>局部治疗方案的选择不仅与皮肤愈合的阶段有关，还要考虑 W/O 或 O/W 的剂型问题。治疗部位的皮肤在剥脱后数月内都需要专业的护理。详见第 7 章和第 8 章的相关内容</td></tr>
<tr><td>治疗时间和频率</td><td colspan="2">• 6～12 个月可以重复治疗 1 次
• 剥脱治疗本身需要 20 分钟，每次复诊治疗需要 15 分钟</td></tr>
<tr><td>长期建议</td><td colspan="2">长期使用不会导致粉刺的高 SPF 的广谱防晒霜（推荐使用剂量为 $2mg/cm^2$）</td></tr>
<tr><td>讨论</td><td colspan="2">治疗较深的皮肤瘢痕的最有效方案就是使用 Baker-Gordon 配方剥脱。一些浅层的化学剥脱（如仅作用于表皮的复合剥脱剂可用于行深层化学剥脱部位的周围，以降低皮肤出现明显分界的风险。但是此患者并未进行此项操作
世界范围内治疗萎缩性瘢痕的方法很多，并各有利弊。关于无创性治疗，如硅胶敷料、瘢痕按摩和加压疗法都是不错的选择，但其最终的临床效果无法与深层苯酚剥脱相媲美。另外，与外科手术相比，深层苯酚剥脱在治疗风险和临床效果方面均有一定优势。然而，任何剥脱性的治疗（如深层剥脱、皮肤磨削或者激光）均有可能导致瘢痕挛缩，而进一步加重原有瘢痕。使用皮肤微针或其他方式向皮肤内导入胶原也是瘢痕治疗可以选择的方案，而且这种治疗属于微创治疗，不会导致瘢痕</td></tr>
</table>

9.8 黄褐斑(前额,Fitzpatrick 皮肤分型Ⅱ型)

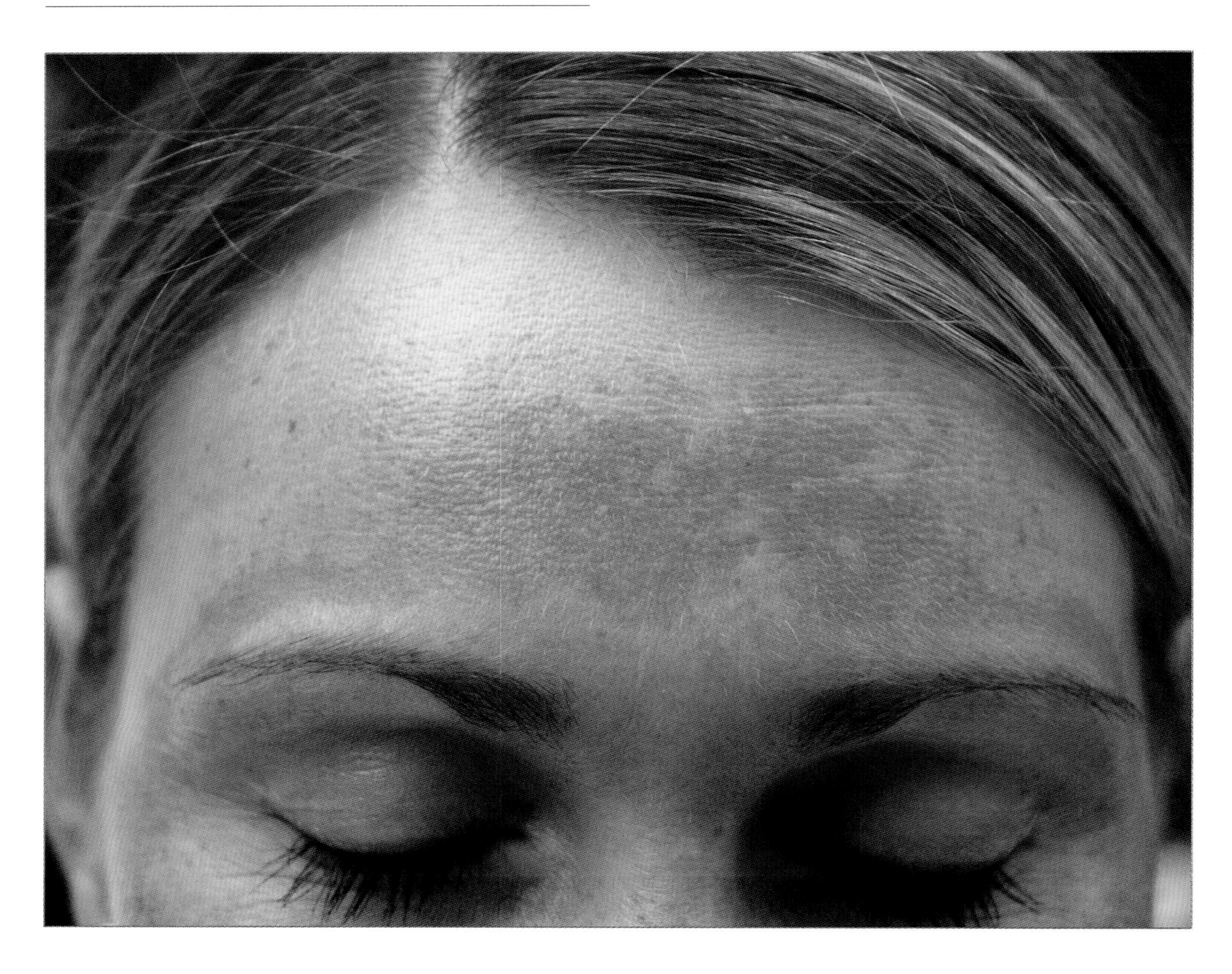

案例			
年龄和性别	34 岁女性		
患者对于医学、美学的关注点及诉求	皮肤状况	病史	诉求
	• 前额部大片褐色色素沉着斑 • 其他部位皮肤正常	• 口服避孕药 • 喜欢户外运动	淡化额部黄褐斑,改善面部皮肤肤质
医生客观评估	Fitzpatrick 皮肤分型	Glogau 分型	皮肤细节评估
	Ⅱ型	Ⅰ型	主要集中在额部的界限分明的色素沉着斑

治疗计划		
化学剥脱方案	口服避孕药加上频繁的紫外线暴露，使得此患者皮肤受到刺激，引发黄褐斑。治疗的第1个重点是每天使用广谱防晒霜，以及含2%～4%对苯二酚的乳膏。重复使用达到浅层剥脱的AHA(20%～35%)或者SA(15%)，可以促进皮肤对脱色剂更深层次的吸收。化学剥脱的层次需要非常浅(A级)，以避免产生严重的炎症反应。持续使用高SPF的广谱防晒霜避免紫外线损伤是非常重要的。治疗方案对于这名Fitzpatrick皮肤分型Ⅱ型且喜欢户外运动的患者是非常难的，但是一定要要求其高度重视且认真防晒。此外，化学剥脱前后需要使用2%的对苯二酚，这是治疗的重要部分，需要反复向此患者强调	
治疗方案选择		
剥脱方案	一系列非常浅层AHA剥脱	
治疗区域	额部	
剥脱剂配方	从AHA的最低浓度(如20%)开始。第1次治疗2周后进行第2次化学剥脱，可以使用更高的浓度(如35%)并以此类推	
剥脱等级	A级	
操作方法	使用刷子均匀地涂抹剥脱剂，仔细观察皮肤反应，出现红斑立即行中和(1～5分钟)。一般情况下，1ml剥脱剂足够使用。红斑出现前需要不断涂抹，以保持局部皮肤湿润	
终点反应	开始出现红斑	
剥脱前的皮肤护理	使用产品	持续时间和频率
	外用含有AHA的产品(pH接近4)以及含有2%对苯二酚产品	每天2次，使用3～4周
剥脱后的皮肤护理	使用产品	持续时间和频率
	• 外用含有AHA的产品(pH接近4)以及含有2%对苯二酚产品 • 白天的护理需要包括高SPF的广谱防晒霜	每天2次，使用3～4周
治疗时间和频率	• 治疗5～6次后可以看到明显的改善，每2～4周重复治疗1次 • 3～6个月	
长期建议	晚上使用含有AHA的产品(pH接近4)以及2%对苯二酚的产品，白天使用广谱防晒霜，尽可能同时使用物理防晒措施(如戴墨镜、帽子等)	
讨论	长期坚持规律防晒是一个值得与患者彻底讨论的问题。需要提醒患者，必须使用足够量的防晒霜，如2mg/cm^2(Kim et al，2010)。患者需要认识到，想要达到较好的防护效果，使用足量防晒霜可能比防晒系数的高低更为重要。而且此患者的避孕方式可能需要斟酌。同时使用美白产品和浅层剥脱剂并采用化学或物理方法以促进这些活性成分干扰黑素细胞的代谢 持续的专业治疗、检查和咨询对于此类患者非常重要	

9.9 黄褐斑(面颊,Fitzpatrick 皮肤分型Ⅴ型)

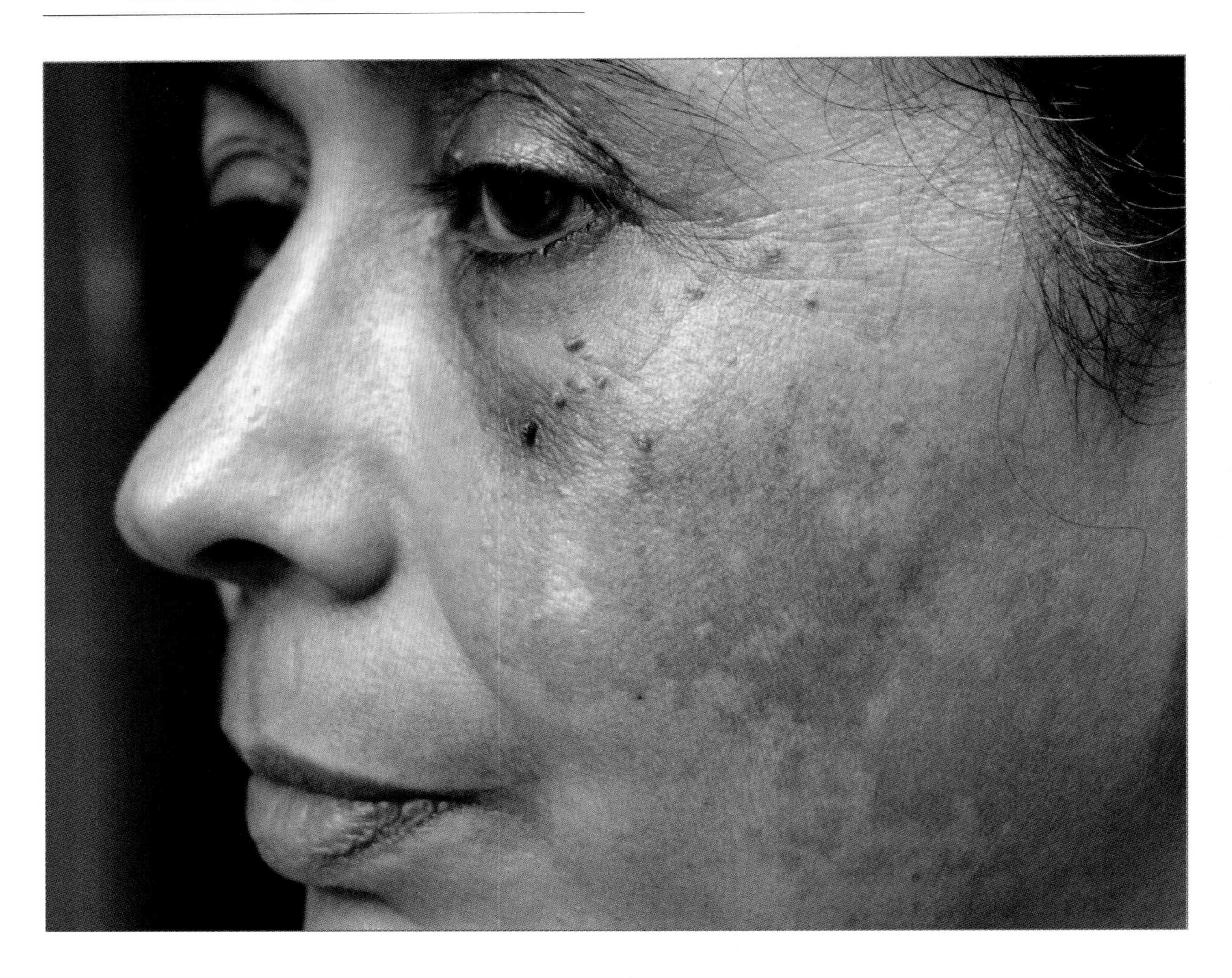

案例			
年龄和性别	41 岁女性		
患者对于医疗、美学的关注点和诉求	皮肤状况	病史	诉求
	• 面颊部褐色色素沉着斑 • 油性皮肤,面部其他区域无皮损	• 健康的女性,在生育后不久出现面颊部色素沉着斑以及眶下皮肤纤维瘤 • 目前口服避孕药	全面部肤色提亮,尤其是面颊部色素沉着斑
医生客观评估	Fitzpatrick 皮肤分型	Glogau 分型	皮肤细节评估
	Ⅴ型	Ⅱ型	主要集中在面颊部的界限清晰的色素沉着斑

治疗计划		
化学剥脱方案	口服避孕药加上频繁的紫外线暴露，使得此患者皮肤受到刺激而引发黄褐斑。治疗的第1个重要建议是每天使用SPF 50以上的防晒霜，以及含2%～4%对苯二酚的乳膏。重复使用达到浅层剥脱的AHA(20%～35%)或者SA(15%)以促进表皮深层对脱色剂的吸收。化学剥脱的层次不应深于A级，以避免产生严重的炎症反应，其会导致炎症后色素沉着的发生。对于油性皮肤，与亲水性AHA相比，亲脂性SA溶液能更均匀地穿透表皮屏障。如果患者希望得到即刻的改善，建议使用达到表浅剥脱的TCA(10%～15%)，但此患者无此要求	
治疗方案选择		
剥脱方案	一系列非常浅层的SA(10%～15%)剥脱	
治疗区域	面颊部	
剥脱剂配方	SA(10%～15%)	
剥脱等级	A级	
操作方法	使用刷子均匀轻柔地涂抹剥脱剂，直到出现明显红斑，停止涂抹	
终点反应	在不明显的红斑基础上的结晶沉淀	
剥脱前的皮肤护理	使用产品	持续时间和频率
	外用含有AHA(pH接近4)的产品以及4%对苯二酚霜	每天2次，使用3～4周
剥脱后的皮肤护理	使用产品	持续时间和频率
	• 外用含有AHA(pH接近4)的产品以及4%对苯二酚霜 • 白天的护理需要包含高SPF的广谱防晒霜	每天2次，使用3～4周
治疗时间和频率	• 治疗5～6次后可以看到明显的改善，每2～4周1次 • 3～6个月	
长期建议	使用防晒霜(推荐剂量为$2mg/cm^2$)，同时尽可能地使用物理防晒措施(如戴墨镜、帽子等)	
讨论	警惕患者口服避孕药以及日光暴露对皮损恢复的影响。应建议患者采用其他避孕方式。同时，对患者进行宣教，并长期监测黄褐斑 关键的干预措施是抑制黑色素的产生。同时使用美白产品和浅层剥脱剂，采用化学或物理的方法促进这些活性成分干扰黑素细胞的代谢。在所有的美白产品中，对苯二酚是金标准，然而，壬二酸、外用型维生素C、白藜芦醇、熊果苷、甘草根提取物(光果甘草、乌拉尔甘草)和曲酸也是很好的美白成分 长期坚持规律防晒是一个值得与患者彻底讨论的问题。需要提醒患者的是，必须使用足够量的防晒霜，如剂量$2mg/cm^2$(Kim et al,2010)。患者需要意识到，想要达到较好的防护效果，足量使用防晒霜可能比SPF的高低更为重要	

9.10 弹性组织变性(面部,Fitzpatrick 皮肤分型Ⅱ型)

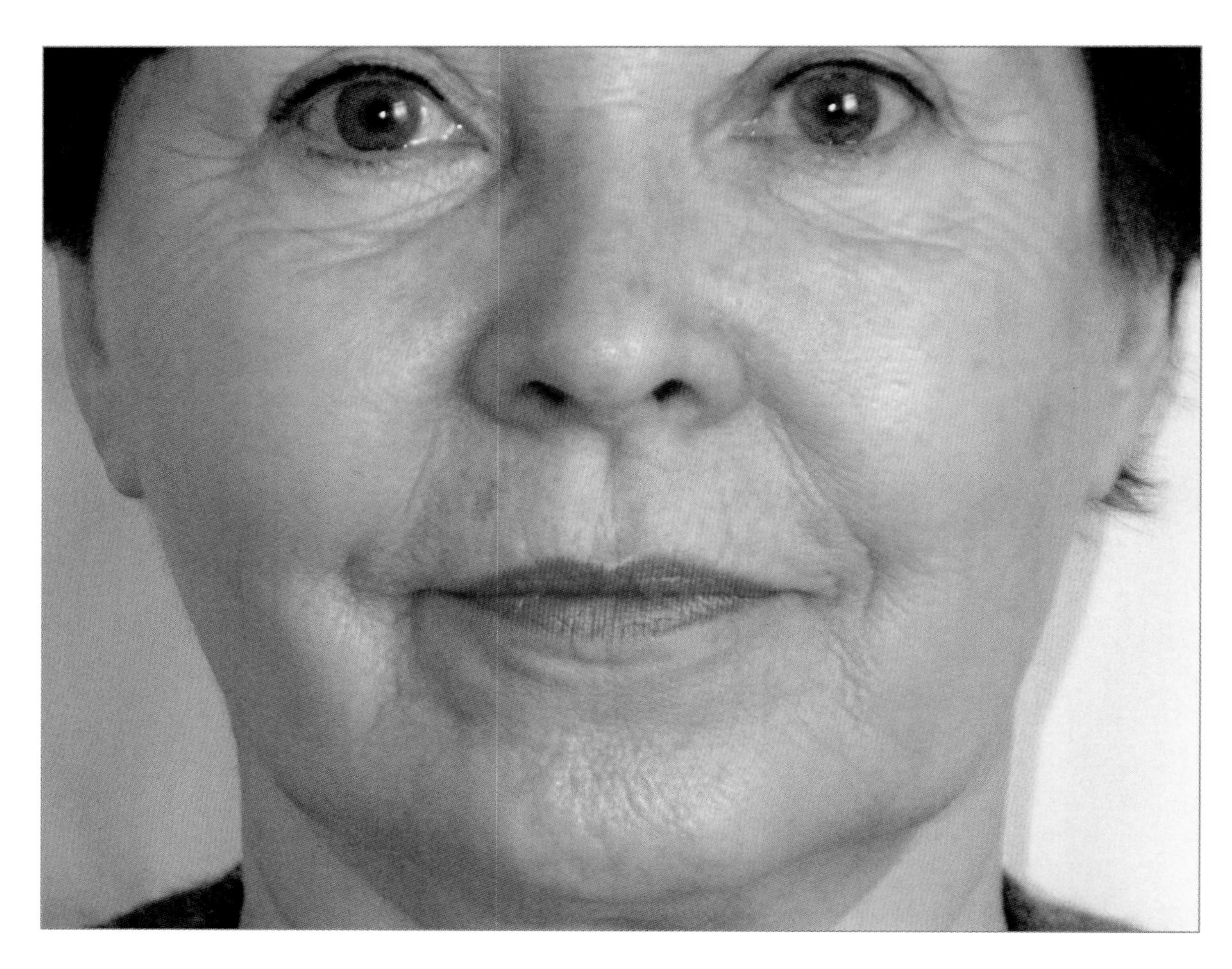

案例			
年龄和性别	72 岁女性		
患者对于医学、美学的关注点及诉求	皮肤状况	病史	诉求
	与面部其他部位相比,眼周和颈部弹性组织变性更明显	• 无日光暴晒史 • 定期进行 A 型肉毒毒素注射以及面部透明质酸填充	要求外观改善自然,不需要外科手术,不介意颈部皮肤皱纹
医生客观评估	Fitzpatrick 皮肤分型	Glogau 分型	皮肤细节评估
	Ⅱ型	• Ⅱ～Ⅲ(面部) • Ⅳ(颈部)	• 静态和动态:轻到中度额纹、眉间纹和中重度鱼尾纹 • 中度眶下凹陷 • 中至重度面颊凹陷 • 重度鼻唇沟 • 颈部重度松弛

<table>
<tr><th colspan="3">治疗计划</th></tr>
<tr><td>化学剥脱方案</td><td colspan="2">该患者尽管已经到了一定的年龄，但仍希望有年轻自然的容貌，“马赛克剥脱”可以满足其求美需求。在眼周使用中度的 D 级剥脱（如 Jessner 液＋35％ TCA 联合剥脱），在脸颊、前额、口周区域和颈部使用较轻的中度（C 级）剥脱（如 Jessner 液＋25％ TCA 联合剥脱）。经验丰富的操作者使用其他配方和联合剥脱剂同样可以达到 C 级和 D 级剥脱的治疗效果。尽管没有日光暴晒史，仍然建议在术前及术后使用 2％对苯二酚</td></tr>
<tr><th colspan="3">治疗方案选择</th></tr>
<tr><td>剥脱方案</td><td colspan="2">联合剥脱：整体面部和颈部采用浅中层剥脱，眼部周围区域采用中层化学剥脱</td></tr>
<tr><td>治疗区域</td><td>除眼周的面部和颈部区域</td><td>眼周</td></tr>
<tr><td>剥脱剂配方</td><td>Jessner 液＋25％TCA</td><td>Jessner 液＋35％TCA</td></tr>
<tr><td>剥脱等级</td><td>B 级和 C 级</td><td>D 级</td></tr>
<tr><td>操作方法</td><td>首先使用浸有 Jessner 液的棉球涂在彻底清洁的面部和颈部进行涂抹，直到皮肤可见红斑上出现细薄及斑点状结霜为止。然后用棉签和（或）棉球将 25％TCA 轻轻涂抹于除眼周的面部和颈部区域。轻柔涂抹并继续观察直到均匀地出现半透明的结霜。在颈部皮肤较薄的部位要特别小心</td><td>在面部其他区域用棉签和（或）棉球涂抹 35％TCA，直到形成均匀细薄的结霜</td></tr>
<tr><td>终点反应</td><td>• Jessner 液：红斑表面有斑点状结霜
• 面部：Ⅰ～Ⅱ度结霜（25％TCA，细薄的结霜）
• 颈部：Ⅰ度结霜（25％TCA，极细薄的结霜）</td><td>• Jessner 液：红斑表面有斑点状结霜
• 35％TCA：Ⅲ度结霜（瓷白样固态结霜）</td></tr>
<tr><td>复诊及随访</td><td colspan="2">在炎症和剥脱恢复阶段，建议每 1～2 天复诊一次，以进行局部伤口的护理（可以在面部进行专业的清创术，但是在敏感的眼周区域应谨慎进行，因为该区域容易出现水肿）。在表皮重建后，每周仍应进行 1～2 次复诊，直至完全愈合。由于皮肤真皮重塑需要更长的时间才能完成，因此应该在治疗后至少 6 个月内观察患者的皮肤状态</td></tr>
<tr><td rowspan="2">剥脱前的皮肤护理</td><td>使用产品</td><td>使用时间和频率</td></tr>
<tr><td>外用含有 2％对苯二酚和 0.01％维甲酸的产品</td><td>每天 2 次，至少 4 周</td></tr>
<tr><td rowspan="2">剥脱后的皮肤护理</td><td>使用产品</td><td>使用时间和频率</td></tr>
<tr><td>• 系统性单纯疱疹的预防应在治疗当天开始，并持续 5 天以上
• 局部采用的治疗方案与愈合过程有关，如使用 O/W 或 W/O 和（或）含抗生素的乳膏。在愈合阶段，颈部应覆盖一条轻薄的棉质围巾
• 建议在剥脱治疗后第 1 天使用生理盐水湿敷和涂抹凡士林以保护发炎的皮肤。必须注意颈部的覆盖物不会黏附在伤口上，如有必要，在取下覆盖物前进行湿敷处理
• 皮肤重新上皮再生后使用含有 2％对苯二酚和 0.01％维甲酸的外用产品。日常防护必须使用高 SPF 的广谱防晒霜</td><td>使用时间和频率不仅与皮肤愈合的阶段有关，还要考虑 O/W 或 W/O 的剂型问题。治疗部位的皮肤在剥脱后数月内都需要专业的护理。详见第 7 章和第 8 章的相关内容</td></tr>
<tr><td>治疗时间和频率</td><td colspan="2">• 单次治疗
• 治疗本身需要 45～60 分钟，但应考虑到治疗后的复诊时间</td></tr>
<tr><td>长期建议</td><td colspan="2">需要长期使用高 SPF 的广谱防晒霜（建议剂量 $2mg/cm^2$）</td></tr>
<tr><td>讨论</td><td colspan="2">关于患者严重老化的皮肤表现，也可以考虑施行全面部 D 级 TCA 剥脱及眼周和口周深层苯酚剥脱。然而，已采取的联合剥脱方案是温和的，这满足了患者采用非侵入性的治疗措施进行皮肤再生并继续肉毒毒素注射和填充剂治疗的愿望</td></tr>
</table>

9.11 弹性组织变性(面部和颈部，Fitzpatrick 皮肤分型Ⅱ型)

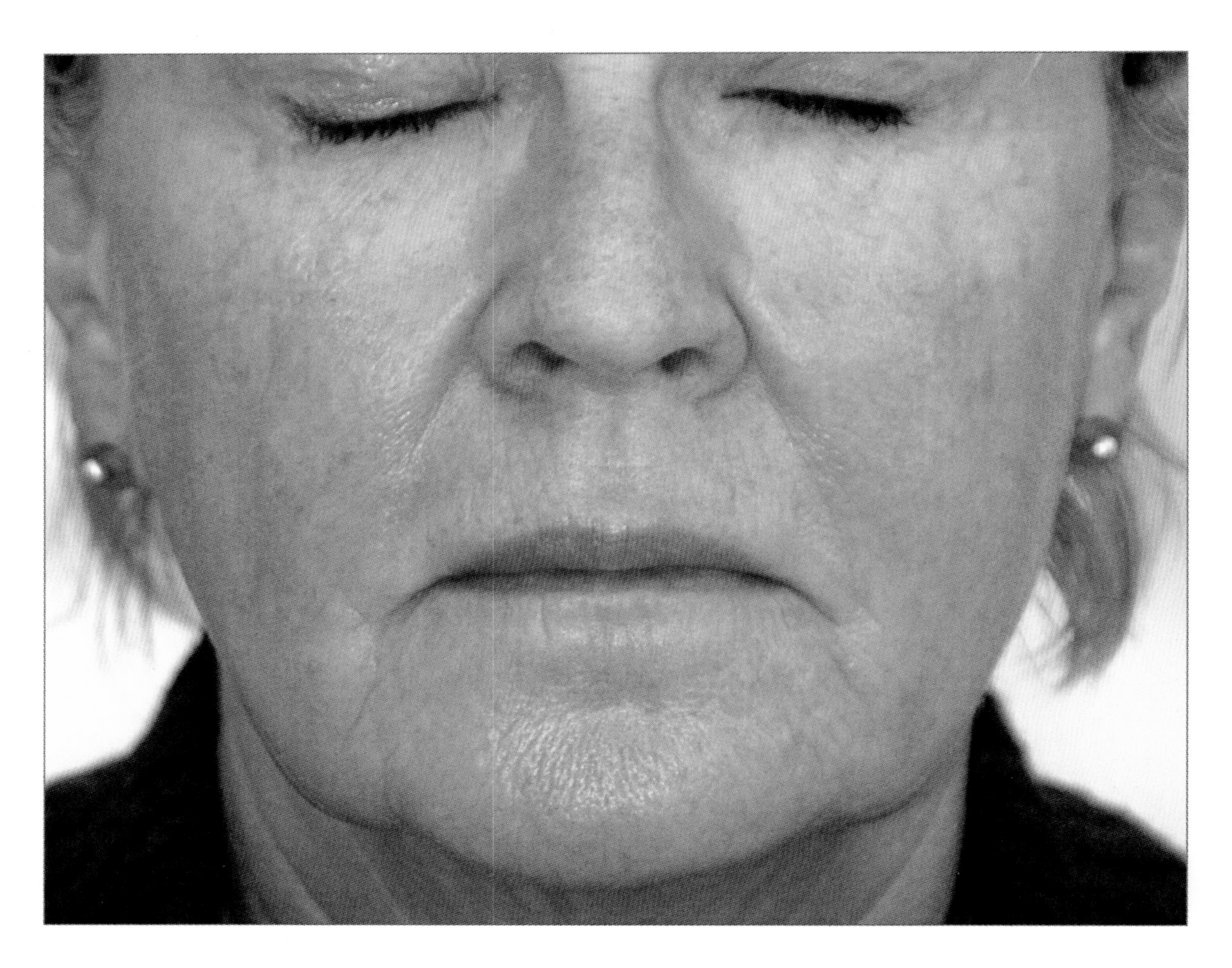

案例			
年龄和性别	59 岁女性		
患者对于医学、美学的关注点及诉求	皮肤状况	病史	诉求
	• 与年龄相关的中等程度皮肤改变和弹性下降，颈部更为明显 • 油性皮肤	• 于 10 年前全面部拉皮手术 • 于 3 年前行上下眼睑成形术 • 正在进行 A 型肉毒毒素注射以及面部填充剂治疗	无须手术干预或较长误工期即可使整体面部外观得到改善
医生客观评估	Fitzpatrick 皮肤分型	Glogau 分型	皮肤细节评估
	Ⅱ型	Ⅱ(面部) Ⅲ～Ⅳ(颈部)	• 静态和动态：轻到中度额纹、眉间纹 • 轻度鱼尾纹 • 眶下凹陷 • 下面部中度凹陷 • 中度鼻唇沟 • 颈部重度松弛

<table>
<tr><th colspan="3">治疗计划</th></tr>
<tr><td>化学剥脱方案</td><td colspan="2">该患者要求在最短时间内改善其面部和颈部的整体皮肤外观
一系列达到浅层的面部剥脱治疗都是首选，并需要结合适当的护肤产品。由于患者的皮肤不敏感，因此 AHA 治疗后的辅助性外用治疗产品中可含有维甲酸成分。为了改善弹性纤维下降更严重的颈部，且考虑到患者不希望手术干预，进行 C 级 TCA 剥脱是一个合适和安全的选择，如采取 Jessner 液的＋25％TCA 联合剥脱。对于这名 Fitzpatrick 皮肤分型Ⅱ型的患者，治疗前后使用 2％对苯二酚对于避免炎症后色素沉着是必要的</td></tr>
<tr><th colspan="3">治疗方案选择</th></tr>
<tr><td>剥脱方案</td><td colspan="2">面部：多次浅层 AHA(20％～70％)剥脱；颈部：轻度中层的 Jessner 液＋25％TCA 联合剥脱</td></tr>
<tr><td>治疗区域</td><td>颈部</td><td>面部</td></tr>
<tr><td>剥脱剂配方</td><td>Jessner 液＋25％TCA</td><td>20％～70％AHA：以最低浓度开始(如 20％)，2 次后可增加剥脱剂的浓度(如 35％，浓度递增时间不少于 2 周)，逐渐递增</td></tr>
<tr><td>剥脱等级</td><td>C 级</td><td>B 级</td></tr>
<tr><td>操作方法</td><td>用蘸有 Jessner 液的棉球在彻底清洁的面部和颈部进行涂抹，直到皮肤可见红斑上出现斑点状结霜为止。然后立即用蘸有 TCA 溶液的棉球进行涂抹，涂抹应均匀并柔和，以确保剥脱剂不会渗透得太深，直到均匀形成一层半透明结霜</td><td>将AHA 溶液涂抹在彻底清洁的面部。涂抹应均匀并使用尽可能多的溶液以保持皮肤湿润，等待红斑的出现(1～5 分钟)，然后进行中和</td></tr>
<tr><td>终点反应</td><td>• Jessner 液：Jessner 液结霜
• 25％TCA：Ⅰ～Ⅱ度结霜(细薄的结霜)</td><td>20％～70％GA：红斑</td></tr>
<tr><td>复诊及随访</td><td colspan="2">只要颈部皮肤处于炎症和剥脱阶段，建议每 1～2 天复诊 1 次，以进行局部伤口护理。在敏感的颈部区域，不需要进行专业的清创术。剥脱的皮肤可以用衣物覆盖保护，也可以进行适当的防晒保护
在皮肤表皮重建后，应要求患者继续复诊，每周 1～2 次复诊，直至完全愈合(4～6 周)。由于皮肤真皮重塑需要更长的时间，因此医生应该在治疗后至少 6 个月内继续观察患者的皮肤状态</td></tr>
<tr><td rowspan="2">剥脱前的皮肤护理</td><td>使用产品</td><td>使用时间和频率</td></tr>
<tr><td>• 面部：外用含有 AHA 和维甲酸的产品，pH 约 4.0
• 颈部：外用含有 2％对苯二酚和 0.01％维甲酸的产品</td><td>• 面部：每天 1 次，至少 2～4 周
• 颈部：每天 2 次，至少 3～4 周</td></tr>
<tr><td rowspan="2">剥脱后的皮肤护理</td><td>使用产品</td><td>使用时间和频率</td></tr>
<tr><td>• 面部：使用含有 AHA 和维甲酸的外用治疗产品，pH 约 4.0
• 颈部：局部采用的治疗方案与愈合过程有关，如使用 O/W 或 W/O 乳膏和(或)抗生素乳膏。建议在剥脱后第 1 天使用生理盐水湿敷和涂抹凡士林保护有创皮肤。必须注意颈部的覆盖物不会黏附在伤口上，如有必要，在取下覆盖物前进行湿敷处理
• 含有 2％对苯二酚和 0.01％维甲酸的外用产品在颈部皮肤表皮上皮再生后使用
• 剥脱部位的日常防护必须使用物理防晒和(或)高 SPF 的广谱防晒霜</td><td>• 面部：每天 1 次直至下次治疗
• 颈部：使用的时间和频率不仅与皮肤愈合的阶段有关，还要考虑 W/O 或 O/W 的剂型问题。经治疗部位的皮肤进行局部护理应至少维持几个月。详见第 7 章和第 8 章的相关内容</td></tr>
<tr><td>治疗时间和频率</td><td colspan="2">• 颈部：单次治疗；对面部进行 5～10 次治疗，间隔 2～4 周
• 面部和颈部剥脱治疗本身至少需要 60 分钟。然而，还应当考虑治疗后的创面处理以及每 2～4 周进行 AHA 剥脱治疗的时间</td></tr>
<tr><td>长期建议</td><td colspan="2">需要长期使用含有高 SPF 的广谱防晒霜(建议用量 $2mg/cm^2$)</td></tr>
<tr><td>讨论</td><td colspan="2">此项治疗计划对于改善患者的整体外观是好的选择，且没有进行手术干预。颈部的老化是这个患者的突出问题，重点应该放在这个区域。C 级剥脱在一定程度上可改善颈部的皮肤外观，但皮肤的松弛下垂只能通过手术才能明显改善</td></tr>
</table>

9.12 弹性组织变性和色斑(面部，Fitzpatrick 皮肤分型Ⅱ型)

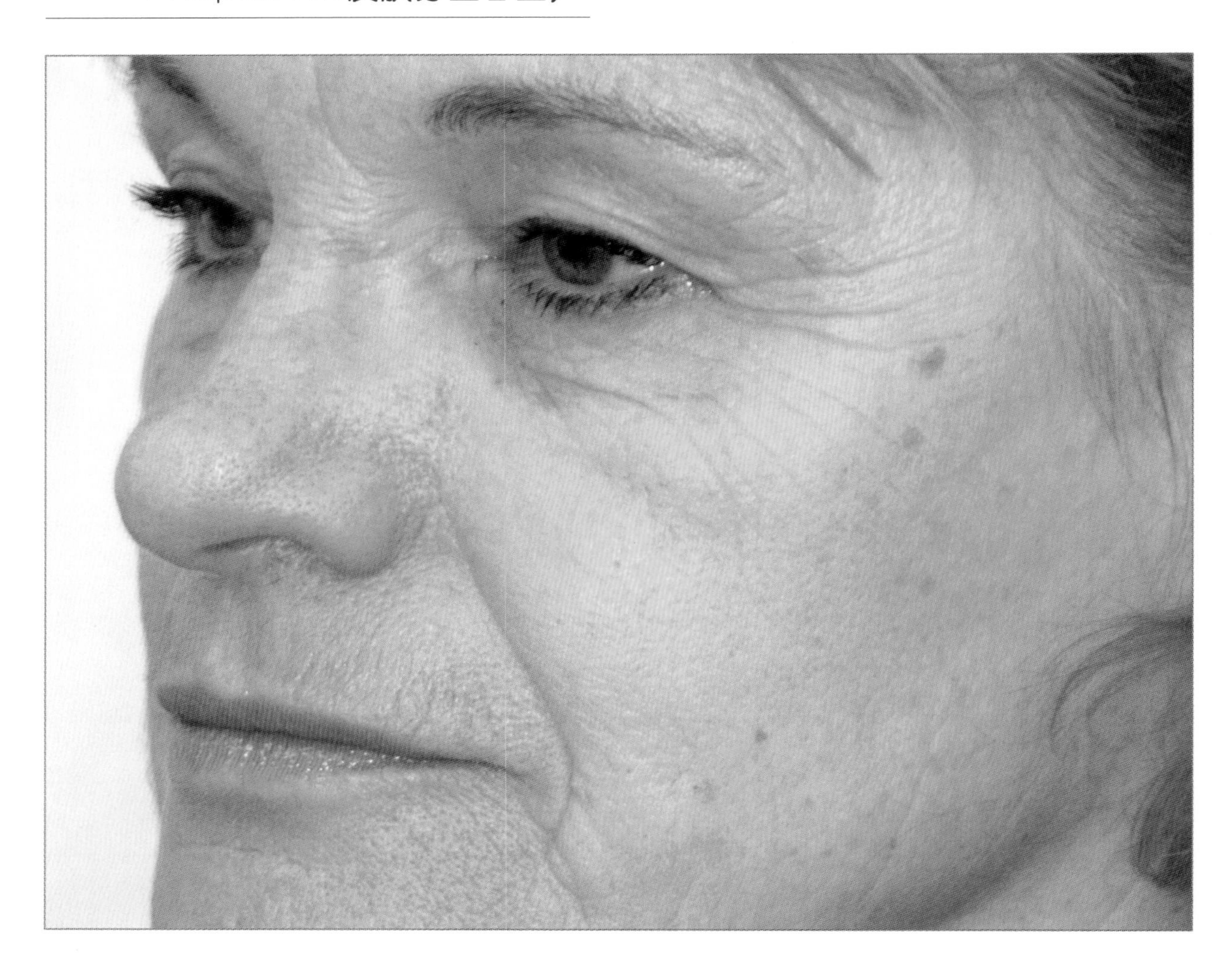

案例			
年龄和性别	62 岁女性		
患者对于医学、美学的关注点及诉求	皮肤状况	病史	诉求
	• 侧面脸颊部和颞部可见老年斑 • 面部弹性改变主要表现在眼周和颈部	• 健康 • 目前为止未进行任何年轻化治疗	• 淡化老年斑 • 除此以外，患者对其外表基本满意
医生客观评估	Fitzpatrick 皮肤分型	Glogau 分型	皮肤细节评估
	Ⅱ型	Ⅲ型	• 静态和动态：中度额纹、眉间纹、鱼尾纹 • 轻度眶下凹陷 • 下面部中度凹陷 • 中至重度鼻唇沟 • 中度唇纹和木偶纹 • 老年斑

治疗计划		
化学剥脱方案	患者的主要求美诉求是淡化老年斑，但客观地说，中度到重度弹性组织变性和皱纹已经在患者面部显现，应该同时告知患者上述症状可以通过剥脱治疗得到改善。因此，局部单个老年斑使用达到D级剥脱的Jessner液＋35％TCA联合剥脱，以及面部其余部位使用达到C级剥脱的Jessner液＋25％TCA联合剥脱可能是合适的整体治疗方案。如果患者不希望进行全面部治疗，应该在太阳穴和脸颊局部使用较轻的中度剥脱治疗，避免形成治疗与非治疗区域分界线 多次的浅层剥脱，也可以温和地改善患者的整体皮肤外观。然而，浅层剥脱在改善老年斑方面并不十分有效，而淡斑才是此患者的主要诉求 对于这名Fitzpatrick皮肤分型Ⅱ型的患者，剥脱治疗前后使用2％对苯二酚将是合适的	
治疗方案选择		
剥脱方案	如果患者同意，施行全面部的剥脱治疗，于老年斑处集中使用中度D级的TCA剥脱，在面部其余部位(或至少在太阳穴和脸颊处的老年斑部位)使用轻中度C级的TCA剥脱	
治疗区域	老年斑	面部皮肤
剥脱剂配方	Jessner液＋35％TCA	Jessner液＋25％TCA
剥脱等级	D级	C级
操作方法	使用蘸有Jessner液的棉球或棉棒在彻底清洁的面部和颈部进行涂抹，直到皮肤可见红斑上出现斑点状结霜为止。然后用蘸有35％TCA溶液的棉签在老年斑上稍用力按压。当在老年斑上覆盖不透明结霜时停止按压	使用棉球和(或)棉签将TCA溶液涂抹在使用Jessner液预处理并清洁的皮肤上。应均匀涂抹，轻轻按压直到一层细薄的半透明结霜均匀形成。详见第7章和第8章的相关内容
终点反应	• Jessner液:Jessner液结霜 • 35％TCA:Ⅲ度结霜(白瓷样固态结霜)	• Jessner液:Jessner液结霜 • 25％TCA:Ⅰ～Ⅱ度结霜(细薄斑点状的白霜)
复诊及随访	只要皮肤还处于炎症和剥脱恢复阶段，建议患者每周1～2次于诊所复诊，以调整所需要的外用护理产品。轻度的中层剥脱治疗后，不需要进行专业清创 在皮肤重新上皮化过程中，随着愈合的皮肤颜色的改变，色斑颜色可能变得更深，这点应该提前告知患者。患者需要耐心等待色斑颜色变浅，这个过程需要1～2周	
剥脱前的皮肤护理	使用产品	使用时间和频率
	外用含有2％对苯二酚和0.01％维甲酸的产品	每天2次，连续4周
剥脱后的皮肤护理	使用产品	使用时间和频率
	• 系统性疱疹预防用药应从治疗当天开始，并持续5天以上。 • 局部外用治疗与愈合过程有关，如使用O/W或W/O乳液和(或)含抗生素成分的软膏 • 建议在剥脱术第1天使用生理盐水湿敷和涂凡士林保护愈合中的皮肤 • 在皮肤重新上皮化后使用含有2％对苯二酚和0.01％维甲酸的外用产品，日常防护必须使用高SPF的广谱防晒霜	每天2次，连续3个月
治疗时间和频率	• 单次治疗 • 剥脱治疗本身需要45～60分钟，但应考虑到剥脱之后的复诊及随访时间	
长期建议	需要长期使用含有高SPF的广谱防晒霜(建议用量2mg/cm^2)	
讨论	患者对自己的外观很满意，关注点也不在恢复年轻化上。她只要求治疗老年斑，因此，为整个面部进行轻度的中层剥脱治疗(也称“周末剥脱”)，同时用TCA进行更深的病灶治疗，或者在老年斑上使用苯酚剥脱或激光治疗可能得到满意效果 如果不是将治疗重点放在老年斑上，而是放在患者的整体年轻化上，医生可以进行全面部中等深度的D级剥脱，如使用Jessner液＋35％TCA联合剥脱。另一个更温和的选择是“马赛克剥脱”，即在眼周使用Jessner液＋25％TCA联合剥脱，面部其余部位使用非常柔和的中层剥脱组合Jessner液＋70％GA。如果有需要，这些剥脱治疗可以与A型肉毒毒素除皱术、真皮填充术和眼睑成形术联合，以最大限度地获得年轻化效果	

9.13 弹性组织变性(面部,Fitzpatrick 皮肤分型Ⅱ~Ⅲ型)

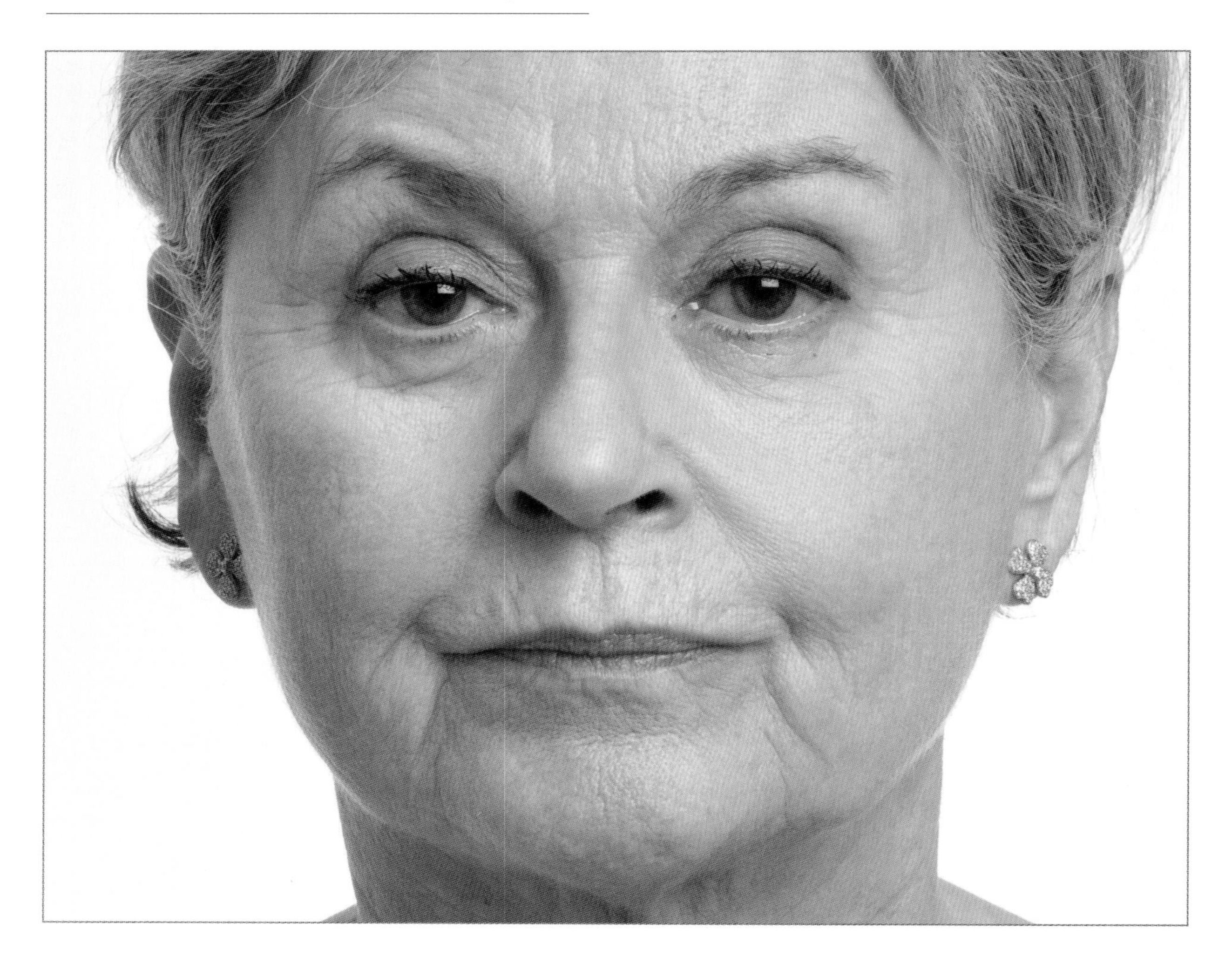

案例			
年龄和性别	63 岁女性		
患者对于医学、美学的关注点及诉求	皮肤状况	病史	诉求
	与年龄相关的面部皮肤弹性下降,尤其是前额、眼眶周围和口腔周围皮肤 敏感及油性皮肤	A 型肉毒毒素注射治疗多年	• 减少皱纹,尤其是木偶纹 • 不想有太长的误工期
医生客观评估	Fitzpatrick 皮肤分型	Glogau 分型	皮肤细节评估
	Ⅱ~Ⅲ型	• Ⅱ型(面部) • Ⅲ型(眉间、眶周、口周)	• 前额和眼眶周围:重度额纹、眉间纹、鱼尾纹,眶下凹陷 • 面颊:细纹,面颊重度凹陷和鼻唇沟 • 口周:中重度唇纹和木偶纹

治疗计划		
化学剥脱方案	为了改善口周和眼周严重的皱纹和皮肤弹性下降，E 级的深层苯酚剥脱是最有效的治疗方案。但是，患者不希望有长时间的误工期，因此不适合使用苯酚剥脱。眼周和口周区域可以使用中度 D 级剥脱方案处理，如 Jessner 液＋35％TCA 联合剥脱。对于面部的其他部位，操作者可以使用程度较轻的中层剥脱方案，如 Jessner 液＋25％TCA，以减少患者治疗后所需的护理时间和停工时间。另外，注意在治疗前向患者解释采用较温和的剥脱方案时不应该期望最佳的临床疗效，可建议采用辅助性微创方法(见本页“讨论”)。关于治疗前后的辅助性外用治疗，使用含有 2％～4％对苯二酚成分的药物是适合的，可避免 Fitzpatrick 皮肤分型Ⅱ～Ⅲ型皮肤产生色素沉着	
治疗方案选择		
剥脱方案	联合剥脱：在眼周和口周区域使用中层 Jessner 液＋35％TCA 剥脱，同时在面部的其他区域使用 Jessner 液＋25％TCA 剥脱	
治疗区域	口周和眼周	前额和面颊
剥脱剂配方	Jessner 液＋35％TCA	Jessner 液＋25％TCA
剥脱等级	D 级	C 级
操作方法	将蘸有 Jessner 液的棉球在彻底清洁的皮肤上进行涂抹，直到可见红斑上出现点状的结霜为止。然后用棉签和(或)棉球将35％TCA 轻轻涂在眼周和口周的皮肤上，直到可见瓷白色的结霜	在面部其他区域用棉签和(或)棉球涂抹 25％TCA，直到可见均匀细薄的结霜
终点反应	• Jessner 液：红斑表面有斑点状结霜 • 35％TCA：Ⅲ度结霜(瓷白色的结霜)	• Jessner 液：红斑表面有斑点状结霜 • 25％TCA：Ⅱ度、细薄的结霜
复诊及随访	在皮肤炎症和上皮再生恢复阶段，建议患者每 1～2 天到门诊复诊 1 次，进行局部伤口的护理治疗。如果医生认为有必要且患者愿意，可以在面部进行专业的皮肤清创术 皮肤表皮再生后，要求患者每周仍应进行 1～2 次复诊。注意，即使在完全上皮化后，真皮重塑和胶原合成才刚开始。因此医生应该在治疗后至少 6 个月内继续观察患者的皮肤状态，以评估临床效果	
剥脱前的皮肤护理	使用产品	使用时间和频率
	外用含有 2％对苯二酚和含有维甲酸的产品	每天 2 次，至少 4 周
剥脱后的皮肤护理	使用产品	使用时间和频率
	• 单纯性疱疹的预防应在治疗当天开始，并持续至少 5 天 • 局部治疗采用的方案与愈合过程有关，如使用 O/W 或 W/O 和(或)含抗生素的乳膏 • 生理盐水可以促进水合，凡士林可以保护发炎的皮肤，建议在剥脱后的第 1 天使用生理盐水湿敷和涂抹凡士林来保护有创皮肤 • 在皮肤表皮上皮再生后使用含有 2％对苯二酚和维甲酸成分的外用产品，日常防护必须使用高 SPF 的广谱防晒霜	使用的时间和频率不但与皮肤愈合的阶段相关，还要考虑 O/W 或 W/O 的剂型问题。治疗后的皮肤及其局部处理应至少维持几个月。详见第 7 章和第 8 章
治疗时间和频率	• 单次治疗，必要时可重复 • 治疗本身大约需要 60 分钟，但治疗后的伤口护理、可能的清创和心理支持所需要的时间也应考虑在内。第 1 次剥脱的治疗效果越好，患者考虑进行第 2 次剥脱治疗的可能性就越大	
长期建议	需要长期使用高 SPF 的广谱防晒霜(建议用量 $2mg/cm^2$)	
讨论	采用 Jessner 液＋35％TCA 和 Jessner 液＋25％TCA 的联合剥脱是为了减少患者的误工期，否则，深层的苯酚剥脱是最佳选择。在首诊期间，向患者强调这个问题是非常必要的，以确保患者充分了解最终选择的治疗方式的实际临床效果。更重要的是，还需要强调中层剥脱也需要时间进行治疗后的皮肤护理，而且误工时间只比深层剥脱短 2～3 天，但深层剥脱的临床效果要好得多 笔者推荐在受肌肉力学严重影响的区域使用 A 型肉毒毒素注射，特别是希望使用中层剥脱改善皮肤弹性下降的患者。这种治疗与局部真皮填充术的进一步结合可以优化剥脱治疗效果。在后续治疗方面，可以在使用 pH 4.0 产品进行皮肤护理的同时进行浅层 AHA 剥脱	

9.14 弹性组织变性(面部,Fitzpatrick 皮肤分型Ⅲ型)

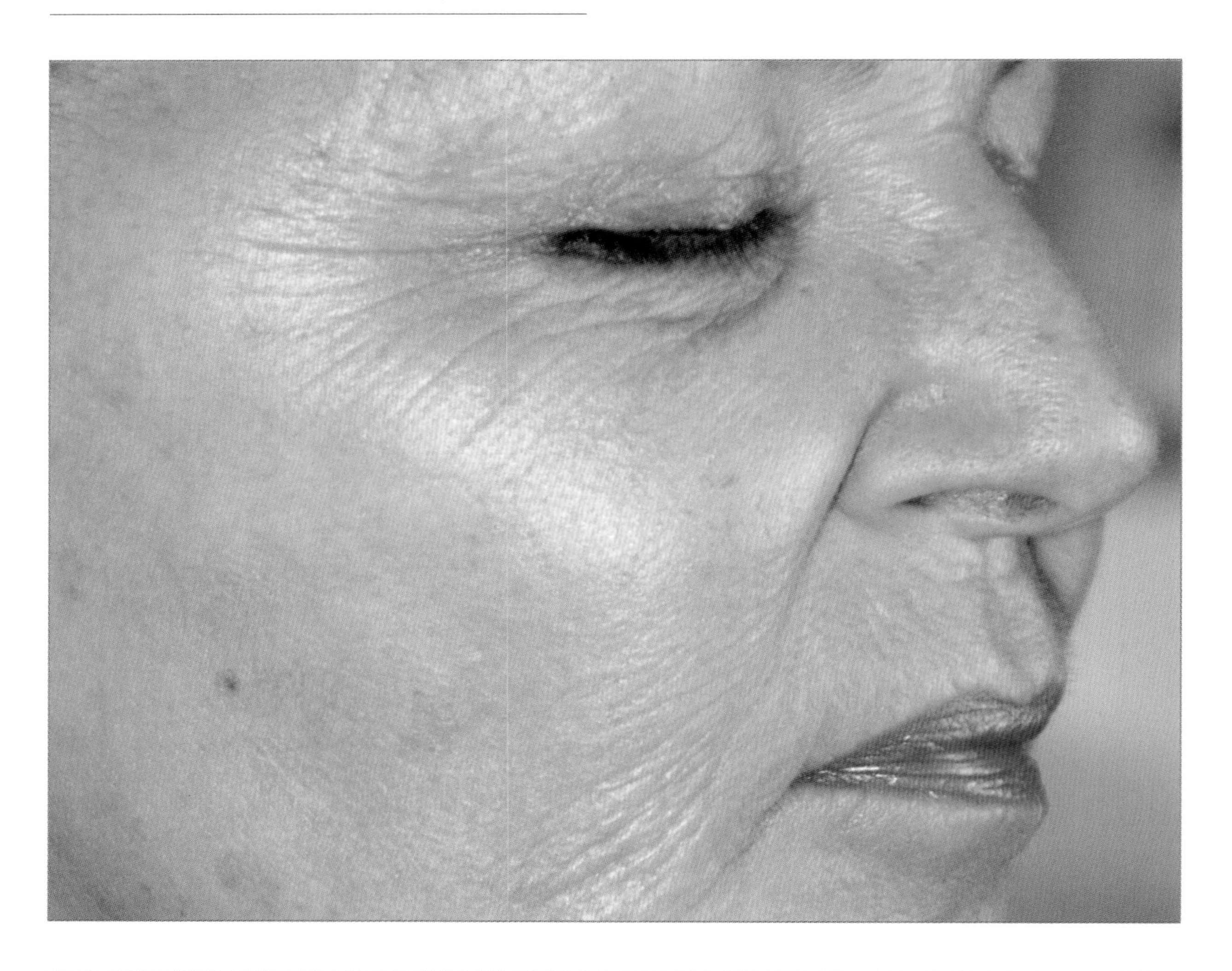

案例			
年龄和性别	63岁女性		
患者对于医学、美学的关注点及诉求	皮肤状况	病史	诉求
	• 全面部皮肤老化 • 眼周皮肤的动静态皱纹 • 皮肤重度敏感	• 正在进行A型肉毒毒素注射治疗以及真皮填充术 • 于10年前行全面部拉皮术 • 于5年前行口周D级剥脱	减少小细纹,要求使用可改善全面部皮肤外观的微创措施,减少误工时间,持续使用A型肉毒毒素注射和强化治疗
医生客观评估	Fitzpatrick 皮肤分型	Glogau 分型	皮肤细节评估
	Ⅲ型	Ⅱ～Ⅲ型	• 静态和动态纹:中到重度的鱼尾纹和眉间纹 • 中至重度眶下凹陷 • 中度鼻唇沟

<table>
<tr><th colspan="3">治疗计划</th></tr>
<tr><td>化学剥脱方案</td><td colspan="2">患者有进行医学美容治疗的病史。她要求进一步采取年轻化微创治疗措施，以全面改善其面部皮肤外观，并在继续进行现有的注射治疗和填充治疗的同时尽量减少误工时间。为了满足她的要求，在眼周区域可以使用 Jessner 液＋35％TCA 联合剥脱，对于面部的其他部位可以使用 Jessner 液＋25％ TCA。另一种选择是每 2～4 周重复进行 B～C 级 AHA 剥脱
本例患者是 Fitzpatrick 皮肤分型Ⅲ型的皮肤，应该使用含有 2％～3％对苯二酚成分的产品进行剥脱前后的辅助性外用治疗以预防发生色素沉着。辅助性外用治疗产品的成分中应含有对苯二酚，也可以含有维生素 A 但不能含有维甲酸</td></tr>
<tr><th colspan="3">治疗方案选择</th></tr>
<tr><td>剥脱方案</td><td colspan="2">联合剥脱：在眼周区域使用中层剥脱，在面部的其他区域使用浅层、中层剥脱</td></tr>
<tr><td>治疗区域</td><td>眼周区域</td><td>面部其他区域</td></tr>
<tr><td>剥脱剂配方</td><td>Jessner 液＋35％TCA</td><td>Jessner 液＋25％TCA</td></tr>
<tr><td>剥脱等级</td><td>D 级</td><td>C 级</td></tr>
<tr><td>操作方法</td><td>标记眼周治疗区。将蘸有 Jessner 液的棉球在彻底清洁的皮肤上进行涂抹，直到皮肤可见红斑上出现斑点状结霜为止。然后用棉签和(或)棉球涂抹 TCA 溶液。注意，剥脱剂需要涂抹于眼周细微的皱纹处，但不能进到眼睛里。继续使用 TCA，根据皮肤的反应情况进行调整，直到出现不透明的结霜</td><td>在面部其他区域用蘸有 Jessner 液的棉球在彻底清洁的皮肤上进行，直到皮肤可见红斑上出现点状结霜为止。然后用棉签和(或)棉球涂抹 25％TCA，直到均匀细薄的半透明结霜覆盖整个面部</td></tr>
<tr><td>终点反应</td><td>• Jessner 液：红斑表面有斑点状结霜
• 35％TCA：Ⅲ度结霜(白瓷样固态结霜)</td><td>• Jessner 液：红斑表面有斑点状结霜
• 25％TCA：Ⅱ度细薄半透明结霜</td></tr>
<tr><td>复诊及随访</td><td colspan="2">在皮肤处于炎症和上皮再生恢复阶段，建议患者每 1～2 天到门诊复诊 1 次，进行局部伤口的护理治疗。如果操作者认为有必要且患者愿意，可以在面部进行专业的皮肤清创术
在皮肤表皮恢复后，患者仍需进行每周 1～2 次的复诊。由于真皮重塑需要更长的时间，医生应该在治疗后至少 6 个月内继续观察患者的皮肤状态</td></tr>
<tr><td rowspan="2">剥脱前的皮肤护理</td><td>使用产品</td><td>使用时间和频率</td></tr>
<tr><td>局部使用含有 2％～3％对苯二酚和维生素 A 的产品。鉴于患者非常敏感的皮肤，可以在剥脱前涂抹少量产品进行对比，以检查皮肤的耐受性</td><td>每天 2 次，3～4 周</td></tr>
<tr><td rowspan="2">剥脱后的皮肤护理</td><td>使用产品</td><td>使用时间和频率</td></tr>
<tr><td>• 系统性疱疹的预防应在治疗当天开始，并持续至少 5 天
• 局部治疗采用的方案与愈合过程有关，如使用 O/W 或 W/O 和(或)含抗生素的乳膏
• 建议在剥脱后第 1 天使用生理盐水湿敷和涂抹凡士林保护有创皮肤
• 在皮肤上皮再生后使用含有 2％对苯二酚和含有维甲酸的外用产品，日常防护必须使用高 SPF 的广谱防晒霜</td><td>使用的时间和频率不仅与皮肤愈合的阶段有关，还要考虑 O/W 或 W/O 的剂型问题。对治疗后皮肤进行局部护理应至少维持几个月。详见第 7 章和第 8 章的相关内容</td></tr>
<tr><td>治疗时间和频率</td><td colspan="2">• 单次治疗
• 治疗本身大约需要 60 分钟，但治疗后的伤口护理、可能的清创和心理支持所需的时间也应考虑在内</td></tr>
<tr><td>长期建议</td><td colspan="2">需要长期使用高 SPF 的广谱防晒霜(建议用量 2mg/cm²)</td></tr>
<tr><td>讨论</td><td colspan="2">此种联合剥脱方式可满足患者微创但有效的皮肤修复的诉求，并能与真皮填充术和 A 型肉毒毒素注射的医学美容治疗一起进行。由于真皮胶原合成对于减少患者眼周皮肤的皱纹非常重要，因此，与浅层剥脱(B～C 级)方案(如反复的 AHA 剥脱)相比，中层 TCA 剥脱是首选，而深层苯酚剥脱也可以考虑，但此项不符合她希望的最短误工时间。其他合适的治疗方案还有点阵激光治疗。在任何情况下，治疗前后进行正确的皮肤护理是成功的关键</td></tr>
</table>

9.15 弹性组织变性(面部,Fitzpatrick 皮肤分型Ⅳ型)

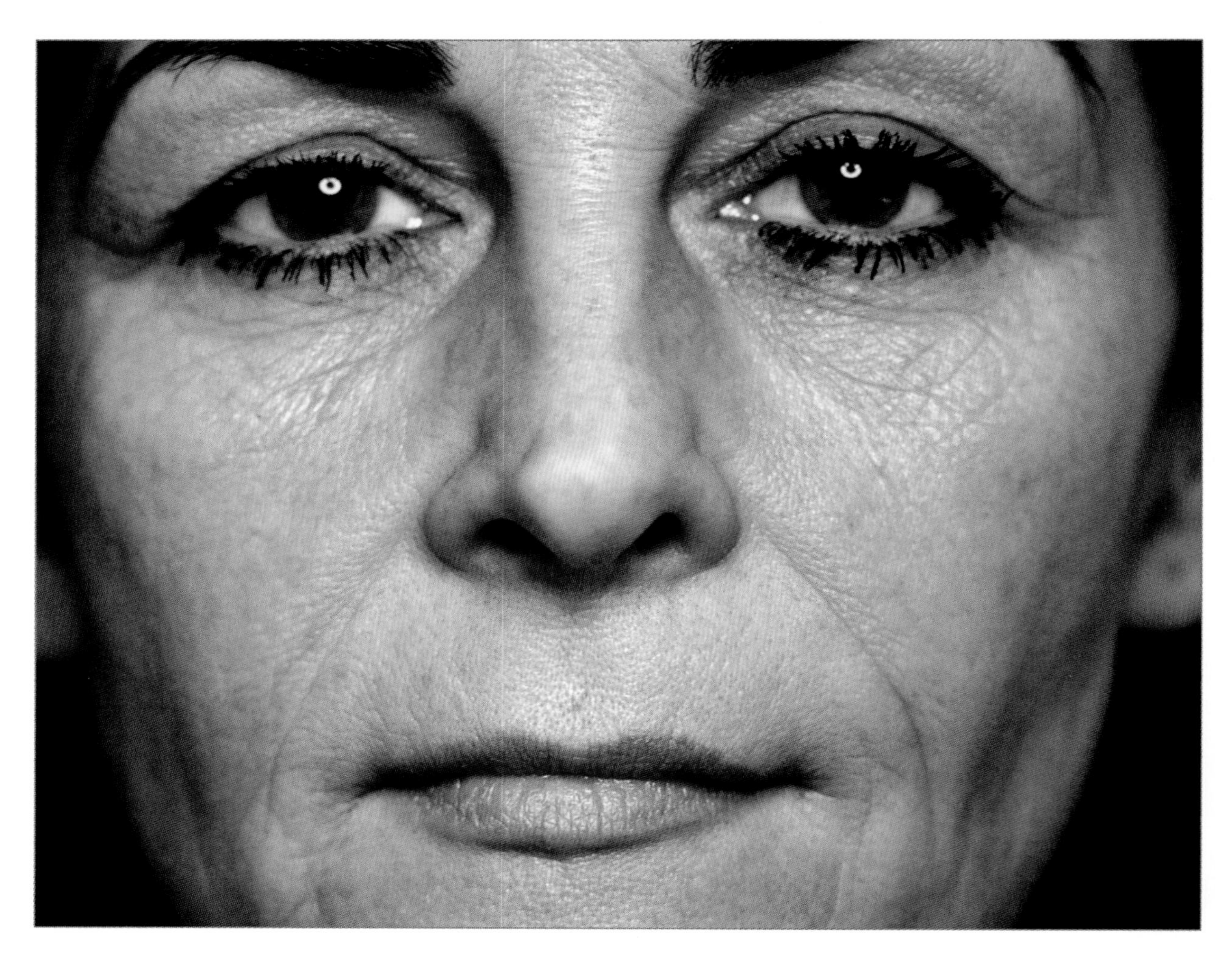

案例			
年龄和性别	53 岁女性		
患者对于医学、美学的关注点及诉求	皮肤状况	病史	诉求
	绝经后面部皮肤老化,皮肤干燥,皱纹明显	定期进行 A 型肉毒毒素注射以及真皮填充剂填充 3 年	• 减少小细纹,特别是眼周区域 • 由于职业的限制,不允许有太多误工时间
医生客观评估	Fitzpatrick 皮肤分型	Glogau 分型	皮肤细节评估
	Ⅳ型	Ⅱ型	• 静态和动态纹:中度的额纹、鱼尾纹和眉间纹 • 上眼睑松弛 • 中度眶下凹陷、双颊凹陷 • 中度鼻唇沟和木偶纹

治疗计划		
化学剥脱方案	考虑到患者诉求是淡化眼周皱纹和最小限度的误工时间，笔者建议使用联合剥脱治疗。对于眼周区域，最好使用中度D级剥脱，如Jessner液+35%TCA。对于面部其余部分皮肤，应使用可以取得一些改善，但没有强烈炎症反应的剥脱方案，如70%GA+Jessner液。其他温和的剥脱方案，如全面部C～D级Jessner液+25%TCA联合剥脱或多次B～C级AHA剥脱(5～10次治疗，每次间隔2～4周)也适用。对于该Fitzpatrick皮肤分型Ⅳ型患者，应建议治疗前后使用4%对苯二酚，以避免炎症后色素沉着	
治疗方案选择		
剥脱方案	全面部联合剥脱：在眼周区域使用中层剥脱，在面部的其他区域使用浅层到中层剥脱	
治疗区域	眼周区域	面部其他区域
剥脱剂配方	Jessner液+35%TCA	70%GA+Jessner液
剥脱等级	D级	C级
操作方法	标记眼周治疗区。将蘸有Jessner液的棉球在彻底清洁的皮肤上进行涂抹，直到皮肤可见红斑上出现斑点状结霜为止。然后用棉签涂抹TCA溶液。注意，剥脱剂需要涂抹到眼周细微的皱纹处，但不能进到眼睛里。均匀涂抹，开始时轻轻按压，并按次数分层，根据皮肤的反应进行调整，直到出现不透明的结霜	将GA溶液充分涂抹在面部的其余区域，应均匀涂抹并使皮肤保持湿润。一旦红斑出现，就进行皮肤中和。然后用棉签和(或)棉球均匀涂抹Jessner液，应轻柔涂抹，直到红斑底部出现斑点状结霜
终点反应	Jessner液：红斑表面有斑点状结霜 35%TCA：Ⅲ度白霜(白瓷样固态结霜)	70%GA：红斑 Jessner液：红斑表面有斑点状结霜
复诊及随访	建议患者每1～2天到门诊复诊1次，以进行局部伤口的护理治疗，直到创面愈合。如果操作者认为有必要且患者愿意，可以在面部进行专业的皮肤清创术，但必须谨慎进行，因为该区域容易出现水肿 在皮肤表皮再生后，每周仍应进行1～2次的复诊，直到伤口完全愈合。由于真皮重塑需要更长的时间，医生应该在治疗后至少6个月内继续观察患者的皮肤状态	
剥脱前的皮肤护理	使用产品	使用时间和频率
	外部使用含有4%对苯二酚和0.01%维甲酸的产品	每天2次，3～4周
剥脱后的皮肤护理	使用产品	使用时间和频率
	• 单纯性疱疹预防应在治疗当天开始，并持续至少5天 • 局部治疗采用的方案与愈合过程有关，如使用O/W或W/O和(或)含抗生素的乳膏 • 建议在剥脱后的第1天使用生理盐水湿敷和涂抹凡士林以保护有创皮肤 • 在皮肤再上皮化后使用含有3%～4%对苯二酚和0.01%维甲酸、pH4.0左右的外用产品，日常防护必须使用高SPF的广谱防晒霜	使用的时间和频率不仅与皮肤愈合的阶段有关，还要考虑O/W或W/O的剂型问题。对治疗后的皮肤进行局部护理应至少维持几个月。详见第7章和第8章的相关内容
治疗时间和频率	• 单次治疗 • 治疗本身需要45～60分钟，但要考虑治疗后的复诊及随访时间，如伤口护理、可能的清创和心理支持	
长期建议	需要长期使用高SPF的广谱防晒霜(建议用量$2mg/cm^2$)	
讨论	因为患者要求最短的误工时间，选择使用Jessner液+35% TCA和70%GA+Jessner液的联合剥脱可以比重复进行的B～C级AHA剥脱更快地取得明显的效果。与Fitzpatrick皮肤分型Ⅳ型的患者比较，Fitzpatrick皮肤分型Ⅱ型的患者更容易发生炎症后色素沉着。因此，进行包括3%～4%对苯二酚和(或)其他酪氨酸酶抑制剂的家庭护理是至关重要的。剥脱之前使用A型肉毒毒素注射有利于增强临床疗效。此外，手术干预眼睑松弛和适度填充下面部的重度凹陷可以改善面部整体外观	

9.16 早期弹性组织变性(面部)

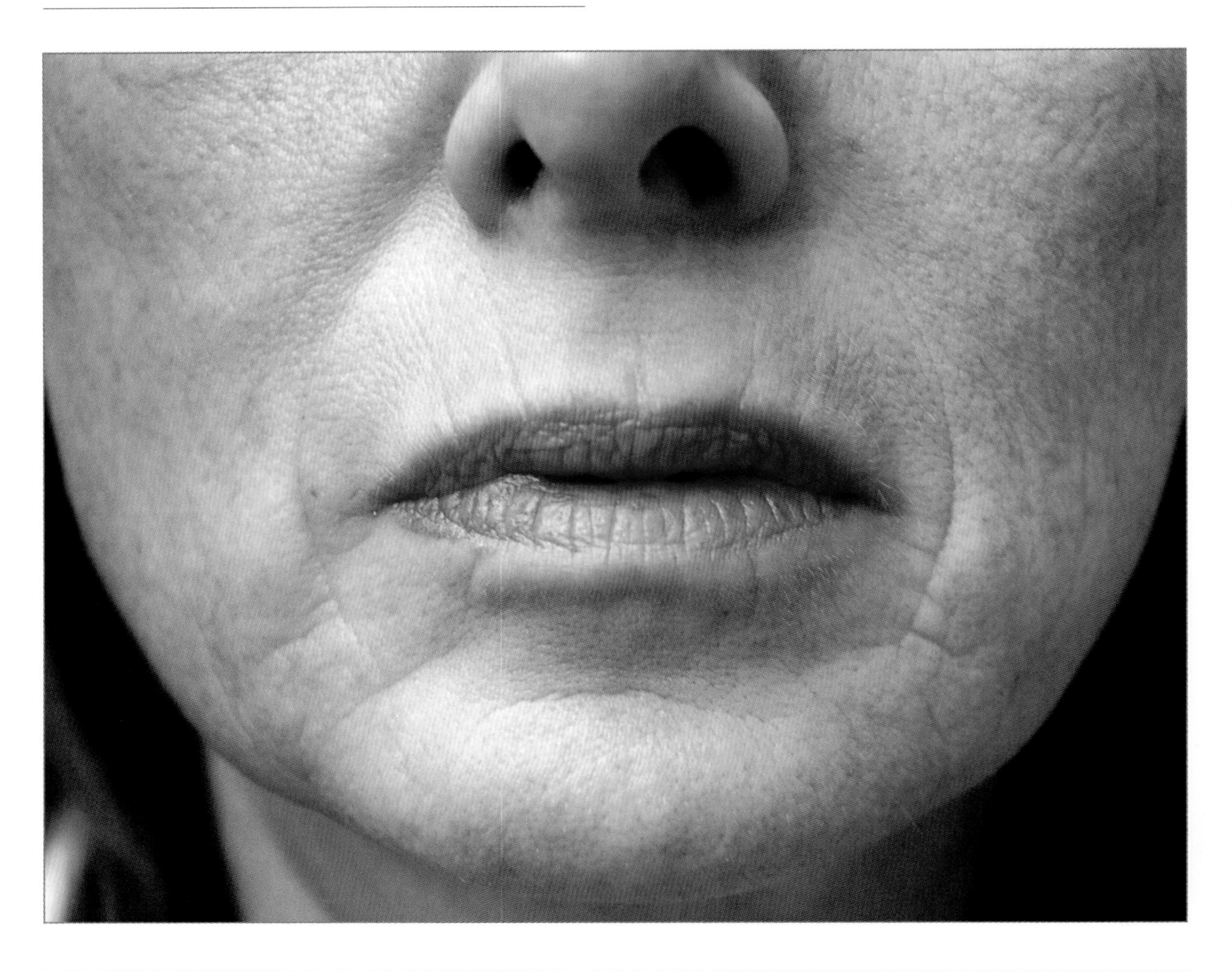

案例			
年龄和性别	54 岁女性		
患者对于医学、美学的关注点及诉求	皮肤状态	病史	诉求
	口周弹力组织变性,两侧面颊部皮肤缺乏弹性并可见日光性色斑	眉间、前额、眼周、口周:数次 A 型肉毒毒素注射 面颊:2 个月 1 次聚乳酸(polylactic acid,PLLA)注射	减轻口周纹理 不能接受治疗后较长时间的误工期 担心唇部治疗后会变厚
医生客观评估	Fitzpatrick 皮肤分型	Glogau 分型	皮肤细节评估
	Ⅱ型	Ⅲ型	中度鼻唇沟 (由于过去的 PLLA 注射导致加深) 中度口周皱纹和木偶纹

治疗计划		
化学剥脱方案	口周使用中层 D 级剥脱，Jessner 液＋35％TCA 联合剥脱是非常适合于改善口周皱纹的方法。于口周使用苯酚剥脱的效果也是明显的，但考虑到患者要求尽可能短的误工期而不予采用。为了最低限度地避免由于在口周弹性组织变性区域使用中度剥脱后，形成明显的治疗区和非治疗区的分界线，操作者应使用“马赛克剥脱”，即需要在口周部的周边区域使用 Jessner 液＋35％TCA 剥脱，在面颊部使用更为温和的 Jessner＋15％～25％TCA 剥脱。对于此 Fitzpatrick 皮肤分型Ⅱ型的患者，应在治疗前后使用 2％对苯二酚以避免发生炎症后色素沉着	
治疗方案选择		
剥脱方案	在中下面部使用“马赛克剥脱”：口周使用 Jessner 液＋35％TCA 剥脱，面颊使用 Jessner 液＋15％～25％TCA 剥脱	
治疗区域	口周	面颊
剥脱剂配方	Jessner 液＋35％TCA	Jessner 液＋15％～25％TCA
剥脱等级	D 级	C 级
操作方法	在清洁后的皮肤上涂抹 Jessner 液，直到可见在红斑的基础上出现斑状结霜。迅速用棉签在口周的皱纹上涂抹 35％TCA，刚开始轻轻施压涂抹，后面不间断地加强直到出现均匀的结霜，同时密切关注皮肤反应	在使用 Jessner 液后使用棉签或棉球将 TCA 溶液涂抹在皱纹上。观察皮肤的反应并根据反应做调整，当出现均匀的白霜时停止涂抹。见第 7 章和第 8 章相关内容
终点反应	• Jessner 液：在红斑基础上斑点样结霜 • 35％TCA：Ⅲ级白霜（瓷白色霜）	• Jessner 液：在红斑基础上斑点样结霜 • 15％～25％TCA：Ⅰ～Ⅱ级结霜（轻度白、半透明结霜）
复诊及随访	在剥脱后的皮肤炎症反应和再上皮化阶段，要求患者严格遵医嘱复诊，每 1～2 天到诊所复诊 1 次，对于局部创面进行护理和指导患者使用处方药物。如果医患双方都同意，可以进行局部皮肤的清创护理 皮肤表面再生后，可以每周复诊 1～2 次，直到皮肤全部恢复。应注意表皮完成再上皮化后，真皮重建和胶原合成才刚开始，所以医生应在治疗后的 6 个月内继续对患者进行随访观察	
剥脱前的皮肤护理	使用产品	使用时间和频次
	• 外用含有 2％对苯二酚和 0.01％维甲酸的外用产品 • 在进行剥脱前 2 周，在上唇进行 A 型肉毒毒素注射治疗	1 天 2 次，使用 3～4 周
剥脱后的皮肤护理	使用产品	使用时间和频次
	• 系统性疱疹预防应在治疗当天开始，并持续 5 天以上 • 局部治疗采用的方案与愈合过程有关，如使用 O/W 或 W/O 和（或）含抗生素的乳膏 • 建议在剥脱后的第 1 天使用生理盐水湿敷和涂抹凡士林以保护有创皮肤 • 在皮肤再上皮化后使用含有 2％对苯二酚和 0.01％维甲酸的外用产品，日常防护必须使用高 SPF 的广谱防晒霜	使用的时间和频率不仅与皮肤愈合的阶段有关，还要考虑 O/W 或 W/O 的剂型问题。对治疗后的皮肤进行局部护理应至少维持几个月。详见第 7 章和第 8 章的相关内容
治疗时间和频率	• 单次治疗 • 治疗本身大约需要 60 分钟，但应考虑到治疗后的复诊及随访时间，如创面处理、可能需要的清创和心理支持	
长期建议	需要长期使用含有高 SPF 的广谱防晒霜（建议用量 $2mg/cm^2$）	
讨论	考虑使用“马赛克剥脱”是基于患者对口周区域美学的考虑和最短误工期的诉求 在剥脱前 2 周进行口周 A 型肉毒毒素注射是为了增强临床的效果。如果患者要求效果而不担心恢复时间，首选治疗方案是在口周肌肉区域行 A 型肉毒毒素注射的基础上进行深层苯酚剥脱。如果治疗的目标仅仅是轻度改善皮肤外观，可以在全面部进行中层化学剥脱。对于皮肤年轻化的治疗方案，除了中层至深层化学剥脱，还可以联合激光治疗和其他医学美容治疗方法	

9.17 弹性组织变性(口周)

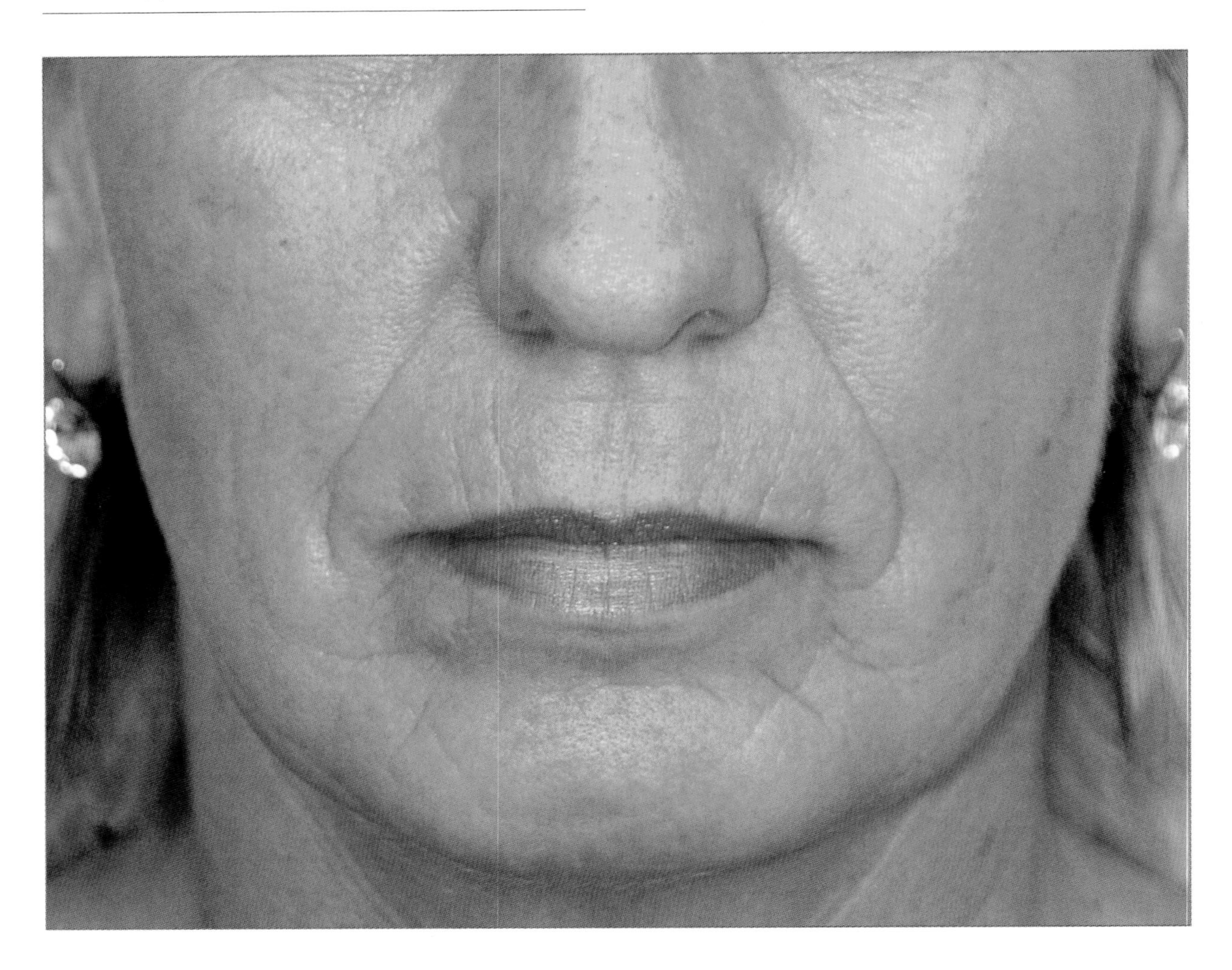

案例			
年龄和性别	55 岁女性		
患者对于医学、美学的关注点及诉求	皮肤状况	病史	诉求
	• 口周弹力组织变性，中度鼻唇沟、唇纹和木偶纹 • 油性肌肤、毛孔粗大	• 未进行过年轻化治疗 • 有口周疱疹病毒感染病史	• 减轻口周纹理及改善皮肤弹性 • 担心误工期太长 • 担心唇部治疗后唇部增厚
医生客观评估	Fitzpatrick 皮肤分型	Glogau 分型	皮肤细节评估
	Ⅱ型	Ⅲ型	中度到重度鼻唇沟、唇纹和木偶纹

治疗计划		
化学剥脱方案	为了达到改善患者口周重度皱纹的目的和最少误工期的诉求，笔者建议在重点需改善的区域(如口周)使用“马赛克剥脱”(如使用 Jessner 液＋35％TCA 联合剥脱)，在面颊使用中层 C 级化学剥脱(如 Jessner 液＋25％TCA 联合剥脱)，以免形成明显的治疗区和非治疗区的分界线。其他的中层 C～D 级的化学剥脱也可以选择。对于口周较深的皱纹，可以选择更深的 E 级剥脱，但是由于考虑到患者对误工期要求而没有采用。对于皮肤 Fitzpatrick 皮肤分型Ⅱ型的患者，应在治疗前后使用 2％对苯二酚以避免造成炎症后色素沉着	
治疗方案选择		
剥脱方案	“马赛克剥脱”：口周部采用中层 TCA 联合剥脱，面颊部采用更轻度的中层 TCA 联合剥脱	
治疗区域	口周	面颊
剥脱剂配方	Jessner 液＋35％TCA	Jessner 液＋25％TCA
剥脱等级	D 级	C 级
操作方法	如果有必要，需在口周治疗区域进行标记。在清洁后的皮肤上全部涂抹 Jessner 液，直到可见在红斑的基础上出现斑点状结霜反应。迅速用棉签在口周的皱纹上涂抹 35％TCA。应选择在不敏感的皮肤区域(如下颏)开始，并观察皮肤的反应。应均匀并紧密加压涂抹直到出现均匀的结霜	在清洁后的皮肤上全部涂抹 Jessner 液，直到出现均匀的红斑基础上的斑点结霜。迅速用蘸有 25％TCA 溶液的棉签或棉球进行涂抹。观察口周皮肤在接触剥脱剂后的反应。应均匀并稍用压力地涂抹直到面颊部出现淡淡的结霜
终点反应	• Jessner 液：在红斑基础上斑点状结霜 • 35％TCA：Ⅲ度结霜(瓷白色结霜)	• Jessner 液：在红斑基础上斑点状白霜 • 25％TCA：Ⅰ～Ⅱ度白霜(轻度结霜)
复诊及随访	在剥脱后的皮肤炎症反应和再上皮化阶段，需要患者来门诊复诊，每 1～2 天复诊 1 次，对局部皮肤进行清创护理。在皮肤表面再生后，可每周随访 1～2 次，直到皮肤全部恢复。因为真皮重建需要较长时间，所以医生要在治疗后对患者进行至少 6 个月的随访观察	
剥脱前的皮肤护理	使用产品	使用时间和频次
	• 外用含有 2％对苯二酚和 0.01％维甲酸的产品 • 在进行化学剥脱前 2 周，在上唇进行 A 型肉毒毒素注射	1 天 2 次，使用 3～4 周
剥脱后的皮肤护理	使用产品	使用时间和频次
	• 单纯性疱疹预防应在治疗当天开始，并持续至少 5 天 • 局部治疗采用的方案与愈合过程有关，如使用 O/W 或 W/O 和(或)含抗生素的乳膏 • 建议在剥脱后的第 1 天使用生理盐水湿敷和涂抹凡士林以保护有创皮肤 • 在皮肤再上皮化后使用含有 2％对苯二酚和 0.01％维甲酸、pH4.0 左右的外用产品，日常防护必须使用高 SPF 的广谱防晒霜	使用的时间和频率不仅与皮肤愈合的阶段有关，还要考虑 O/W 或 W/O 的剂型问题。对治疗后的皮肤进行局部护理应至少维持几个月。详见第 7 章和第 8 章的相关内容
治疗时间和频率	• 单次治疗 • 治疗本身需要 45～60 分钟，但应考虑到治疗后的复诊及随访时间，如创面处理、可能需要的清创和心理支持等	
长期建议	需要长期使用高 SPF 的广谱防晒霜(建议用量 $2mg/cm^2$)	
讨论	该患者的治疗计划是基于其改善患者口周区域皱纹和最小误工期的要求制订的。虽然在行剥脱治疗后，患者的皮肤会明显年轻化，但是患者的鼻唇沟和木偶纹仍然存在，这是由于它们与面部软组织的改变相关而与皮肤老化无直接相关。因此要改善这些问题，需要联合透明质酸注射等方法 为增加口周部的剥脱效果，笔者建议在剥脱前 2 周在上唇进行 A 型肉毒毒素注射	

9.18 重度弹性组织变性(口周)

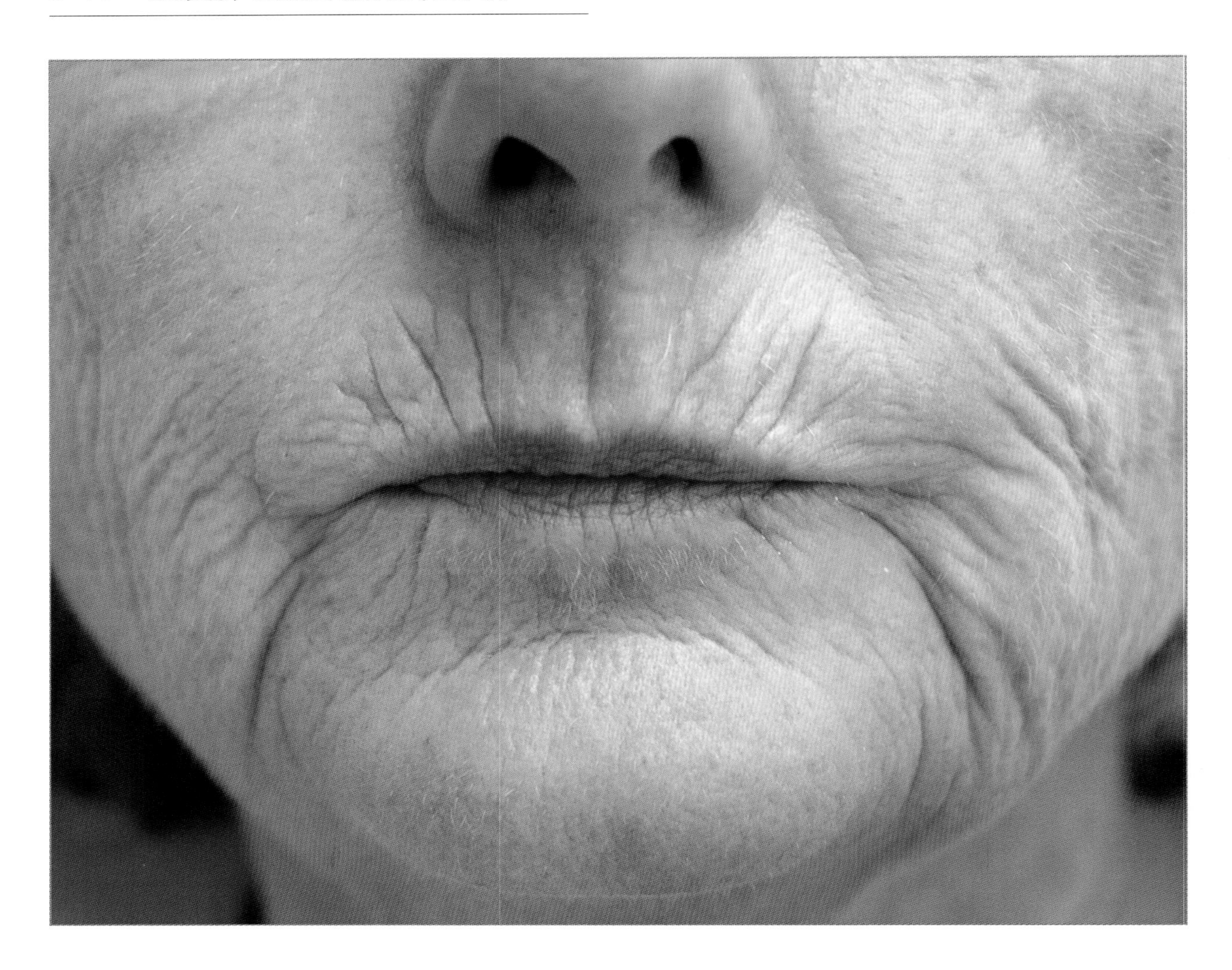

案例			
年龄和性别	69 岁女性		
患者对于医学、美学的关注点及诉求	皮肤状况	病史	诉求
	口周皮肤严重的光老化和严重的皱纹(弹性组织变性)	• 未进行过年轻化治疗 • 有口周疱疹病毒感染病史	• 主要减轻木偶纹 • 拒绝唇部填充治疗
医生客观评估	Fitzpatrick 皮肤分型	Glogau 分型	皮肤细节评估
	Ⅰ～Ⅱ型	Ⅳ型	重度的面颊纹理、严重的唇纹和木偶纹

治疗计划		
化学剥脱方案	鉴于患者口周和面部重度的皱纹，可以采用全面部的 Baker-Gordon 配方剥脱，但患者仅要求治疗其口周严重的皱纹，而且为了避免出现明显的治疗区和非治疗区的分界线，仅口周部采用 Baker-Gordon 配方剥脱，面颊部采用中层"马赛克剥脱"(如 Jessner 液+35%TCA 联合剥脱)，此治疗方案对于这位患者是合适的。该患者皮肤为 Fitzpatrick 皮肤分型Ⅰ～Ⅱ型，应在治疗前后使用 2%对苯二酚以避免造成炎症后色素沉着	
治疗方案选择		
剥脱方案	"马赛克剥脱"：口周进行深层苯酚剥脱，面颊采用中层剥脱	
治疗区域	口周	面颊
剥脱剂配方	Baker-Gordon 配方	Jessner 液+35%TCA
剥脱等级	E 级	D 级
操作方法	用记号笔在口周治疗区域进行标记。用棉签或棉球蘸取剥脱液涂抹治疗区直到出现苯酚结霜(刚开始出现明显的白色结霜，之后变成灰色)，且需均匀涂抹	在清洁后的皮肤上全部涂抹 Jessner 液，直到出现均匀的红斑基础上的斑点状结霜。之后立即用棉签或棉球蘸取 35%TCA 溶液进行均匀分层涂抹，注意涂抹时应给予轻压，直到出现均匀结霜
终点反应	苯酚 E 级结霜(白亮的白灰色结霜)	• Jessner 液：在红斑基础上斑点状结霜 • 35%TCA：Ⅲ级结霜(瓷白色结霜)
复诊及随访	在剥脱后炎症反应和再上皮化的阶段，患者需每天到诊所复诊对局部皮肤进行清创护理 皮肤表皮再生后，患者可以每 2～3 天复诊 1 次直到恢复。因为真皮重建和胶原合成需要较长的时间，所以在治疗后的 6 个月内要始终对患者进行随访观察	
剥脱前的皮肤护理	使用产品	使用时间和频次
	外用含有 2%对苯二酚和 0.01%维甲酸的产品	一天两次，使用 3～4 周
剥脱后的皮肤护理	使用产品	使用时间和频次
	• 系统性疱疹预防应在治疗当天开始，并持续 5 天以上 • 局部治疗采用的方案与愈合过程有关，如使用 O/W 或 W/O 和(或)含抗生素的乳膏 • 建议在剥脱后的第 1 天使用生理盐水湿敷和涂抹凡士林以保护有创皮肤 • 在皮肤再上皮化后使用含有 2%对苯二酚和 0.01%维甲酸的外用产品，日常防护必须使用高 SPF 的广谱防晒霜	使用的时间和频率不仅与皮肤愈合的阶段有关，还要考虑 O/W 或 W/O 的剂型问题。对治疗后的皮肤进行局部护理应至少维持几个月。详见第 7 章和第 8 章的相关内容
治疗时间和频率	• 单次治疗，可能需要麻醉师辅助进行心电监护 • 治疗本身大约需要 60 分钟，但应考虑到治疗后的复诊及随访时间，比创面处理、可能需要的清创和心理支持等	
长期建议	需要长期使用高 SPF 的广谱防晒霜(建议用量 $2mg/cm^2$)	
讨论	Baker-Gordon 配方是唯一一个可以很大程度上减轻口周重度皱纹的化学剥脱治疗方法。在剥脱前 2 周进行上下唇配方 A 型肉毒毒素注射以增强皮肤年轻化及皱纹改善的效果。如果想进行全面部的皮肤年轻化治疗，可以采用中层化学剥脱，如 Jessner 液+35%TCA 联合剥脱，也可以联合激光治疗和微针治疗	

9.19 日光性弹性组织变性(面部)

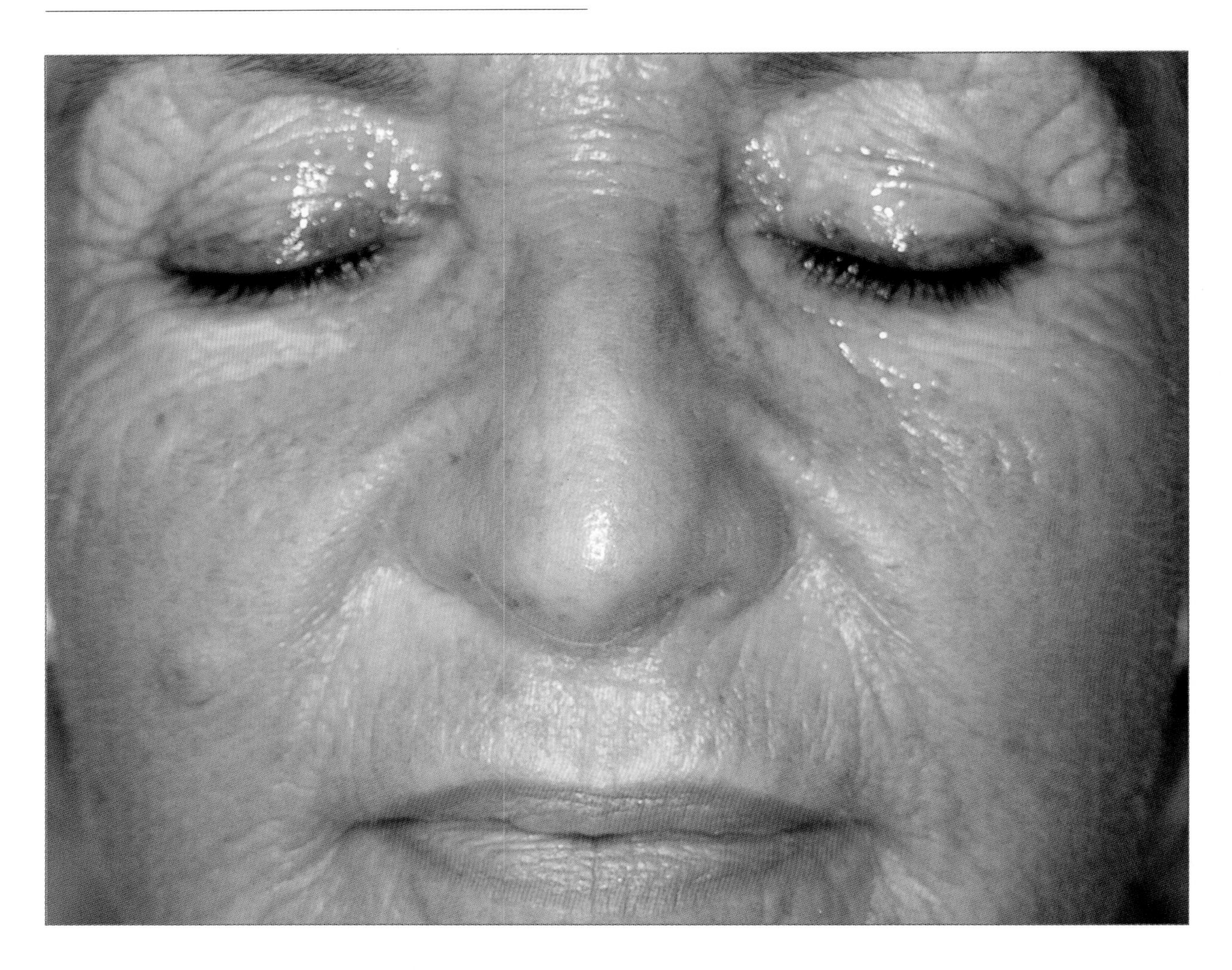

案例			
年龄和性别	68 岁女性		
患者对于医学、美学的关注点及诉求	皮肤状况	病史	诉求
	• 面部广泛的日光性弹性组织变性(尤其是眼周、口周、颈部) • 额头部老年斑 • 皮肤弹性差	• 长时间日晒史,喜欢日光浴 • 在过去 5 年间断进行 A 型肉毒毒素注射和面部真皮填充治疗	• 寻求面部年轻化改善并提升自信 • 不接受手术治疗 • 改善上眼部放射状皱纹,改善口周纹理和面部的老年斑
医生客观评估	Fitzpatrick 皮肤分型	Glogau 分型	皮肤细节评估
	Ⅲ型	Ⅳ型	• 动态或静态:严重的鱼尾纹、额纹 • 重度鼻唇沟、唇纹、木偶纹 • 上下面颊部中度老年斑

<table>
<tr><td colspan="3">治疗计划</td></tr>
<tr><td>**化学剥脱方案**</td><td colspan="2">为了有效改善患者口周及眼周区域的重度皱纹，深层苯酚剥脱是合适的治疗方案。对于面颊部的光老化和额头的纹理，可以通过A型肉毒毒素注射减轻，化学剥脱可以采用D级Jessner液＋35％TCA联合剥脱；而对于口周眼周的重度皱纹可采用Baker-Gordon配方剥脱。在治疗前，应和患者沟通并告知此治疗最少需要1周的误工期。该患者皮肤属于Fitzpatrick皮肤分型Ⅲ型，在治疗前后应使用2％～3％对苯二酚以避免造成炎症后色素沉着</td></tr>
<tr><td colspan="3">治疗方案选择</td></tr>
<tr><td>**剥脱方案**</td><td colspan="2">全面部“马赛克剥脱”：深层苯酚剥脱用于眼周和口周区域严重的皱纹和弹性组织变性，面颊、前额部使用Jessner液＋35％TCA联合剥脱</td></tr>
<tr><td>治疗区域</td><td>口周和眼周</td><td>面颊和额头</td></tr>
<tr><td>剥脱剂配方</td><td>Baker-Gordon配方</td><td>Jessner液＋35％TCA</td></tr>
<tr><td>剥脱等级</td><td>E级</td><td>D级</td></tr>
<tr><td>操作方法</td><td>用记号笔在口周治疗区域进行标记。用棉签或棉球蘸取剥脱液涂抹治疗区直到出现苯酚结霜，应在一个区域进行均匀涂抹，间隔5～10分钟再在其他区域进行操作</td><td>在清洁后的皮肤上涂抹Jessner液，直到出现均匀的红斑基础上的斑点状结霜。迅速用蘸有TCA溶液的棉签或棉球进行均匀并分层涂抹，涂抹时应轻柔施压并观察皮肤的反应，直到出现结霜</td></tr>
<tr><td>终点反应</td><td>苯酚：E级结霜(灰白色结霜)</td><td>TCA：Ⅲ度结霜(瓷白色的结霜)</td></tr>
<tr><td>**复诊及随访**</td><td colspan="2">在剥脱后炎症反应和再上皮化的阶段，患者需每天到诊所复诊，对局部皮肤进行清创护理
皮肤表皮再生后，患者可以每2～3天复诊1次直到恢复。因为真皮重建和胶原合成需要较长的时间，所以在治疗后的6个月内要始终对患者进行随访观察</td></tr>
<tr><td rowspan="2">**剥脱前的皮肤护理**</td><td>使用产品</td><td>使用时间和频次</td></tr>
<tr><td>外用含有2％～3％对苯二酚和0.01％维甲酸的产品</td><td>1天2次，使用3～4周</td></tr>
<tr><td rowspan="2">**剥脱后的皮肤护理**</td><td>使用产品</td><td>使用时间和频次</td></tr>
<tr><td>• 系统性疱疹预防应在治疗当天开始，并持续5天以上
• 局部治疗采用的方案与愈合过程有关，如使用O/W或W/O和(或)含抗生素的乳膏
• 建议在剥脱后的第1天使用生理盐水湿敷和涂抹凡士林以保护有创皮肤
• 在皮肤再上皮化后使用含有2％对苯二酚和0.01％维甲酸的外用产品，日常防护必须使用高SPF的广谱防晒霜</td><td>使用的时间和频率不仅与皮肤愈合的阶段有关，还要考虑O/W或W/O的剂型问题。对治疗后的皮肤进行局部护理应至少维持几个月。详见第7章和第8章的相关内容</td></tr>
<tr><td>**治疗时间和频率**</td><td colspan="2">• 单次治疗，需要完善的治疗规划，需要麻醉师辅助进行心电监护
• 治疗本身大约最少需要60分钟，但应考虑到治疗后的复诊及随访时间，如创面处理、可能需要的清创和心理支持等</td></tr>
<tr><td>**长期建议**</td><td colspan="2">避免日晒是非常重要的，这可能会改变患者喜爱日光浴的行为。但随着年龄的增长，患者需要避免长时间的紫外线照射。需要长期使用含有高SPF的广谱防晒霜(建议用量2mg/cm^2)</td></tr>
<tr><td>**讨论**</td><td colspan="2">仅使用A型肉毒毒素注射和真皮填充治疗不能充分解决面部日光性弹性组织变性和日晒外观。值得注意的是，由于规律的真皮填充治疗和(或)该患者的遗传因素，此患者上下面部有中等程度的凹陷。即使患者能接受外科手术治疗，皮肤质地和口周皱纹也不会有很大的改善。因此，在这种情况下进行全面部年轻化治疗，如化学剥脱(或剥脱性激光)是很必要的。为了改善患者日光性弹力组织变性，需要进行深层或至少中层到深层的化学剥脱。另外，联合进行A型肉毒毒素注射和真皮填充治疗将会增强化学剥脱的效果，最终满足患者获得更年轻且更有吸引力外观的诉求</td></tr>
</table>

9.20 日光性弹性组织变性和老年斑(中上面部)

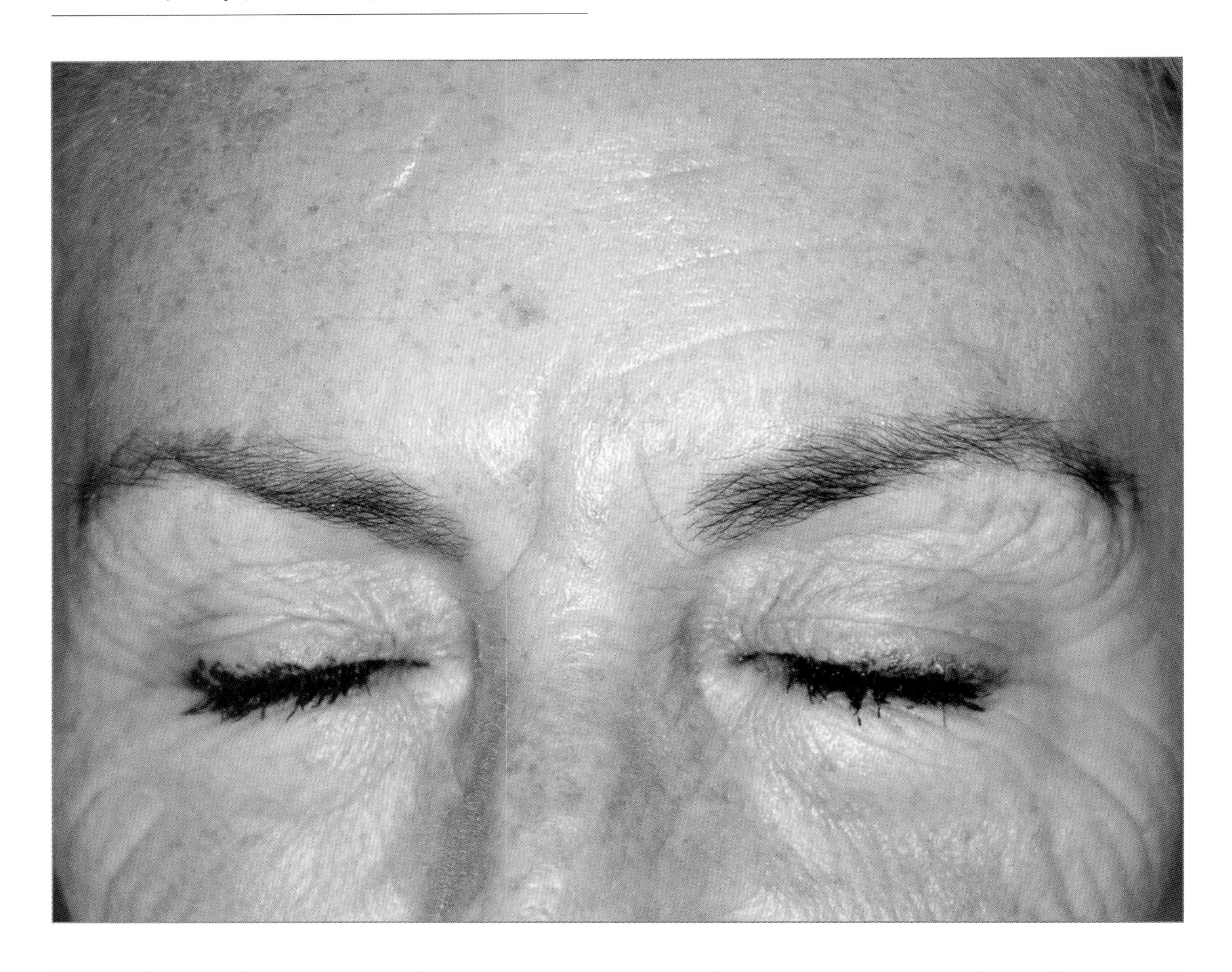

案例			
年龄和性别	69 岁女性		
患者对于医学、美学的关注点及诉求	皮肤状况	病史	诉求
	• 严重的日光性弹性组织变性 • 额头处老年斑 • 面部弥漫的日光性弹性组织变性和老年斑及皱纹	• 日光浴史 • 口服 β 受体阻滞剂和阿司匹林 100mg	• 改善鱼尾纹和上眼睑放射状皱纹 • 改善面部老年斑 • 全面改善面部外观
医生客观评估	Fitzpatrick 皮肤分型	Glogau 分型	皮肤细节评估
	Ⅱ 型	Ⅳ 型	• 动态或静态:严重的鱼尾纹 • 皮肤异色病

治疗计划			
化学剥脱方案	为了有效改善患者眼周区域重度的皱纹，需要进行深层苯酚剥脱（E级）。然而对于额头的老年斑，D级化学剥脱就足够了。因此，可选择“马赛克剥脱”：额头处进行D级Jessner液＋35％TCA联合剥脱，眼周的重度皱纹进行Baker-Gordon配方剥脱。为避免产生不同治疗区域之间的分界线，在面颊及边缘区域使用较为温和的Jessner液＋25％TCA联合剥脱。该患者皮肤属于Fitzpatrick皮肤分型Ⅱ型，应在治疗前后使用2％对苯二酚以避免造成炎症后色素沉着		
治疗方案选择			
剥脱方案	中上面部“马赛克剥脱”：深层苯酚剥脱用于眼周严重的皱纹和弹性组织变性，于前额使用Jessner液＋35％TCA联合剥脱治疗老年斑，在面颊及边缘区域使用较为温和的Jessner液＋25％TCA剥脱以避免产生明显的分界线		
治疗区域	前额	眼周	面颊
剥脱剂配方	Jessner液＋35％TCA	Baker-Gordon配方	Jessner液＋25％TCA
剥脱等级	D级	E级	C～D级
操作方法	在清洁后的皮肤上涂抹Jessner液，直到出现均匀的红斑基础上的斑点状结霜，立即使用蘸有TCA溶液的棉签或棉球进行轻柔施压涂抹，注意涂抹应均匀并分层进行，观察皮肤的反应，直到出现均匀的结霜	用记号笔在眼周两个治疗区域进行标记。用棉签或棉球蘸取化学剥脱液进行涂抹。当在上下眼睑区域进行治疗时，一定要小心剥脱剂只能涂在皱纹区域而不能进入眼睛。所以在治疗的过程中，如果有必要，需要助手帮助将患者眼周的皮肤伸展开。在进行了一个区域的治疗后，可以间隔几分钟。在眼周区域，于治疗结束前，可以看到苯酚结霜有变灰的趋势	在清洁后的皮肤上涂抹Jessner液，直到出现均匀的红斑基础上的斑点状结霜。迅速使用蘸有TCA溶液的棉签或棉球进行均匀涂抹，注意此时手法应更轻柔。注意观察前额部位对于剥脱剂的反应。当看到出现淡淡的均一的结霜就可以停止治疗
终点反应	• Jessner液：Jessner液结霜 • 35％TCA：Ⅲ度结霜（瓷白色结霜）	E级苯酚结霜（发亮的灰色结霜）	• Jessner液：Jessner液结霜 • 25％TCA：Ⅰ～Ⅱ度结霜（轻度结霜）
复诊及随访	在剥脱后皮肤再上皮化阶段，要求患者每1～2天来诊所复诊1次，对局部皮肤进行清创护理 在皮肤表皮再生后，患者可以3天复诊1次。因为真皮重建和胶原合成需要较长时间，所以在治疗后的6个月内要始终对患者进行随访观察		
剥脱前的皮肤护理	使用产品		使用时间和频次
	外用含有2％对苯二酚和0.01％维甲酸的产品		1天2次，使用3～4周
剥脱后的皮肤护理	使用产品		使用时间和频次
	• 系统性疱疹预防应在治疗当天开始，并持续5天以上 • 局部治疗采用的方案与愈合过程有关，如使用O/W或W/O和（或）含抗生素的乳膏 • 建议在剥脱后的第1天使用生理盐水湿敷和涂抹凡士林以保护有创皮肤 • 在皮肤再上皮化后使用含有2％对苯二酚和0.01％维甲酸的外用产品，日常防护必须使用高SPF的广谱防晒霜		使用的时间和频率不仅与皮肤愈合的阶段有关，还要考虑O/W或W/O的剂型问题。对治疗后的皮肤进行局部护理应至少维持几个月。详见第7章和第8章的相关内容
治疗时间和频率	• 单次治疗，需要完善的治疗规划，可能需要麻醉师辅助进行心电监护 • 治疗本身大约需要60分钟，但应考虑到治疗后的复诊及随访时间、创面的护理、可能需要的清创和心理支持等		
长期建议	虽然对于很多有日光浴史的患者很难做到避免日晒，但仍需要向其强调防晒的重要性，需要长期使用高SPF的广谱防晒霜（建议用量2mg/cm^2）		
讨论	对于眼周区域弹性组织变性的治疗需要D～E级的化学剥脱，如深层化学剥脱，或者可以采用激光重塑皮肤治疗。与真皮透明质酸注射和A型肉毒毒素注射联合使用可以增强临床疗效。对于面部其他区域，可以采用更温和的剥脱方案，如中层化学剥脱。患者因为口服心脏药物而没有采用全面部的苯酚剥脱		

9.21 日光角化病(额头)

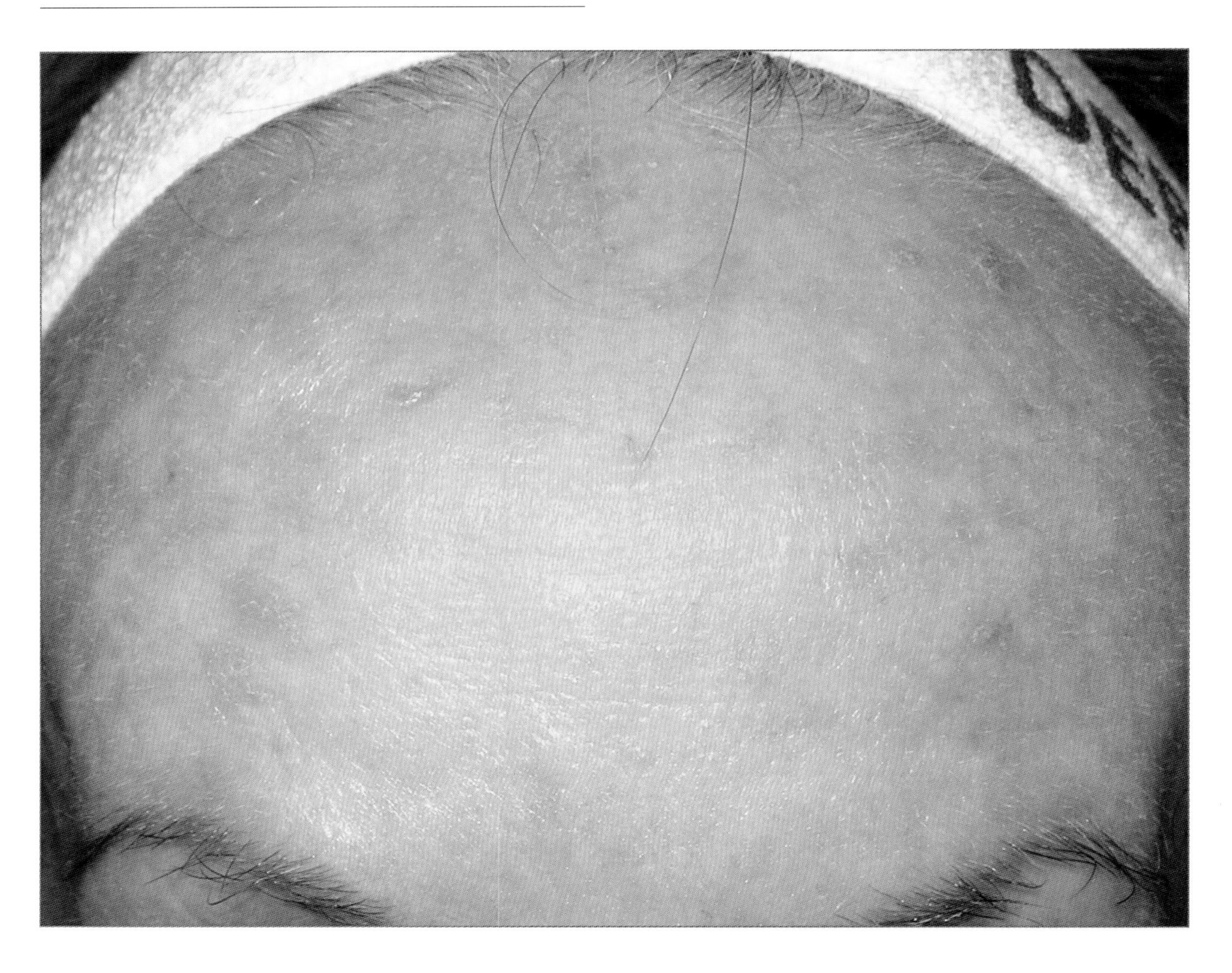

案例			
年龄和性别	71岁女性		
患者对于医学、美学的关注点及诉求	皮肤状况	病史	诉求
	• 额头日光角化病 • 面部严重的光老化	• 多年A型肉毒毒素注射治疗 • 白天规律的户外运动如网球和高尔夫	第一诉求是治疗额头的日光角化病，可以接受对于面部的年轻化建议
医生客观评估	Fitzpatrick皮肤分型	Glogau分型	皮肤细节评估
	Ⅱ型	Ⅳ型	• 仅额头处存在多发性日光角化病 • 双面颊、下面部1/3处光老化，口周严重的皱纹

治疗计划		
化学剥脱方案	治疗额头的多发性日光角化病是该患者的第一诉求，所以选择深层苯酚剥脱进行治疗。因为单纯在日光角化病皮损处进行苯酚剥脱可能不能兼顾到潜在的日光角化病皮损，所以可选择在整个额头部位进行 Baker-Gordon 配方剥脱 注意：在进行 Baker-Gordon 配方剥脱之前，已经对该患者额头的皮损进行了多次组织病理检查，以避免漏诊基底细胞癌或者鳞状细胞癌 根据患者的需求，在口周区域进行深层苯酚剥脱以改善重度皱纹。在面颊使用中层 Jessner 液＋25％TCA 联合剥脱改善面颊的皮肤状态，并避免形成明显的治疗区和非治疗区的分界线。治疗前后使用 2％对苯二酚以避免形成炎症后色素沉着	
治疗方案选择		
剥脱方案	“马赛克剥脱”：口周和额头部采用深层苯酚剥脱，其他部位（如面颊部）使用 Jessner 液＋25％TCA 联合剥脱	
治疗区域	额头和口周	面颊
剥脱剂配方	Baker-Gordon 配方	Jessner 液和 25％TCA
剥脱等级	E 级	C～D 级
操作方法	用记号笔对治疗区域进行标记。用棉签或棉球蘸取剥脱液进行涂抹直到出现苯酚结霜，注意应在一个区域均匀涂抹。刚开始出现的结霜为白色，之后变为灰色结霜	在清洁后的皮肤上涂抹 Jessner 液，直到出现均匀的红斑基础上的斑点状结霜。迅速用蘸有 TCA 溶液的棉签或棉球进行轻柔施压、均匀涂抹，并应分层进行，观察皮肤的反应，直到出现结霜
终点反应	E 级苯酚结霜（发亮的灰色结霜）	• Jessner 液：在红斑基础上斑点状结霜 • 25％TCA：Ⅰ～Ⅱ度结霜（轻度结霜）
复诊及随访	治疗后要求患者每天来诊所复诊，进行局部皮肤的清创护理和淋巴引流。在皮肤表皮再生后，可以每周复诊 2～3 次。因为真皮重建和胶原合成需要较长时间，所以医生在治疗后的 6 个月内要始终对患者进行随访观察	
剥脱前的皮肤护理	使用产品	使用时间和频次
	外用含有 2％对苯二酚和 0.01％维甲酸的产品	1 天 2 次，使用 3～4 周
剥脱后的皮肤护理	使用产品	使用时间和频次
	• 系统性疱疹预防应在治疗当天开始，并持续 5 天以上 • 局部治疗采用的方案与愈合过程有关，如使用 O/W 或 W/O 和（或）含抗生素的乳膏 • 建议在剥脱后的第 1 天使用生理盐水湿敷和涂抹凡士林以保护有创皮肤 • 在皮肤再上皮化后使用含有 2％对苯二酚和 0.01％维甲酸的外用产品，日常防护必须使用高 SPF 的广谱防晒霜	使用的时间和频率不仅与皮肤愈合的阶段有关，还要考虑 O/W 或 W/O 的剂型问题。对治疗后的皮肤进行局部护理应至少维持几个月。详见第 7 章和第 8 章的相关内容
治疗时间和频率	• 单次治疗 • 治疗本身大约需要 60 分钟，但应考虑到治疗后的复诊及随访时间，如创面处理、可能需要的清创和心理支持等	
长期建议	需要长期使用高 SPF 的广谱防晒霜（建议用量 $2mg/cm^2$），进行长期户外活动时需要戴帽子	
讨论	考虑到该患者会进行定期暴露在紫外线下的运动，需要医生反复强调紫外线对于日光角化病的危害。并且需要全程要求患者重视皮肤的光防护和物理防晒，如戴帽子等 为增强疗效，可在剥脱前 2 周进行 A 型肉毒毒素注射，尤其在面部上下 1/3 处	

9.22 弹性组织变性和老年斑(颈部和前胸暴露部位)

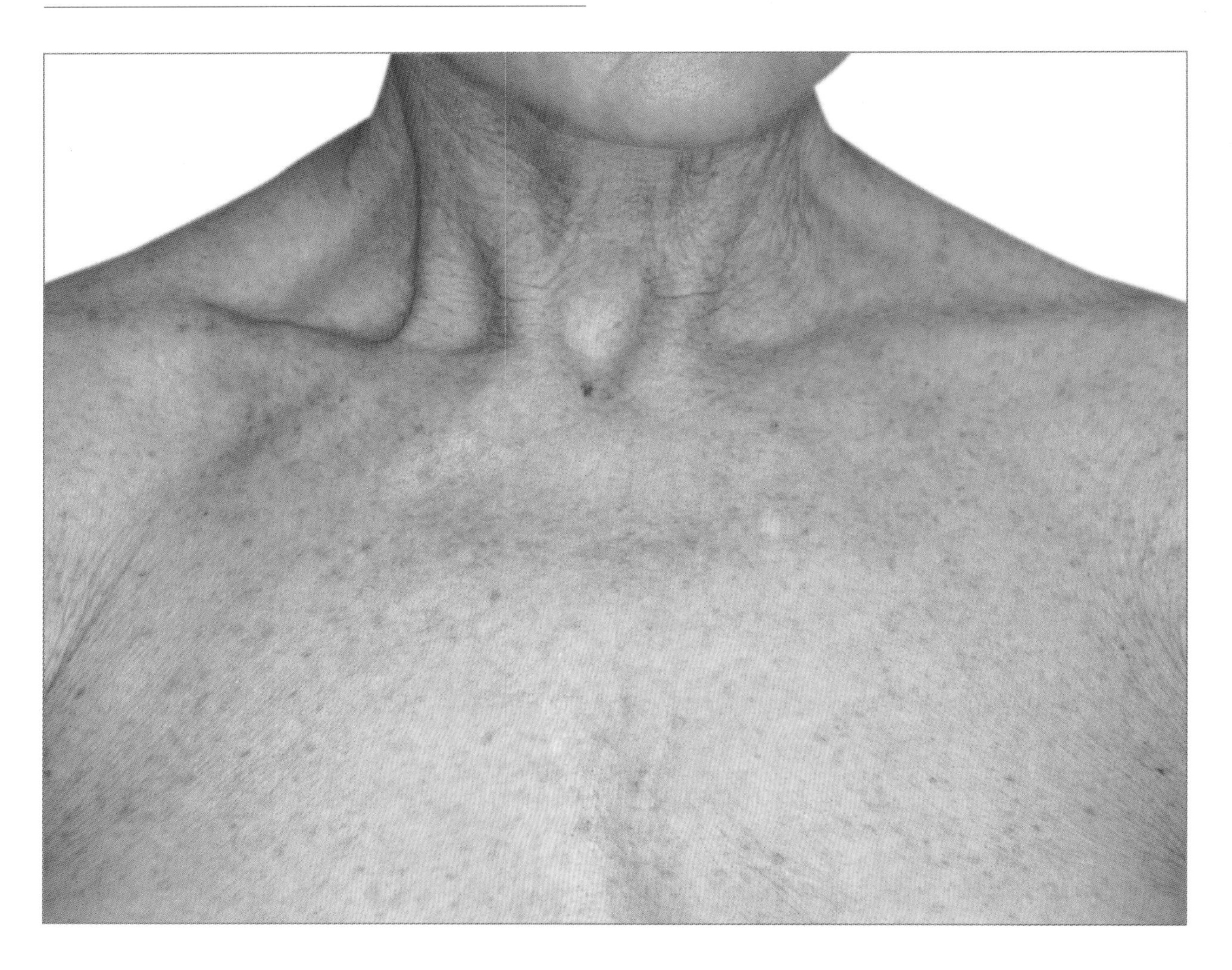

案例			
年龄和性别	69岁女性		
患者对于医学、美学的关注点及诉求	皮肤状况	病史	诉求
	• 颈部:弹性组织变性和皱纹 • 前胸暴露部位:皮肤异色病、日光性雀斑样痣、弹性组织变性	日光浴史	使上述区域年轻化,改善老年斑并且可以提升自信,在夏季可以穿T恤衫
医生客观评估	Fitzpatrick 皮肤分型	Glogau 分型	皮肤细节评估
	Ⅱ型	Ⅲ型	• 颈部:松弛与皱纹 • 前胸暴露部位:皮肤异色症

<table>
<tr><th colspan="3">治疗计划</th></tr>
<tr><td>化学剥脱方案</td><td colspan="2">对于前胸暴露部位较薄皮肤的老年斑和皱纹建议采用较温和的中层 TCA 剥脱，而不要采用深度超过Ⅲ级的化学剥脱方案，以避免出现并发症。鉴于笔者的经验，最合适和安全的方案是选择 C 级化学剥脱，如含有 20%～25% TCA 的联合剥脱。在进行剥脱之前，笔者建议先进行 B 级化学剥脱，如 Jessner 液、40%PA、50%AHA。浅表化学剥脱剂，取决于对患者皮肤的评估和术者的经验及偏好。在本例中，笔者选择使用 40%PA 联合 TCA，在前胸领口部位，使用可达到Ⅰ～Ⅱ度结霜的 TCA 溶液即可取得很好的临床效果。这位 Fitzpatrick 皮肤分型Ⅱ型的患者治疗前应进行预处理，如使用 2%对苯二酚以避免造成炎症后色素沉着</td></tr>
<tr><th colspan="3">治疗方案选择</th></tr>
<tr><td>剥脱方案</td><td colspan="2">低中浓度的 TCA 复合剥脱剂</td></tr>
<tr><td>治疗区域</td><td colspan="2">颈部和前胸暴露部位</td></tr>
<tr><td>剥脱剂配方</td><td colspan="2">40%PA 和 25%TCA</td></tr>
<tr><td>剥脱等级</td><td colspan="2">C 级</td></tr>
<tr><td>操作方法</td><td colspan="2">在颈部和前胸暴露部位用刷子涂抹 PA，保证所有的治疗区域都被均匀涂抹。当皮肤出现显著的红斑时，就可以进行中和了。用棉签或棉球蘸取 25%TCA 溶液，均匀地稍用力涂抹直到出现均匀薄结霜</td></tr>
<tr><td>终点反应</td><td colspan="2">• 40%PA：红斑
• 25%TCA：Ⅰ～Ⅱ度结霜（薄白、半透明的结霜）</td></tr>
<tr><td>复诊及随访</td><td colspan="2">在治疗后皮肤处于炎症反应和上皮化阶段，要求患者每 1～2 天来诊所复诊 1 次，进行局部创面的护理。对于大部分敏感的颈部或前胸暴露部位，一般不需要行清创护理。剥脱后可以穿着宽松的棉质衣物进行防晒。治疗后皮肤的局部护理也要加强
在皮肤表皮再生后，可以每周复诊 1～2 次。因为真皮重建和胶原合成需要较长时间，所以医生在治疗后的 6 个月内要始终对患者进行随访观察</td></tr>
<tr><td rowspan="2">剥脱前的皮肤护理</td><td>使用产品</td><td>使用时间和频次</td></tr>
<tr><td>外用含有 2%对苯二酚和 0.01%维甲酸的产品</td><td>1 天 2 次，使用 3～4 周</td></tr>
<tr><td rowspan="2">剥脱后的皮肤护理</td><td>使用产品</td><td>使用时间和频次</td></tr>
<tr><td>• 局部治疗采用的方案与愈合过程有关，如使用 O/W 或 W/O 和（或）含抗生素的乳膏
• 建议在剥脱后的第 1 天使用生理盐水湿敷和涂抹凡士林以保护有创皮肤。必须注意覆盖物不会黏附在伤口上，如有必要，在取下覆盖物前进行湿敷处理
• 在皮肤再上皮化后使用含有 2%对苯二酚和 0.01%维甲酸的外用产品，日常防护必须使用高 SPF 的广谱防晒霜</td><td>使用的时间和频率不仅与皮肤愈合的阶段有关，还要考虑 O/W 或 W/O 的剂型问题。对治疗后的皮肤进行局部护理应至少维持几个月。详见第 7 章和第 8 章的相关内容</td></tr>
<tr><td>治疗时间和频率</td><td colspan="2">• 单次治疗
• 治疗本身大约需要 60 分钟，但应考虑到治疗后的复诊及随访时间，如创面处理、可能需要的清创和心理支持等</td></tr>
<tr><td>长期建议</td><td colspan="2">对于有日光浴习惯的患者一定要对其加强防晒的教育与监督，需特别强调使用高 SPF 的广谱防晒霜（建议用量 $2mg/cm^2$）</td></tr>
<tr><td>讨论</td><td colspan="2">在医疗美容领域，对于颈部和前胸暴露部位的美学诉求越来越多，和面部相比，这个区域治疗的有效方法不多，并且患者的满意度也不高。这是由于颈部皮肤薄而且皮脂腺单位稀疏，采用中层到深层的化学剥脱或者激光剥脱治疗达到 D～E 级时容易出现瘢痕和色素沉着，所以笔者选择了相对温和的复合化学剥脱治疗。复合剥脱达到 C 级，并没有解决根本问题但可以改善皮肤外观。与肉毒毒素注射、间充质疗法和透明质酸填充治疗联合进行可以达到更好的临床效果。还要注意剥脱后的修复期避免产生色素沉着。与面部相比，前胸暴露部位的物理防晒更容易做到</td></tr>
</table>

9.23 中度弹性组织变性(颈部)

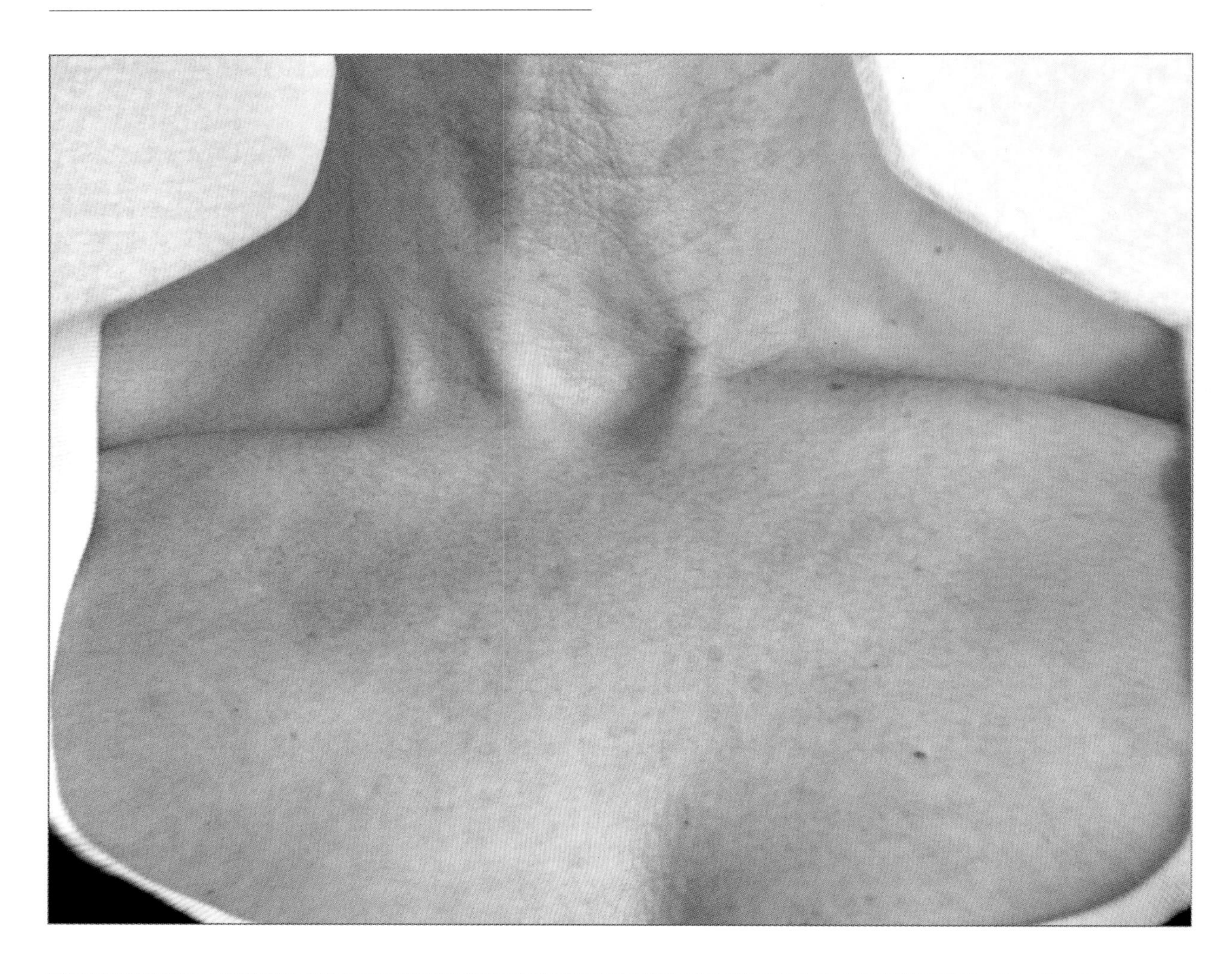

案例			
年龄和性别	57 岁女性		
患者对于医学、美学的关注点及诉求	皮肤状况	病史	诉求
	颈部皮肤弹性组织变性和皱纹明显(前胸暴露部位稍好)	• 绝经后皮肤弹性下降 • 积极活跃的性格 • 面部一直进行 A 型肉毒毒素注射和真皮填充剂治疗	由于想穿低领衣服,希望达到最大程度的年轻化,改善颈部皱纹
医生客观评估	Fitzpatrick 皮肤分型	Glogau 分型	皮肤细节评估
	Ⅱ型	Ⅱ型	• 颈部中度松弛和皱纹 • 前胸暴露部位的皮肤较颈部皮肤要稍微紧致和年轻些,少量的色素改变

治疗计划		
化学剥脱方案	能够改善颈部纹理的非手术治疗方法不多，采用化学剥脱方式不能超过C级剥脱深度，因为颈部真皮重建的程度有限。在本例中，采用温和的中层TCA剥脱联合C级化学剥脱，如50%AHA联合25%TCA。当然，也可以选择C级的40%PA+25%TCA，或者Jessner液+25%TCA，这些都是非常合适的方案。如何选择可根据操作者的经验和偏好。对于Fitzpatrick皮肤分型Ⅱ型的患者，应在治疗前后使用2%对苯二酚以避免造成炎症后色素沉着	
治疗方案选择		
剥脱方案	浅中层复合剥脱	
治疗区域	颈部和前胸区域	
剥脱剂配方	50%AHA+25%TCA	
剥脱等级	B~C级	
操作方法	在清洁后的部位用刷子涂抹AHA，保证所有的治疗区域都被均匀涂抹。在颈部和前胸暴露部位进行操作时，要避免出现明显的分界线。当皮肤出现显著的红斑时，就可以进行中和了（注意要保持皮肤湿润）。用棉签或棉球蘸取25%TCA溶液，均匀稍加压力地涂抹在治疗区直到在红斑基础上出现均匀的薄白结霜	
终点反应	• 50%AHA：红斑 • 25%TCA：Ⅰ~Ⅱ度结霜（轻度结霜）	
复诊及随访	在治疗后皮肤处于炎症反应和上皮化的阶段，要求患者每1~2天复诊1次，进行局部皮肤的清创护理。对于大部分敏感的颈部或前胸暴露部位，一般不需要行清创护理。治疗后可以通过穿宽松棉质的衣物达到防晒的目的。治疗后皮肤的局部护理也需要加强 在皮肤表皮再生后，可以每周复诊1~2次。因为真皮重建和胶原合成需要较长时间，所以医生在治疗后的6个月内要始终对患者进行随访观察。在皮肤再上皮化的阶段，建议患者穿着宽松的棉质衣物覆盖治疗区域	
剥脱前的皮肤护理	使用产品	使用时间和频次
	• 外用含有2%对苯二酚和0.01%维甲酸的产品	1天2次，使用3~4周
剥脱后的皮肤护理	使用产品	使用时间和频次
	• 局部治疗采用的方案与愈合过程有关，如使用O/W或W/O和（或）含抗生素的乳膏 • 建议在剥脱后的第1天使用生理盐水湿敷和涂抹凡士林以保护有创皮肤。必须注意覆盖物不会黏附在伤口上，如有必要，在取下覆盖物前进行湿敷处理 • 在皮肤再上皮化后使用含有2%对苯二酚和0.01%维甲酸的外用产品，日常防护必须使用高SPF的广谱防晒霜	使用的时间和频率不仅与皮肤愈合的阶段有关，还要考虑O/W或W/O的剂型问题。对治疗后的皮肤进行局部护理应至少维持几个月。详见第7章和第8章的相关内容
治疗时间和频率	• 单次治疗 • 治疗本身需要45~60分钟，但应考虑到治疗后的复诊及随访时间	
长期建议	需要长期使用高SPF的广谱防晒霜（建议用量2mg/cm^2）	
讨论	该患者在绝经后皮肤出现了很大的变化，所以需告知其激素水平变化对于皮肤的影响。非手术的方式（如激光、化学剥脱、微针等）和手术的方式对于改善这些部位老化表现都可以使用。还需要提醒患者应长期采取防晒措施	

9.24 弹性组织变性和老年斑(颈部和前胸暴露部位,Fitzpatrick皮肤分型Ⅱ型)

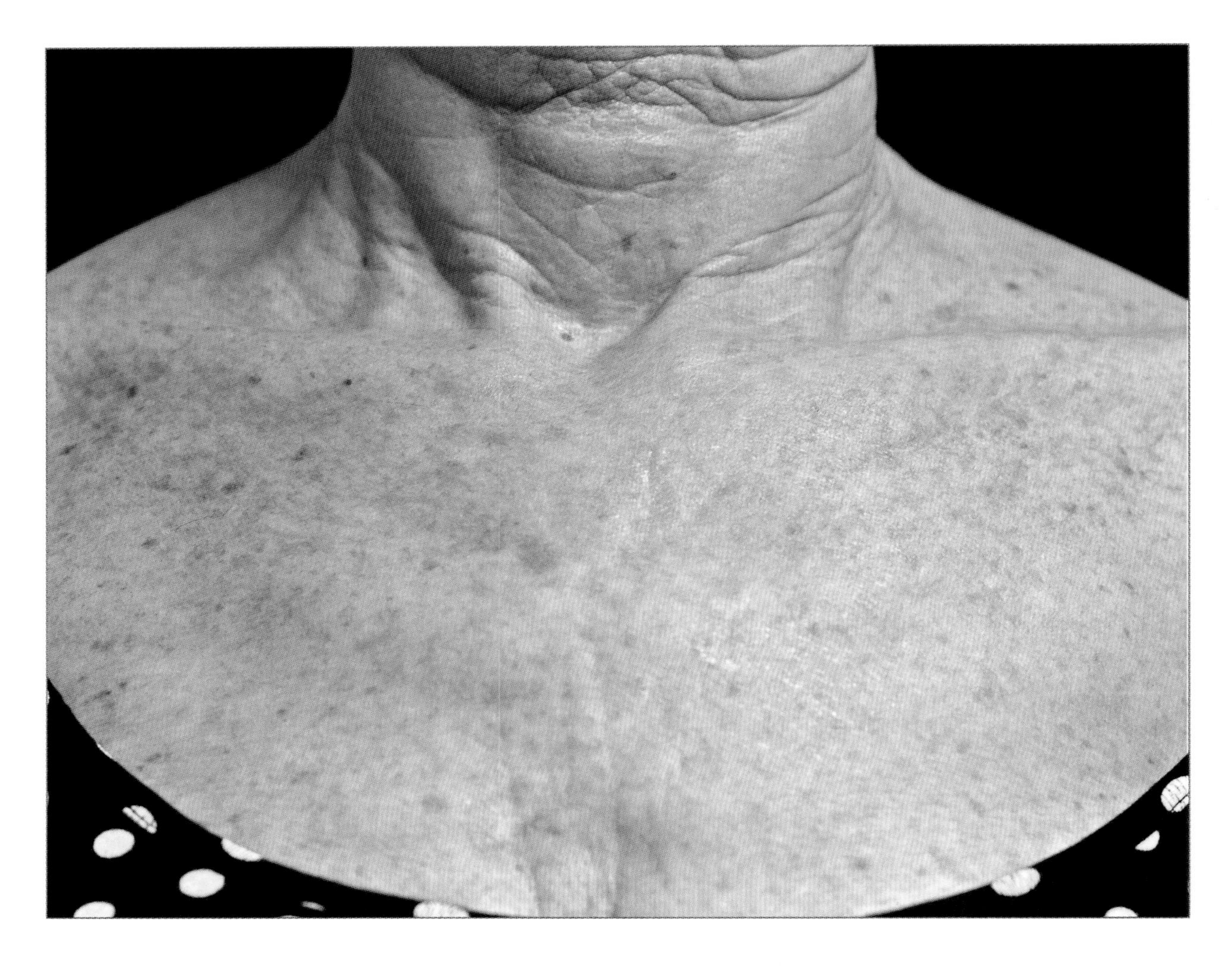

案例			
年龄和性别	69岁女性		
患者对于医学、美学的关注点及诉求	皮肤状况	病史	诉求
	• 颈部:严重的弹性组织变性和松弛 • 前胸暴露部位:皮肤异色病、晒斑、日光角化病	• 长期的日光浴史 • 其他方面健康	解决前胸的老年斑、颈部皮肤的弹性组织变性和松弛
医生客观评估	Fitzpatrick 皮肤分型	Glogau 分型	皮肤细节评估
	Ⅱ型	Ⅳ型	• 颈部:皮肤严重的松弛和皱纹 • 前胸暴露部位:日晒斑、老年斑、日光角化病

<table>
<tr><th colspan="3">治疗计划</th></tr>
<tr><td>化学剥脱方案</td><td colspan="2">患者希望改善严重的颈部和前胸部皮肤的光老化,可以选择温和(C级)的TCA剥脱,如采用Jessner液+25%TCA联合剥脱。而且采用C级化学剥脱在一定程度上还可以改善颈部和前胸部的日晒斑和老年斑。对于此患者应该在治疗前后使用3%对苯二酚以避免出现炎症后色素沉着。颈部也应该包含在治疗区域里,以避免产生明显的治疗区域与非治疗区域的分界线,并改善皮肤的外观。然而,化学剥脱并不是改善颈部皮肤松弛的最佳治疗方案</td></tr>
<tr><th colspan="3">治疗方案选择</th></tr>
<tr><td>剥脱方案</td><td colspan="2">浅到中层复合剥脱</td></tr>
<tr><td>治疗区域</td><td colspan="2">颈部和前胸暴露部位</td></tr>
<tr><td>剥脱剂配方</td><td colspan="2">Jessner液+25%TCA</td></tr>
<tr><td>剥脱等级</td><td colspan="2">C级</td></tr>
<tr><td>操作方法</td><td colspan="2">在颈部和前胸暴露部位用刷子或棉球在清洁后的皮肤上涂抹Jessner液,直到可见在红斑背景上出现散在均匀的结霜。然后用棉球蘸取25%TCA溶液,均匀轻柔地涂抹直到出现均匀的薄结霜(Ⅰ~Ⅱ级)</td></tr>
<tr><td>终点反应</td><td colspan="2">• Jessner液:在红斑基础上斑点状结霜
• 25%TCA:Ⅰ~Ⅱ级白霜(轻度结霜)</td></tr>
<tr><td>复诊及随访</td><td colspan="2">在剥脱后皮肤处于炎症反应和上皮再化生阶段,要求患者每1~2天复诊1次,对局部创面进行护理。对于敏感的颈部或前胸暴露部位,一般不需要进行清创护理。剥脱后的皮肤可以穿着宽松的棉质衣物以达到防晒的目的
在皮肤表皮完成再生后,患者可以每周复诊1~2次。因为真皮重建和胶原合成需要较长时间,所以医生在治疗后的6个月内要持续对患者进行随访观察</td></tr>
<tr><td rowspan="2">剥脱前的皮肤护理</td><td>使用产品</td><td>使用时间及频次</td></tr>
<tr><td>外用含有3%对苯二酚和0.01%维甲酸的产品</td><td>1天2次,使用4周</td></tr>
<tr><td rowspan="2">剥脱后的皮肤护理</td><td>使用产品</td><td>使用时间及频次</td></tr>
<tr><td>• 局部治疗采用的方案与愈合过程有关,如使用O/W或W/O和(或)含抗生素的乳膏
• 建议在剥脱后的第1天使用生理盐水湿敷和涂抹凡士林来保护有创皮肤。必须注意覆盖物不会黏附在伤口上,如有必要,在取下覆盖物前进行湿敷处理
• 通常在皮肤再上皮化后需要使用数周的含有3%对苯二酚和0.01%维甲酸的外用产品
• 剥脱区域需要进行物理防晒和(或)使用高SPF的广谱防晒霜</td><td>使用的时间和频率不仅与皮肤愈合的阶段有关,还要考虑O/W或W/O的剂型问题。对治疗后的皮肤进行局部护理应至少维持几个月。详见第7章和第8章的相关内容</td></tr>
<tr><td>治疗时间和频率</td><td colspan="2">• 单次治疗
• 治疗本身大约需要60分钟,但应考虑到治疗后的复诊及随访时间</td></tr>
<tr><td>长期建议</td><td colspan="2">需要长期使用含有高SPF的广谱防晒霜(建议用量2mg/cm^2)</td></tr>
<tr><td>讨论</td><td colspan="2">该患者有长期日晒史,造成了前胸暴露部位的光老化和颈部皮肤的严重松弛及颈纹。单纯使用化学剥脱改善这个区域的问题,其疗效是有限的,这需要向患者提前说明。前胸部位的大部分皮肤外观可以得到改善,但是日光角化病未得到全部改善。使用局部光动力疗法和液氮冷冻治疗可以更好地解决这个问题,如使用光动力疗法治疗老年斑及日光角化病
颈部的皮肤严重松弛则需要手术治疗。若患者选择采用化学剥脱治疗皮肤松弛,应当告知患者,最低程度的损伤的治疗与改善严重松弛的颈部问题至满意有一定的冲突。相反,如果操作者采用深层化学剥脱,如同激光治疗一样,术后出现并发症的风险概率会大大增加,甚至高于手术。对于颈部年轻化较高要求的患者,建议手术治疗
重点提示,应长期对患者进行防晒教育及指导</td></tr>
</table>

9.25 弹性组织变性和老年斑(颈部和前胸暴露部位,Fitzpatrick皮肤分型Ⅲ型)

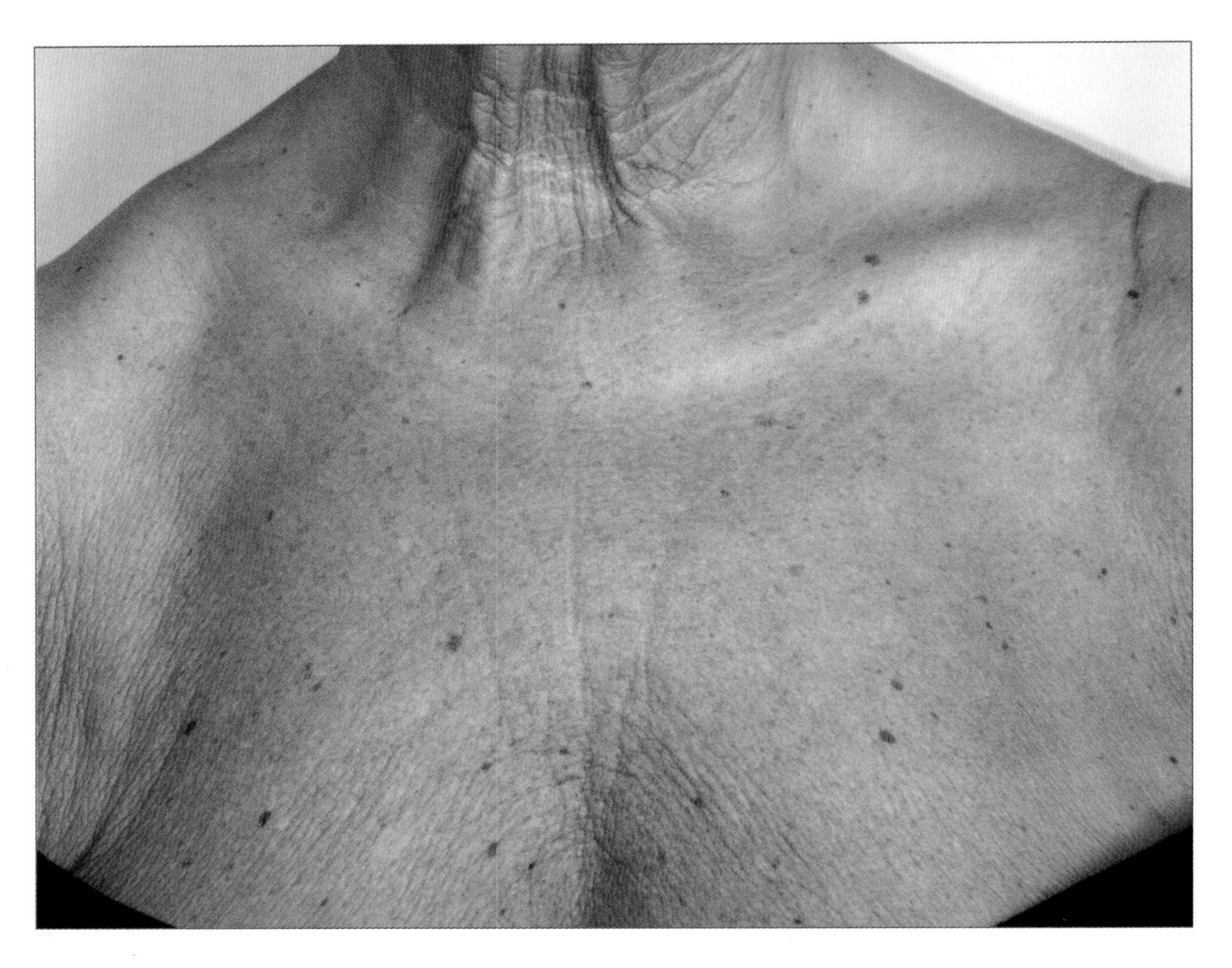

案例			
年龄和性别	68 岁女性		
患者对于医学、美学的关注点及诉求	皮肤状况	病史	诉求
	• 颈部:弹性组织变性和皱纹 • 前胸部:弹性组织变性和日晒斑	• 长期的日光浴史 • 患有类风湿关节炎,需服用大量药物进行治疗,包括非甾体抗炎药和低剂量糖皮质激素	• 改善前胸部和颈部的光老化 • 改善日晒斑和皱纹
医生客观评估	Fitzpatrick 皮肤分型	Glogau 分型	皮肤细节评估
	Ⅲ型	Ⅳ型	• 颈部:严重的松弛和皱纹 • 前胸暴露部位:弹性组织变性和日晒斑

治疗计划		
化学剥脱方案	在没有禁忌证的情况下，对于该患者笔者推荐采用中层C级的TCA联合剥脱以改善颈部及前胸部皮肤的老化及日晒斑。C级化学剥脱依赖炎症反应起作用，但是由于该患者口服非甾体抗炎药和糖皮质激素治疗类风湿关节炎，中层化学剥脱就不适用。因此，在这个特殊案例中，适合采用多次浅表20%～70%AHA剥脱和外用药物治疗(如对苯二酚、维甲酸)等非炎症反应疗法来改善颈部和前胸的弹性组织变性和老年斑。患者皮肤为Fitzpatrick皮肤分型Ⅲ型，治疗前后外用3%对苯二酚可以提亮肤色。但是，在采用该治疗方案之前，需要与患者说明，采用浅层化学剥脱联合外用药物仅能达到真皮浅层的治疗深度，与其他可以达到真皮重建的治疗方案相比，对于颈部皮肤年轻化的改善程度是有限的	
治疗方案选择		
剥脱方案	多次浅表20%～70%AHA剥脱	
治疗区域	颈部和前胸暴露部位	
剥脱剂配方	首次治疗采用低浓度AHA(如20%)；第2次治疗，间隔时间不低于2周，可以采用更高的浓度，如35%AHA。之后的治疗以此类推	
剥脱等级	B级	
操作方法	清洁治疗区域皮肤后用刷子均匀涂抹剥脱剂，等出现斑驳或弥漫的红斑(1～5分钟)，然后进行中和	
终点反应	红斑	
剥脱前的皮肤护理	使用产品	使用时间和频次
	• 外用含有AHA、pH4.0的产品，以及含有3%对苯二酚和0.01%维甲酸的产品	1天2次，使用4周
剥脱后的皮肤护理	使用产品	使用时间和频次
	• 外用含有AHA、pH4.0的产品，含有3%对苯二酚和0.01%维甲酸的产品	• 持续使用直到下一次治疗 • 如果对于日晒斑的改善效果是满意的，可以外用不含有对苯二酚的产品，但是仍要外用含有AHA、pH4.0的产品和0.01%维甲酸的产品
治疗时间和频率	5～10次化学剥脱为一个疗程	
长期建议	长期进行化学剥脱治疗和坚持皮肤护理有益于维持皮肤的健康和年轻化。日常护理包括每天使用含有高SPF的广谱防晒霜(建议用量2mg/cm^2)	
讨论	由于该患者需口服抗炎药物，故采用浅表AHA剥脱以促进皮肤再生，联合皮肤美白护理可以改善颈部和前胸部皮肤的弹性组织变性和晒斑。当然，这种治疗方案与产生真皮深层炎症反应达到真皮重建的TCA剥脱、激光剥脱等相比，效果是有限的。但是外用具有再生作用的维甲酸及具有美白作用的对苯二酚可有一定效果。外用护理结合反复的B级AHA剥脱也是非常有效的，并可以满足患者安全且持续自然地改善颈部和前胸暴露部位皮肤外观的要求。这些内容需要在治疗之前与患者进行很好的沟通 一般来讲，如果遇到与该患者类似的情况，医生需要注意对患者进行长期的观察与随访，目的是确保所选择的治疗方案是合适的，并且对患者的健康没有影响。这并不意味着中层化学剥脱不能使用。在患者的情况发生变化，如慢性疾病得到控制，非常稳定，口服药物非常少或者停药的情况下，医生可以制订强度更高的年轻化治疗方案	

9.26 日光性雀斑样痣(手背)

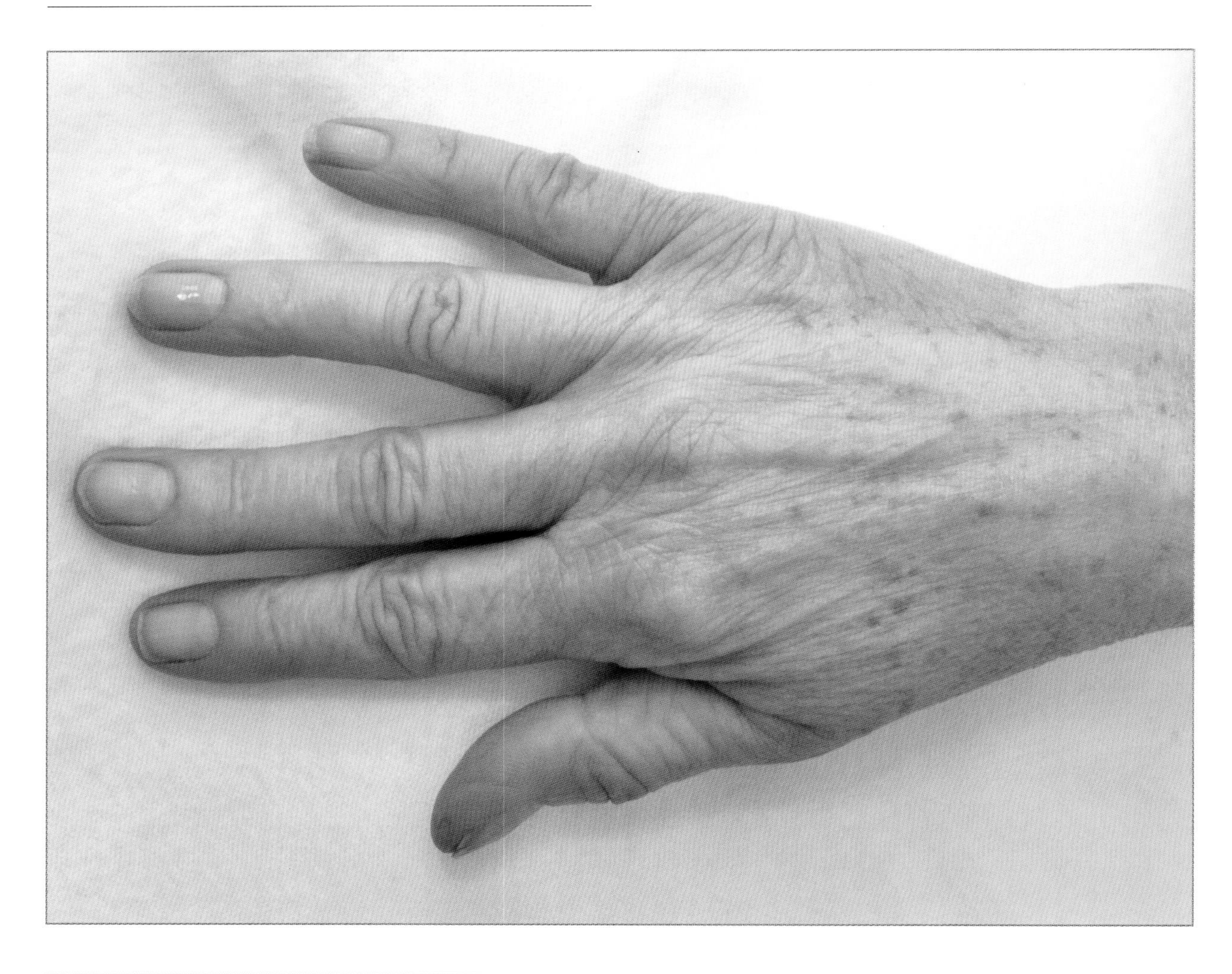

案例			
年龄和性别	66 岁女性		
患者对于医学、美学的关注点及诉求	皮肤状况	病史	诉求
	手部皮肤的老化:手背部皮肤脂肪组织减少,血管和肌腱清晰可见,伴随大量日光性雀斑样痣	一直坚持户外活动	改善手部雀斑样痣
医生客观评估	Fitzpatrick 皮肤分型	Glogau 分型	皮肤细节评估
	Ⅱ型	Ⅳ型	手背部脂肪减少,清晰可见的血管和肌腱,大量雀斑样痣

治疗计划		
化学剥脱方案	对于手背部的日光性雀斑样痣，建议使用 35%TCA 剥脱进行治疗，而不是使用 Baker-Gordon 配方溶液或者与 Jessner 液进行联合剥脱治疗。手背其余位置可以使用低浓度的酸，如 10%～25%TCA、20%～40%PA 或者 20%～70%GA，以达到整个手部皮肤的年轻化。治疗方案的选择取决于医生的偏好和经验。对于这个 Fitz-patrick 皮肤分型Ⅱ型的患者，治疗前后需要使用含 2%对苯二酚的外用产品来避免色素沉着的形成	
治疗方案选择		
剥脱方案	对每个日光性雀斑样痣采用中层 35%TCA 剥脱，随后对整个手背采用浅层化学剥脱(如 AHA 剥脱)	
治疗区域	重点集中在手背部的日光性雀斑样痣	整个手背(手指和手腕的背部也要包含)
剥脱剂配方	35%TCA	20%AHA(仅对此例)
剥脱等级	D 级	B～C 级
操作方法	使用棉签蘸取剥脱液并涂抹在皮损表面，直到局部出现结霜	用刷子蘸取剥脱剂并均匀涂刷，直到局部出现红斑，然后进行中和
终点反应	Ⅲ度 TCA 结霜(瓷白色的结霜)	红斑
复诊及随访	在表皮再生阶段，患者需要至少每 2 天来诊所复诊 1 次，以保证局部伤口顺利愈合。一般情况下，需要使用单纯保湿型霜剂(如中层化学剥脱后使用的保湿霜)，每天 5～8 次，直到表皮再生完成。医生应密切关注使用 35%TCA 剥脱后皮肤颜色的变化，从治疗后第 2 天开始，皮损的颜色会逐渐加深，这一点需要提前告知患者。一旦表皮修复完成，复诊可以调整为每 2～3 天 1 次，直到整个皮肤愈合过程结束。需要注意的是，因为真皮的重建需要较长时间，所以，医生需要在治疗后 6 个月内继续对患者进行随访和观察	
剥脱前的皮肤护理	使用产品	持续时间和频率
	外用含有 4%对苯二酚以及 0.01%维甲酸的产品	每天 2 次，使用 3～4 周
剥脱后的皮肤护理	使用产品	持续时间和频率
	• 进行中层化学剥脱后，在表皮再生完成以前，每天多次使用单纯保湿型护手霜(每天 5～8 次)。然而，治疗后的局部外用护理产品需要根据个人的皮肤和喜好选择。在表皮再生完成前，建议佩戴手套进行物理防晒 • 表皮再生完成后，局部使用含有 4%对苯二酚霜剂和 0.01%维甲酸乳膏 • 白天使用高 SPF 的广谱防晒霜	使用的时间和频率不仅与皮肤愈合的阶段有关，还要考虑 O/W 或 W/O 的剂型问题。对治疗后的皮肤进行局部护理应至少维持几个月。详见第 7 章和第 8 章的相关内容
治疗时间和频率	• 单次治疗 • 治疗时间最少需要 15 分钟	
长期建议	持续使用高 SPF 的广谱防晒霜(建议用量 $2mg/cm^2$)。如果在户外时间较长，建议戴手套进行防晒	
讨论	和颈部及前胸部一样，手部皮肤的非剥脱性的抗衰老治疗十分重要。局部中层化学剥脱联合整个手背部浅层化学剥脱可以改善手背部皮肤的色素不均，如雀斑样痣及其他浅表的皮损。由于手背部皮肤比较薄，皮肤附属器少，加上长期的日光暴露，化学剥脱后形成瘢痕和炎症后色素沉着的风险较高。因此，化学剥脱深度不应超过 C～D 级 然而，化学剥脱不能解决皮肤手背部皮下脂肪缺损的问题。如果患者有这方面的诉求，可考虑其他方法，如真皮填充剂注射或者脂肪移植等	

9.27 皮肤异色病及日光角化病(头皮)

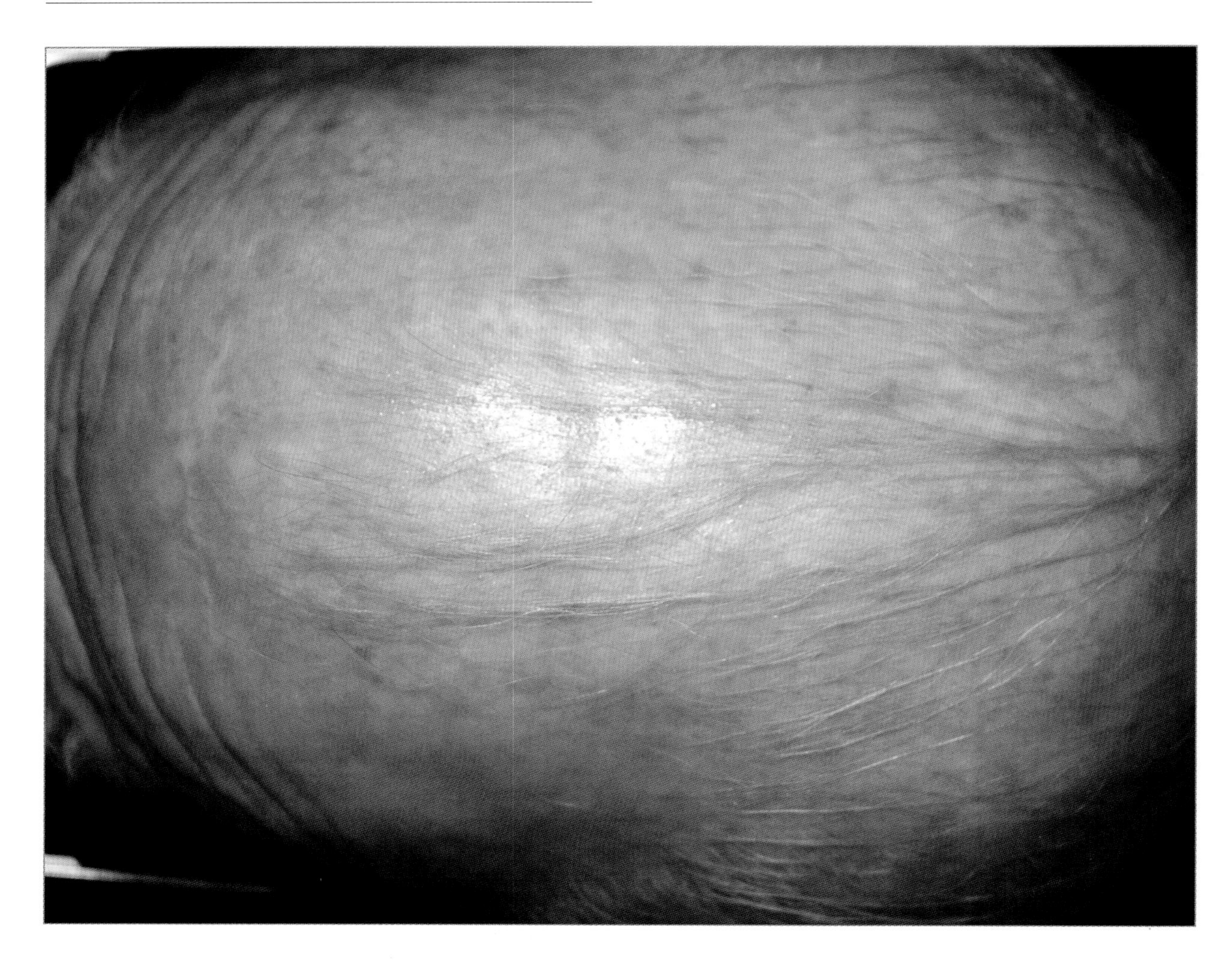

案例			
年龄和性别	86 岁男性		
患者对于医学、美学的关注点及诉求	皮肤状况	病史	诉求
	头皮外皮肤异色病以及日光角化病	喜欢户外活动,如冲浪及滑雪。曾切除数个基底细胞癌及鳞状细胞癌皮损,其中一个在额头	治疗日光角化病
医生客观评估	Fitzpatrick 皮肤分型	Glogau 分型	皮肤细节评估
	Ⅱ型	Ⅳ型	雄激素性脱发、炎症后色素沉着以及色素减退、日光角化病、日光性雀斑样痣

<table>
<tr><th colspan="3">治疗计划</th></tr>
<tr><td>化学剥脱方案</td><td colspan="2">对于头皮处的皮肤异色病的治疗，中层 Jessner 液＋35％TCA 联合剥脱是首选。同样，对于肤色较深的患者，也可采用较弱的剥脱方案，如 Jessner 液＋25％TCA 联合剥脱。为了改善日光角化病的皮损，局部可使用苯酚剥脱。对于这位 Fitzpatrick 皮肤分型Ⅱ型的患者来说，治疗前后需要使用 2％对苯二酚来避免炎症后色素沉着</td></tr>
<tr><th colspan="3">治疗方案选择</th></tr>
<tr><td>剥脱方案</td><td colspan="2">头皮处使用中层 Jessner 液＋35％TCA 联合剥脱，日光角化病皮损处使用苯酚剥脱</td></tr>
<tr><td>治疗区域</td><td>头皮</td><td>头皮处的日光角化病皮损</td></tr>
<tr><td>剥脱剂配方</td><td>Jessner 液＋35％TCA</td><td>88％苯酚</td></tr>
<tr><td>剥脱等级</td><td>C～D 级</td><td>E 级</td></tr>
<tr><td>操作方法</td><td>清洁头皮，然后在整个头皮使用 Jessner 液，直到可见在红斑的基础上出现 Jessner 液结霜。之后立即使用 TCA 溶液，一般用棉签或者棉球蘸取后涂抹。涂抹应施力均匀，直到局部出现均匀而细薄的瓷白色结霜。在操作的时候需要根据皮肤的反应选择适当的操作方法</td><td>使用棉签蘸取苯酚溶液并涂抹在日光角化病皮损处。当局部出现 E 级苯酚结霜时停止操作</td></tr>
<tr><td>终点反应</td><td>• Jessner 液：Jessner 液结霜
• 35％TCA：Ⅱ～Ⅲ度结霜（瓷白色结霜）</td><td>E 级苯酚结霜（有光泽的白色或灰色结霜）</td></tr>
<tr><td>复诊及随访</td><td colspan="2">治疗后 1 周患者需要至少每 1～2 天复诊 1 次，第 2 周开始可每周复诊 1～2 次，以保证局部伤口顺利愈合，并指导患者使用合适的化学剥脱后护理产品</td></tr>
<tr><td rowspan="2">剥脱前的皮肤护理</td><td>使用产品</td><td>持续时间和频率</td></tr>
<tr><td>外用含有 2％对苯二酚和 0.01％维甲酸的产品</td><td>每天 2 次，使用 3～4 周</td></tr>
<tr><td rowspan="2">剥脱后的皮肤护理</td><td>使用产品</td><td>持续时间和频率</td></tr>
<tr><td>• 局部治疗采用的方案与愈合过程有关，如使用 O/W 或 W/O 和（或）含抗生素的乳膏
• 建议在剥脱后的第 1 天使用生理盐水湿敷和涂抹凡士林以保护有创皮肤
• 在皮肤再上皮化后使用含有 2％对苯二酚和 0.01％维甲酸的外用产品，日常防护必须使用高 SPF 的广谱防晒霜</td><td>局部治疗方案选择与皮肤愈合的阶段相关，因此，头皮治疗以及化学剥脱后局部皮肤护理需要持续 3～4 周</td></tr>
<tr><td>治疗时间和频率</td><td colspan="2">• 单次治疗
• 剥脱治疗过程需要 45 分钟，但应考虑到治疗后的复诊及随访需要的时间</td></tr>
<tr><td>长期建议</td><td colspan="2">持续使用高 SPF 的广谱防晒霜（建议用量 $2mg/cm^2$）。建议患者佩戴帽子进行物理防晒。应定期到皮肤科进行检查</td></tr>
<tr><td>讨论</td><td colspan="2">由于此例需要对皮肤异色病和日光角化病两个问题进行治疗，所以需要选择不同种类的剥脱剂进行联合治疗。根据患者的病史、日光暴露史以及既往的皮肤表现，尤其是患者的头皮情况，需要对患者进行健康宣教。避免日光暴露、防晒的必要性都需要和患者充分说明，以确保治疗的有效性。根据患者的既往病史，定期到皮肤科进行随诊非常必要，不仅要关注头皮，全身的皮肤都要进行彻底的检查。
可同时进行激光治疗，这个可以与患者协商。由于该患者的主要诉求是医学需求而非单纯的美容需求，故应进行皮肤活检，并根据组织病理学结果进行正确的诊断</td></tr>
</table>

9.28 毛周角化(手臂)

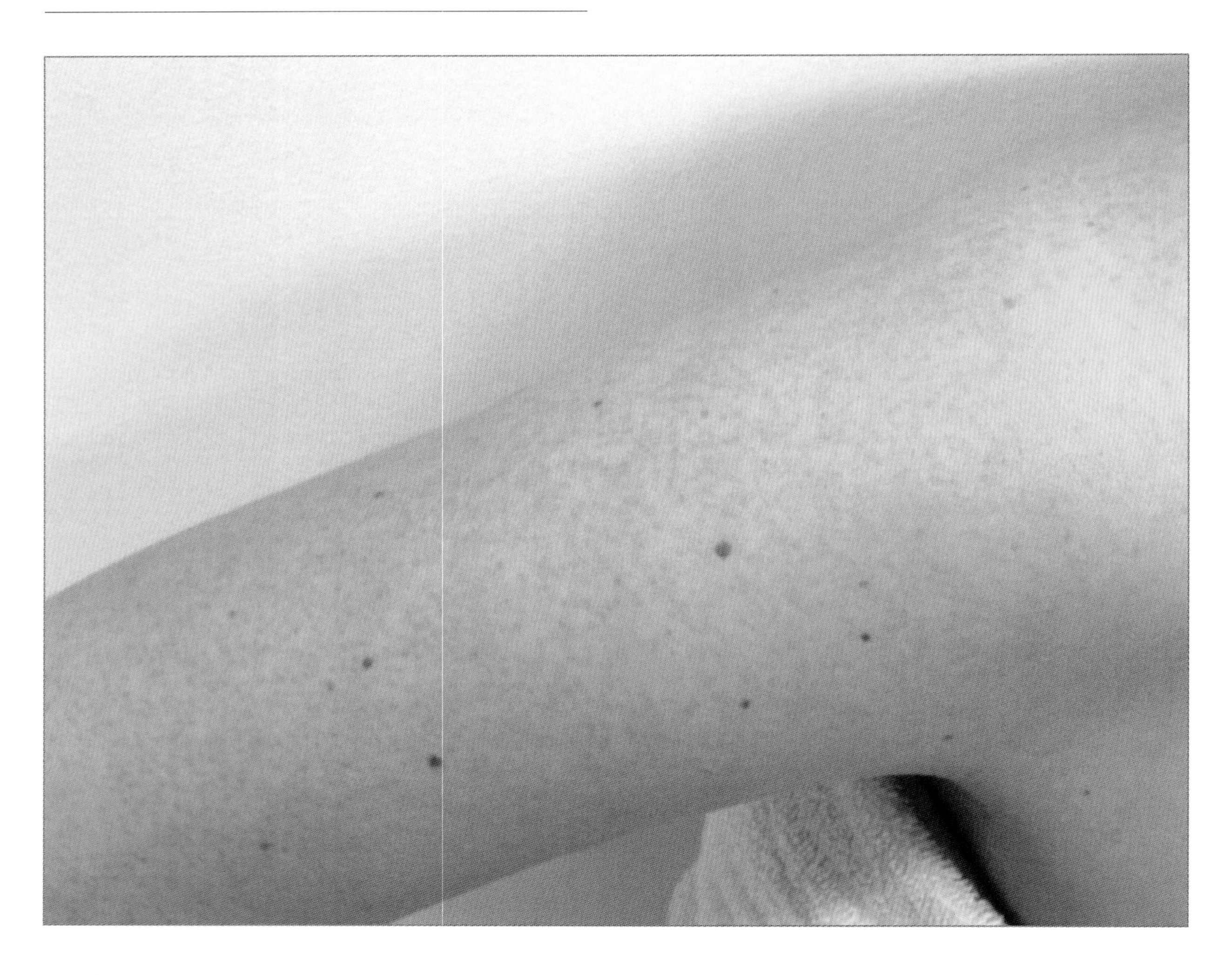

案例			
年龄和性别	22岁女性		
患者对于医学、美学的关注点及诉求	皮肤状况	病史	诉求
	上臂及大腿伸侧毛周角化	从12岁开始，上臂及大腿伸侧进行性皮肤粗糙，冬季加重	使皮肤变光滑，尤其是上臂
医生客观评估	Fitzpatrick 皮肤分型	Glogau 分型	皮肤细节评估
	Ⅱ型	Ⅰ型	上臂伸侧毛周角化

治疗计划		
化学剥脱方案	对于上肢皮肤的化学剥脱，轻度中层(C级)复合酸联合剥脱是合适的，化学剥脱剂的作用深度不能深于C级，以避免出现愈合时期的并发症。对于此患者，笔者推荐使用Jessner液+15%TCA或20%TCA联合剥脱。建议此患者在治疗前后使用2%对苯二酚预防炎症后色素沉着	
治疗方案选择		
剥脱方案	基于TCA的C级联合剥脱	
治疗区域	双侧上臂	
剥脱剂配方	Jessner液+20%TCA	
剥脱等级	C级	
操作方法	使用棉签蘸取Jessner液，反复擦拭上臂需要治疗的区域，直到局部出现Jessner结霜。随后，立即使用蘸有20%TCA溶液的棉签进行反复轻柔擦拭，直到皮损处可见在红斑的基础上出现均匀细薄的结霜	
终点反应	• Jessner液：红斑基础上出现散在的结霜 • 20%TCA：Ⅰ～Ⅱ度结霜	
复诊及随访	治疗后，需要患者每1～2天复诊1次，使用由医生推荐适合局部恢复的外用皮肤护理产品不需要进行专业的清创术。患者需要穿着宽松的棉质衣物。之后需要进一步进行强化的化学剥脱后治疗 表皮再生完成后，每周复诊1～2次，直到皮肤完全修复。在治疗后的6个月，医生需要对患者进行不间断的随访	
剥脱前的皮肤护理	使用产品	持续时间和频率
	外用含有2%对苯二酚以及0.1%维甲酸的产品	每晚1次，使用4周
剥脱后的皮肤护理	使用产品	持续时间和频率
	• 局部治疗的选择与皮肤愈合的阶段相关，如采用W/O或O/W制剂和(或)抗生素乳膏 • 在剥脱后的最初几天，推荐使用生理盐水湿敷和外部涂抹凡士林保护发炎的皮肤 • 表皮再生完成后，推荐使用含2%对苯二酚或0.1%维甲酸，且pH4.0的护肤品，并连续使用促进皮肤水合的产品(如5%尿素霜)	3～6周 使用的时间和频率不仅与皮肤愈合的阶段有关，还要考虑O/W或W/O的剂型问题。对治疗后的皮肤进行局部护理应至少维持几个月。详见第7章和第8章的相关内容
治疗时间和频率	• 笔者推荐进行2次治疗，间隔4周 • 剥脱治疗过程本身需要20～30分钟，但应考虑到复诊及随访所需的时间	
长期建议	此案例有些特殊，紫外线照射可能会改善疾病的症状。根据患者的病史，当在夏季穿着无袖衣服时，症状会减轻。然而，在正常情况下，皮肤应当避免过度的紫外线照射。推荐连续使用有补水、保湿功效的护肤产品(如5%尿素霜)	
讨论	深达C级的Jessner液+TCA联合剥脱是治疗患者上臂毛周角化的最佳选择。如患者愿意，同样的治疗方案可以用于大腿部的毛周角化。进行一次化学剥脱即可使皮肤变得光滑。4周后进行下一次治疗，并且应在局部持续使用相关的皮肤护理产品，这样将会收到非常好的治疗效果	

(孙 楠 译 简 丹 校)

10 临床案例

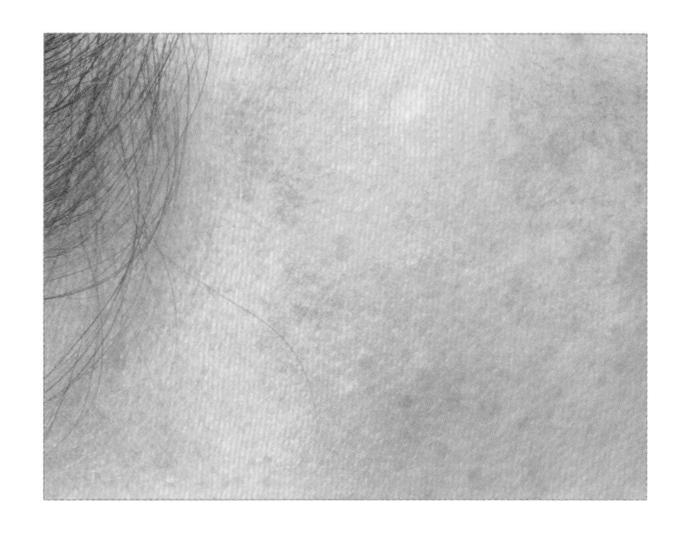

10.1 丘疹脓疱性玫瑰痤疮

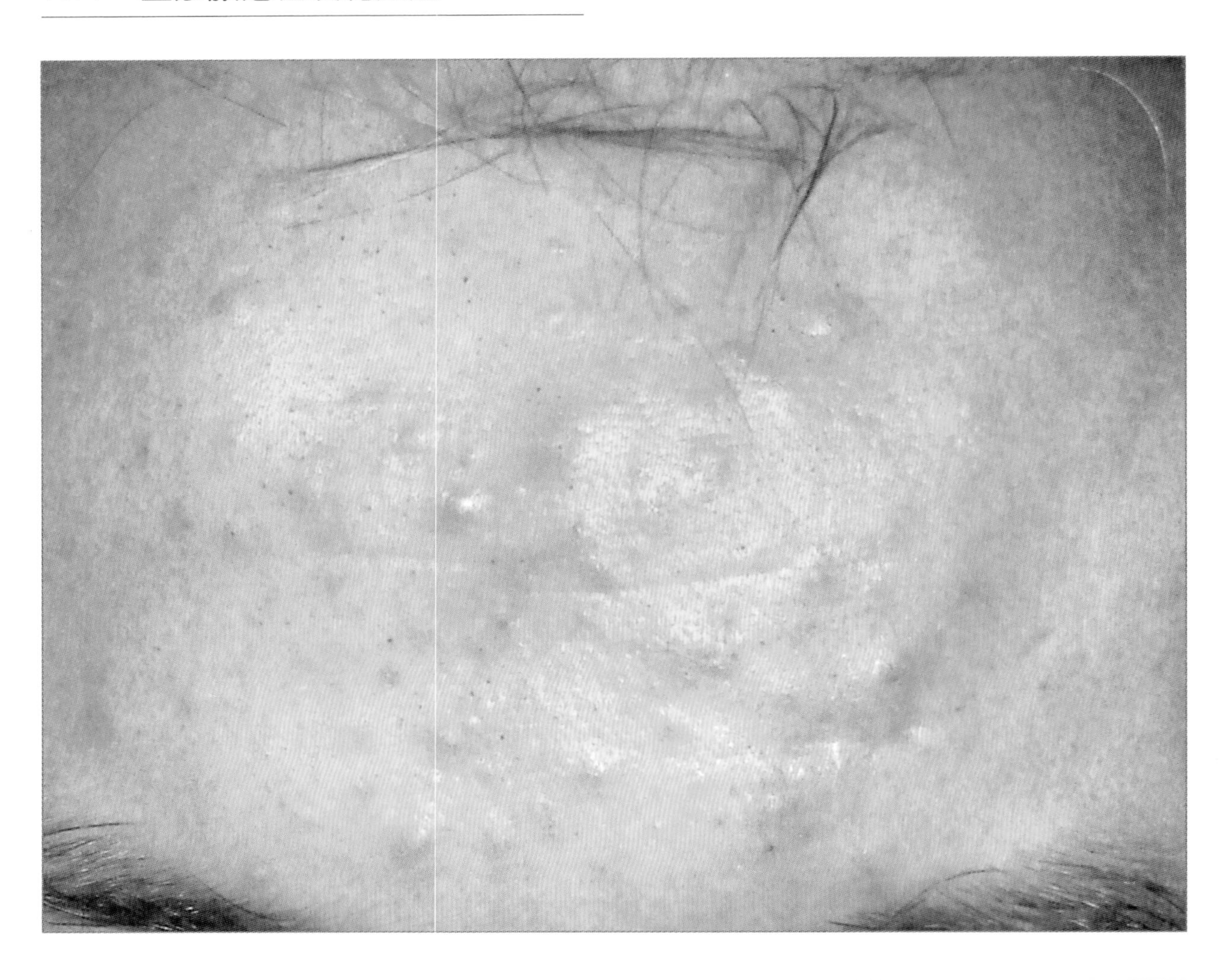

病例表现	
Fitzpatrick 皮肤分型	Ⅲ型
Glogau 分型	Ⅱ型
适应证	前额处的丘疹、脓疱

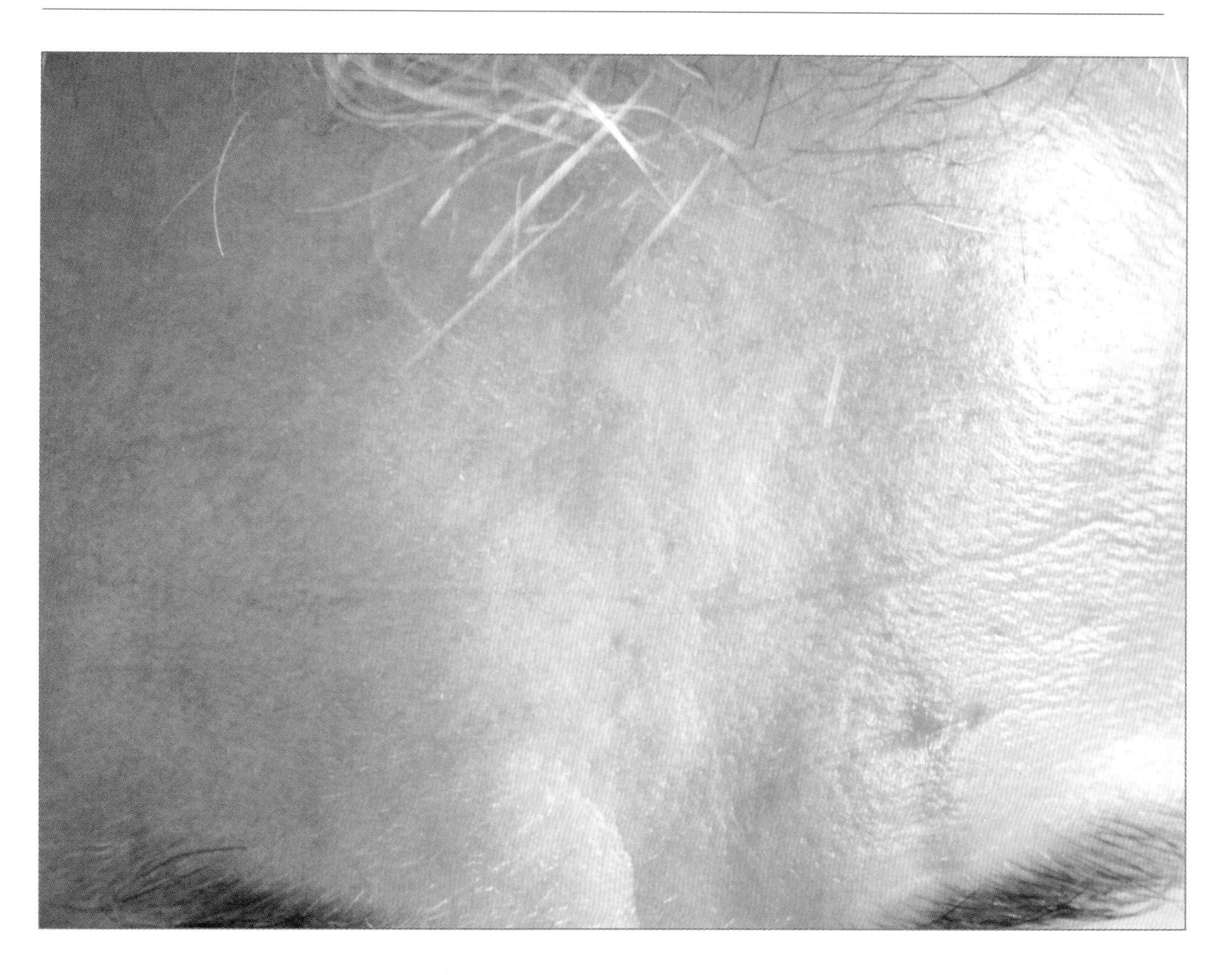

<table>
<tr><th colspan="3">治疗</th></tr>
<tr><td>治疗区域</td><td colspan="2">前额</td></tr>
<tr><td>预期剥脱等级及治疗目标</td><td colspan="2">于皮损区域采用多次 A～C 级剥脱治疗，先用浅层 A 级剥脱，后提高剥脱深度至 B～C 级</td></tr>
<tr><td>剥脱方案</td><td colspan="2">GA 剥脱，间隔 2 周，共 5 次，浓度从 20％递增至 70％</td></tr>
<tr><td rowspan="3">剥脱前和剥脱间期的治疗</td><td>早</td><td>晚</td></tr>
<tr><td>O/W 乳剂，含 15％GH，pH3.8</td><td>• 2％红霉素
• 2％甲硝唑
• 含有以上成分的亲水性软膏</td></tr>
<tr><td colspan="2">辅助性外用药物治疗在第 1 次 GA 治疗前 4 周开始，持续到末次治疗后 4 周。外用药膏每天 2 次应用于治疗区域。术后皮肤护理需持续应用 pH3.5～4.0 的 O/W 乳剂</td></tr>
<tr><td>随访拍照时间</td><td colspan="2">末次治疗后 8 周</td></tr>
</table>

10.2 玫瑰痤疮(鼻部)

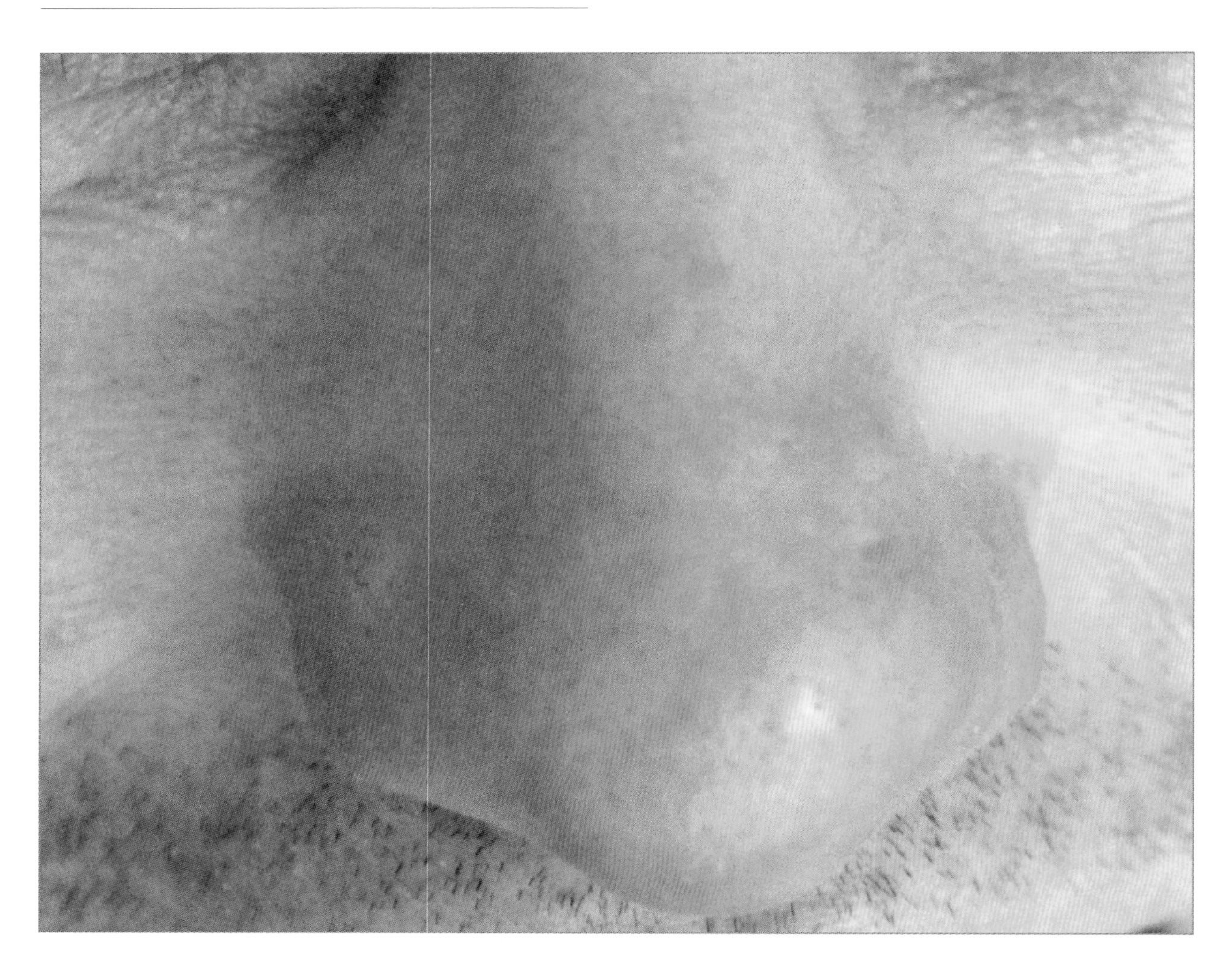

病例表现	
Fitzpatrick 皮肤分型	Ⅲ型
Glogau 分型	Ⅱ型
适应证	鼻部融合的丘疹、脓疱

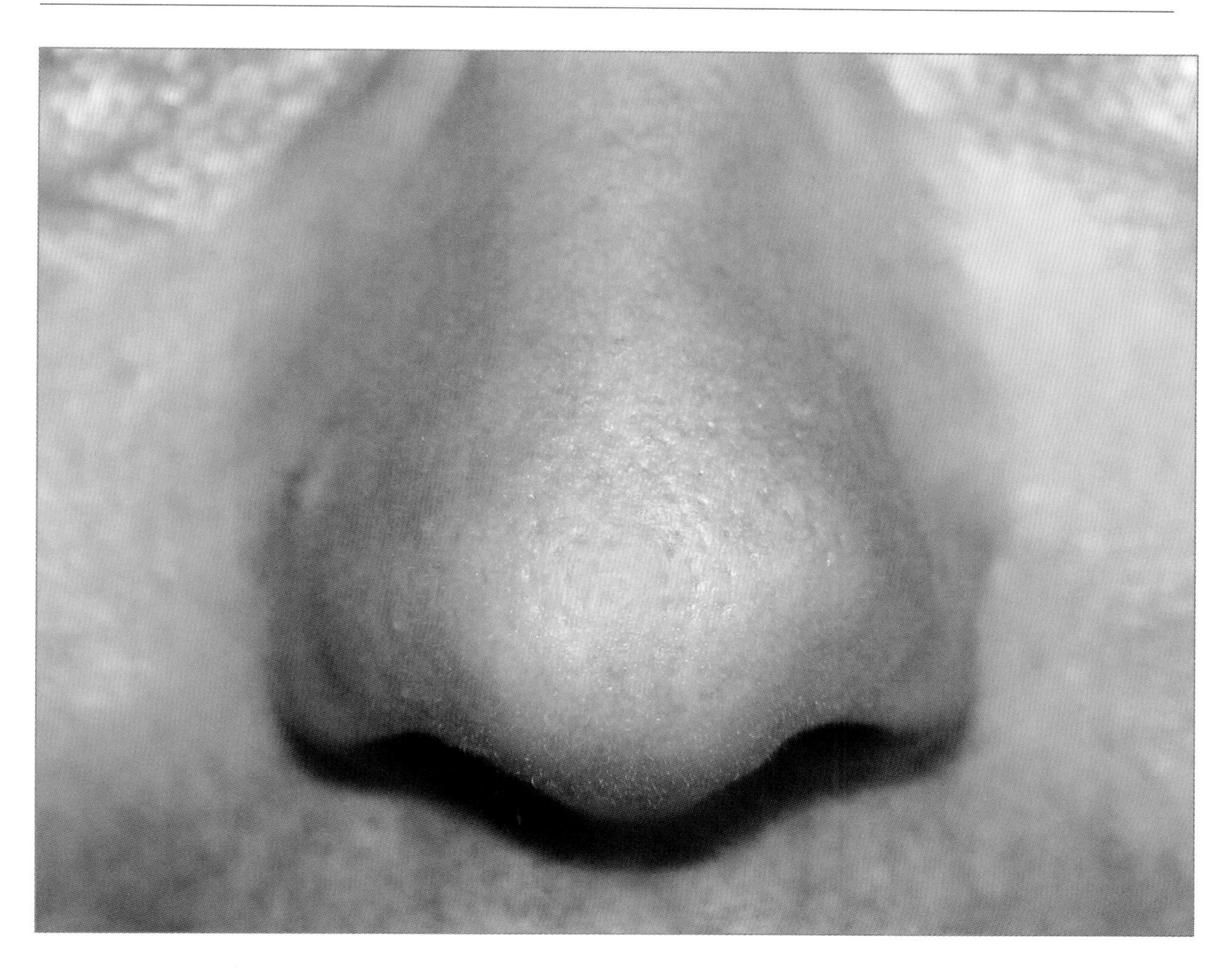

<table>
<tr><th colspan="3">治疗</th></tr>
<tr><td>治疗区域</td><td colspan="2">鼻部</td></tr>
<tr><td>预期剥脱等级及治疗目标</td><td colspan="2">于皮损区域进行重复多次的 A～C 级剥脱治疗，先用浅层 A 级剥脱，后提高剥脱深度至 B～C 级</td></tr>
<tr><td>剥脱方案</td><td colspan="2">GA 剥脱，间隔 2 周，共 5 次，浓度从 20%递增至 70%</td></tr>
<tr><td rowspan="3">剥脱和剥脱间期的治疗</td><td>早</td><td>晚</td></tr>
<tr><td>O/W 乳剂，含 15%GH，pH3.8</td><td>• 2%红霉素
• 2%甲硝唑
• 含有以上成分的亲水性软膏</td></tr>
<tr><td colspan="2">辅助性外用药物治疗在第 1 次 GA 治疗前 4 周开始，持续到末次治疗后 4 周。外用药膏每天 2 次应用于治疗区域。术后皮肤护理需持续应用 pH3.8 的 O/W 乳剂</td></tr>
<tr><td>随访拍照时间</td><td colspan="2">末次治疗后 8 周</td></tr>
</table>

10.3 日光角化病(前额)

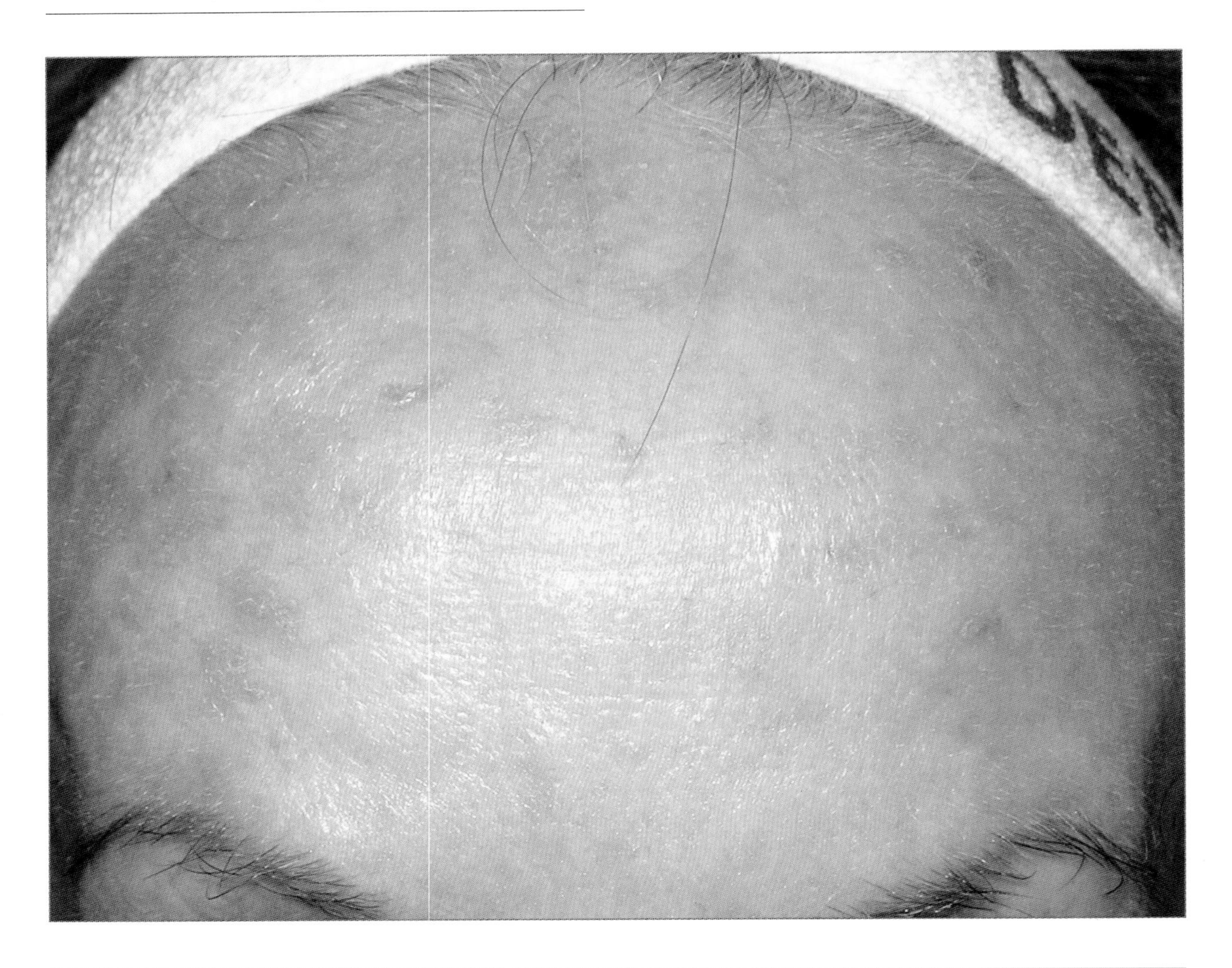

病例表现	
Fitzpatrick 皮肤分型	Ⅱ型
Glogau 分型	Ⅳ型
适应证	前额多发性的日光角化病、老年性色斑、色素沉着、色素减退、紫外线损伤皮损

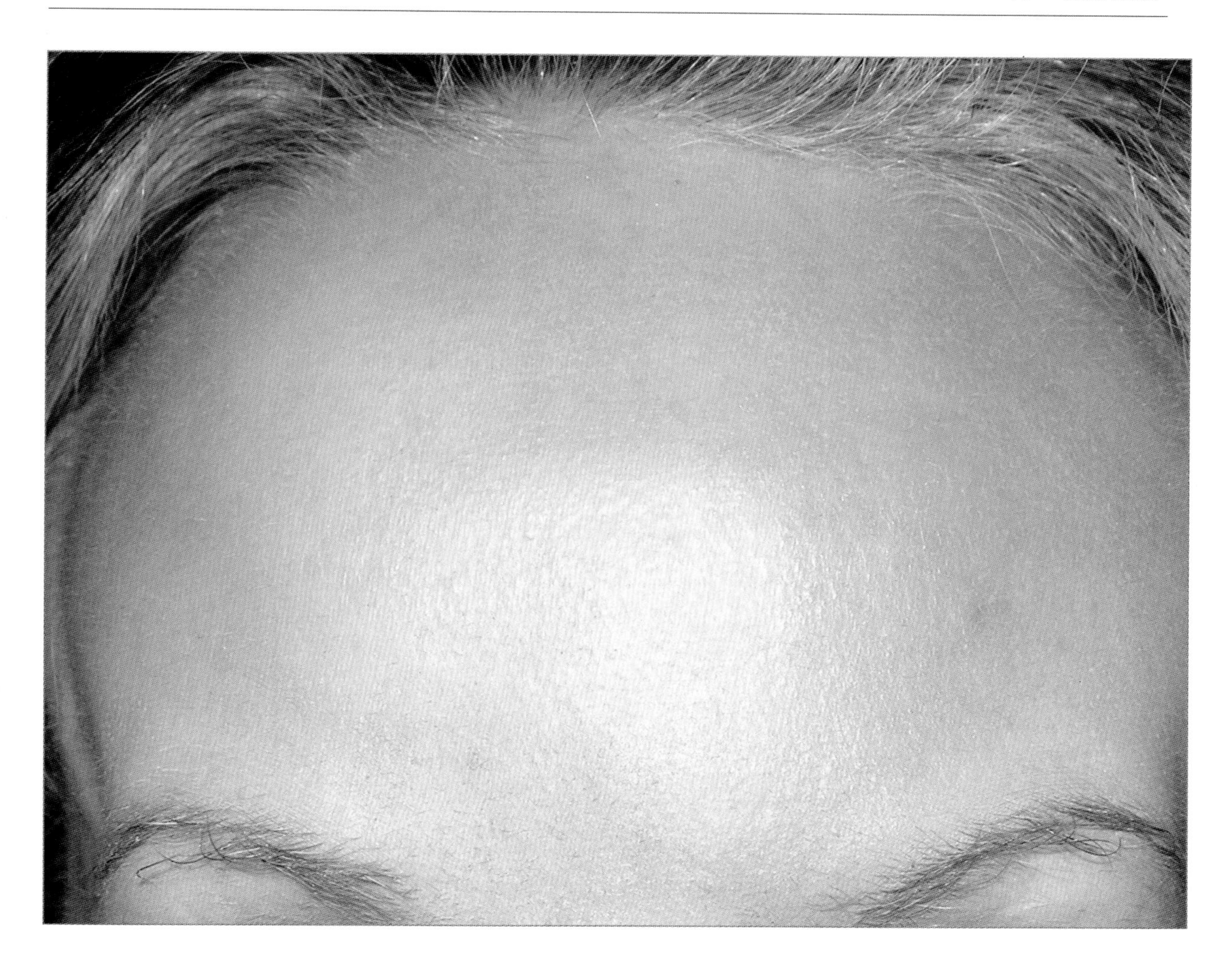

治疗	
治疗区域	前额
预期剥脱等级及治疗目标	D～E 级剥脱可完全去除日光角化病皮损，使紫外线损伤皮损缓解
剥脱方案	应用 Baker-Gordon 配方行单次剥脱治疗
剥脱前治疗	• 于前额处每日外用 0.1%维甲酸和 4%对苯二酚亲水性软膏 • 辅助性外用药物治疗在首次治疗前 4 周开始，以抑制酪氨酸酶活性以及角化
术后治疗	上皮再生后，前额处外用 0.1%维甲酸和 4%对苯二酚亲水性软膏，隔日 1 次，持续应用 2 个月
随访拍照时间	末次治疗后 6 个月

10.4 日光角化病(头皮)

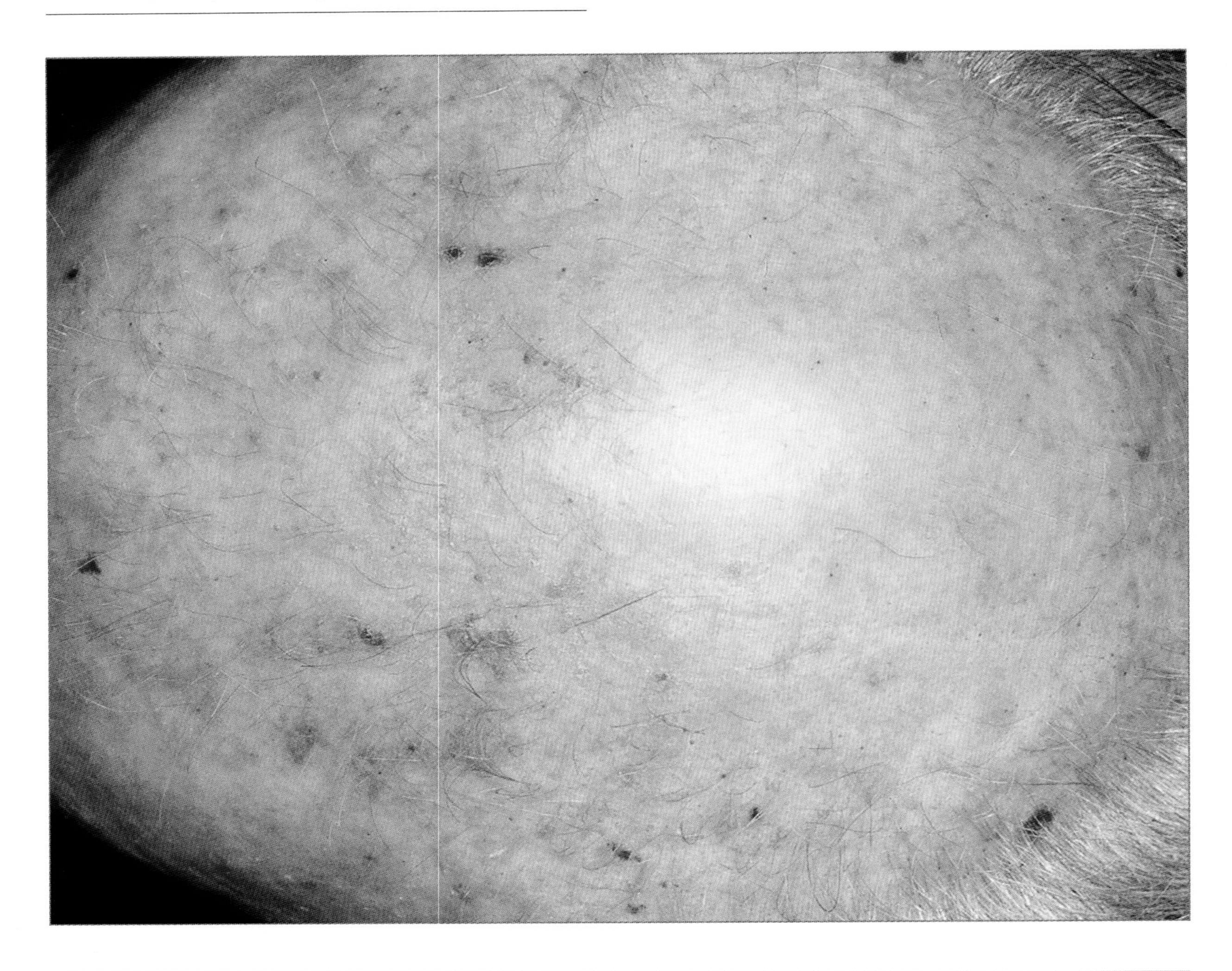

病例表现	
Fitzpatrick 皮肤分型	Ⅱ型
Glogau 分型	Ⅵ型
适应证	皮肤异色病、多发的日光角化病皮损伴脱屑

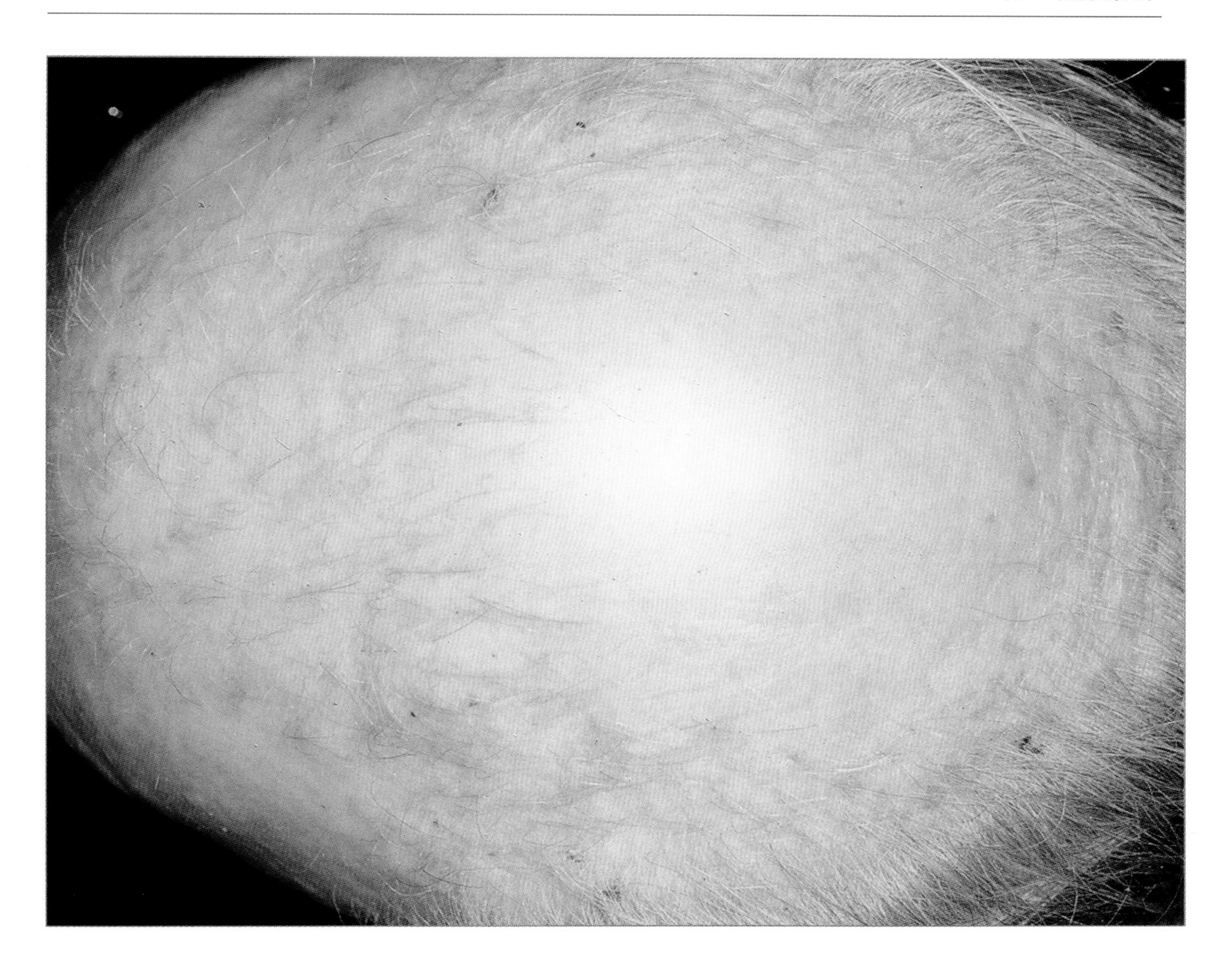

治疗	
治疗区域	头皮
预期剥脱等级及治疗目标	额头日光角化病皮损部位给予 C～D 级剥脱，彻底清除皮损
剥脱方案	单次 Mosaic 剥脱：应用棉棒将苯酚点涂于日光角化病皮损的中心区域，行深层剥脱；应用中层 Jessner 液＋30％TCA 联合剥脱，治疗皮损的其他区域
剥脱前治疗	于前额处每日外用含 0.1％维甲酸和 4％对苯二酚的亲水性软膏，辅助性外用药物治疗在首次治疗前 4 周开始，以抑制酪氨酸酶活性和角化。根据此患者皮肤类型，应用含 2％对苯二酚的亲水性软膏治疗，亦可应用更高的浓度
术后治疗	上皮再生后，头皮外用含有 0.1％维甲酸和 2％对苯二酚的亲水性软膏，隔日 1 次，持续应用 4 个月；白天应使用高 SPF 的广谱防晒霜
随访拍照时间	末次治疗后 4 个月

10.5 炎症后色素沉着(面颊)

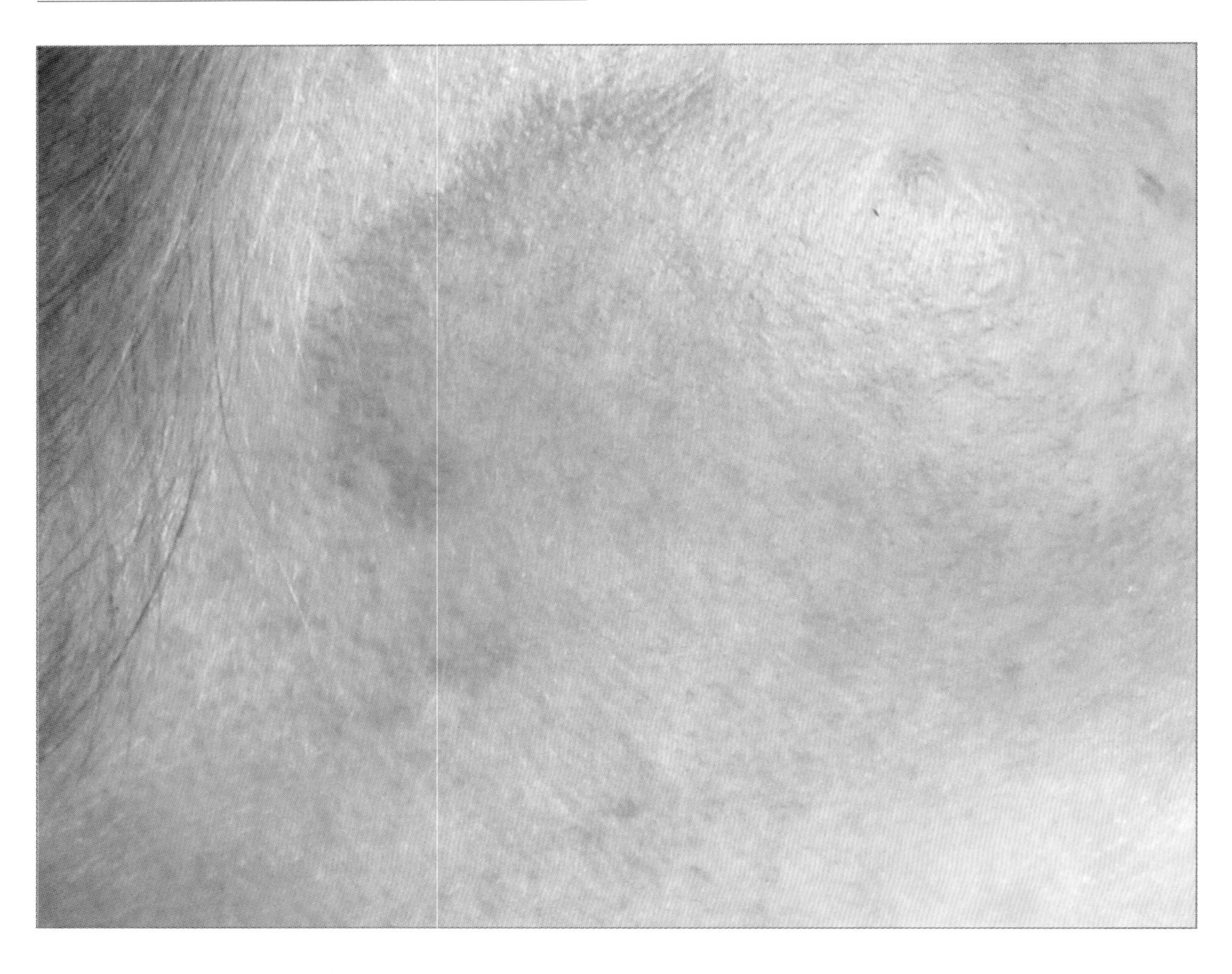

病例表现	
Fitzpatrick 皮肤分型	Ⅱ型
Glogau 分型	Ⅰ型
适应证	右侧面颊部烧伤后遗留的炎症后色素沉着

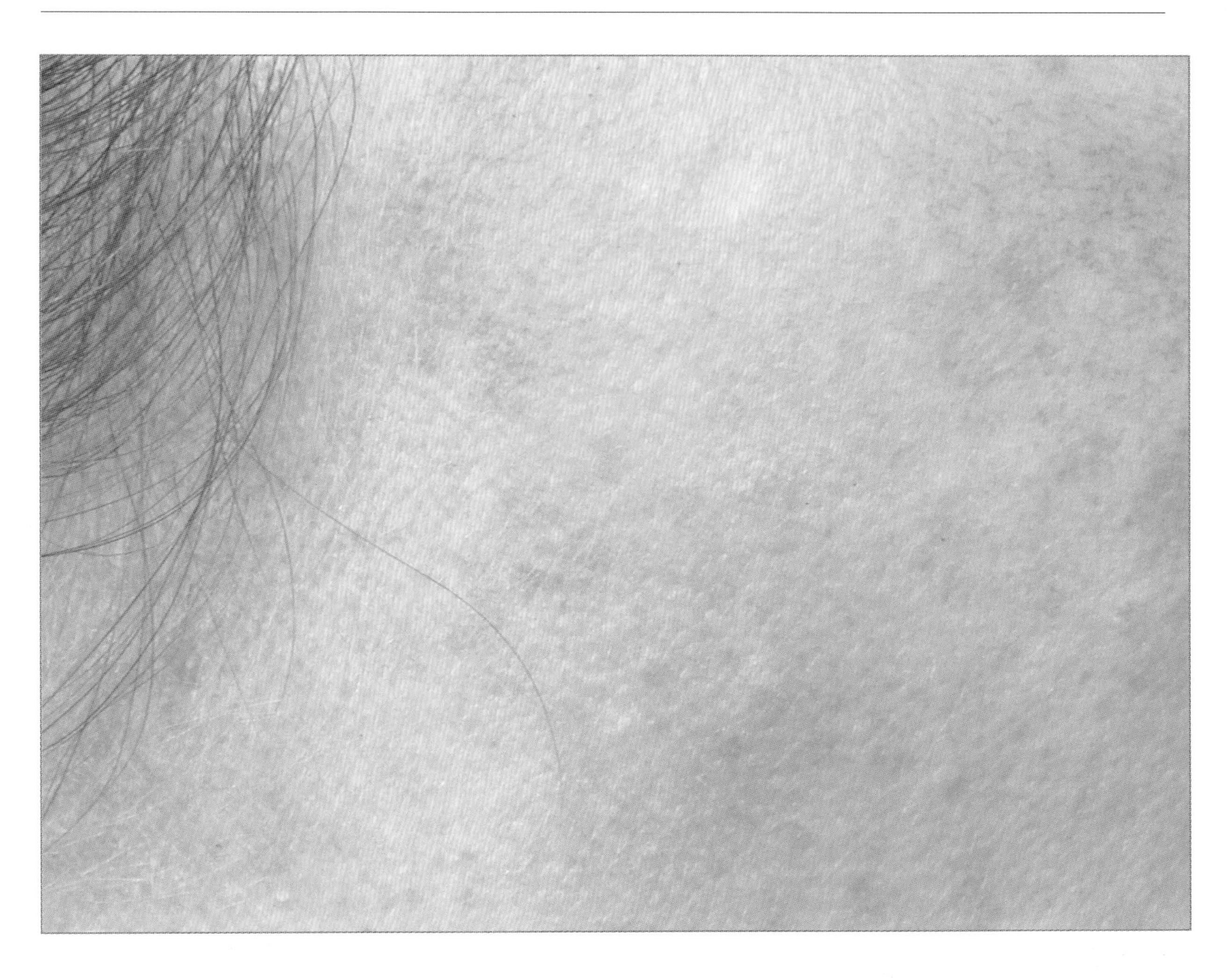

治疗	
治疗区域	右侧面颊
预期剥脱等级及治疗目标	进行重复多次的浅层 A～B 级剥脱，以达到刺激表皮脱屑，使美白成分(如对苯二酚)能进入表皮深层；尽可能避免发生炎症反应
剥脱方案	浅层 A 级 20%～50%GA 剥脱，间隔 2 周，共 8 次
剥脱前剥脱间期的治疗	• 于右侧面颊处每日外用 2%对苯二酚亲水性软膏；辅助性外用药物治疗在首次治疗前 4 周开始，以抑制酪氨酸酶活性；为防止刺激皮肤，维甲酸不建议使用 • 末次治疗后 3 个月内，于右侧面颊皮损处持续应用 2%对苯二酚亲水性软膏，每日 1 次；之后患者可继续使用外用药膏，但逐渐减少应用频率，之后 2 个月内可隔日应用 1 次，停药前减至 1 周 2 次；白天应使用高 SPF 的广谱防晒霜
随访拍照时间	末次治疗后 12 周

10.6 黄褐斑(面颊、上唇)

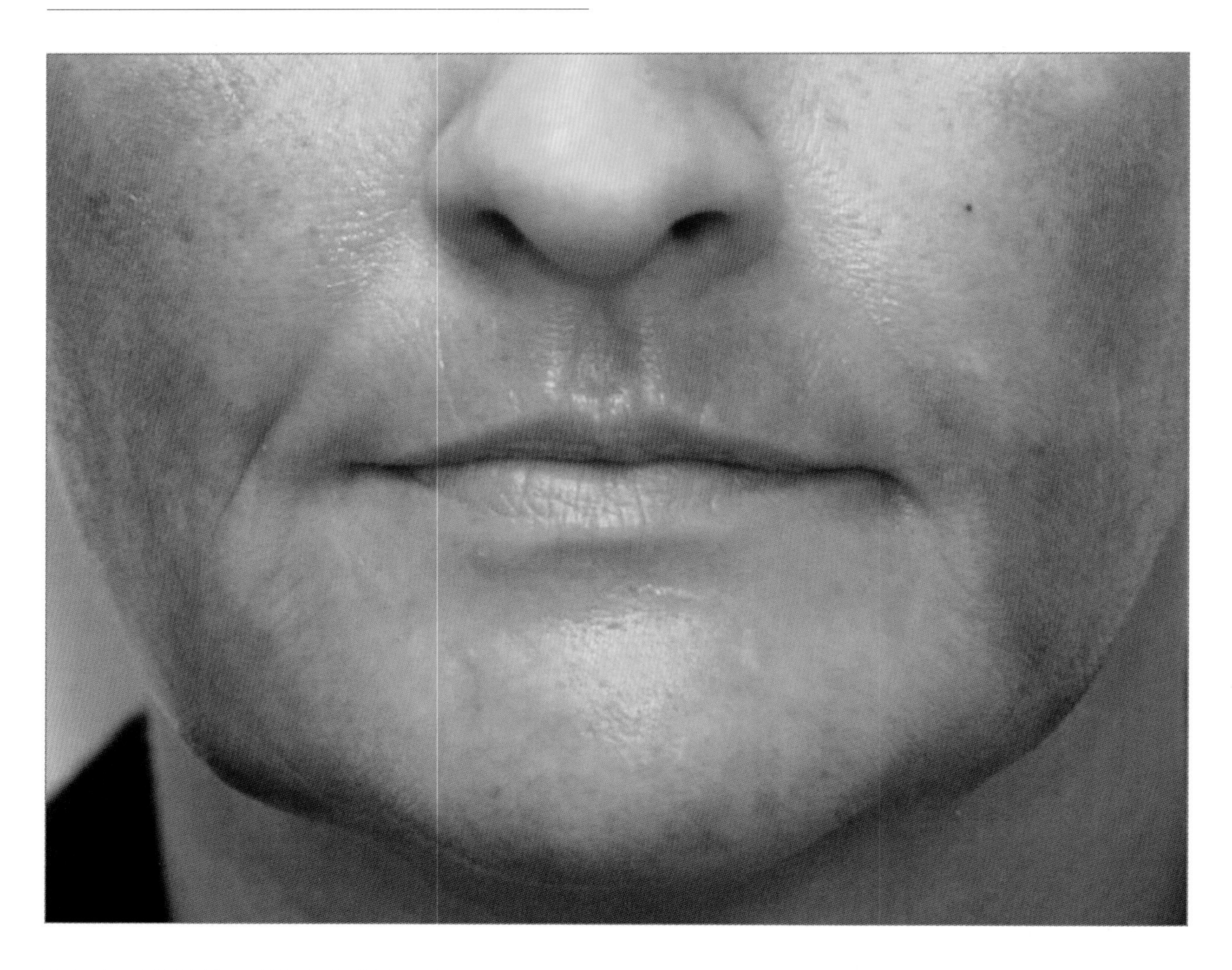

病例表现	
Fitzpatrick 皮肤分型	Ⅲ型
Glogau 分型	Ⅱ型
适应证	色素沉着(面颊、上唇)
病史描述	患者喜欢于夏天进行户外高尔夫球运动,暴露于紫外线下,因此笔者建议剥脱治疗最好在冬季进行

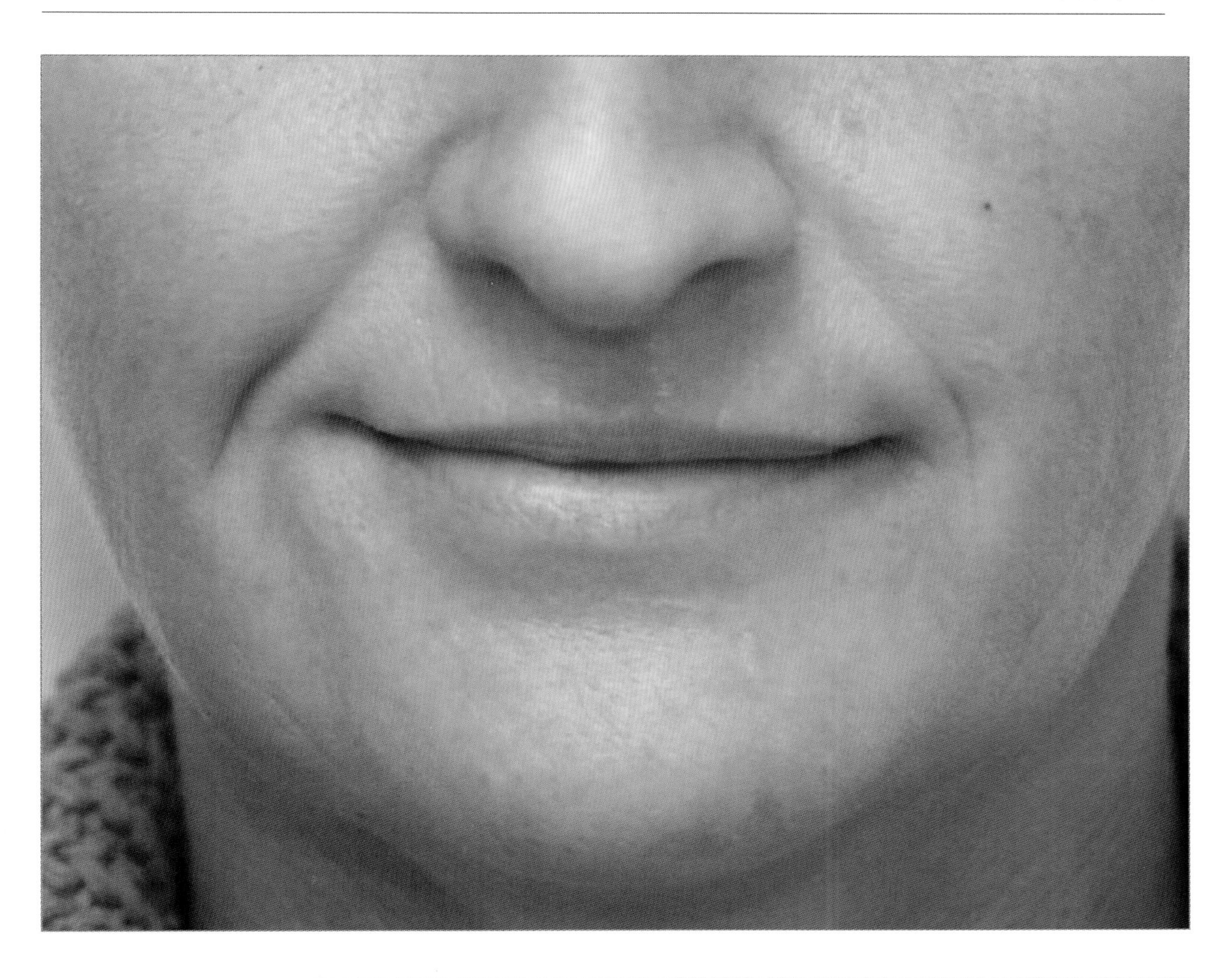

治疗	
治疗区域	面颊和上唇
预期剥脱等级及治疗目标	采用浅层 B～C 级剥脱，以刺激表皮脱屑，使美白成分(如对苯二酚)能进入表皮深层；尽可能避免炎症反应的发生
剥脱方案	Jessner 液＋15％TCA 联合剥脱治疗面颊和上唇部位(于 11 月进行)
剥脱前治疗	于面颊和上唇处每日 2 次外用 3％对苯二酚亲水性软膏；应在首次治疗前 4 周开始，以抑制酪氨酸酶活性，该患者(Fitzpatrick 皮肤分型Ⅲ型)易遗留炎症后色素沉着，因此不建议应用维甲酸；使用高 SPF 的广谱防晒霜
剥脱后治疗	末次治疗后 6 个月内，于面颊和上唇皮损处持续应用 2％对苯二酚亲水性软膏，后逐渐减少应用频率，停药前减至 1 周 2 次；冬季无紫外线暴露，次年夏季应进行严格防晒
随访拍照时间	末次治疗后 3 个月

10.7 痤疮(面部)

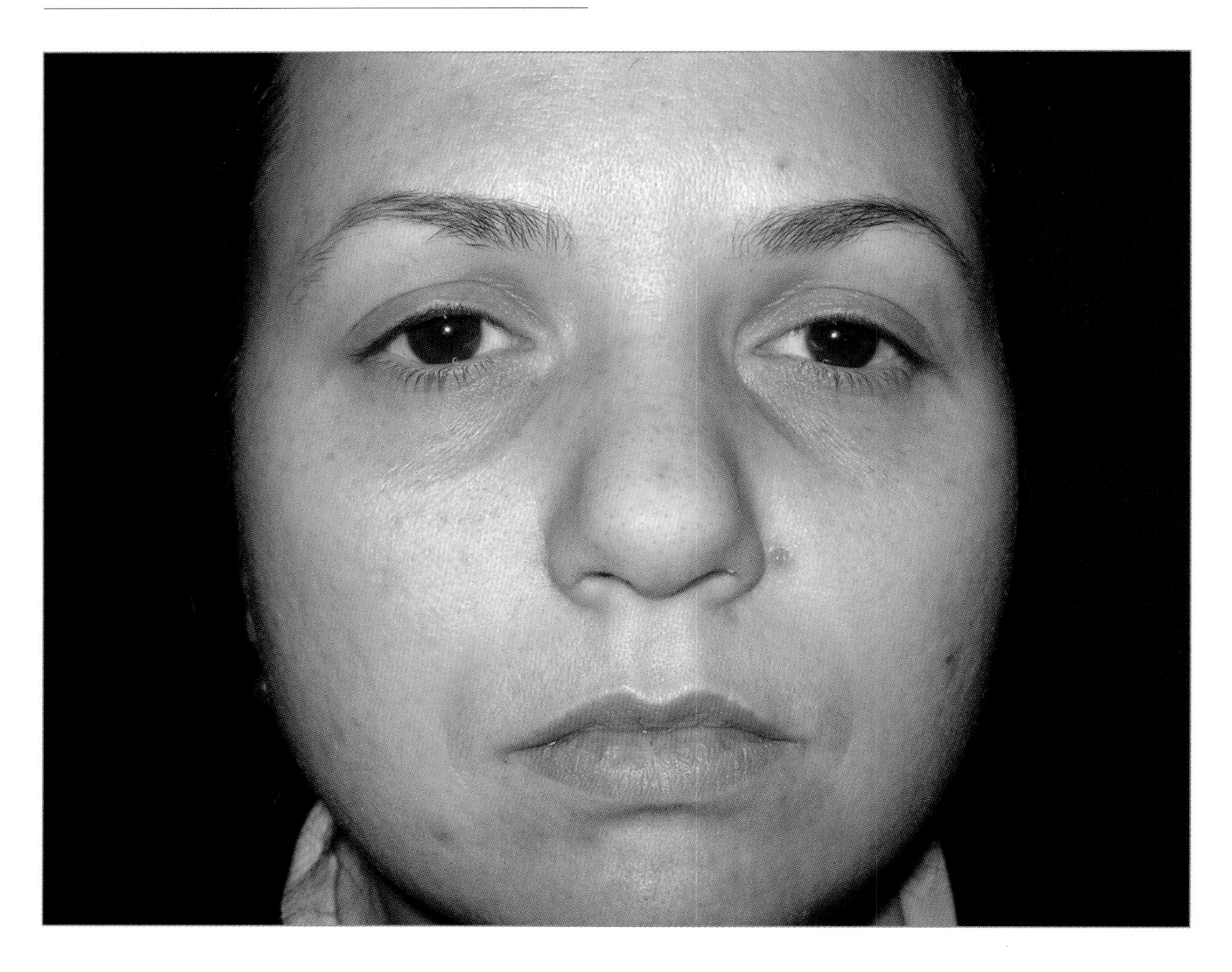

病例表现	
Fitzpatrick 皮肤分型	Ⅲ型
Glogau 分型	Ⅰ型
适应证	寻常痤疮

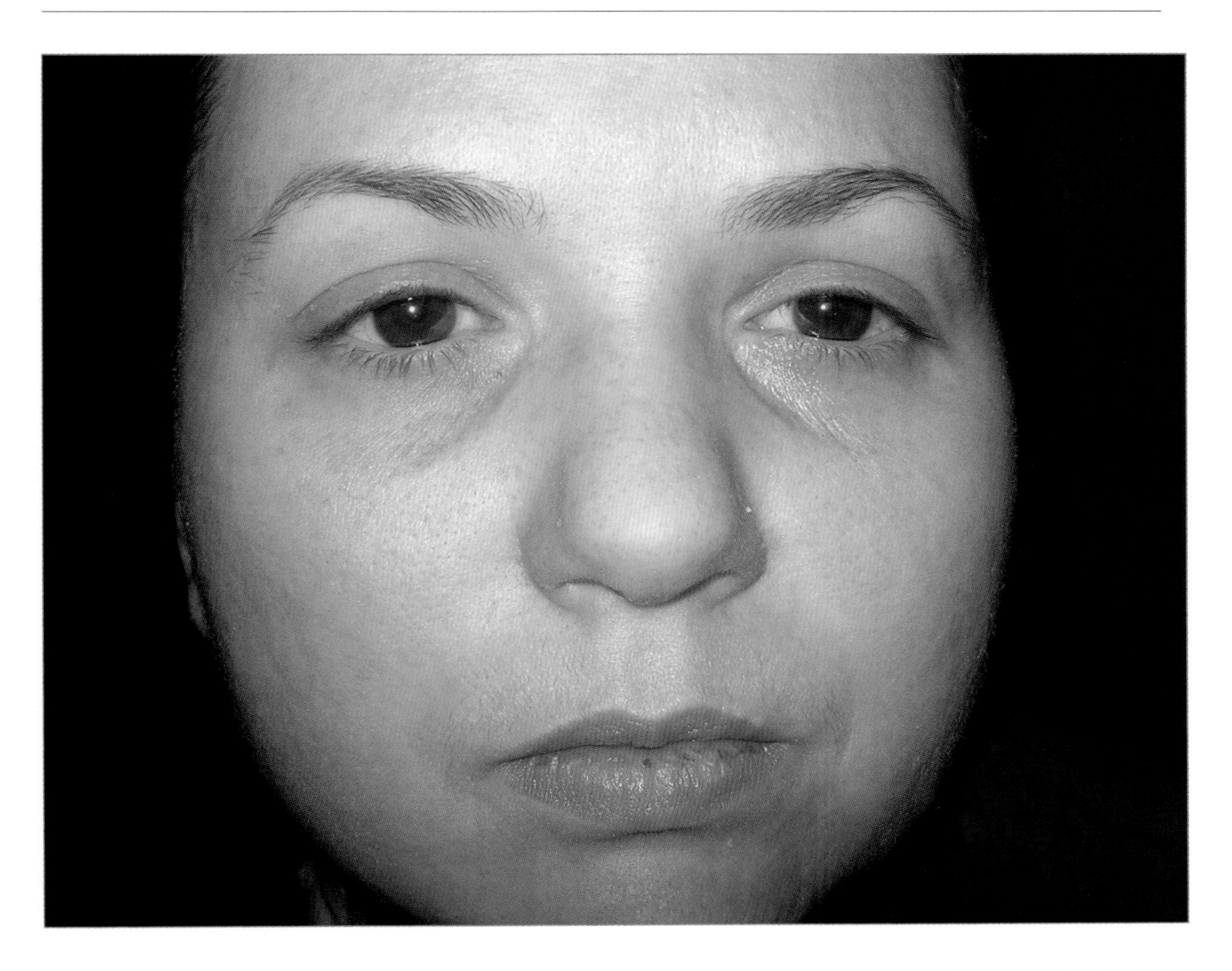

治疗	
治疗区域	全面部
预期剥脱等级及治疗目标	B~C级剥脱，改善痤疮
剥脱方案	Jessner液+20%TCA联合剥脱
剥脱前治疗	此患者为Fitzpatrick皮肤分型Ⅲ型，治疗前应于全面部外用0.1%的维甲酸和2%对苯二酚，以加强剥脱效果，促进表皮剥脱、创伤修复、避免发生炎症后色素沉着；于首次治疗前4周开始，每晚使用
剥脱后治疗	表皮修复后，持续应用0.1%维甲酸和2%对苯二酚2个月，白天应使用高SPF的广谱防晒霜
随访拍照时间	末次治疗后10天

10.8 痤疮瘢痕(面部)

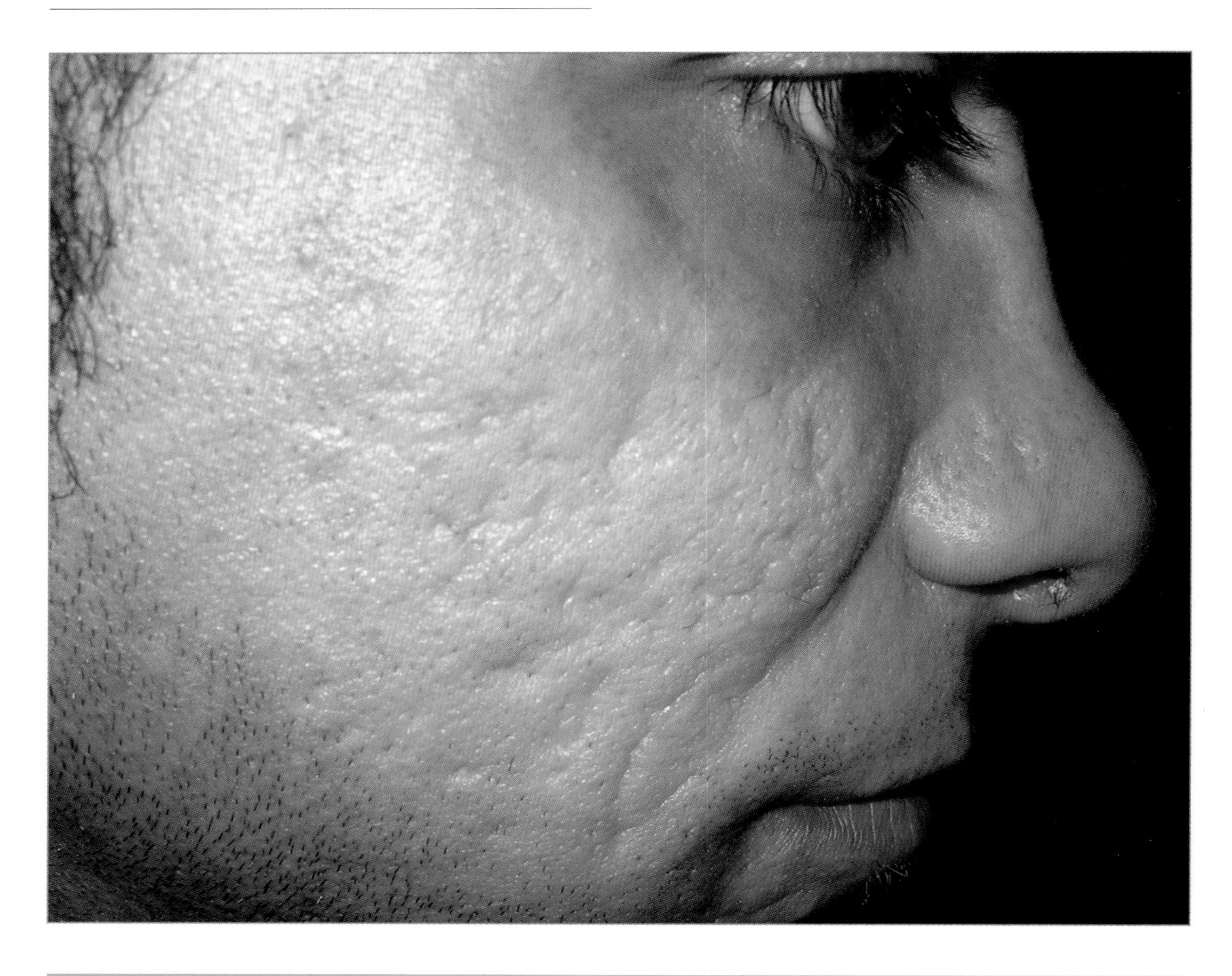

病例表现	
Fitzpatrick 皮肤分型	Ⅲ型
Glogau 分型	Ⅱ型
适应证	面颊多发的深在凹陷性瘢痕

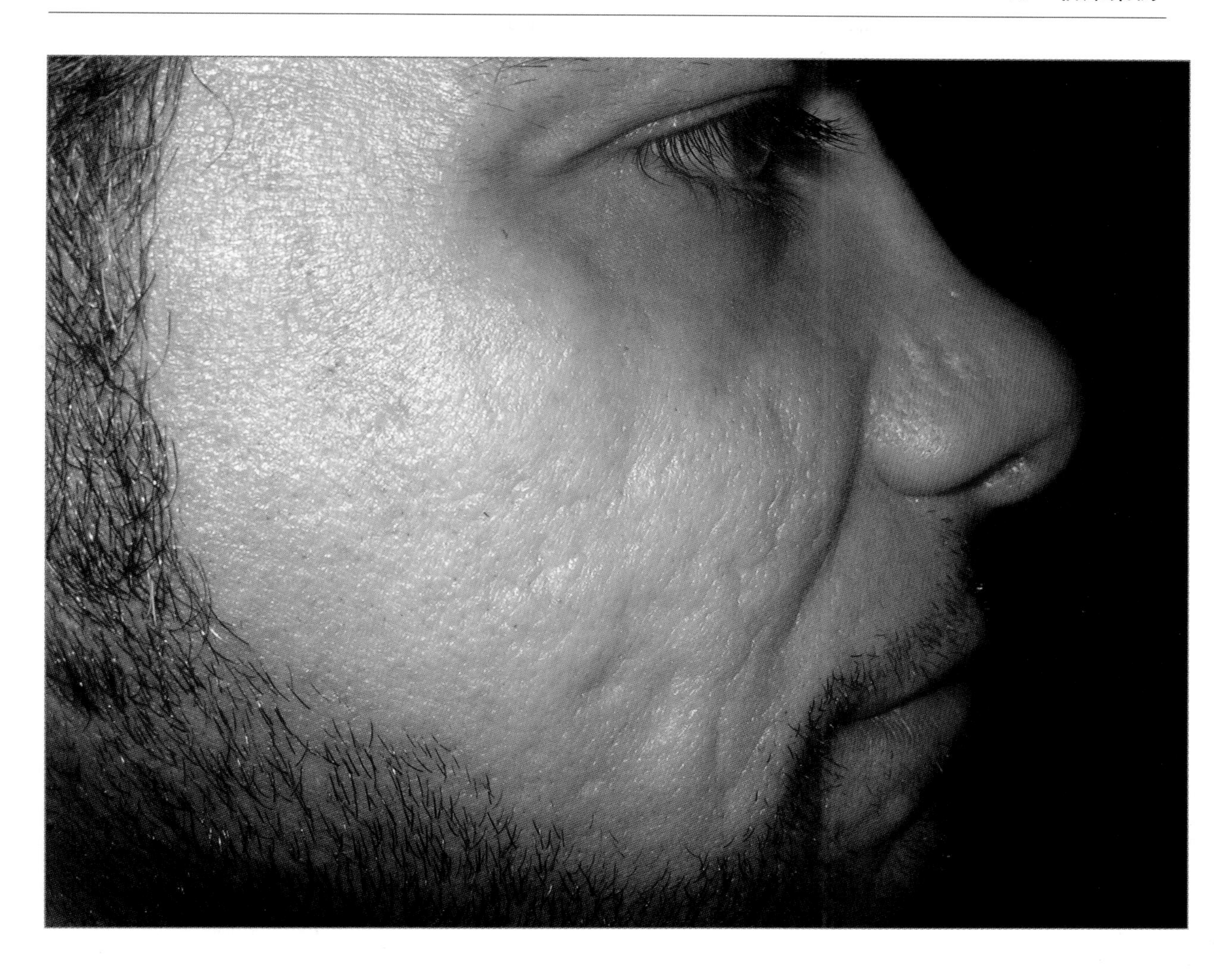

治疗	
治疗区域	全面部
预期剥脱等级及治疗目标	E 级剥脱，改善痤疮瘢痕
剥脱方案	Baker-Gordon 配方剥脱，单次治疗
剥脱前治疗	于全面部外用 0.1%维甲酸和 4%对苯二酚，以促进表皮剥脱、创伤修复，避免发生炎症后色素沉着；首次治疗前 4 周开始，每晚使用
剥脱后治疗	表皮修复后，于全面部应用 0.1%维甲酸和 4%对苯二酚 4 个月，白天应使用高 SPF 的广谱防晒霜
随访拍照时间	末次治疗后 2 年

10.9 毛囊炎(小腿)

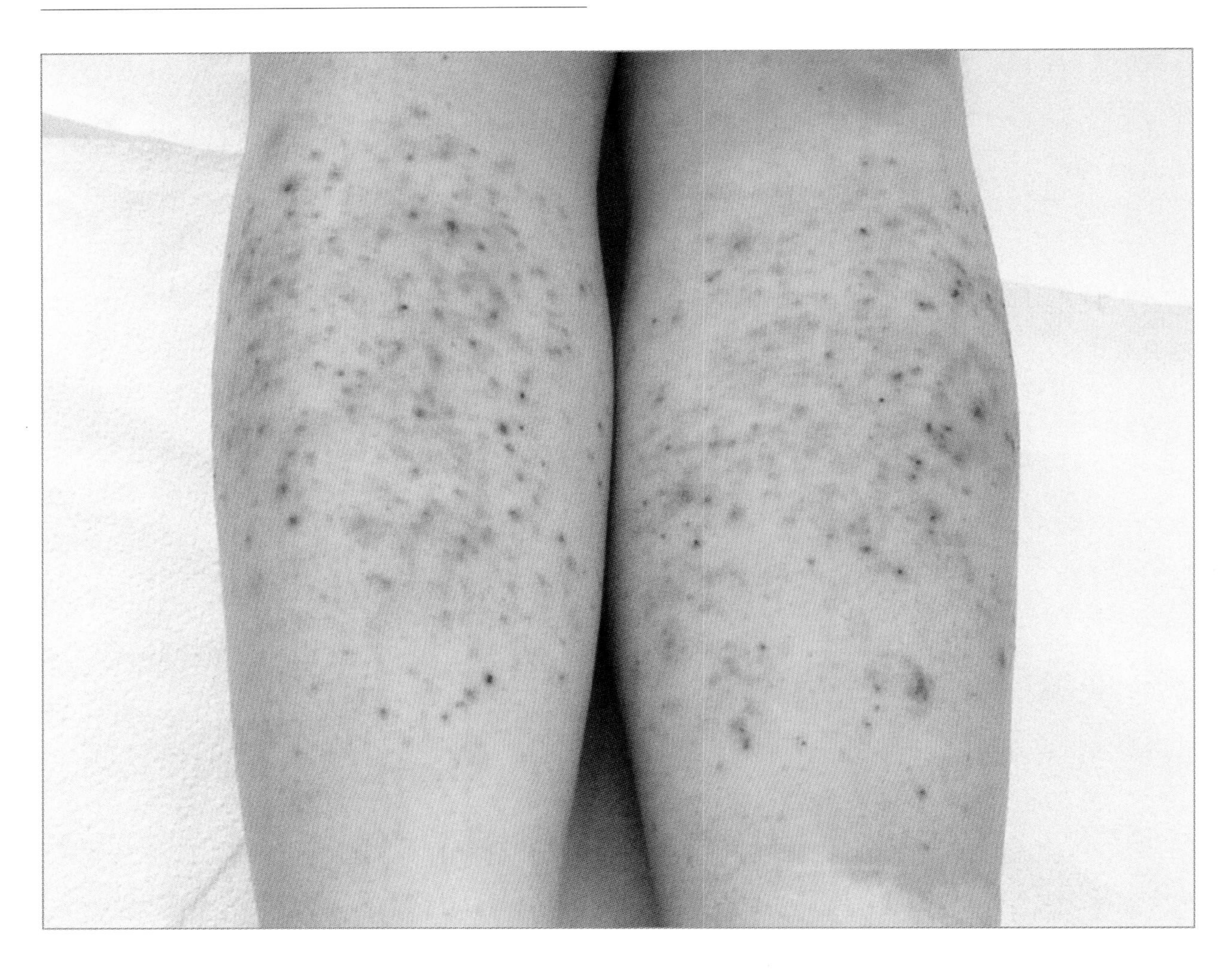

病例表现	
Fitzpatrick 皮肤分型	Ⅱ型
Glogau 分型	Ⅰ型
适应证	毛囊炎

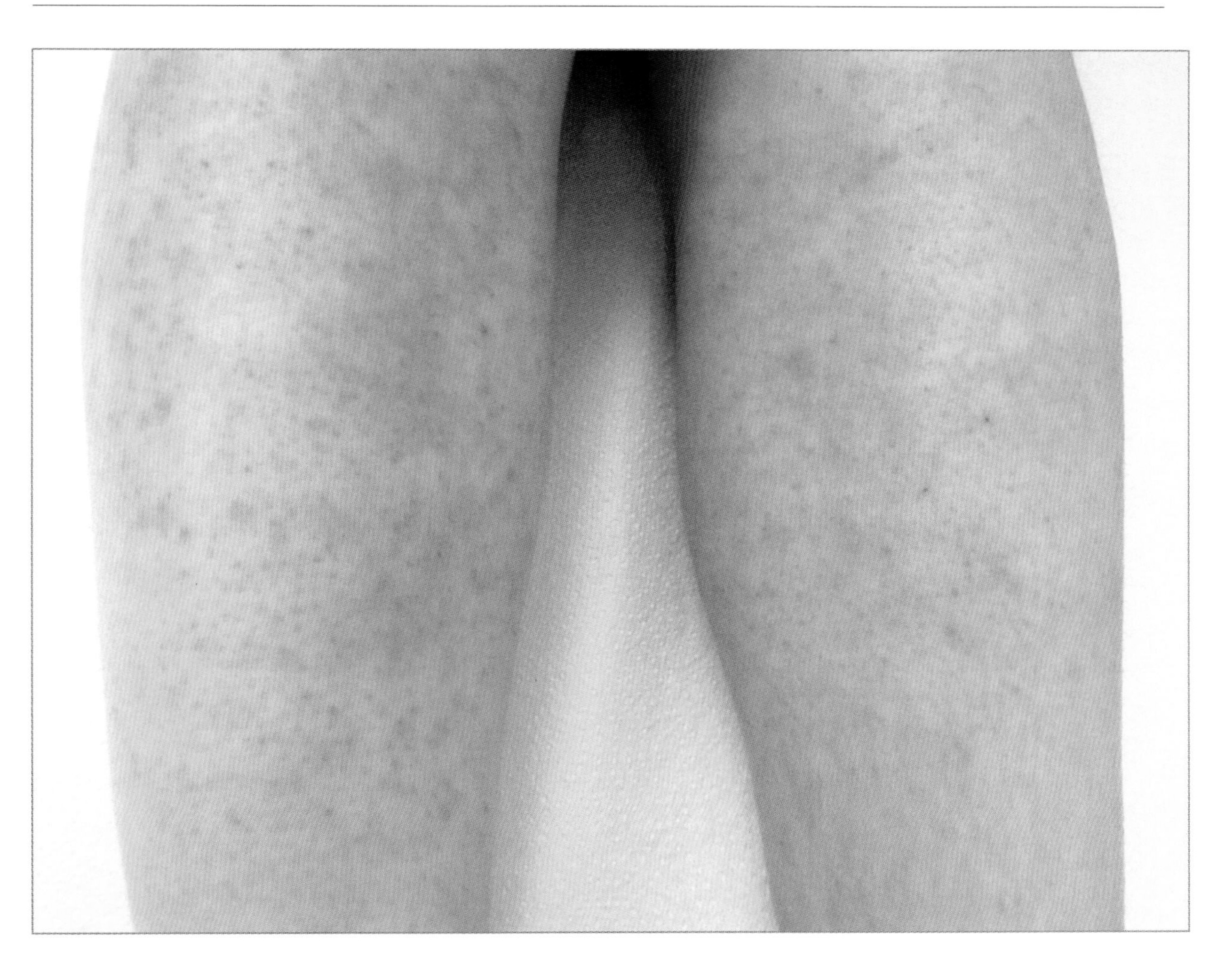

治疗	
治疗区域	两侧小腿
预期剥脱等级及治疗目标	B~C 级剥脱，改善毛囊炎
剥脱方案	Jessner 液+15%TCA 联合剥脱，单次治疗
剥脱前治疗	于两侧小腿部外用 0.1%维甲酸和 2%对苯二酚，以促进表皮剥脱、创伤修复，避免发生炎症后色素沉着；首次治疗前 4 周开始，每晚使用
剥脱后治疗	末次治疗 14 天后，每晚持续使用 0.1%维甲酸和 2%对苯二酚 8 周
随访拍照时间	末次治疗后 2 年

10.10 弹性组织变性(颈部)

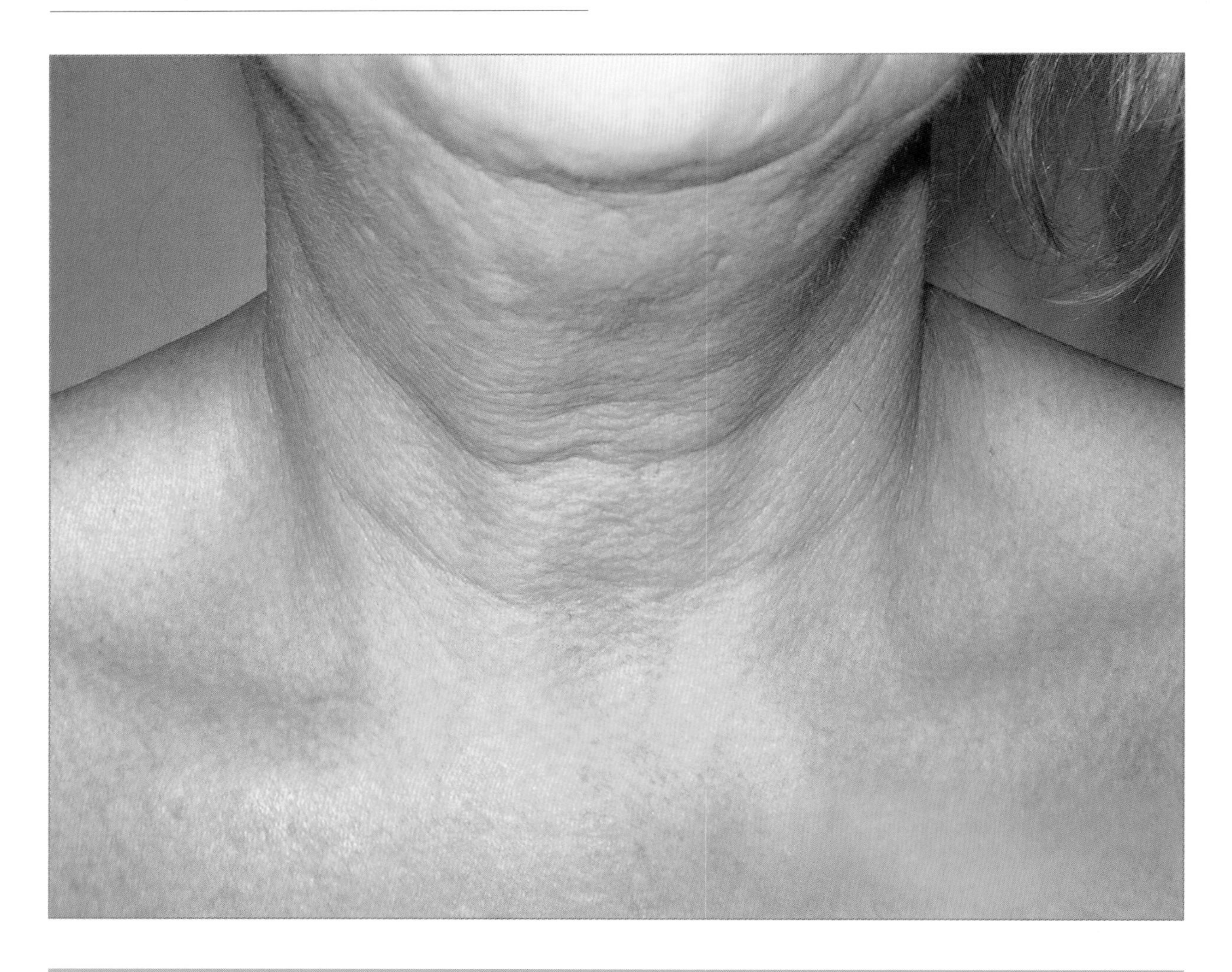

病例表现	
Fitzpatrick 皮肤分型	Ⅱ型
Glogau 分型	Ⅲ型
适应证	颈部弹性组织变性和颈纹

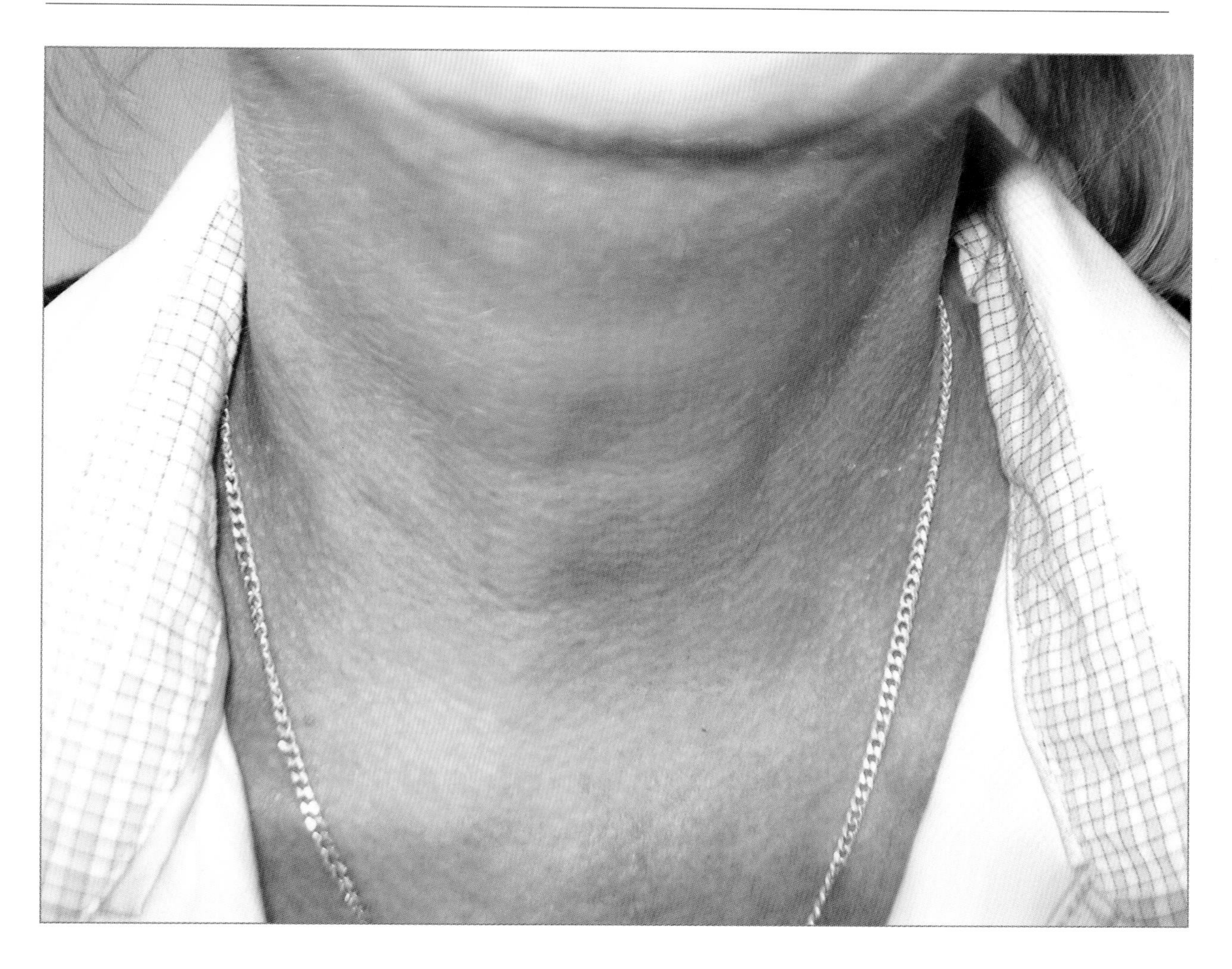

治疗	
治疗区域	颈部
预期剥脱等级及治疗目标	B～C级剥脱，改善颈部皱纹和皮肤老化
剥脱方案	Jessner液＋20％TCA联合剥脱
辅助治疗	于颈阔肌行A型肉毒毒素注射
剥脱前治疗	于颈部外用0.1％维甲酸和2％对苯二酚，以促进表皮剥脱、创伤修复，避免发生炎症后色素沉着；首次治疗前4周开始，每晚使用
剥脱后治疗	表皮修复后，持续使用0.1％维甲酸和4％对苯二酚3个月，需严格防晒
随访拍照时间	末次治疗后4个月

10.11 弹性组织变性(口周和面颊)

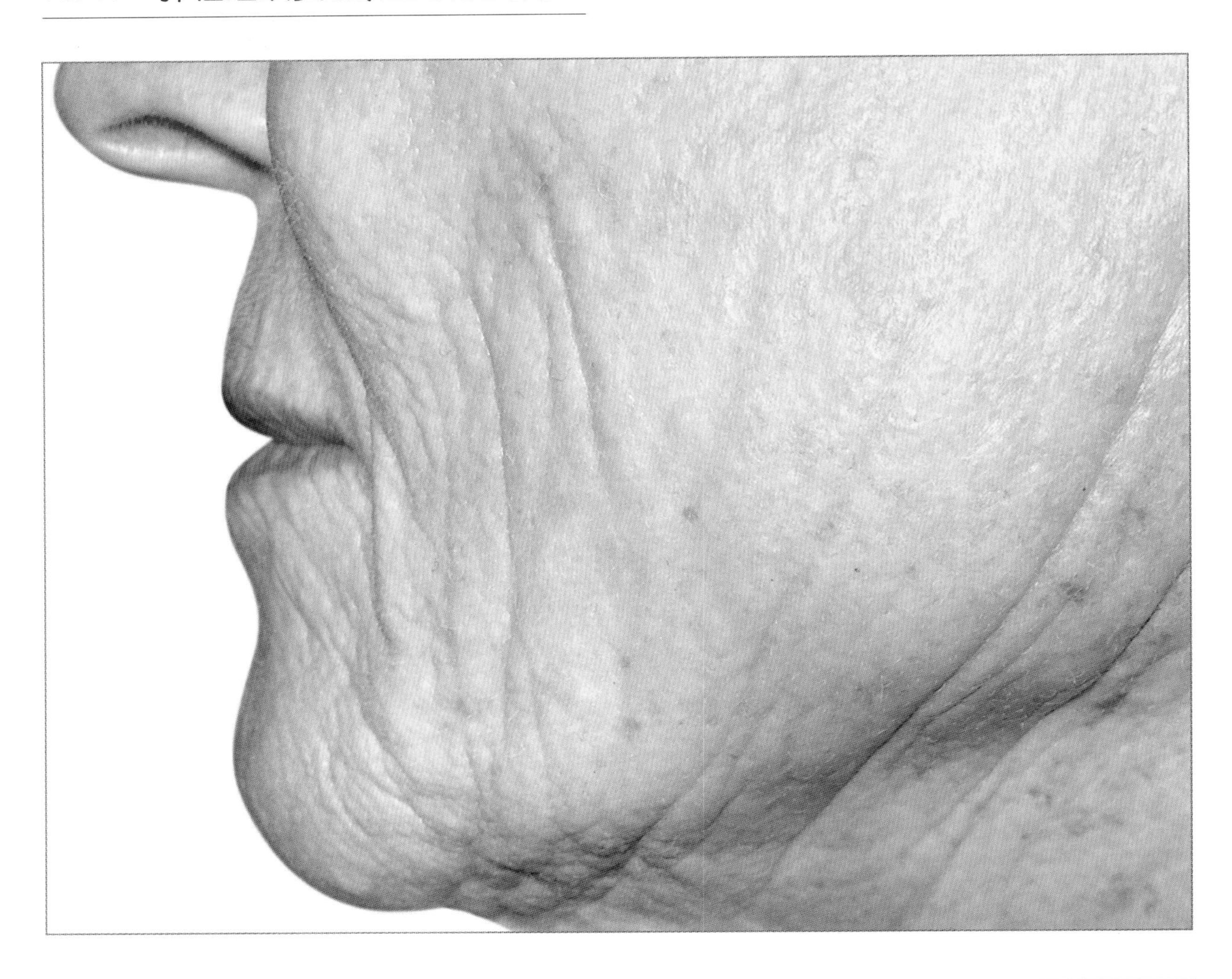

病例表现	
Fitzpatrick 皮肤分型	Ⅱ型
Glogau 分型	Ⅳ型
适应证	面部显著的日光性弹性组织变性、色素减退、色素沉着，尤其是在口周和面颊区域

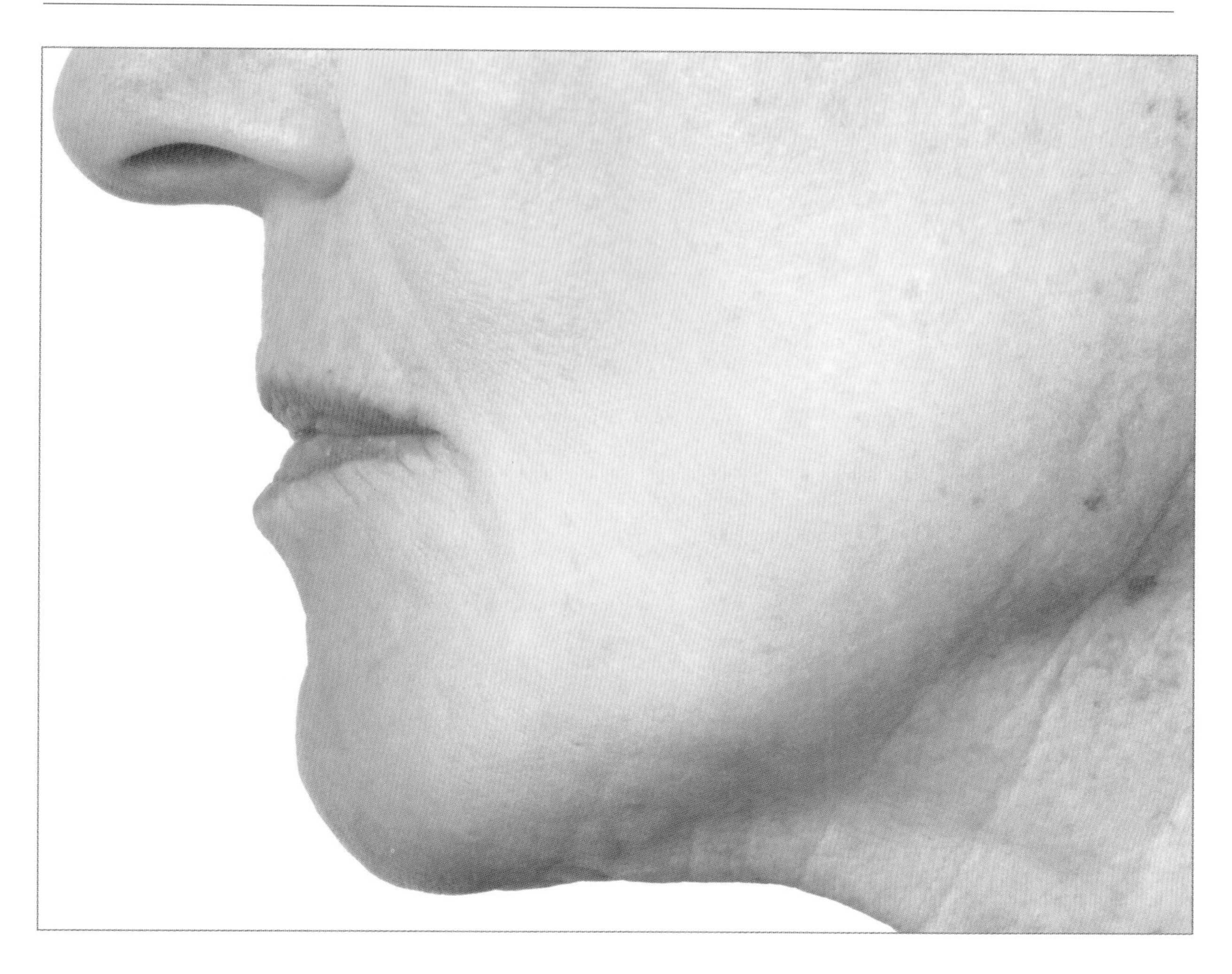

治疗	
治疗区域	全面部
预期剥脱等级及治疗目标	E 级剥脱，改善光老化引起的弹性组织变性
剥脱方案	Baker-Gordon 配方，单次治疗
辅助治疗	于治疗区域行 A 型肉毒毒素注射
剥脱前治疗	于面部外用 0.1%维甲酸和 4%对苯二酚，以促进表皮剥脱、创伤修复，避免发生炎症后色素沉着；首次治疗前 4 周开始，每晚使用
剥脱后治疗	表皮修复后，持续使用 0.1%维甲酸和 4%对苯二酚 6 个月，白天使用高 SPF 的广谱防晒霜
随访拍照时间	末次治疗后 3 年

10.12 弹性组织变性和雀斑样痣(前胸暴露部位)

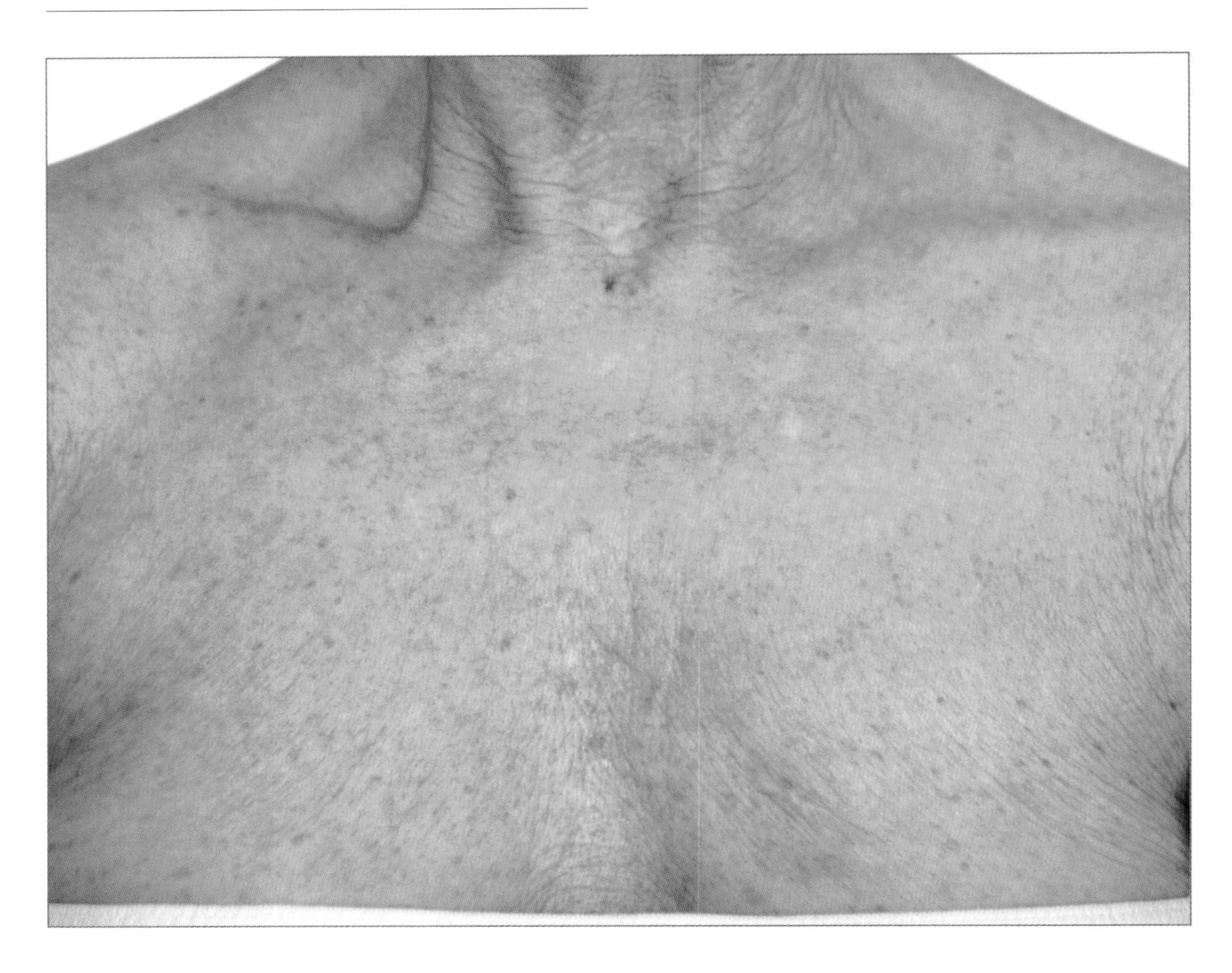

病例表现	
Fitzpatrick 皮肤分型	Ⅱ型
Glogau 分型	Ⅳ型
适应证	前胸暴露部位弹性组织变性和多发日光性雀斑样痣

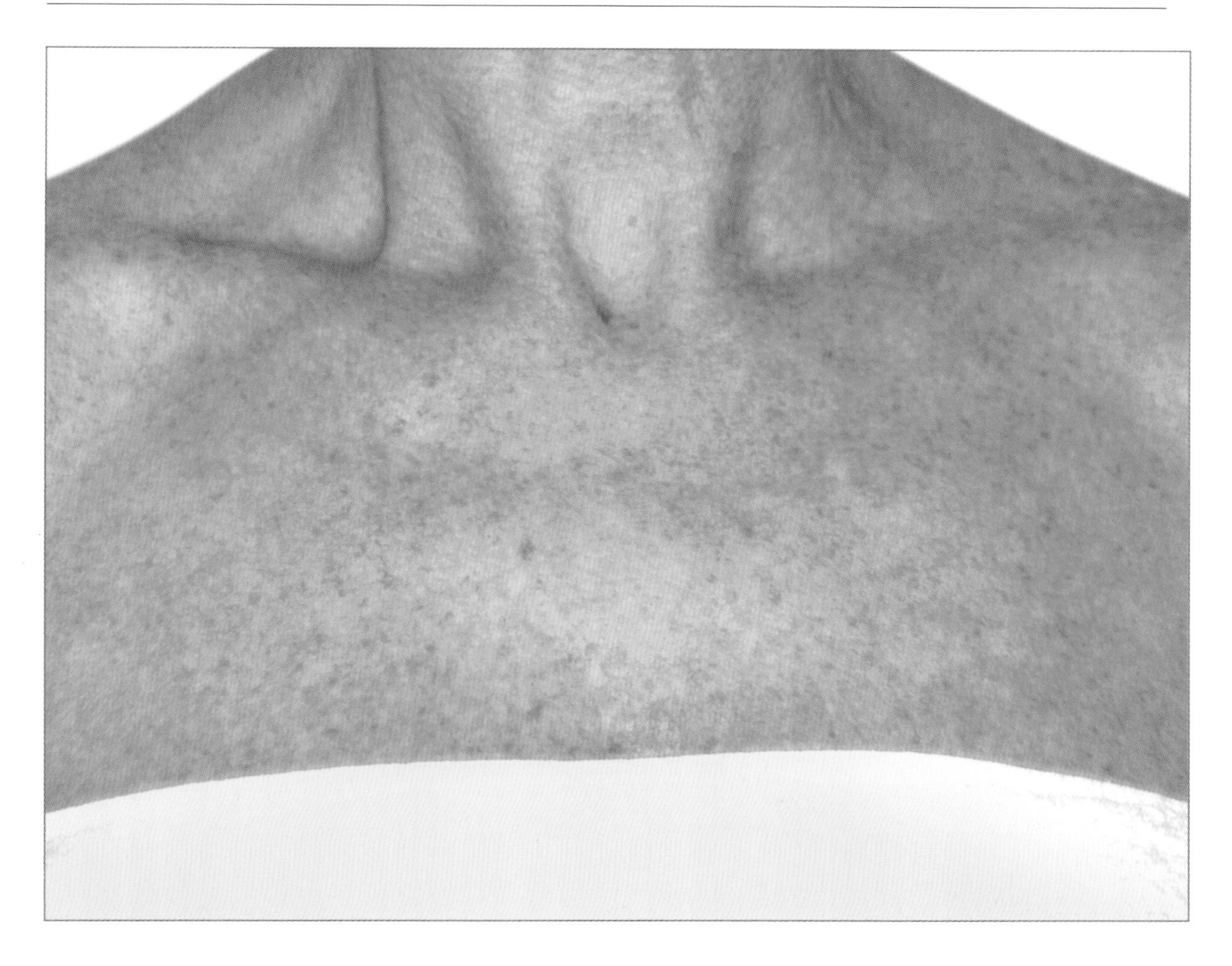

治疗	
治疗区域	前胸暴露部位
预期剥脱等级及治疗目标	B～C 级剥脱，改善前胸暴露部位皮肤外观
剥脱方案	Jessner 液＋25％TCA 联合剥脱
辅助治疗	于治疗区域行 A 型肉毒毒素注射
剥脱前治疗	于治疗区外用 0.1％的维甲酸和 4％对苯二酚，以促进表皮剥脱、创伤修复，避免发生炎症后色素沉着；首次治疗前 4 周开始，每晚外用
剥脱后治疗	从治疗后第 21 天开始，每晚使用 0.1％维甲酸和 2％对苯二酚 4 周，应严格防晒
随访拍照时间	末次治疗后 5 个月

10.13 光损伤(颈部及前胸暴露部位)

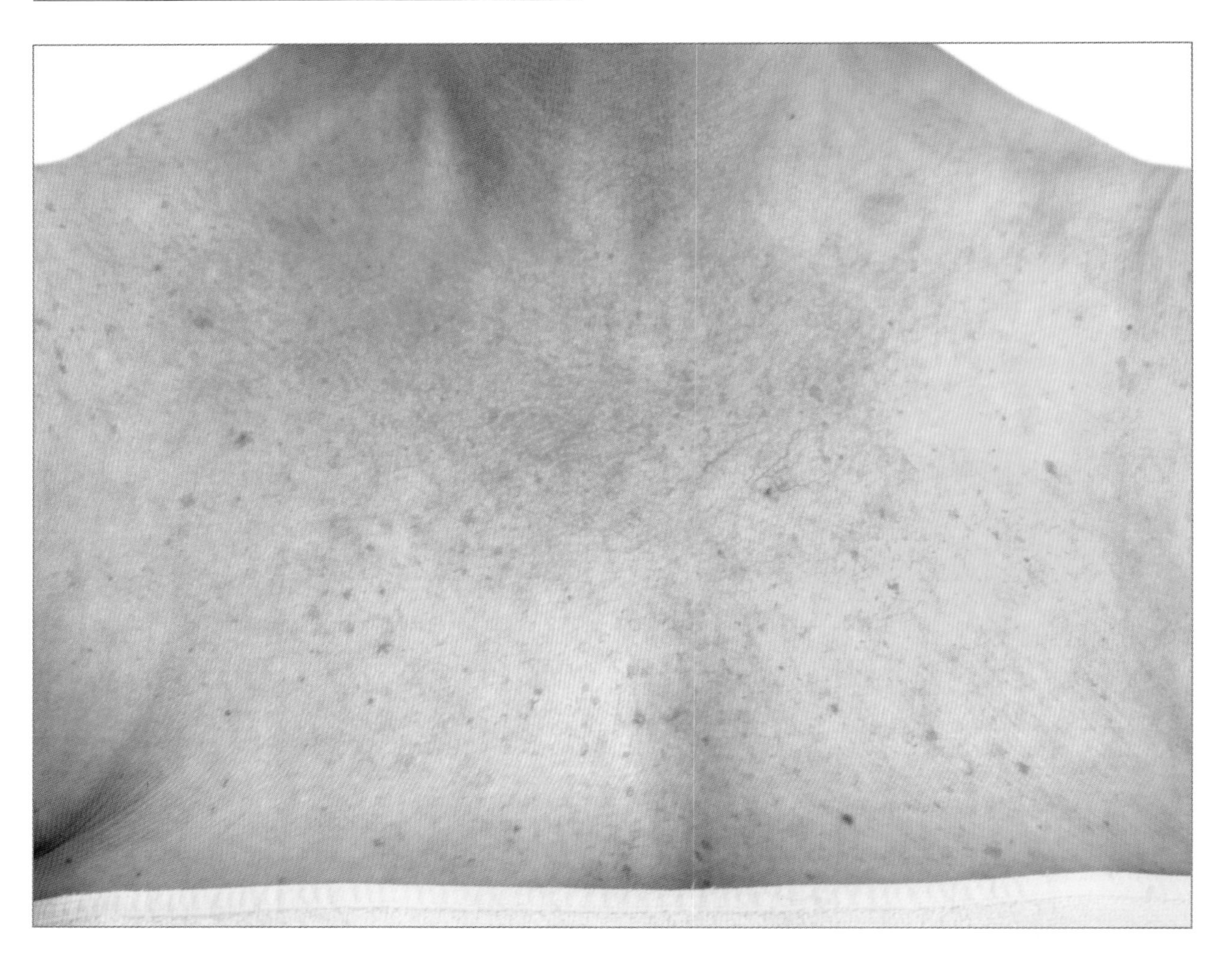

病例表现	
Fitzpatrick 皮肤分型	Ⅱ型
Glogau 分型	Ⅱ型
适应证	颈部及前胸暴露部位多发的日光性雀斑样痣、日光角化病和脂溢性角化皮损

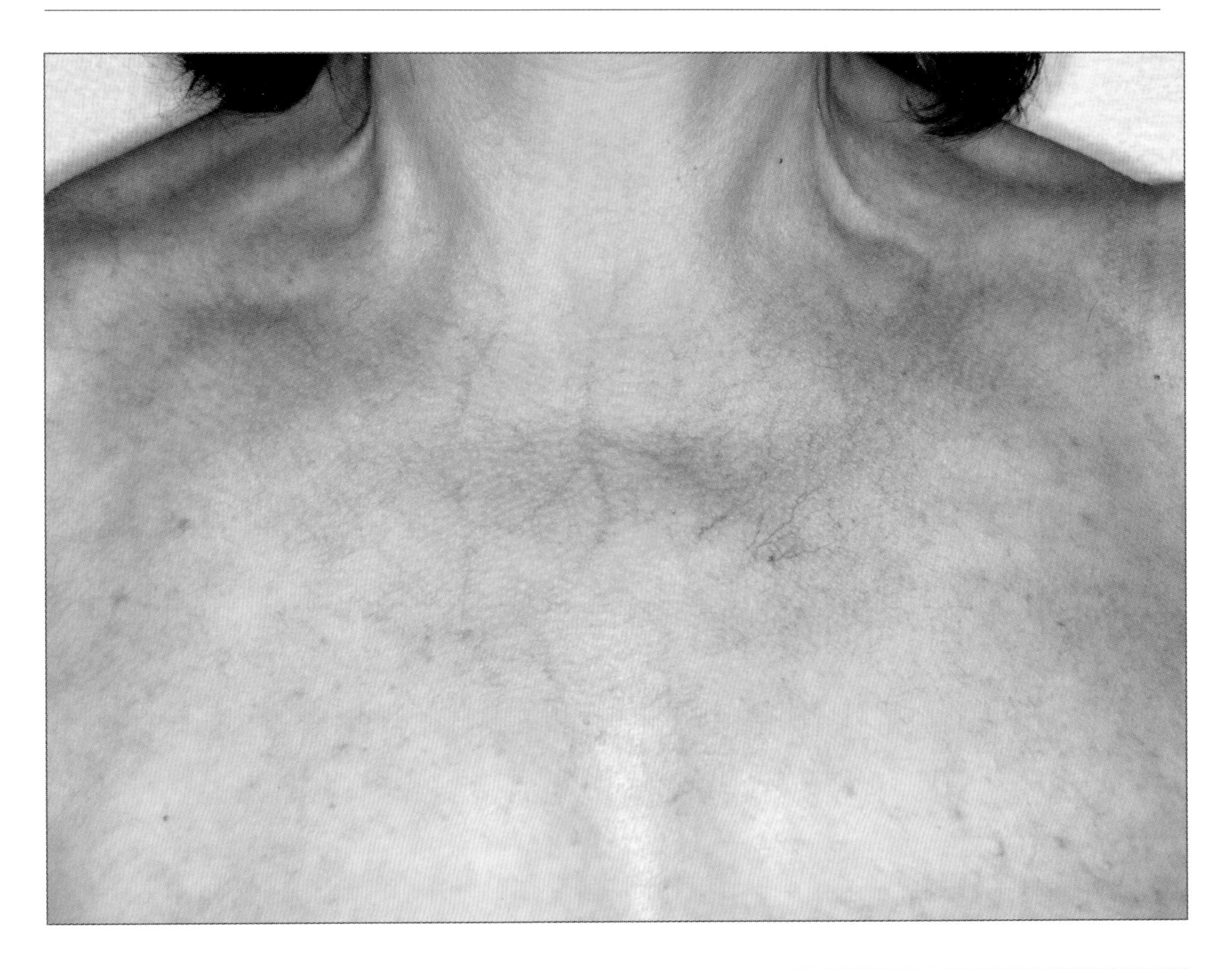

治疗	
治疗区域	颈部及前胸暴露部位
预期剥脱等级及治疗目标	B~C 级剥脱，改善光损伤区域
剥脱方案	40%PA+30%TCA 联合剥脱
剥脱前治疗	于治疗区外用 0.1%维甲酸和 4%对苯二酚，以促进表皮剥脱、创伤修复，避免发生炎症后色素沉着；从首次治疗前 4 周开始，每晚使用
剥脱后治疗	从治疗后第 14 天开始，每晚使用 0.1%维甲酸和 2%对苯二酚 8 周，需注意严格防晒
随访拍照时间	末次治疗后 5 个月

10.14 口周弹性组织变性(口周初期皮损)

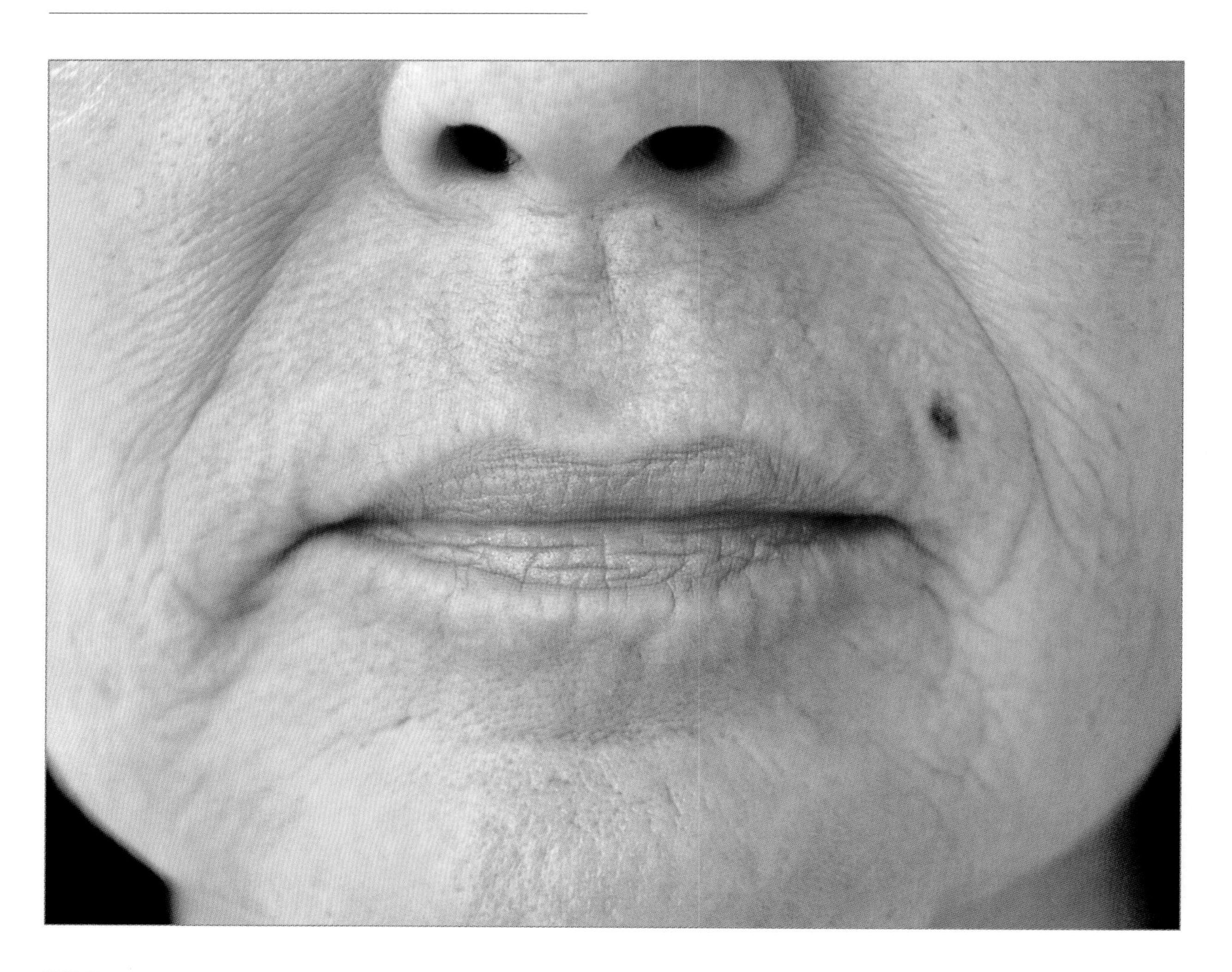

病例表现	
Fitzpatrick 皮肤分型	Ⅲ型
Glogau 分型	Ⅲ型
适应证	• 重度鼻唇沟 • 弹性组织变性 • 口周皱纹延伸至唇红
病史描述	患者每 6 个月行 AHA 治疗 1 次

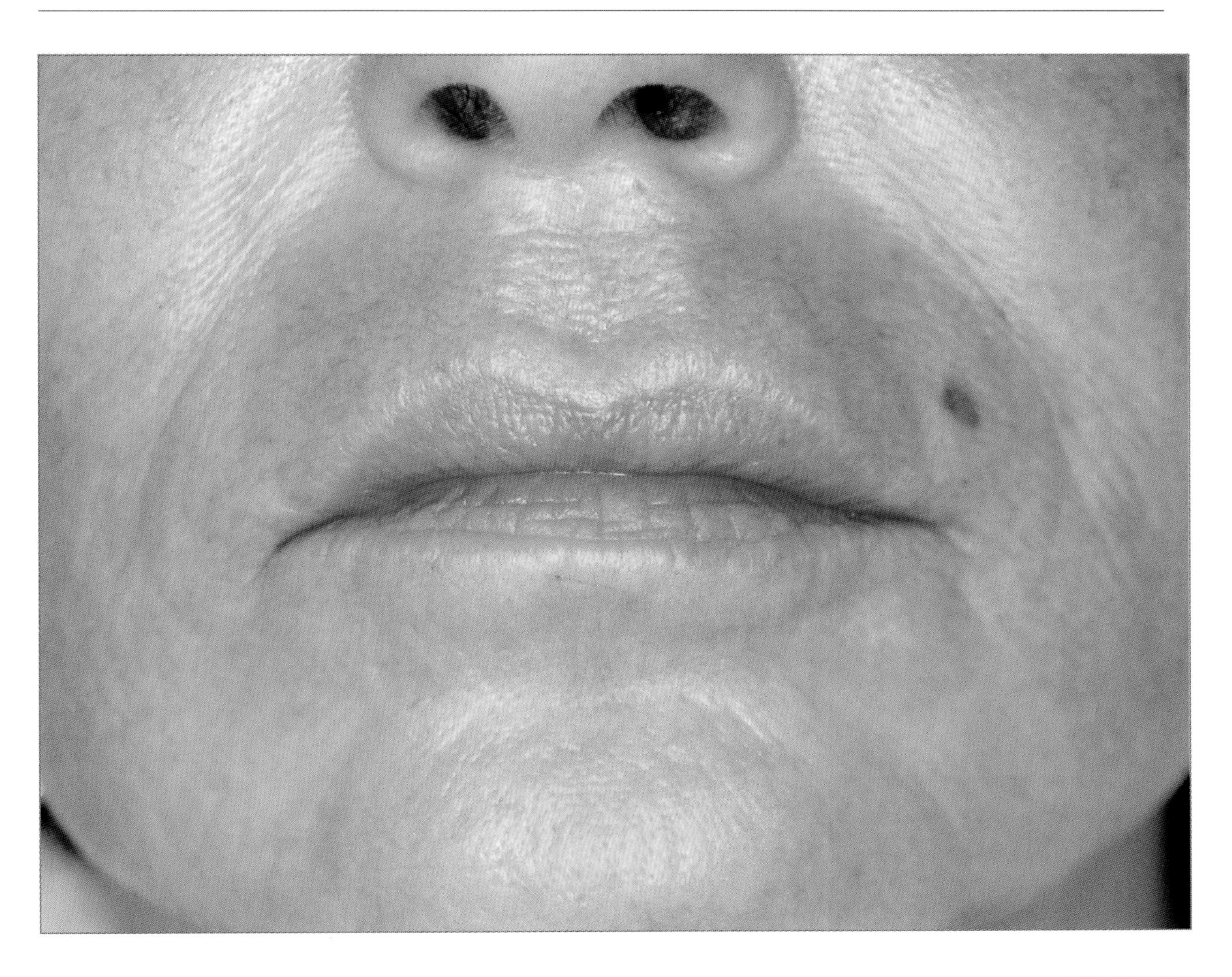

治疗	
治疗区域	口周
预期剥脱等级及治疗目标	D 级剥脱，改善口周部皱纹。该患者拒绝使用深层苯酚剥脱
剥脱方案	Jessner 液＋35％TCA 联合剥脱
辅助治疗	• 上唇于剥脱前 4 周行 A 型肉毒毒素的注射治疗 • 鼻唇沟：剥脱前 4 周行透明质酸填充治疗
辅助外用药物治疗	表皮修复后，每 6 周进行一次 AHA 剥脱，AHA 剥脱前每天外用 15％GA
剥脱前治疗	• 于治疗后外用 0.1％维甲酸和 2％对苯二酚，以促进表皮剥脱、创伤修复，避免发生炎症后色素沉着；于治疗前 4 周开始，每晚使用
剥脱后治疗	表皮修复后，持续使用 0.1％维甲酸和 4％对苯二酚 6 个月，白天需使用高 SPF 的广谱防晒霜
随访拍照时间	末次治疗后 6 个月

10.15 弹性组织变性(面部晚期皮损)

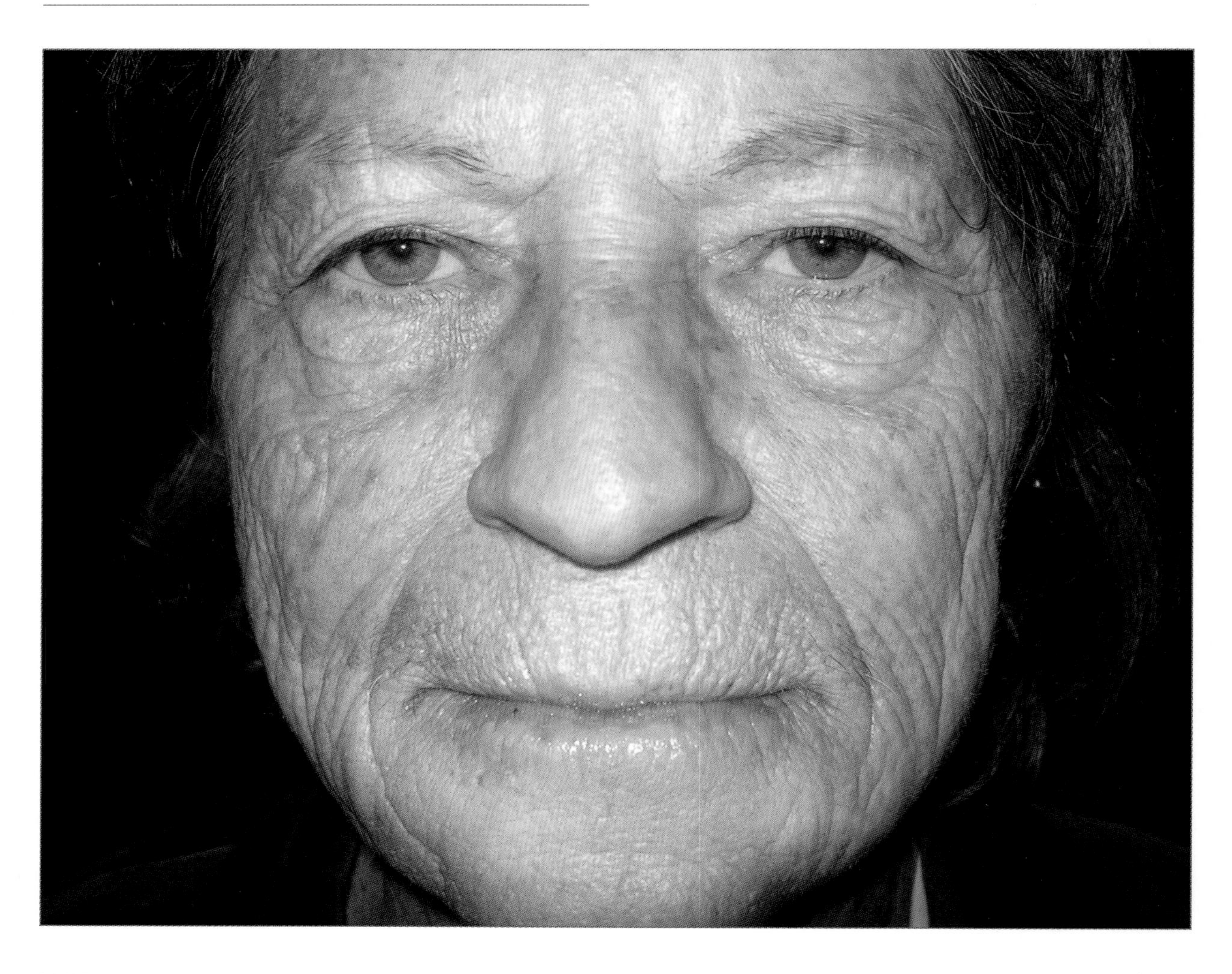

病例表现	
Fitzpatrick 皮肤分型	Ⅱ型
Glogau 分型	Ⅳ型
适应证	弹性组织变性,色素减退、色素沉着,日光性雀斑样痣,皱纹(全面部,尤其是眼周区域)

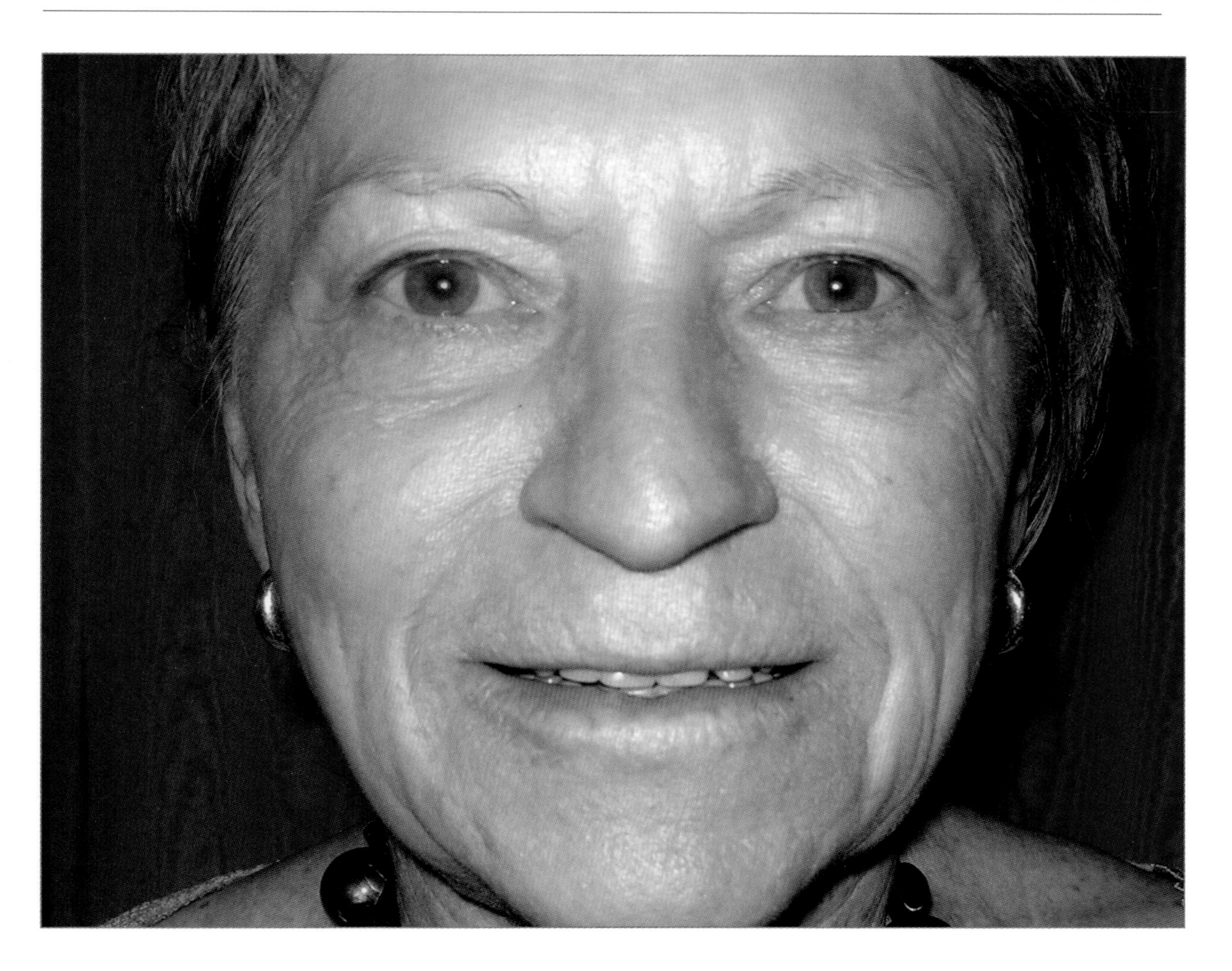

治疗	
治疗区域	全面部
预期剥脱等级及治疗目标	E级剥脱，治疗弹性组织变性
剥脱方案	应用Baker-Gordon配方，单次治疗
剥脱前治疗	于全面部外用0.1%维甲酸和4%对苯二酚外用，以促进表皮剥脱、创伤修复，避免发生炎症后色素沉着；于治疗前4周开始，每晚使用
剥脱后治疗	表皮修复后，持续使用0.1%维甲酸和4%对苯二酚6个月，白天应使用高SPF的广谱防晒霜
随访拍照时间	末次治疗后1年

10.16 弹性组织变性(长期效果)

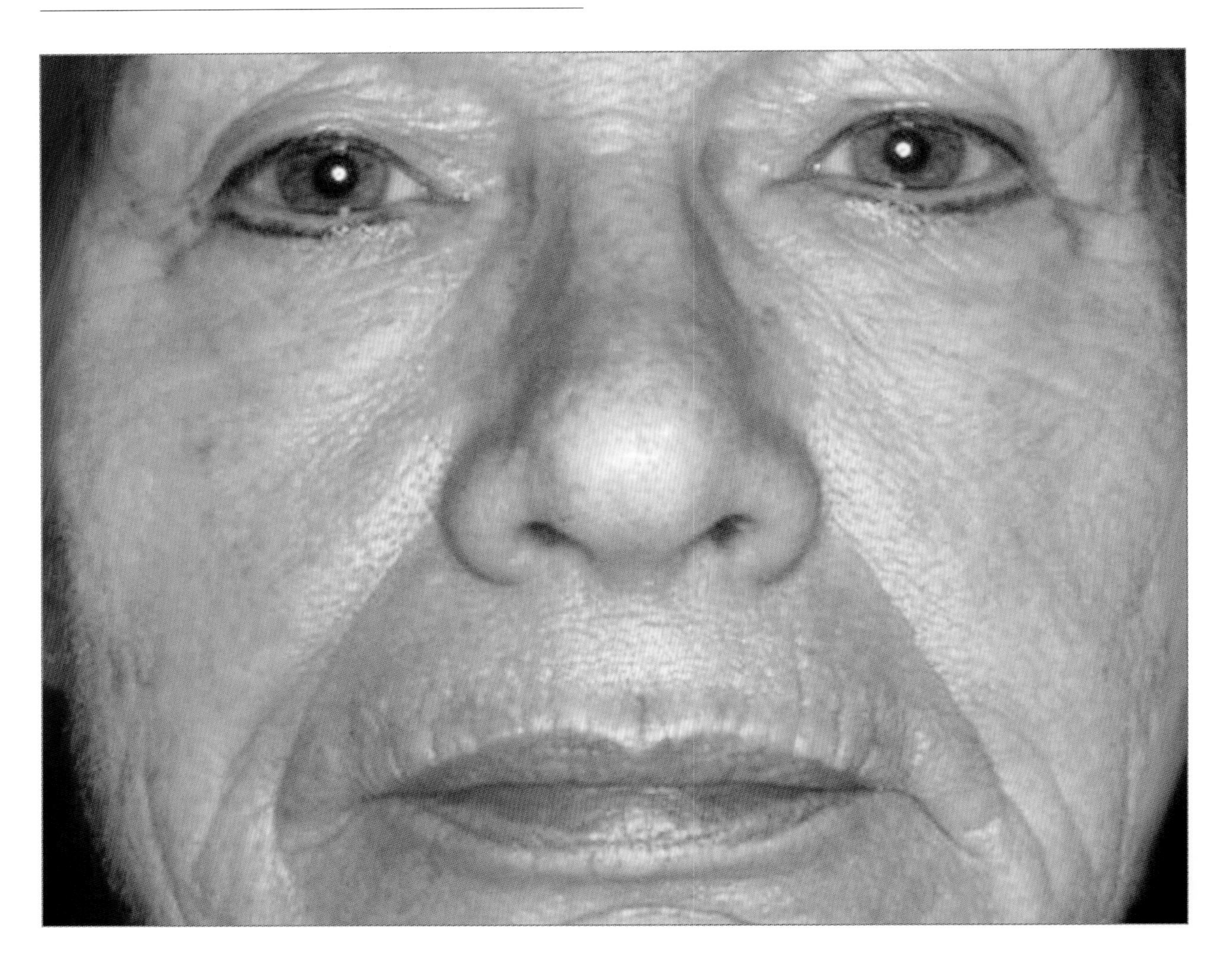

病例表现	
Fitzpatrick 皮肤类型	Ⅱ型
Glogau 分型	Ⅲ～Ⅳ型
适应证	显著的弹性组织变性,以眼周部位为重

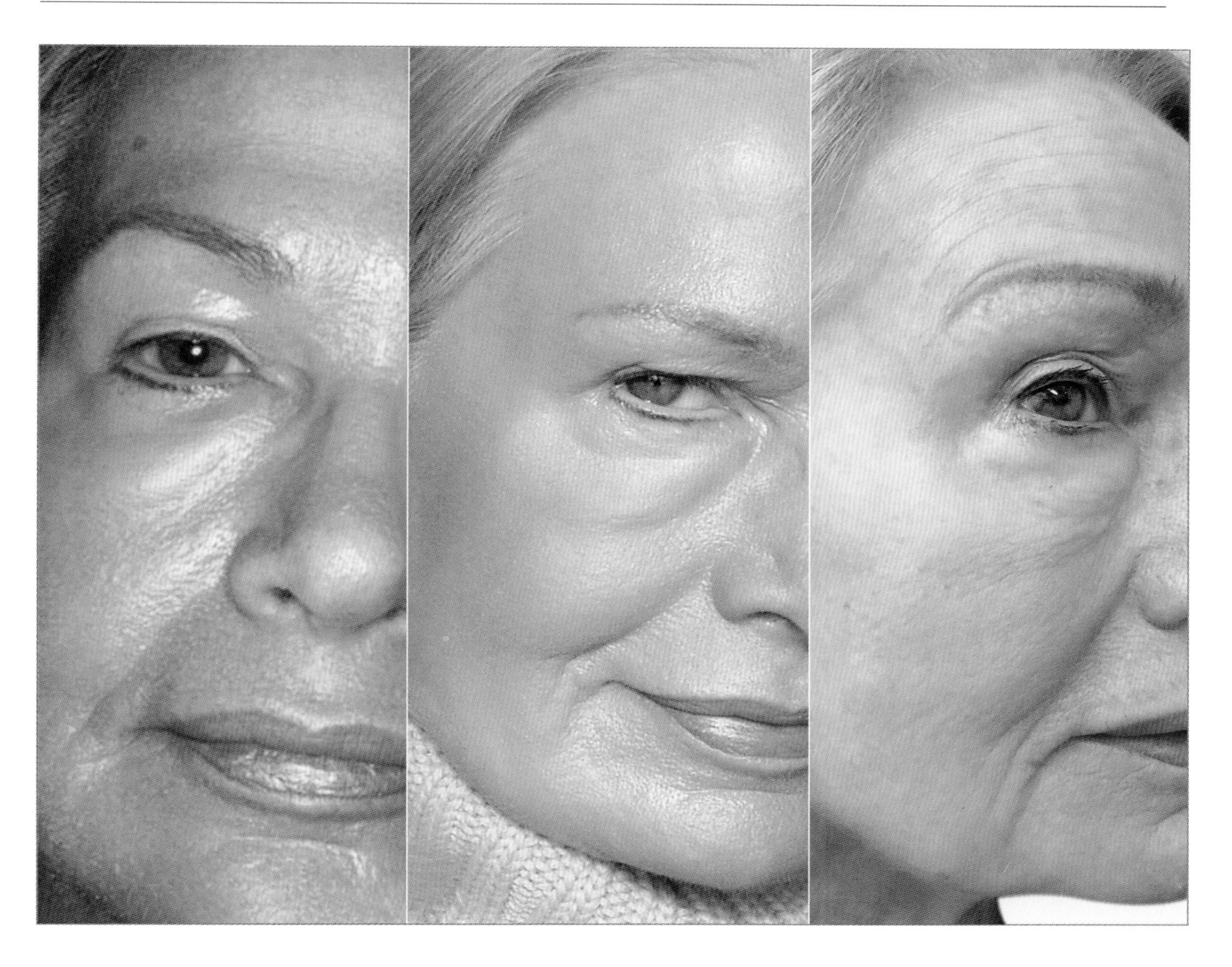

治疗	
治疗区域	全面部
预期剥脱等级及治疗目标	E 级剥脱；显著改善弹性组织变性，达到长期年轻化效果
剥脱方案	应用 Baker-Gordon 配方单次治疗
剥脱前治疗	于全面部外用 0.1%的维甲酸和 4%对苯二酚外用，以促进表皮剥脱、创伤修复，避免发生炎症后色素沉着；于治疗前 4 周开始，每晚使用
剥脱后治疗	表皮修复后，于全面部使用 0.1%维甲酸和 4%对苯二酚，每晚 1 次，持续 6 个月。白天需使用高 SPF 的广谱防晒霜
随访拍照时间	末次治疗后 6 个月(左图)、2 年(中图)、10 年(右图)

（栾 琪 译 齐显龙 校）

11 化学剥脱——联合治疗方案的一部分

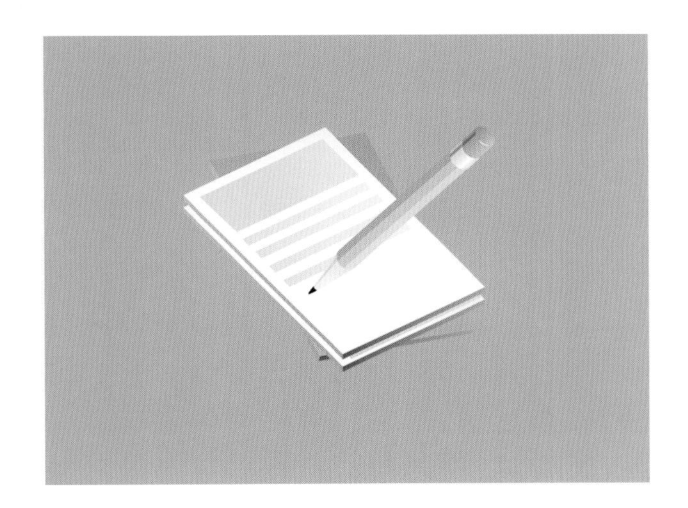

11.1 个体化的治疗方案

人类寿命在过去的几个世纪中明显延长，因此“白发人群”数量持续增长。世界卫生组织（World Health Organisation，WHO）已经证实，老龄化是一个全球现象（WHO，2011），伴随这一趋势，我们注意到，人们越来越关注维持年轻的外表，对医疗及手术等美容年轻化治疗的可实施性、接受程度以及支付能力都在增加。这些也促进了医学美容领域的研究和发展，以提供更为安全有效和便捷的治疗，实现更为自然的治疗效果。

但是，年轻化（即获得更年轻的外表）只是医学美容要解决问题的一部分。同样需要强调的是，一些患者可能寻求的是夸大的或者更美化的效果，如调整非年轻化外观所必需的特殊特征。不管怎样，吸引力不只是和年轻化有关。一旦患者下定决心进行第一次面诊咨询，确定这种不同需求是很重要的，这可引导医生确定患者的特别需求，接着选择合适的治疗。

了解可以影响年轻化及吸引力的外部可变因素十分重要，包括性别、年龄、人种、文化背景、时尚及非常重要的大健康理念。给患者制订治疗计划的时候，必须考虑到这些因素，并给予足够的重视。但是，必须意识到一些变化因素，如时尚潮流，在年轻化和吸引力标准方面并不是一成不变的。在某些案例中，例如，当前的时尚潮流并不适合某一位患者，医生有责任和患者充分讨论其关注点，并引导其选择更适合自己的、治疗效果更自然的治疗方案。当然，对于那些接受大众审美和年轻化标准的个人，医生应该一直着眼于提供“鸡尾酒”的治疗方案。最重要的是，医生应该着眼于保持患者外貌的自然（这些将在本章的后面讨论），应全面评估患者的外貌，而不只是评估其关注的区域。最常见的关键性参考指标，特别是在整形手术范畴内，是美学和年轻化的理想比例，即“黄金比例”，也被叫作“Phi 比例”（1.618∶1），这个在评估面部和其余身体部位的时候通常会被强调。和美容、对称性以及全身比例相关的各种指南很多，这些在制订计划阶段有一定帮助（Kim，2007；Danikas et al，2004）。但是，这些指南多数专注在容积恢复和调整方面，而很少涉及皮肤颜色、质地和静脉突出等问题。尽管如此，多项研究证明，年轻和有吸引力与皮肤的健康呈正相关，尤其是均匀的肤色（Fink et al，2012）。尽管如此，这些指南在咨询和治疗阶段仍然有用。

在关于患者当前需求的首次讨论结束之后就应进行患者的主观评估。这点十分重要，能够帮助患者获得各种治疗措施的相关信息，进而理解其现阶段、中期及长期的治疗计划的具体内容。前瞻性的计划对持续性的患者满意度很重要，毕竟老化是一个持续的进程，通常都有不可预期的过程，需要多因素的持续性的治疗。

尽管医生都希望患者能在整个治疗阶段一直对治疗满意，仍然需要考虑到美容咨询和治疗的心理学特点。对于寻求美和年轻化的患者，应该引导其在外表和期望的结果方面的要求变得更为实际。评估患者的心理状态是美容咨询中很重要的一部分，在这一关键的部分中，沟通技巧是基础。为了使患者满意度最大化，对治疗计划的清晰说明也是非常基础和关键的，需要从开始就积极强调。患者教育必须被重视，而且应该将其贯彻到治疗的整个过程。

11.2 3D、整体、多模式的治疗方案

正如在本书中前面阐述的，化学剥脱可以改善一系列可见的皮肤老化特征。但是认识到化学剥脱的局限性也很关键，知道如何与其他的治疗方法联合使用，以获得面部和身体其他部位的整体年轻化效果，以及提升对自身的评价也十分重要。尽管如此，老化和美容的概念，并不局限于改善肤质和肤色，同样也包括一系列可见的特征，详见图 11.1。

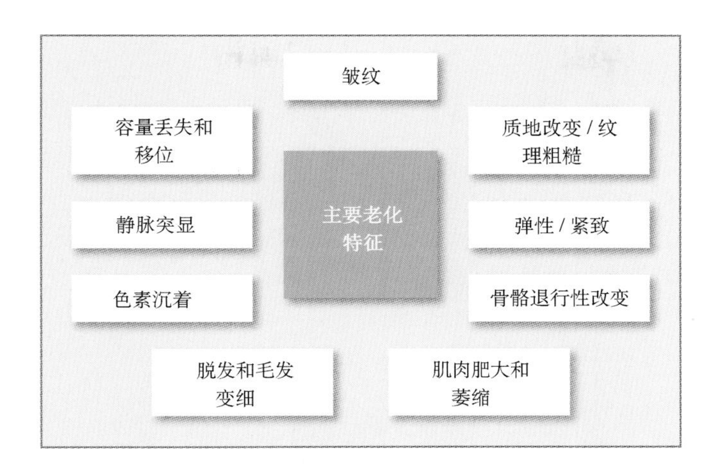

图 11.1 **老化进程中常见的主要特征(引自 Dr Uliana Gout,2014©)**

值得注意且更为特殊的是,Beer(Beer,2011)及其他人(Beer et al,2009)的研究显示,患者最容易关注到的显著老化特征包括:皮肤及深层结构的松弛、面部上1/3的皱纹形成、泪沟加重、鼻唇沟显著、口角下垂、下颌边界不清晰、面颈部颈阔肌条带形成、皮肤色素改变,以及明显的静脉形成。反过来说,这些研究表明,老化不仅局限在表面(如皮肤表皮),同样也和影响更深层的组织结构的相关改变,包括皮下组织、血管成分、平滑肌以及下面的骨性结构。因此,那些仅依靠单独治疗措施就期望获得整体的、自然的、更具吸引力的年轻外表的想法是完全不可能实现的,尤其是对于中老年人群;也就是说要达到以上效果,需要个体定制、多种模式联合的治疗方案。

在和患者进行第一次讨论时,这一点非常关键。在随后的面诊、复诊及随访中也要反复强调。不仅就患者当下所关注的美容问题进行"主观"讨论,也要适时给患者提供一个更"客观"的评估。进行这些讨论必须小心谨慎,避免让患者觉得不知所措,只需简单地引导其根据已获取的信息做出决定,选择一个更为长期的年轻化及变美的治疗方案。通常而言,一些因素如实际临床进展的程度、禁忌证、相应的误工期,以及经济诉求,也将会影响其做出的决定。在最初的咨询中,达成知情同意是关键目标。通常,诊所会提供问卷、阅读材料和便签以帮助患者做出决定。

11.3 医疗美容治疗方法及设备概览

除化学剥脱外,在医疗美容非手术和手术治疗方法中,可以改善老化特征的关键治疗方法,可以广义地分为以下5大类,详见图11.2。

- 容量和轮廓。
- 提升和紧致。
- 降低肌肉张力。
- 肤质和肤色改善。
- 其他(如刺激毛发生长和去除多余或显露的血管)。

正如前文所述,不存在仅用单一治疗手段就可以改善上述所有影响年轻化的问题。相反,绝大部分患者都会被建议使用多种方式联合治疗,以获得最佳的治疗效果。当和患者讨论可供选择的治疗方案时,强调每个治疗的误工期及预期的效果,以及临床疗效的维持时间是十分重要的。以上因素和相应费用的充分告知,可使患者充分理解治疗的目标和策略,从而做出决定。

以下内容是可以和化学剥脱联合使用的5大类主要治疗方法的概述。

容量和轮廓
• 生物可降解填充剂
–透明质酸
• 半永久性填充剂
–聚左旋乳酸
–钙羟基磷灰石
• 永久性填充材料
• 生物填充材料
• 生物可降解填充材料
–间充质疗法
• 自体脂肪
治疗焦点
降低肌肉张力
• A 型肉毒毒素注射
提升和紧致
• 手术提升
• 光电治疗
–射频治疗
–高强度聚焦超声治疗
–激光治疗
• 功能性护肤品皮肤护理
其他
• 毛发再生治疗
–外用药（如米诺地尔）
–口服药（如非那雄胺）
–毛发移植
• 血管治疗
–硬化剂治疗
–静脉激光消融术
–静脉剥脱术
–光治疗
–激光治疗
肤质和肤色改善
• 光治疗（强脉冲光治疗）
• 激光治疗
–剥脱性激光
–非剥脱性激光
–点阵激光
• 冷冻治疗
• （微晶）皮肤磨削术
• 经皮胶原诱导术
• 功能性护肤品皮肤护理

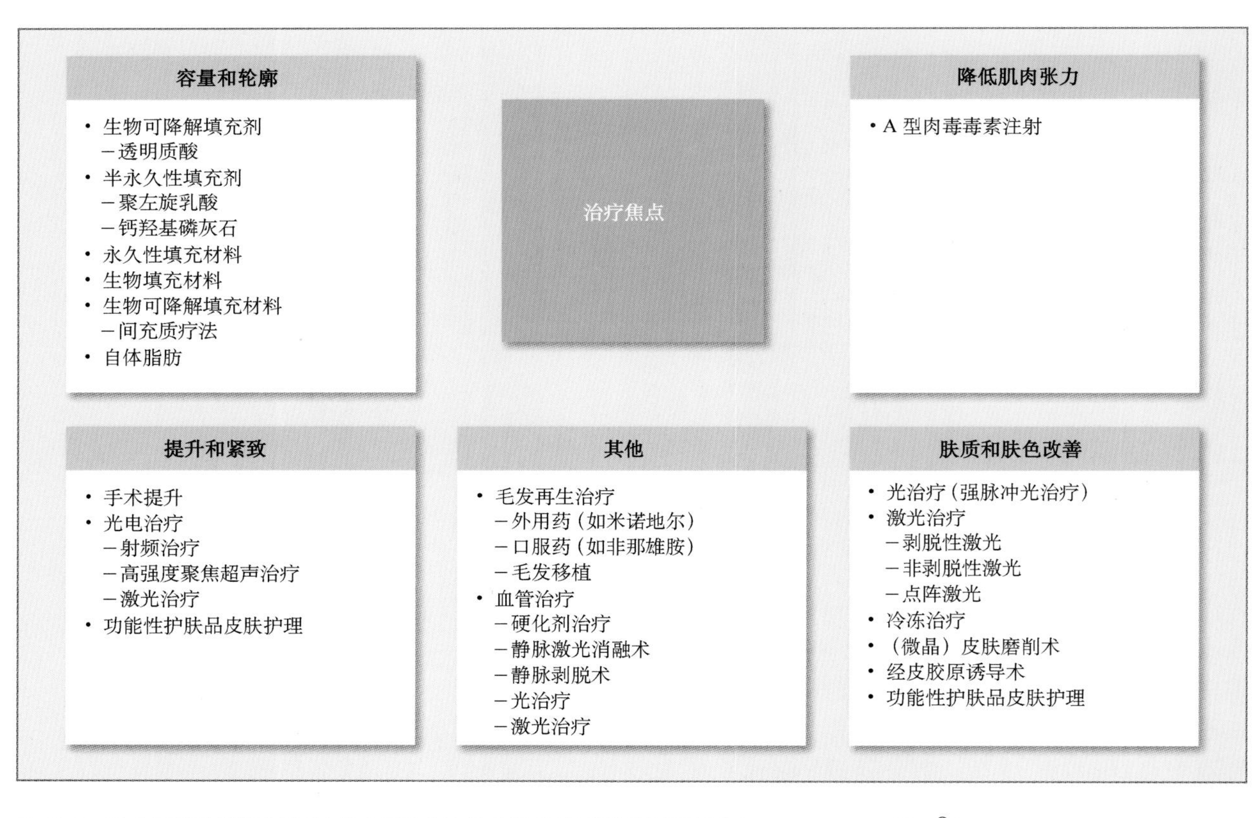

图 11.2 手术和非手术美容领域内的主要治疗方法分类(不包括化学剥脱)(引自 Dr Uliana Gout 2014©)

11.3.1 容量和轮廓

当前,在非手术的美容领域内,使用各种皮肤填充剂恢复原有容量的治疗手段是主流的项目。静态纹、较深的皱纹、组织萎缩和凹陷,均可以用一系列的填充材料处理。最为常用的填充剂是透明质酸类,其可以改善轮廓、减少褶皱和皱纹,效果可以持续 18 个月。这些通常和化学剥脱联合使用(Landau,2006;Beer,2011),以获得更好的整体临床效果。填充可以在化学剥脱前或者剥脱后待皮肤完全愈合后使用。通常,浅层填充注射应该在化学剥脱之后进行。这是因为化学剥脱本身可以渗入填充剂所在的皮肤层次,削弱其效果。但是,深层容量填充在化学剥脱之前或者之后都可以进行,因为其填充的层次通常在皮下组织或者骨膜之上,不会被化学剥脱影响,即使是深层的苯酚剥脱。最常用到化学剥脱和填充剂联合治疗的部位是口周部和唇部。在进行化学剥脱之前的 2～4 周或者更早,先进行透明质酸填充处理,通过填充让皮肤皱褶展开,这有利于剥脱剂更均匀、更深地渗透。当化学剥脱完成后,再进行唇部注射填充,这可以在口周皮肤质地改善和紧致的基础上,使唇部变得丰满。

在相关的概念中,间充质疗法属于生物活性物质注射治疗的范畴,生物活性物质包括一些维生素、矿物质、顺势疗法物质及其他。有时候也加入透明质酸,用以提高效果的维持时间。但是,关于间充质疗法和化学剥脱联合使用的效果疗效及远期作用的相关研究目前不多。

自体脂肪移植仍然是一种广受欢迎的手术疗法,其临床效果持续时间长,并且属于自身天然组织。对于确实需要自体脂肪移植的患者,根据其手术特点,可以在化学剥脱之前或者理想情况是在深层化学剥脱之后进行,以确保长期的安全性和临床效果。

11.3.2 提升和紧致

采用手术方式达到“提升”目的的治疗手段(如眼睑整形术、颈部提升术)在年轻化治疗中扮演了重要的角色，通常其可以获得最佳的皮肤提升和紧致的效果。但是手术的特性决定需要麻醉，并导致瘢痕形成，而这致使一些患者无法接受。然而，对于提升紧致的效果而言，深层化学剥脱是一个很好的选择。但是，某些面部和身体部位并不适合进行化学剥脱时，或者是在安全、保守的化学剥脱疗效不够显著的情况下，更适合采用手术方式来获得满意和持久的效果。手术提升法应该在化学剥脱前或者化学剥脱完全愈合后实施。但是，这两种治疗所选择的间隔时间非常关键，不合适的联合治疗方案可能会导致不良反应，如瘢痕和伤口愈合不良。

光电治疗（如射频或高强度聚焦超声）因为其非侵入特性及很短的误工期，是近年来广为大众接受的项目，通常需要重复治疗以维持理想的临床效果。另外，它们可以在化学剥脱之前或者之后进行，同样需要确保疗程之间合适的间隔时间，以避免发生并发症，获得最好的临床效果。但是对这一联合治疗，已发表的临床证据十分有限。

功能性护肤品在本书中经常被讨论到，由于其在皮肤紧致方面的协同效果，可以作为化学剥脱的辅助性治疗手段（于剥脱前后）。如果以期获得长期的临床效果，维持治疗是关键。

11.3.3 降低肌肉张力

A 型肉毒毒素注射是治疗面颈部动态性皱纹常用的非手术治疗手段。通常可以和化学剥脱进行联合（Landau，2006），以增强整体的临床效果，特别是联合中层和深层化学剥脱，因为肉毒毒素降低了皮肤的紧张程度，可以使换肤剂更为均匀的渗透。在接下来的 4～6 个月的胶原纤维合成期，由于肌张力下降和牵拉减少，可以确保胶原纤维最大化地重塑。因此，化学剥脱的效果也得以加强。经典的 A 型肉毒毒素注射的治疗部位包括额部横纹、眉间纹、鱼尾纹以及口周放射状皱纹。通常，肉毒毒素治疗在化学剥脱前 2 周完成，这样可以确保化学剥脱时，肌肉已经是适合的松弛状态。但是在浅层剥脱时，许多操作者会在化学剥脱后，立即进行肉毒毒素注射。如果患者希望在化学剥脱后进行肉毒毒素治疗，建议等到治疗区域完全愈合后再进行。

11.3.4 肤质和肤色改善

强脉冲光（intense pulsed light，IPL）经常和浅层化学剥脱联合使用，以获得持续的浅表色素淡化和皮肤质地改善的效果。Effron 等（Effron et al，2007）证实，IPL 和浅层化学剥脱联合使用，可以使患者获得更明显的年轻化的效果。

激光在中层化学剥脱联合治疗中也有一定的地位。通常，首先进行化学剥脱，随后在需要更深层治疗的区域，如比较深的皱纹，立即进行激光磨削术（通常使用 CO_2 激光或 CO_2 点阵激光）。激光被视为中层剥脱的有效的“协同”治疗手段。通常，口周及眶周会使用激光进行治疗。Fulton 等（Fulton et al，1999）研究表明，中层化学剥脱之后联合局部激光及磨削治疗，可以使颈部区域获得较好的年轻化效果。这种组合治疗更为精确，安全性更好且不良反应更少。Effron 等（Effron et al，2007）报道，非剥脱性激光（如 Q 开关 1064nm 激光）联合化学剥脱治疗也可以提高临床效果。

冷冻治疗可以作为化学剥脱的联合治疗措施，特别是治疗色素及皮肤表面粗糙时。

皮肤微晶磨削术、皮肤磨削术和皮肤砂纸磨削术是与化学剥脱联合的常用治疗手段，尤其是需要进一步强化局部皮肤重建时（如痤疮后瘢痕，或者增厚的角化性皮损）。

皮肤微晶磨削术被认为是一种很浅表的重建治疗手段，通常与浅层化学剥脱联合，以获得更好的效果（Hexsel et al，2005；Briden et al，2007）。皮肤磨削术和皮肤砂纸磨削术等更深层的皮肤重建技术，通常在剥脱治疗过程中局部用于需要更深层治疗的部位。

皮肤砂纸磨削术中使用无菌的砂纸，可以打磨皮肤表面至真皮乳头层。有数篇文献（Harris et al，1994；Fulton et al，1999）讨论了皮肤砂纸磨削术联合化学剥脱治疗。皮肤砂纸磨削术通常用于痤疮后瘢痕的治疗，以及皮肤萎缩纹的治疗，一些研究已经证实其有改善效果（Adatto et al，2003）。通常，在全面部中层剥脱治疗完成后（如一旦出现结霜反应），有瘢痕累及或需要加强治疗的区域，可以立即使用皮肤砂纸磨削术治疗。另外，一些非常深的冰锥状瘢痕，也可以同时使用打孔移植术进行治疗。行中层剥脱的目的，是改善光老化的同时，确保未行磨削治疗区域与行磨削治疗区域无明显分界线。另外一个面部砂纸磨削术联合中层化学剥脱的关键适应证是厚的角化性损害（如脂溢性角化），仅依靠化学剥脱不能完全消除这种皮损。同样，一旦出现结霜反应后，立即使用砂纸磨削以更有效地去除皮损。

皮肤磨削术联合化学剥脱可以用于改善面部皱纹、痤疮后瘢痕、创伤后瘢痕，以及异常的色素。首先在 1972 年由 Dupont 报道，在 1977 年由 Stagnone 将之命名为“化学磨削”。数篇文献（Stagnone，1977；Ayhan et al，1998）已经讨论了这种联合治疗方法，Ayhan 等还证实，和使用单一治疗相比，联合治疗的效果更好。而且该报道结果还显示这一技术更为精确地控制了治疗深度，出血更少，术后疼痛更少，发生并发症的风险更低，同时临床疗效持续时间也更长。

经皮胶原诱导（percutaneous collagen induction，PCI），也被称为真皮针刺术。近年来，作为一种误工期极短且能改善皮肤质地的治疗方法，重回美容领域。这种方法通常需要按疗程反复进行，以维持临床效果。而且通常还需要和使用功能性护肤品的皮肤护理进行联合，以获得长期的临床效果。其通过针刺作用在真皮层时对成纤维细胞产生的机械性压力，刺激胶原合成而发挥作用。这种治疗可以在化学剥脱之前或之后进行，同样需要确保足够的时间间隔，以减少并发症的发生。考虑到中层和深层剥脱会影响到真皮层，最好的方式是 PCI 联合浅层剥脱，这样可以同时刺激胶原合成。近来有研究探讨中层剥脱联合 PCI 的有效性，特别在治疗萎缩性痤疮瘢痕方面（Hegazy et al，2014；Leheta et al，2014）。

如前所述，使用功能性护肤品进行皮肤护理在加强化学剥脱的临床效果方面，是一个很重要的组成部分，也可视为延续性治疗，特别是在治疗光老化、显著的色素沉着（Farris，2004）及改善皮肤质地时。经典的成分包括 AHA、维甲酸类、广谱防晒霜、对苯二酚等。

11.3.5 其他（如刺激毛发生长和去除多余或显露的血管）

毛发变细和脱发以及血管改变也会影响老化和吸引力。这两部分的特征必须从一开始就讨论，并贯穿整个首次咨询过程，来确保疗程中有相应的治疗程序。对于主动寻求毛发治疗的男性患者，通常需要与非手术方式（如米诺地尔、非那雄胺）和可供选择的手术方式进行联合治疗。如果除化学剥脱外还计划行毛发移植治疗，特别是行全面部的化学剥脱，那么在两种治疗之间确保充足的时间间隔就显得非常重要。这样做的主要目的是确保新移植的毛囊不被化学剥脱干扰。

有多种治疗措施来处理血管性的损害，包括硬化剂治疗、静脉消融治疗、光和激光治疗、静脉剥脱术。再次强调，当与化学剥脱联合进行治疗时，需要谨慎考虑以确保这些治疗手段之间有充足的时间间隔，以避免并发症的发生。

11.4 总结

在很多案例的治疗中，化学剥脱能够也应该和其他治疗措施联合使用，包括手术和非手术等治疗措施，以提高其安全性和增强疗效，形成一个自然的、立体的、整体年轻化的治疗方案。为了做到这一点，认识到影响吸引力和年轻化的各种外部因素十分关键。认识年轻化和强化治疗的局限点，对获得整体具有吸引力的临床效果非常重要。最为重要的是，当化学剥脱联合其他治疗手段时，应该特别注意疗程间的间隔时间和愈合修复期，以确保最佳的临床效果并避免并发症的发生。

（齐显龙 译 王 竞 校）

12 临床辅助材料

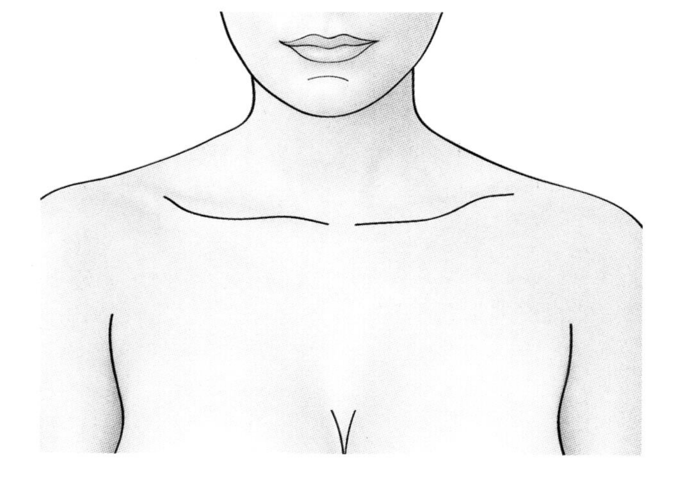

12.1 病史采集问卷

重复多次的浅层剥脱问卷调查

请在下面适当的方框中打钩，如果有相关情况请进一步说明

你现在或以前是否患有任何疾病？ □是 □否
如果有，请提供详细资料。

你有过敏史吗？ □是 □否
如果有，请提供详细资料。

你现在或者以前有皮肤过敏史吗？ □是 □否
如果有，请提供详细资料。

你的皮肤是否属于敏感皮肤，或是否有护肤品过敏史？ □是 □否
如果有，请提供详细资料。

你是否患有单纯疱疹？ □是 □否

你正在服用任何药物吗？ □是 □否
如果有，请提供详细资料。

你是否正在口服避孕药或其他激素？ □是 □否
如果有，请提供详细资料。

你经常在户外活动吗？ □是 □否
（比如：高尔夫球/网球/骑自行车/园艺）

在过去的1个月内，你是否曾局部外用乙醇酸或维生素A（视黄醇） □是 □否
（比如：维甲酸、维生素A或其他维生素A酸衍生物）

你是否做过任何类型的皮肤磨削治疗或化学剥脱？ □是 □否
如果有，在治疗上你有什么问题吗？

你是否在感染部位刮胡子？ □是 □否
你用过脱毛产品吗？ 如（脱毛蜡）

注：本章提供一些临床文书和文件的指导，请注意，它们需要根据临床实际情况和特殊需要进行调整和定制。

重度或深层剥脱问卷调查

请在下面适当的方框中打钩,如有相关情况请进一步说明

你现在或以前是否患有任何疾病? □是 □否
如果有,请提供详细资料。

你有过敏史吗? □是 □否
如果有,请提供详细资料。

你现在或者以前有皮肤过敏史吗? □是 □否
如果有,请提供详细资料。

你的皮肤是否属于敏感皮肤,或你是否有护肤品过敏史? □是 □否
如果有,请提供详细资料。

你是否患有单纯疱疹? □是 □否

你正在服用任何药物吗? □是 □否
如果有,请提供详细资料。

你是否正在口服避孕药或其他激素? □是 □否
如果有,是哪种?

你是否正在服用类固醇药物,或过去服用
超过6个月? □是 □否

你经常在户外活动吗? □是 □否
(比如:高尔夫球/网球/骑自行车/园艺)

你是否日常使用防晒霜? □是 □否

你容易晒黑吗? □是 □否

皮肤损伤或感染后是否容易出现色斑,并伴有炎症症状,如红
肿、肿胀或瘙痒? □是 □否

你使用含有漂白剂的面霜吗? □是 □否
如果有,请详细说明。

在过去的1个月内,你是否曾局部外用乙醇酸或维甲酸
(如维生素A酸衍生物或视黄醇)类药物? □是 □否

你是否做过任何类型的皮肤磨削治疗或化学剥脱? □是 □否
如果有,在治疗上你有什么问题吗?

你是否在感染部位刮胡子? □是 □否

你用过脱毛产品吗?(如脱毛蜡) □是 □否

你以前做过面部手术吗? □是 □否

在不久的将来,你需要接受牙科治疗吗? □是 □否

12.2 信息表

浅层化学剥脱信息表(面部和非面部)

请在咨询后填写并签字

皮肤失去弹性是正常的老化过程。随着时间的推移,皱纹形成并逐渐加深,长时间暴晒、吸烟、饮酒、不健康饮食和压力等习惯会加速老化的过程。

老化的皮肤

作为皮肤的最外层,表皮由几层细胞层组成。新的皮肤细胞由最深层不断生成,这些细胞迁移到皮肤表面,并最终以细小的薄片形式脱落。随着年龄的增长和环境的影响(如阳光中的紫外线辐射)破坏了这一过程,导致皮肤发生变化。表皮及其深层的真皮均变得更薄,位于表皮和真皮下的皮下组织,紧实度会逐渐丧失,加之皮肤弹性下降,将会导致皮肤出现皱纹、细纹和下垂。随着年龄的增长,皮肤的角质层(表皮的最上层)可能会变厚,这取决于皮肤的类型和生活习惯(如经常暴露在紫外线下)。与此同时,皮肤细胞中的遗传物质开始发生变化。其结果是角质层受损(最表层皮肤的改变)。

浅层化学剥脱能做什么?

浅层剥脱主要作用于皮肤的表皮。剥脱后,角质形成细胞脱落得更快,其深层的皮肤细胞被刺激再生。这种方法可以用来治疗以下皮肤问题。

- 角质化(皮肤硬化)问题,如皮肤干燥和粗糙。
- 毛孔粗大。
- 因怀孕和口服避孕药引起的老年斑和色素变化等色素异常。

治疗后,皮肤表面看起来更健康、更年轻,阳光造成的细纹可能会被淡化,皮肤变得更紧致和光滑。

治疗过程

在进行化学剥脱前的2～4周,患者可使用医生推荐的护理产品让皮肤做好治疗前的准备。在治疗当天,洁面后医生会将剥脱液或凝胶涂在患者皮肤上进行治疗。由于不同患者的皮肤存在个体差异,所以采用的剥脱剂类型和浓度也各不相同。浅层剥脱的治疗间隔是2～4周。当然,治疗时间间隔不是一成不变的,需要进行个体化调整。

当进行一系列综合治疗时,能观察到皮肤质地有明显的改善。而仅用一种浅层剥脱所达到的改善程度较小。

剥脱前后涂抹外用面霜可加速皮肤的再生。

不良反应和并发症

在首次使用高浓度产品时,在皮肤最上层可能会发生刺激,如皮肤发红、脱屑、灼烧感、瘙痒,以及皮肤表面可能会出现鳞屑或结痂。

这些反应通常随着时间的推移而减少,因为皮肤已经习惯了剥脱。偶尔会发生轻微的疼痛、小的损伤、色素变化、伤口愈合延迟或瘢痕等并发症。如果有以上任何症状出现,请立即就医。

“应该做什么”和“不应该做什么”

剥脱治疗后,你必须避免做以下任何事情。

- 搔抓、抠痂或摩擦皮肤。
- 不涂防晒霜就去晒太阳。如果没有注意到这一点,可能会导致瘢痕,和(或)治疗部位肤色变化。
- 去蒸桑拿或日光浴,或进行任何会让你出汗的剧烈运动。

重要的是化学剥脱术后,你要与你的医生和诊所积极配合。

如果您遇到任何问题或有任何疑问,可以随时与我们联系。

联系电话号码:

中层化学剥脱信息表(面部和非面部)

请在咨询后填写并签字

“化学剥脱”是一种皮肤治疗方法，用于改善皱纹(细纹)、浅表瘢痕、老年斑、日光性皮肤损伤(癌前病变)和其他皮肤老化症状。

老化的皮肤

皮肤由三层(表皮、真皮和皮下组织)组成。年龄的增长和环境的影响(如阳光中的紫外线、吸烟、酗酒、不健康的饮食和压力)会导致皮肤变化：表皮(皮肤浅层)和真皮(皮肤深层)变薄，赋予皮肤紧致和弹性的真皮结构被破坏。与此同时，皮下组织也变得越来越松弛。除此之外，皮肤弹性的下降会导致皱纹、细纹和皮肤下垂。光损伤会导致皮肤硬化问题(日光角化病)，并改变皮肤细胞的遗传物质。如果不及时治疗，最终可能会导致皮肤肿瘤。一个人随着年龄的增长和(或)紫外线照射，色素异常会增加，如老年斑(日光性雀斑样痣)。

化学剥脱可以做什么？

中层化学剥脱会导致浅表真皮和表皮再生。这对结缔组织的形成和皮肤质地都有一定的改善作用，其适应证如下。

- 日光损伤和日光诱导的皮肤癌前病变。
- 因怀孕和口服避孕药引起的日光性雀斑样痣和色素变化等色素异常。
- 浅表瘢痕。
- 皮肤老化的其他迹象，如老化外观(弹性组织变性、皱纹、细纹)。

皮肤再生过程被启动并可持续数天。在此期间，化学剥脱区域特别是眼周部，可能会有组织液渗出、结痂甚至可能形成水疱，并伴有短期肿胀。皮肤最外层首先修复，其结果是表皮最先愈合；深层的结缔组织再生则需要更长的时间，可能会耗时几个月。一旦愈合完成，皮肤就会变得更健康，并能长期保持年轻化。

治疗过程

皮肤清洁和适当的预处理后，使用剥脱溶液进行治疗。不同患者的肤色、皮肤厚度和皮肤类型存在个体差异，日晒损伤或色素变化以及皱纹或瘢痕的深度等基础情况也大不相同，因此，治疗需要针对每个患者进行“量身定制”。这些个体差异也将决定所用剥脱液的成分和浓度。

使用剥脱溶液可能会有暂时的疼痛感，如果这种不适感很明显，可以在治疗时使用局部麻醉剂和(或)镇痛药。

在剥脱后愈合阶段，会发生局部脱皮，并伴有短期肿胀，尤其是眼周部。使用外用药物可以加速伤口愈合。应该按照医嘱，使用规定的面霜和敷料进行皮肤修复。

化学剥脱后的后续治疗方向。

你的皮肤经过化学剥脱治疗后，皮肤会变红、起水疱、结痂，并可能出现皮肤颜色加深。这些都是化学剥脱后伤口正常愈合的迹象。在这期间，你的皮肤会自我更新。

在最初的几天里，你应该遵医嘱规律用药，以抑制肿胀、加速伤口愈合；在最初的恢复期结束后，应该定期来诊所复诊，这样就可以观察治疗情况和讨论你的后续治疗。

在家里，你可以每天使用几次用处方溶液制成的敷料。使用后，你应该把皮肤擦干，然后涂抹医生开给你的药膏。

皮肤一开始会很敏感，请克制撕掉脱屑和痂皮的冲动。清除这些结痂可能会导致感染或瘢痕。

注意手背日光性雀斑样痣的治疗。

治疗后，斑点首先会变深，并会形成小结痂，在接下来的10～14天内痂皮会逐渐脱落。在此期间，您可以洗手，但应避免长时间接触清洁剂(特别是肥皂水、洗涤剂和其他碱性溶液)。洗完后，你应该立刻把处方药膏涂在手上。

如果您有任何疑虑或问题，请打电话给我们。

一旦伤口愈合完成，我们将讨论在接下来的几个月里继续进行皮肤护理的问题。在最初的几个月里，你在户外时，需要涂抹防晒霜。

不良反应和并发症

肤色较深者在治疗后的最初几个月，治疗区域可能会出现暂时性的色素沉着。这种色素沉着可以用脱色剂处理，通常会完全褪色。治疗区域变红是由于皮肤毛细血管扩张引起的，通常在治疗后 3～4 周内完全消退，偶尔可能需要更长的时间才能消退。在此期间，化妆可以很容易地将其遮盖。在极少数情况下可能会产生皮肤瘢痕和色素脱失（变白），特别是在治疗区有迁延不愈的炎症时。在有疱疹病史的患者中，疱疹再次复发的概率很低。剥脱后使用面霜的过敏情况非常罕见，瘢痕形成的情况也非常罕见。

如果治疗区域有任何疼痛、发红，应该立即通知我们。

联系电话号码：

深层化学剥脱信息表（面部）

请在咨询后填写并签字

“化学剥脱”是一种皮肤治疗过程，用于永久去除皮肤表面的瘢痕和其他老化迹象，如老年斑、角化病、癌前病变等。

老化的皮肤

皮肤由三层（表皮、真皮和皮下组织）组成。随着年龄的增长和环境的影响（如阳光中的紫外线、吸烟、饮酒、不健康的饮食和压力）会导致皮肤变化：表皮（皮肤浅层）和真皮（皮肤深层）变薄，赋予皮肤紧致和弹性的真皮结构被破坏。与此同时，皮下组织也变得越来越松弛。除此之外，皮肤弹性的下降会导致皱纹、细纹和皮肤下垂（弹性损伤、紫外线损伤）。光损伤会导致皮肤硬化问题（日光角化病），并改变皮肤细胞的遗传物质。如果不及时治疗，最终可能会导致皮肤肿瘤。一个人随着年龄的增长和（或）紫外线照射，色素异常会增加，如老年斑（日光性雀斑样痣）。

化学剥脱可以做什么？

深层化学剥脱可刺激真皮乳头层、真皮网状层和表皮的再生。这对结缔组织的形成和皮肤表面的质地都有一定的改善作用，可用于下列适应证。

- 皮肤老化迹象，如老化的外观、皱纹和细纹。
- 日光损伤和日光诱导的皮肤癌前病变。
- 因怀孕和口服避孕药引起的日光性雀斑样痣和色素变化等色素障碍。
- 瘢痕。

皮肤更新过程会持续几天到几周，在此期间，剥脱区域可能会有组织液渗出。随着组织坏死和严重肿胀的发展，受损的皮层脱落，特别是在眼睛周围。只要皮肤表面有开放性伤口和炎症，就需要仔细对伤口进行护理和观察，以促进愈合和避免感染。皮肤表皮完成修复，这样开放的伤口就能重新关闭，结缔组织再生需要更长的时间（长达几个月）。一旦愈合完成，皮肤会变得更健康，并能保持长期年轻化。

治疗过程

治疗前医生会在咨询时确定是否有必要使用适当的面霜进行几周的预处理，治疗将在门诊进行，可能会进行局部麻醉或静脉麻醉（镇静和镇痛）。剥脱治疗前应检查肝脏、肾脏（实验室检查）和心脏（心电图检查）功能。

在剥脱治疗当天，经过适当的清洁和预处理后，将剥脱液涂抹在治疗区域的皮肤上。每个患者肤色、皮肤厚度和皮肤类型方面都有高度的个性化差异，瘢痕、细纹、皱纹和癌前病变等基础情况也均有较大差异，因此，治疗时需要针对每个患者进行“量身定制”。剥脱液的成分和浓度也取决于以上各因素。一般来说，将剥脱液涂抹整个面部，深层化学剥脱治疗需要大约 1 个小时。如有必要，于剥脱完成后的 1～2 天内，在面部或特定部位使用特殊的敷料。在治疗后的最初几个小时需要使用镇痛药，医生会给予一些帮助睡眠的药物。皮肤的再生需要几天的时间，在此期间会有组织液渗出，可能还伴有结痂和水疱形成，并伴有短期肿胀，特别是在眼周部。如果使用敷料，请在大约 2 天后到诊所去除。

深层化学剥脱术后的跟踪治疗

通过外用特定的面霜、软膏和湿敷可加速伤口愈合。在组织修复期间，患者需要每天使用医生推荐的敷料和面霜进行居家护理，在治疗后的最初几天里需要每天使用数次。先用医生推荐的溶液湿敷，轻轻沾干脸，涂上推荐的软膏。

在接下来的3～4天，请每天来诊所进行剥脱后的后续治疗，这对于确保正常的愈合过程至关重要。一般情况下，接受深层化学剥脱治疗后的皮肤在6天左右再生，与此同时，日光性雀斑样痣和其他瑕疵也会消失，新生的光滑皮肤在这时仍然是粉红色的且敏感的，需要根据伤口愈合的进展情况来护理，这种粉红色经过几周恢复才会慢慢褪色。

请不要抠掉任何脱落的皮肤、硬壳和痂皮。去除这些可能会导致感染或瘢痕。

如果您有任何疑问或问题，请打电话给我们。

8～10天之后，如果有必要，可以进行化妆。我们很乐意为您提供最佳的美容护理和皮肤彩妆建议。术后6个月内必须严格避免日晒，以防色素沉着(治疗区域色素沉着会增加)。根据医生的建议，在此期间内应该一直使用至少SPF 50的广谱防晒霜。

不良反应及并发症

对于深色皮肤类型人群，在治疗后的最初几个月，治疗区域可能会出现暂时性色素沉着，这种色素沉着可以用脱色剂处理，通常会完全褪色。治疗区域变红是由于皮肤毛细血管扩张引起的，通常在治疗后3～4周内完全消退，偶尔可能需要更长的时间才能消退。在此期间，可以用化妆品将其遮盖。在极少数情况下可能会导致皮肤瘢痕和色素脱失(变白)，特别是治疗部位炎症迁延不愈时。在有疱疹病史的患者中，疱疹感染复发的概率很小。剥脱后使用面霜过敏的情况非常罕见，瘢痕形成的情况也非常罕见。

如果治疗区域有疼痛、发红或其他不适，请立即通知我们。

联系电话号码：

深层化学剥脱后指导

在伤口愈合过程中给患者的小贴士

深层剥脱之后，当你回到家时，可能仍然处于部分镇静状态，需要有人陪你。在最初的几天里，你可能需要服用不同种类的镇痛药和安眠药。重要的是，在这几天里，你要正常饮食和饮水。

剥脱剂会导致面部肿胀和水疱，在几天内水疱可能会破裂、结痂、变成棕色并脱落，眼周部会发生很明显肿胀，这是正常的愈合过程。有时眼睛可能会肿胀几个小时甚至1天，冰敷有助于缓解，肿胀通常在第3天或第4天明显减轻。结痂通常在第7～10天脱落，注意不要撕掉痂皮。

偶尔有些患者在治疗后的2～3天内会感到轻微的恶心，请联系我们，并来复诊。

面部护理指导

按照指导使用纱布敷料，每天用生理盐水轻柔清洁面部4～5次，轻轻拍干后，不要揉擦，涂上医生给予的面霜，每天涂抹4～5次，直到所有结痂脱落。如果你感到烧灼或刺痛超过1分钟，请告诉我们。我们可能需要更换外用药物。

你可以照常洗澡，睡觉时尽量把头抬高，这样可以减轻肿胀。

如果你有任何问题，请联系我们。

联系电话号码：

12.3 化学剥脱文档

姓名	出生日期
皮肤类型	光泽度类型
适应证	既往面部治疗
既往病史	日期
治疗日期	
剥脱剂配方	治疗区域
剥脱前治疗	剥脱后治疗
麻醉	辅助治疗
后续预约	处方
重复治疗计划	
临床摄影文档	

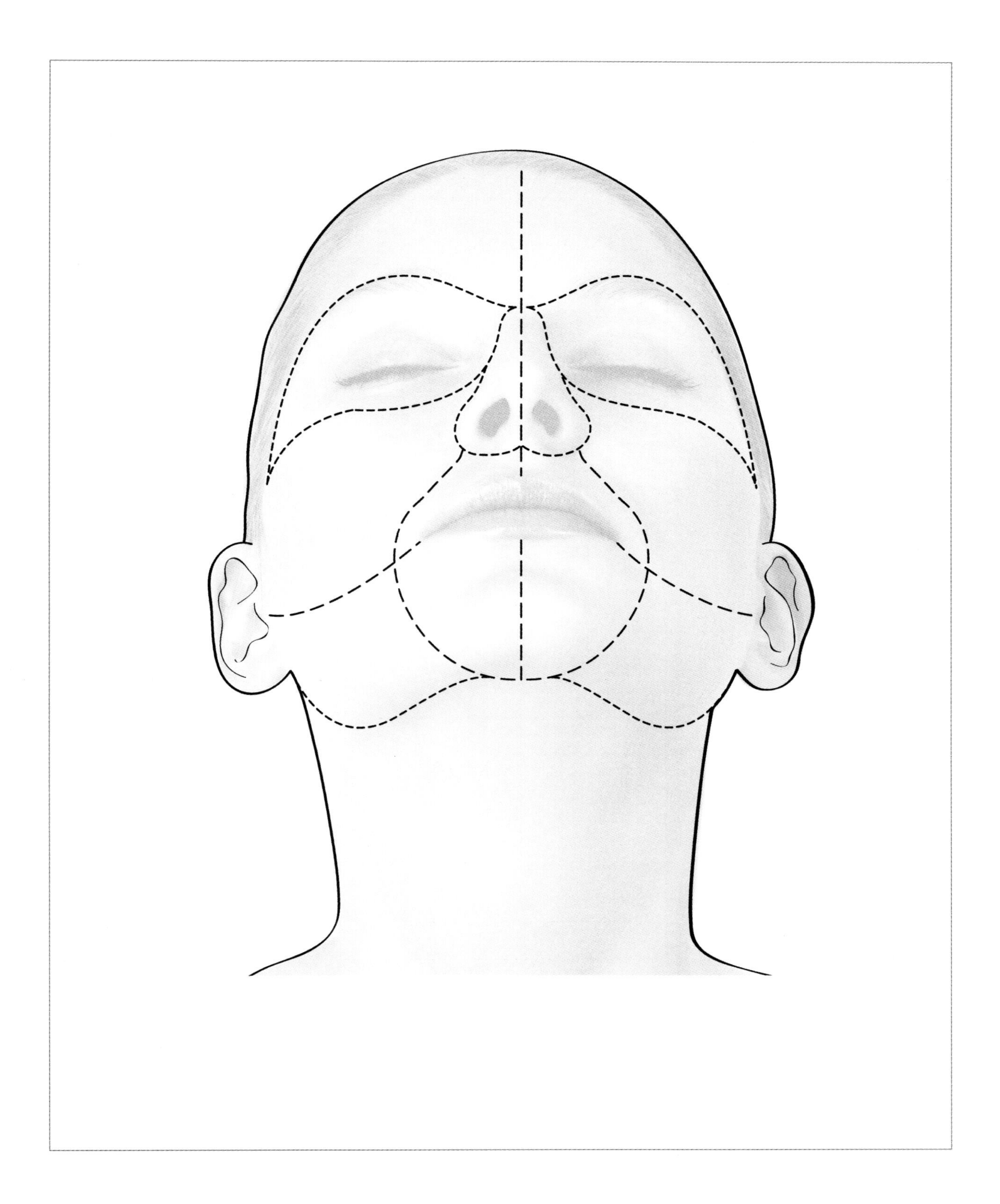

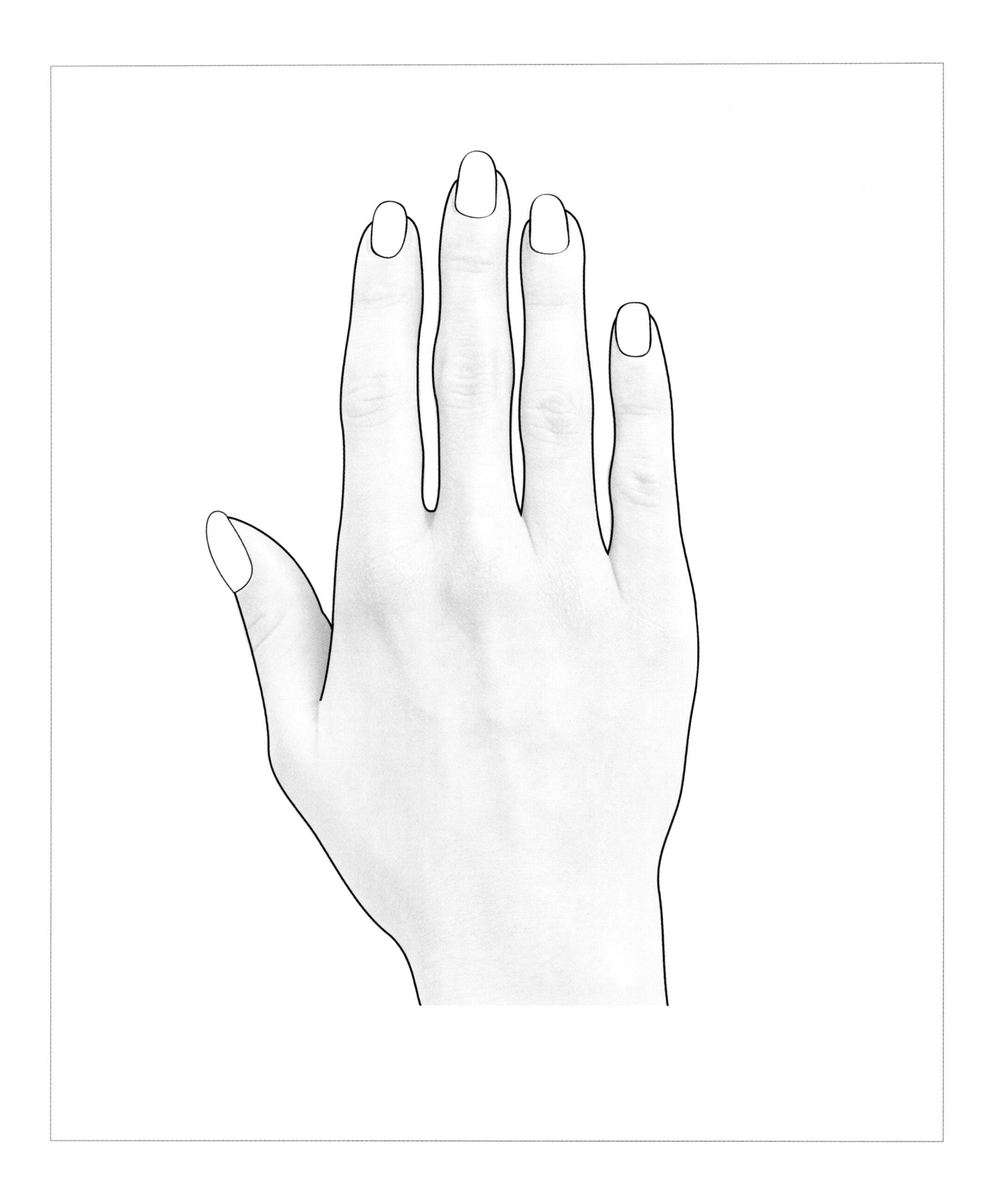

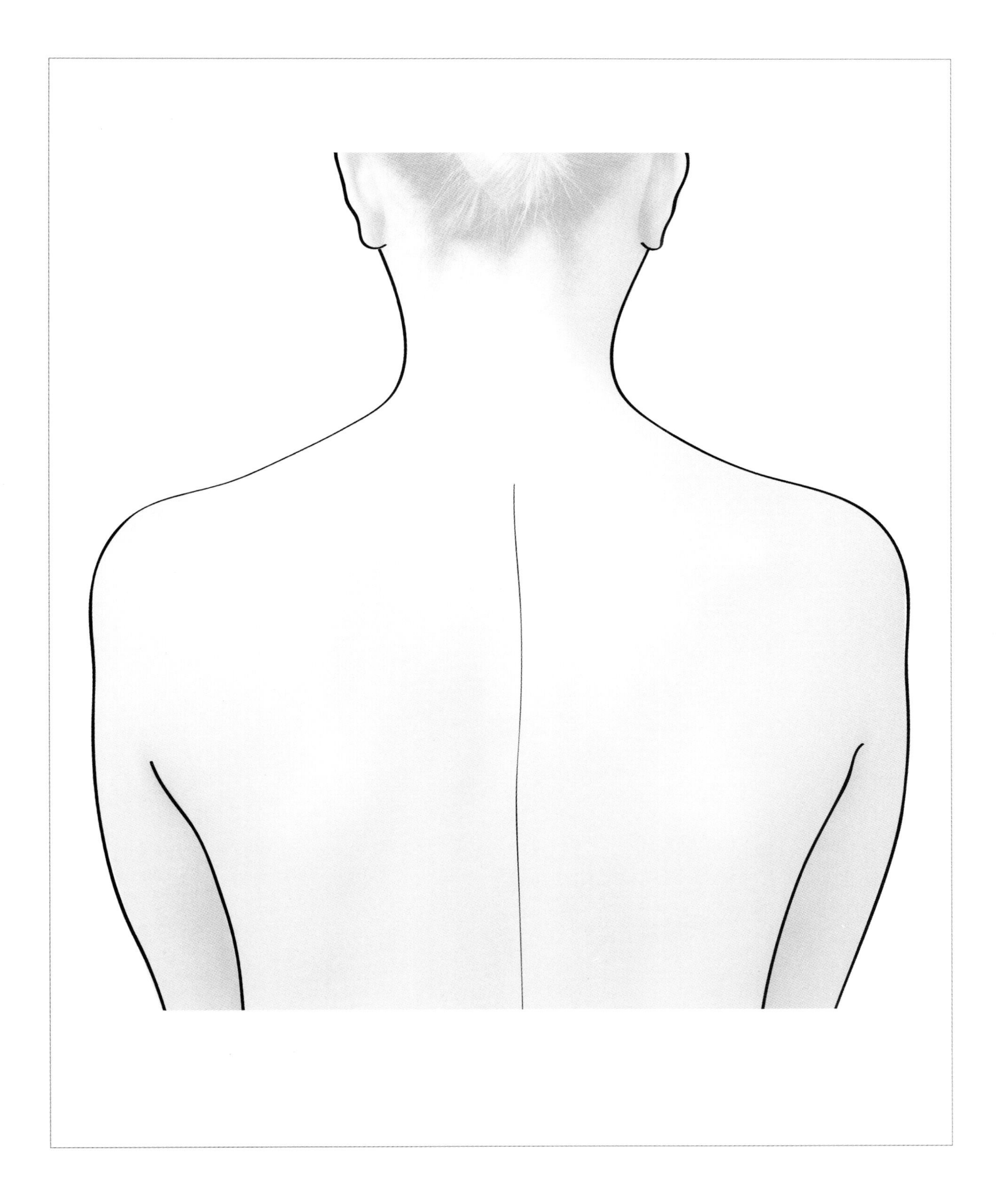

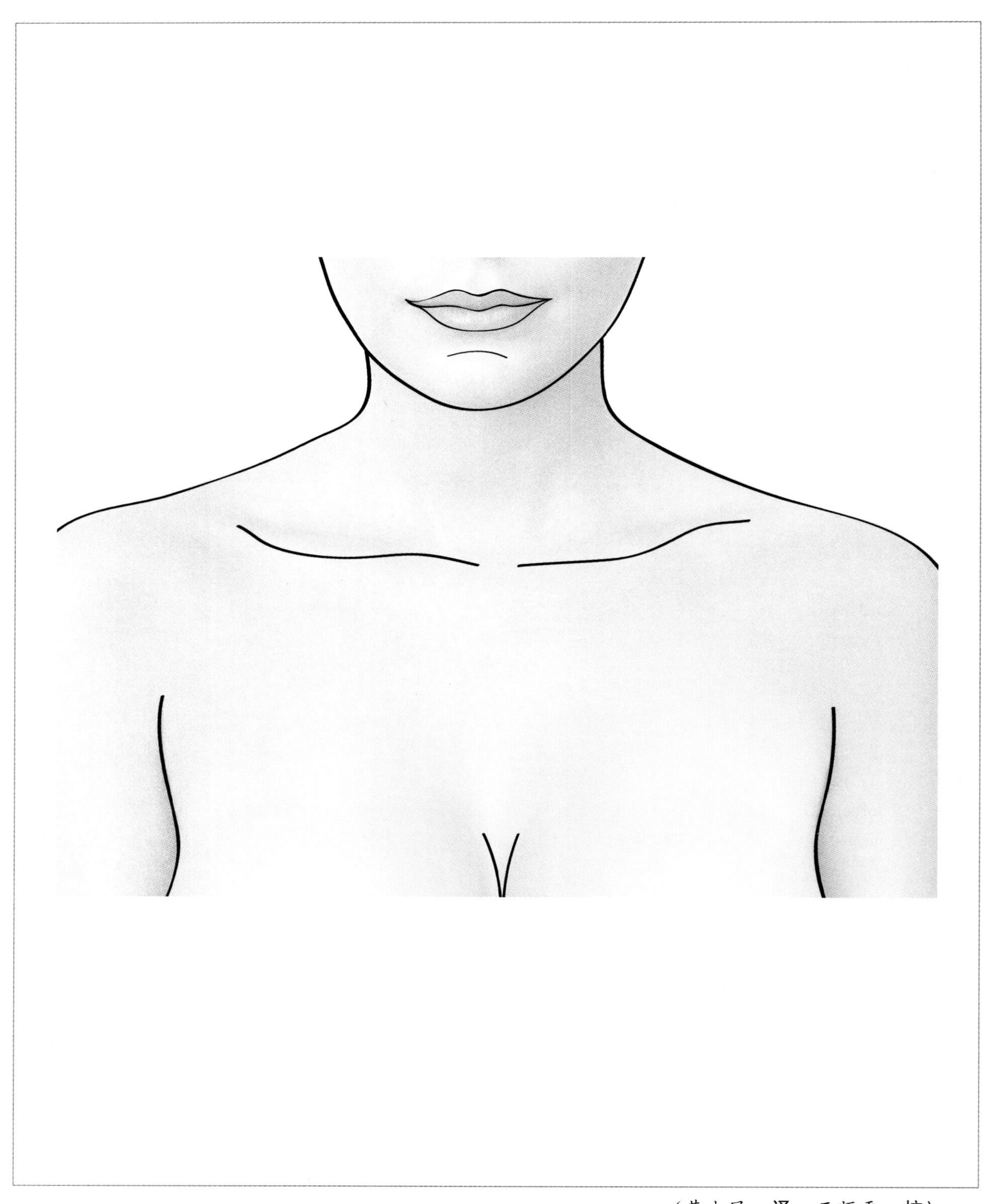

（黄小风　译　王师平　校）

参考文献

Abdel-Daim M, Funasaka Y, et al (2010). Preventive effect of chemical peeling on ultraviolet induced skin tumor formation. *J Dermatol Sci* 60(1):21-28.

Adatto MA, Deprez P (2003). Striae treated by a novel combination treatment-sand abrasion and a patent mixture containing 15% trichloracetic acid followed by 6-24 hrs of a patent cream under plastic occlusion. *J Cosmet Dermatol* 2(2):61-67.

Al-Waiz MM, Al-Sharqi AI (2002). Medium-depth chemical peels in the treatment of acne scars in dark-skinned individuals. *Dermatol Surg* 28(5):383-387.

Alt TH (1989). Occluded Baker-Gordon chemical peel: Review and update. *J Dermatol Surg Oncol* 15(9): 980-993.

Asken S (1989). Unoccluded Baker-Gordon phenol peels-review and update. *J Dermatol Surg Oncol* 15(9):998-1008.

Ayhan S, Baran CN, et al (1998). Combined chemical peeling and dermabrasion for deep acne and posttraumatic scars as well as aging face. *Plast Reconstr Surg* Sep; 102(4):1238-46.

Baker TJ, Gordon HL (1961). The ablation of rhitides by chemical means. A preliminary report. *J Fla Med Assoc* 48:451-454.

Baker TJ, Gordon HL, et al (1974). Long-term histologic study of skin after chemical face peeling. *Plast Reconstr Surg* 53(2):522-525.

Baker TJ (2003). Is the phenol-croton oil peel safe? *Plast Reconstr Surg* 112(1):353-354.

Becker FF, Langford FP, et al (1996). A histological comparison of 50 % and 70 % glycolic acid peels using solutions with various pHs. *Dermatol Surg* 22(5): 463-465.

Beer KR (2011). Combined treatment for skin rejuvenation and softtissue augmentation of the aging face. *J Drugs Dermatol* Feb;10(2):125-132. Review.

Beer K, Beer J (2009). Overview of facial aging. *Facial Plast Surg* 25(5):281-284.

Berardesca E, Distante F, et al (1997). Alpha hydroxyacids modulate stratum corneum barrier function. *Br J Dermatol* 137(6):934-938.

Blaak J, Wohlfart R, et al (2011). Treatment of Aged Skin with a pH 4 Skin Care Product Normalizes Increased Skin Surface pH and Improves Barrier Function: Results of a Pilot Study. *Journal of Cosmetics, Dermatological Sciences and Applications* 1:50-58.

Boissy RE, Visscher M, et al (2005). DeoxyArbutin: a novel reversible tyrosinase inhibitor with effective in vivo skin lightening potency. *Exp Dermatol* 14(8): 601-608.

Botta SA, Straith RE, et al (1988). Cardiac arrhythmias in phenol face peeling: A suggested protocol for prevention. *Aesthetic Plast Surg* 12(2):115-117.

Briden E, Jacobsen E, Johnson C (2007). Combining superficial glycolic acid (alpha-hydroxy acid) peels with microdermabrasion to maximize treatment results and patient satisfaction. *Cutis* 79 (1 Suppl Combining): 13-16

Brodland DG, Roenigk RK (1988). Trichloroacetic acid chemexfoliation (chemical peel) for extensive premalignant actinic damage of the face and scalp. *Mayo Clin Proc* 63(9):887-896.

Brody HJ (1992). Chemical peeling. Mosby Year Book, St. Louis.

Brown A, Kaplan L, et al (1960). Phenol induced histologic changes: Hazards, techniques and uses. *Br J Plast Surg* 7(13):158-169.

Burns RL, Prevost-Blank PL, et al (1997). Glycolic acid peels for postinflammatory hyperpigmentation in black patients. A comparative study. *Dermatol Surg* 23(3): 171-4; discussion 75.

Butterworth JF, Mackey DC, et al (2013). Morgan and Mikhail's Clinical Anesthesiology, 5th edition. Lange medical Books.

Carruthers J, Carruthers A (1998). The adjunctive usage of botulinum toxin. *Dermatol Surg* 24(11):

1244-1247.

Choi EH, Man MQ, et al (2007). Stratum corneum acidification is impaired in moderately aged human and murine skin. *J Invest Dermatol* 127(12):2847-2856.

Coleman WP, Futrell JM (1994). The glycolic acid trichloroacetic acid peel. *J Dermatol Surg Oncol* 20(1):76-80.

Colomina MT, Gomez M, et al (1992). Concurrent ingestion of lactate and aluminum can result in developmental toxicity in mice. *Res Commun Chem Pathol Pharmacol* 77(1):95-106.

Cotellessa C, Manunta T, et al (2004). The use of pyruvic acid in the treatment of acne. *J Eur Acad Dermatol Venereol* 18(3):275-278.

Dainichi T, Amano S, et al (2006). Chemical peeling by SA-PEG remodels photo-damaged skin: suppressing p53 expression and normalizing keratinocyte differentiation. *J Invest Dermatol* 126(2):416-421.

Dainichi T, Koga T, et al (2003). Paradoxical effect of trichloroacetic (TCA) on ultraviolet B-induced skin tumor formation. *J Dermatol Sci* 31:229-231.

Dainichi T, Ueda S, et al (2003). Chemical peeling with salicylic acid in polyethylene glycol vehicle suppresses skin tumour development in hairless mice. *Br J Dermatol* 148(5):906-912.

Danikas D, Panagopoulos G (2004). The golden ratio and proportions of beauty. *Plast Reconstr Surg* Sep 15; 114(4):1009.

Ditre CM, Griffin TD, et al (1996). Effects of alpha-hydroxy acids on photoaged skin: a pilot clinical, histologic, and ultrastructural study. *J Am Acad Dermatol* 34 (2 Pt 1):187-195.

Deprez P (2007). Textbook of Chemical peels-Superficial, Medium and Deep Peels in Cosmetic Practice. Informa UK Ltd.

De Villa D, Nagatomi AR, et al. (2011). Reapplication improves the amount of sunscreen, not its regularity, under real life conditions. *Photochem Photobiol* 87(2):457-460.

Ditre CM, Griffin TD, et al (1996). Effects of alpha-hydroxy acids on photoaged skin: a pilot clinical, histologic, and ultrastructural study. *J Am Acad Dermatol* 34 (2 Pt 1):187-195.

Ditre CM, Nini KT, et al (1996). Practical Use of Glycolic Acid as a Chemical peeling Agent. *J Geriatr Dermatol* 4(SB):2B-7B.

Drake LA, Dinehart SM, et al (1995). Guidelines of care for chemical peeling. Guidelines/Outcomes Committee: American Academy of Dermatology. *J Am Acad Dermatol* 33(3):497-503.

Dupont C, Ciaburro H, et al (1972). Phenol skin tightening for better dermabrasion. *Plast Reconstr Surg* 50:588-590.

Duffy D (1998). Alpha hydroxy acids/trichloracetic acids, risk benefit strategies. *J Dermatol Surg* 24(2):181-189.

Edison BL, Green BA, et al (2004). A polyhydroxy acid skin care regimen provides antiaging effects comparable to an alpha-hydroxyacid regimen. *Cutis* 73(suppl 2):14-17.

Effron C, Briden ME, Green BA (2007). Enhancing cosmetic outcomes by combining superficial glycolic acid (alpha-hydroxy acid) peels with nonablative lasers, intense pulsed light, and trichloroacetic acid peels. *Cutis* Jan; 79(1 Suppl Combining):4-8. Review.

El-Domyati M, El-Ammawi TS, et al (2013). Expression of p53 Protein After Nonablative Rejuvenation: The Other Side of the Coin. *Dermatol Surg* 39(6):934-43.

El-Domyati MB, Attia SK, et al (2004). Trichloroacetic acid peeling versus dermabrasion: a histometric, immunohistochemical, and ultrastructural comparison. *Dermatol Surg* 30(2 Pt 1):179-188.

El-Domyati MM, Attia SK, et al (2007). Effect of laser resurfacing on p53 expression in photoaged facial skin. *Dermatol Surg* 33(6):668-675.

Fanous N (2002). A new patient classification for laser resurfacing and peels: predicting responses, risks, and results. *Aesthetic Plast Surg* 26(2):99-104.

Fanous N, Yoskovitch A. (2002). New classification scheme for laser resurfacing and chemical peels: modifications for the different ethnic groups. *Facial Plast Surg Clin North Am* 10(4):405-413.

Farris PK (2004). Combination therapy for solar lentigines. *J Drugs Dermatol* Sep-Oct; 3(5 Suppl): S23-S26. Review.

Fartasch M, Teal J, et al (1997). Mode of action of glycolic acid on human stratum corneum: ultrastructural and functional evaluation of the epidermal barrier. *Arch Dermatol Res* 289(7):404-409.

Fink B, Matts PJ, et al (2012). Colour homogeneity and visual perception of age, health and attractiveness of male facial skin. J Eur Acad Dermatol Venereol Dec;26

(12):1486-1492.

Fisher GJ, Wang ZQ, et al (1997). Pathophysiology of premature skin aging induced by ultraviolet light. *N Engl J Med* 337(20):1419-1428.

Fitzpatrick TB (1988). The validity and practicality of sun-reactive skin types I through VI. *Arch Dermatol* 124(6):869-871.

Fuller BB, Drake MA, et al. Downregulation of tyrosinase activity in human melanocyte cell cultures by yohimbine. *J Invest Dermatol* 114(2):268-276.

Fulton JE, Porumb S (2004). Chemical peels: their place within the range of resurfacing techniques. *Am J Clin Dermatol* 5(3):179-187.

Fulton JE, Rahimi AD, et al (1999). Disappointing results following resurfacing of facial skin with CO_2 lasers for prophylaxis of keratoses and cancers. *Dermatol Surg* 25(9):729-732.

Fulton JE, Rahimi AD, et al (1999). Neck rejuvenation by combining Jessner/TCA peel, dermasanding, and CO_2 laser resurfacing. *Dermatol Surg* 25(10):745-50.

Ghersetich I, Brazzini B, et al (2004). Pyruvic acid peels for the treatment of photoaging. *Dermatol Surg* 30 (1):32-36.

Gladstone HB, Nguyen SL, et al (2000). Efficacy of hydroquinone cream (USP 4 %) used alone or in combination with salicylic acid peels in improving photodamage on the neck and upper chest. *Dermatol Surg* 26 (4):333-337.

Glogau RG (1996). Aesthetic and anatomic analysis of the aging skin. *Semin Cutan Med Surg* 15(3):134-8.

Glogau RG, Matarasso SL (1995). Chemical peels: Trichloroacetic acid and phenol. *Dermatol Clin* 13: 263-276.

Green B, Edison BL, et al (2001). Lactobionic acid and gluconolactone: PHAs for photoaged skin. *Cosmetic Dermatology* 6:24-28.

Green BA, Yu RJ, et al (2009). Clinical and cosmeceutical uses of hydroxyacids. *Clin Dermatol* 27 (5): 495-501.

Grimes P, Watson J (2013). Treating epidermal melasma with a 4 % hydroquinone skin care system plus tretinoin cream 0.025 %. *Cutis* 91(1):47-54.

Grimes PE, Green BA, et al (2004). The use of polyhydroxy acids (PHAs) in photoaged skin. *Cutis* 73(2 Suppl):3-13.

Gross BG, Maschek F (1980). Phenol chemosurgery for removal of deep facial wrinkles. *Intl J Dermatol* 19 (3):159-164.

Hachem JP, Roelandt T, et al (2010). Acute acidification of stratum corneum membrane domains using polyhydroxyl acids improves lipid processing and inhibits degradation of corneodesmosomes. *J Invest Dermatol* 130(2):500-510.

Hakozaki T, Minwalla L, et al (2002). The effect of niacinamide on reducing cutaneous pigmentation and suppression of melanosome transfer. *Br J Dermatol* 147 (1):20-31.

Handog EB, Datuin MS, et al (2012). Chemical peels for acne and acne scars in asians: evidence based review. *J Cutan Aesthet Surg* 5(4):239-246.

Harris DR, Noodleman FR (1994). Combining manual dermasanding with low strength trichloroacetic acid to improve actinically injured skin. *J Dermatol Surg Oncol* 20(7):436-442.

Hatano Y, Man MQ, et al (2009). Maintenance of an acidic stratum corneum prevents emergence of murine atopic dermatitis. *J Invest Dermatol* 129 (7): 1824-1835.

Hetter GP (2000). An examination of the phenol-croton oil peel: Part I. Dissecting the formula. *Plast Reconstr Surg* 105(1):227-239.

Hetter GP (2000). An examination of the phenol-croton oil peel: Part IV. Face peel results with different concentrations of phenol and croton oil. *Plast Reconstr Surg* 105(3):1061-1083.

Hetter GP (2000). An examination of the phenol-croton oil peel: Part III. The plastic surgeons' role. *Plast Reconstr Surg* 105(2):752-763.

Hetter GP (2000). An examination of the phenol-croton oil peel: Part II. The lay peelers and their croton oil formulas. *Plast Reconstr Surg* 105(1):240-248.

Hevia O, Nemeth AJ, et al (1991). Tretinoin accelerates healing after trichloroacetic acid chemical peel. *Arch Dermatol* 127(5):678-682.

Hexsel D, Mazzuco R, et al (2005). Microdermabrasion followed by a 5 % retinoid acid chemical peel vs. a 5 % retinoid acid chemical peel for the treatment of photoaging-a pilot study. *J Cosmet Dermatol* 4(2):111-116.

Humphreys TR, Werth V, et al (1996). Treatment of photodamaged skin with trichloroacetic acid and topical tretinoin. *J Am Acad Dermatol* 34(4):638-644.

Hwang YJ, Park HJ, et al (2011). Immediate pigment

darkening and persistent pigment darkening as means of measuring the ultraviolet A protection factor in vivo: a comparative study. *Br J Dermatol* 164(6):1356-1361.

Imayama S, Ueda S, et al (2000). Histologic changes in the skin of hairless mice following peeling with salicylic acid. *Arch Dermatol* 136(11):1390-1395.

Isoda M, Ueda S, et al (2001). New formulation of chemical peeling agent: histological evaluation in sun-damaged skin model in hairless mice. *J Dermatol Sci* 27(suppl 1) 1:S60-S67.

Joschko MA, Dreosti IE, et al (1993). The teratogenic effects of salicylic acid on the developing nervous system in rats in vitro. *Teratology* 48(2):105-114.

Kadunc BV, Trindad DE, et al (2007). Botulinum toxin A adjunctive use in manual chemabrasion: controlled long-term study for treatment of upper perioral vertical wrinkles. *Dermatol Surg* 33(9):1066-1072.

Kaminaka C, Yamamoto Y, et al (2009). Phenol peels as a novel therapeutic approach for actinic keratosis and bowen disease: Prospective pilot trial with assessment of clinical, histologic and immunhistochemical correlations. *J Am Acad Dermatol* 60(4):615-625.

Khemis A, Kaiafa A, et al (2007). Evaluation of efficacy and safety of rucinol serum in patients with melasma: a randomized controlled trial. *Br J Dermatol* 156(5): 997-1004.

Khunger N (2008). Standard guidelines of care for chemical peels. *Indian J Dermatol Venereol Leprol* 74 Suppl:S5-S12.

Khunger N (2010). Step by Step. Chemical Peels. Jaypee Brothers Medical Publishers Ltd, New Delhi.

Kim IH, Kim HK, et al (1996). Effects of tretinoin pretreatment on TCA chemical peel in guinea pig skin. *J Korean Med Sci* 11(4):335-341.

Kim SM, Oh BH, et al (2010). The relation between the amount of sunscreen applied and the sun protection factor in Asian skin. *J Am Acad Dermatol* 62(2): 218-222.

Kim WS (2013). Efficacy and safety of a new superficial chemical peel using alpha-hydroxy acid, vitamin C and oxygen for melasma. J Cosmet Laser Ther 15(1): 21-24.

Kim YM, Yun J, et al (2002). Oxyresveratrol and hydroxystilbene compounds. Inhibitory effect on tyrosinase and mechanism of action. *J Biol Chem* 277(18): 16340-16344.

Kim YH (2007). Easy facial analysis using the facial golden mask. J Craniofac Surg May; 18(3):643-649.

Kligman AM, Baker TJ, et al (1985). Long term histologic follow-up of phenol face peels. *Plast Reconstr Surg* 75(5):652-659.

Landau M (2005). Advances in deep chemical peels. *Dermatol Nurs* 17(6):438-441.

Landau M (2006). Combination of chemical peelings with botulinum toxin injections and dermal fillers. *J Cosmet Dermatol* 5(2):121-126.

Landau M (2007). Cardiac complications in deep chemical peels. *Dermatol Surg* 33(2):190-193.

Langsdon PR, Milburn M, et al (2000). Comparison of the Laser and Phenol Chemical Peel in facial skin resurfacing. *Arch Otolaryngol Head Neck Surg* 126(10): 1195-1199.

Lawrence N, Cox SE, et al (1995). A comparison of the efficacy and safety of Jessner's solution and 35 % trichloroacetic acid vs 5% fluorouracil in the treatment of widespread facial actinic keratoses. *Arch Dermatol* 131 (2):176-181.

Lee HS, Kim IH (2003). Salicylic acid peels for the treatment of acne vulgaris in Asian patients. *Dermatol Surg* 29(12):1196-1199.

Lee SH, Huh CH, et al (2006). Effects of repetitive superficial chemical peels on facial sebum secretion in acne patients. *J Eur Acad Dermatol Venereol* 20(8): 964-968.

Leheta TM, Abdel Hay RM, et al (2014). Do combined alternating sessions of 1540 nm nonablative fractional laser and percutaneous collagen induction with trichloroacetic acid 20 % show better results than each individual modality in the treatment of atrophic acne scars? A randomized controlled trial. *J Dermatolog Treat* Apr; 25(2):137-141.

Leheta TM, Abdel Hay RM, El Garem YF (2014). Deep peeling using phenol versus percutaneous collagen induction combined with trichloroacetic acid 20 % in atrophic post-acne scars; a randomized controlled trial. *J Dermatolog Treat* Apr; 25(2):130-136.

Levitt J (2007). The safety of hydroquinone: a dermatologist's response to the 2006 Federal Register. *J Am Acad Dermatol* 57(5):854-872.

Litton C (1962). Chemical face lifting. *Plast Reconstr Surg* 29:371.

MacKee G, Karp F (1952). The treatment of post-acne

scars with phenol. *Br J Dermatol* 64(12):456-459.

Marrero GM, Katz BE (1998). The new fluor-hydroxy pulse peel. A combination of 5-fluorouracil and glycolic acid. *Dermatol Surg* 24(9):973-978.

Matarasso SL, Glogau RG (1991). Chemical face peels. *Dermatol Clin* 9(1):131-150.

Matsuda S, Shibayama H, et al (2008). Inhibitory effects of a novel ascorbic derivative, disodium isostearyl 2-O-L-ascorbyl phosphate on melanogenesis. *Chem Pharm Bull* (Tokyo) 56(3):292-297.

Miyamura Y, Coelho SG, et al (2011). The deceptive nature of UVA tanning versus the modest protective effects of UVB tanning on human skin. *Pigment Cell Melanoma Res* 24(1):136-147.

Monheit GD (1995). Chemical peeling for pigmentary dyschromias. *Cosm Dermatol* 8:10-15.

Monheit GD (1996). Combination medium-depth peeling: The Jessner's and TCA peel. *Facial Plast Surg* 12 (2):117-124.

Montagna W, Carlisle K (1991). The architecture of black and white facial skin. *J Am Acad Dermatol* 24(6 Pt 1):929-937.

Moy LS, Peace S, et al (1996). Comparison of the effect of various chemical peeling agents in a mini-pig model. *Dermatol Surg* 22(5):429-32.

Nanda S, Grover C, et al (2004). Efficacy of hydroquinone (2 %) versus tretinoin (0.025 %) as adjunct topical agents for chemical peeling in patients of melasma. *Dermatol Surg* 30(3):385-388.

Nelson BR, Fader DJ, et al (1995). Pilot histologic and ultrastructural study of medium-depth chemical facial peels on dermal collagen in patients with actinically damaged skin. *J Am Acad Dermatol* 32(3):472-478.

No author (2011). Skin-lightening cosmetics: frequent, potentially severe adverse effects. *Prescrire Int* 20 (119):209-213, 215.

Nordlund JJ, Grimes PE, et al (2006). The safety of Hydroquinone. *J Eur Acad Dermatol Venerol* 20: 781-787.

Parada M, Yarak S, et al (2008). 'Blepharopeeling' in the Upper Eyelids: A Nonincisional Procedure in Periorbital Rejuvenation-A Pilot Study. *Dermatol Surg* 34 (10):1435-1438.

Park JH, Choi YD, et al (2007). Effectiveness of modified phenol peel (Exoderm) on facial wrinkles, acne scars and other skin problems of Asian patients. *J Dermatol* 34(1):17-24.

Pierard GE, Kligman AM, et al (1999). Comparative effects of retinoic acid, glycolic acid and a lipophilic derivative of salicylic acid on photodamaged epidermis. *Dermatology* 199(1):50-53.

Pierce HE, Brown LA (1986). Laminar dermal reticulotomy and chemical face peeling in the black patient. *J Dermatol Surg Oncol* 12(1):69-73.

Redaelli A (2006). Cosmetic use of polylactic acid for hand rejuvenation: report on 27 patients. *Journal of cosmetic dermatology* 5(3):233-238.

Rendon MI, Gaviria JI (2005). Review of skin-lightening agents. *Dermatol Surg* 31(7 Pt 2):886-889; discussion 889.

Roberts WE (2004). Chemical peeling in ethnic/dark skin. *Dermatol Ther* 17(2):196-205.

Sakai A, Yamamoto Y, et al (2005). Changes of epidermal Langerhans cells in skin treated with trichloroacetic acid. *Eur J Dermatol* 15(4):239-242.

Sarkar R, Bhalla M, et al (2002). A comparative study of 20 % azelaic acid cream monotherapy versus a sequential therapy in the treatment of melasma in dark-skinned patients. *Dermatology* 205(3):249-254.

Sarkar R, Bansal S, et al (2012). Chemical peels for melasma in dark-skinned patients. *J Cutan Aesthet Surg* 5(4):247-253.

Sattler G (2010). Bildatlas deräthetischen Augmentationsverfahren. KVM-Verlag, Marburg.

Schürer NY, Wiest L (2006). Chemical peels. *Der Hautarzt; Zeitschrift für Dermatologie, Venerologie und verwandte Gebiete* 57(1):61-76.

Schürer NY, Billmann-Krutmann C (2008). Konservative Maßahmen: Chemisches Peeling. In: Krutmann J, Diepgen TL, et al (eds). Hautalterung. Springer Verlag, Berlin Heidelberg New York Tokyo: 61-74.

Sharquie KE, Al-Tikreety MM, et al (2006). Lactic acid chemical peels as a new therapeutic modality in melasma in comparison to Jessner's solution chemical peels. *Dermatol Surg* 32(12):1429-1436.

Shekar SN, Luciano M, et al (2005). Genetic and environmental influences on skin pattern deterioration. *Journal of Investigative Dermatology* 125 (6): 1119-1129.

Soliman MM, Ramadan SA, et al (2007). Combined trichloroacetic acid peel and topical ascorbic acid versus trichloroacetic acid peel alone in the treatment of melasma: a comparative study. *J Cosmet Dermatol* 6(2):89-94.

Stagnone JJ (1977). Chemabrasion, a combined technique of chemical-peeling and dermabrasion. *J Dermatol Surg Oncol* 3(2):217-219.

Stegman SJ (1982). A comparative histologic study of the effects of three peeling agents and dermabrasion on normal and sun-damaged skin. *Aesth Plast Surg* 6(3):123-135.

Stone PA (1998). The use of modified phenol for chemical face peeling. *Clin Plast Surg* 25(1):21-44.

Taylor JR, Halprin KM (1975). Percutaneous absorption of salicylic acid. *Arch Dermatol* 111(6):740-743.

Taylor SC (2002). Skin of color:biology, structure, function, and implications for dermatologic disease. *J Am Acad Dermatol* 46 (2 Suppl Understanding):S41-S62.

Taylor SC, Cook-Bolden F (2002). Defining skin of color. *Cutis* 69(6):435-437.

Tosti A, Grimes PE, et al (eds) (2006). Color Atlas of Chemical Peels. Springer-Verlag, Berlin/Heidelberg.

Truppman ES, Ellenby JD (1979). Major electrocardiographic changes during chemical face peeling. *Plast Reconstr Surg*. 63(1):44-48.

Tung RC, Rubin MR (2011). Chemical Peels. ed 2. Elsevier Inc,Saunders.

Tsai TF, Bowman PH, et al (2000). Effects of glycolic acid on light-induced skin pigmentation in Asian and caucasian subjects. *J Am Acad Dermatol* 43(2 Pt 1):238-243.

Ueda S, Mitsugi K, et al (2002). New formulation of chemical peeling agent:30 % salicylic acid in polyethylene glycol. Absorption and distribution of 14C-salicylic acid in polyethylene glycol applied topically to skin of hairless mice. *J Dermatol Sci* 28(3):211-218.

Warner MA, Harper JV (1985). Cardiac dysrhythmias associated with chemical peeling with phenol. *Anesthesiology* 62(3):366-367.

Wiest LG (2004). Chemical Peels in der äthetischen Dermatologie. *Hautarzt* 55:611-620.

Wiest LG (2001). Going Deeper:Phenol Peels. In:Ring J, Weidinger S, et al (eds):Skin and Environment-Perception and Protection. 10th EADV Congress, Munich, Monduzzi Editore, International Proceedings Division:893-898.

Witheiler DD, Lawrence N, et al (1997). Long-term efficacy and safety of Jessner's solution and 35 % trichloroacetic acid vs 5% fluorouracil in the treatment of widespread facial actinic keratoses. *Dermatol Surg* 23(3):191-196.

World Health Organisation (WHO) (2011): http://www.who.int/features/factfiles/ageing/ageing_facts/en/index.html

Yoon ES, Ahn DS (1999). Report of phenol peel for Asians. *Plast Reconstr Surg* 103(1):207-214.

Yu RJ, Van Scott EJ (2004). Alpha-hydroxyacids and carboxylic acids. *J Cosmet Dermatol* 3(2):76-87.

Zakopoulou N, Kontochristopoulos G (2006). Superficial chemical peels. *J Cosmet Dermatol* 5(3):246-253.

致　谢

我们要特别感谢我们的编辑——KVM-Der Medizinverlag 的 Marie Bühler 女士，这本书的结构和组织由她处理。我们也要感谢 KVM-Der Medizinverlag 的 David Kühn 先生为我们提供的许多原始资料图片，这些图片经过了反复而耐心的修改，直到它们符合我们的要求。我们还要感谢以下为本书提供令人印象深刻的组织病理学照片的个人：Uwe Paasch 教授（莱比锡大学医院皮肤病、性病和过敏性疾病诊所）、Wilhelm Stolz 教授（Klinikum Schwabing 医院皮肤病、过敏性疾病和环境医学诊所）和 Peter Kind 教授（Offenbach 皮肤组织学实验室）。

最后，我们还要感谢 Charlotte Schürer 女士，她耐心地按照本书所需的每一个可能的姿势拍摄了照片。

作　者

2014 年 2 月